問題集

ワークアウト 解剖生理ブック 第2版

解剖生理に関する問題を徹底的に解いて、
解剖生理に対する苦手を克服していきます。
わかりやすい解説が理解を深め、
理屈抜きで、知識を完全に身につけることができます。
問題一つひとつに難易度を★印（★～★★★）で示しました。
まずはじめに★印1つのレベルから解いてみてください。
そして、徐々にレベルアップした問題に挑戦しましょう。

目次

1 生命現象の基礎

解説集▸p6～17

★**問題１**　細胞外に最も多い無機陽イオンはどれか。

1．カリウムイオン
2．ナトリウムイオン
3．カルシウムイオン
4．塩化物イオン

★**問題２**　体重60kgの成人男性の体液はどれか。

1．18L　　2．26L
3．36L　　4．48L

★**問題３**　血漿の浸透圧に最も近いのはどれか。

1．９%ブドウ糖水溶液
2．７%ブドウ糖水溶液
3．５%ブドウ糖水溶液
4．３%ブドウ糖水溶液

★**問題４**　リボソームの働きはどれか。

1．DNA合成　　2．mRNA合成
3．タンパク質合成　　4．ビタミン合成

★**問題５**　ミトコンドリアの働きはどれか。

1．二酸化炭素を運ぶ
2．酸素をつくる
3．ATPの合成
4．コレステロールの合成

★**問題６**　細胞内で転写が行われるのはどれか。

1．細胞質　　2．ミトコンドリア
3．小胞体　　4．核

★**問題７**　細胞内で翻訳が行われるのはどれか。

1．リソソーム　　2．リボソーム
3．核小体　　4．核

★**問題８**　神経細胞の活動電位と同じ意味をもつのはどれか。

1．抑制　　2．神経伝達物質
3．神経インパルス　　4．神経線維

★★★**問題９**　活動電位発生に重要なイオンチャネルはどれか。

1．電位依存性イオンチャネル
2．リガンド依存性イオンチャネル
3．機械刺激依存性イオンチャネル
4．漏洩(ろうえい)イオンチャネル

★**問題10**　生理的食塩水の食塩濃度に最も近いのはどれか。

1．0.5%　　2．0.9%
3．2.5%　　4．４%

★**問題11**　食塩5.85gの物質量〔単位：モル(mol)〕はどれか。ただし食塩の分子量は58.5とする。

1．0.5モル　　2．0.3モル
3．0.2モル　　4．0.1モル

★**問題12**　水素イオン濃度が0.00001mol/Lの溶液のpHはどれか。

1．6　　2．5
3．3　　4．2
5．1

★**問題13**　36gのグルコースが溶けている１Lの水溶液がある。グルコースの分子量を180とすると、この溶液のモル濃度はどれか。

1．0.05mol/L　　2．0.1mol/L
3．0.2mol/L　　4．0.3mol/L

★★**問題14**　3.6gのグルコースが溶けている１Lの水溶液がある。グルコースの分子量を180とすると、この溶液の容積モル浸透圧濃度はどれか。

1．20mOsm/L　　2．50mOsm/L
3．100mOsm/L　　4．300mOsm/L

★★**問題15**　5.85gの食塩(NaCl)が溶けている食塩水1Lのナトリウムの当量(Eq)はどれか。ただし、食塩の分子量を58.5とする。

1．0.05Eq　　2．0.1Eq
3．0.2Eq　　4．0.3Eq

★**問題16**　遺伝情報がコードされているのはどれか。

1．細胞膜　　2．リソソーム
3．ゴルジ装置　　4．核

★**問題17**　体温変化をとらえ、体温調節の指令を出すのはどれか。（第112回）

1．橋　　2．小脳
3．視床下部　　4．大脳皮質

★★**問題18**　健常な女子(15歳)が野外のコンサートで興奮し、頻呼吸を起こして倒れた。このときの女子の体内の状態で正しいのはどれか。（第112回）

1．アルカローシスである。
2．ヘマトクリットは基準値よりも高い。
3．動脈血酸素飽和度〈SaO_2〉は100％を超えている。
4．動脈血二酸化炭素分圧〈$PaCO_2$〉は基準値よりも高い。

★★**問題19**　冷たい川に飛び込んだときに急激に体温が低下する原因で正しいのはどれか。（第112回）

1．対流による体熱の放散
2．放射による体熱の放散
3．熱伝導による体熱の放散
4．代謝による熱エネルギー産生の低下
5．骨格筋における熱エネルギー産生の低下

★**問題20**　低体温から回復するための生体の反応はどれか。（第111回）

1．発汗　　2．ふるえ
3．乳酸の蓄積　　4．体表面への血流増加

★**問題21**　血液のpH調節に関わっているのはどれか。**2つ選べ。**（第110回）

1．胃　　2．肺
3．心臓　　4．腎臓
5．膵臓

★★**問題22**　血漿の電解質組成を陽イオンと陰イオンに分けた。矢印で示すのはどれか。（第108回）

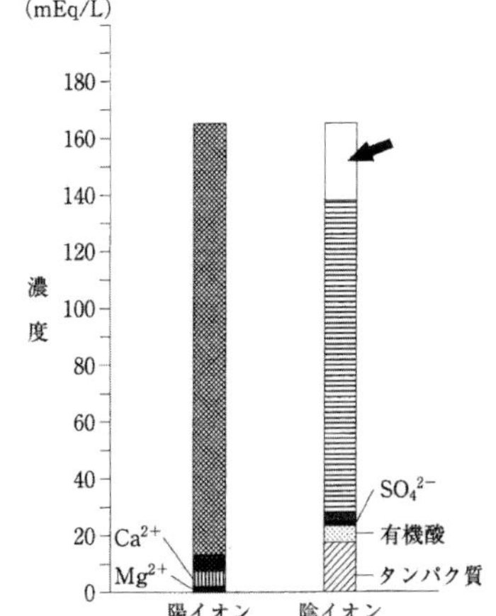

1．ナトリウムイオン
2．カリウムイオン
3．リン酸イオン
4．塩化物イオン
5．重炭酸イオン

★**問題23**　成人の体重に占める体液の割合で最も高いのはどれか。（第108回）

1．血漿　　2．間質液
3．細胞内液　　4．リンパ液

★**問題24**　血液中の濃度の変化が膠質浸透圧に影響を与えるのはどれか。（第107回）

1．血小板　　2．赤血球
3．アルブミン　　4．グルコース
5．ナトリウムイオン

★**問題25**　単層円柱上皮はどれか。（第106回）

1．表皮　　2．腹膜
3．膀胱　　4．胃

★**問題26**　血漿と等張のブドウ糖溶液の濃度はどれか。（第106回）

1．5％　2．10％
3．20％　4．50％

★★**問題27**　Aさん（27歳、男性）は、地震によって倒壊した建物に下腿を挟まれていたが、2日後に救出された。既往歴に特記すべきことはない。注意すべき状態はどれか。（第106回）

1．尿崩症
2．高カリウム血症
3．低ミオグロビン血症
4．代謝性アルカローシス

★★**問題28**　ホメオスタシスに関与するのはどれか。2つ選べ。（第106回）

1．味蕾　2．筋紡錘
3．痛覚受容器　4．浸透圧受容器
5．中枢化学受容体

★**問題29**　アポトーシスで正しいのはどれか。（第105回）

1．群発的に発現する。
2．壊死のことである。
3．炎症反応が関与する。
4．プログラムされた細胞死である。

★**問題30**　生理食塩水の塩化ナトリウム濃度はどれか。（第104回）

1．0.9％　2．5％
3．9％　4．15％

★**問題31**　低体温からの回復に伴う生体の反応はどれか。（第104回）

1．廃用　2．発汗
3．ふるえ　4．乳酸の蓄積

★**問題32**　タンパク合成が行われる細胞内小器官はどれか。（第104回）

1．核　2．リボソーム
3．リソソーム　4．ミトコンドリア
5．Golgi〈ゴルジ〉装置

★**問題33**　サーカディアンリズムを整えるための援助で適切なものはどれか。（第104回）

1．毎朝同じ時刻に起床するよう促す。
2．日中はカーテンを閉めておくよう促す。
3．昼寝の時間を2〜3時間程度とるよう促す。
4．就寝前に温かいコーヒーを摂取するよう促す。

★★**問題34**　遺伝子について正しいのはどれか。（第103回）

1．DNAは体細胞分裂の前に複製される。
2．DNAは1本のポリヌクレオチド鎖である。
3．DNAの遺伝子情報からmRNAが作られることを翻訳（ほんやく）という。
4．RNAの塩基配列に基づきアミノ酸がつながることを転写（てんしゃ）という。

★★★**問題35**　活動電位について正しいのはどれか。（第103回）

1．脱分極が閾値（いきち）以上に達すると発生する。
2．細胞内が一過性に負（マイナス）の逆転電位となる。
3．脱分極期には細胞膜のカリウム透過性が高くなる。
4．有髄神経ではPurkinje〈プルキンエ〉細胞間隙を跳躍（ちょうやく）伝導する。

★**問題36**　ヒトの精子細胞における染色体の数はどれか。（第102回）

1．22本　2．23本
3．44本　4．46本

★**問題37**　細胞内におけるエネルギー産生や呼吸に関与する細胞内小器官はどれか。（第102回）

1．ミトコンドリア　2．リボソーム
3．ゴルジ体　4．小胞体
5．核

★**問題38**　酸塩基平衡の異常と原因の組合わせで正しいのはどれか。（第102回）

1．代謝性アルカローシス——下痢
2．代謝性アシドーシス——嘔吐
3．代謝性アシドーシス——慢性腎不全
4．呼吸性アシドーシス——過換気症候群

★**問題39**　健常な成人の体重における水分の割合に最も近いのはどれか。（第102回）

1．20%　　2．40%
3．60%　　4．80%

★**問題40**　細胞外液に比べて細胞内液で濃度が高いのはどれか。（第102回）

1．カルシウム　　2．ナトリウム
3．カリウム　　4．クロール

★**問題41**　呼吸性アシドーシスをきたすのはどれか。（第101回）

1．飢餓　　2．過換気
3．敗血症　　4．CO_2ナルコーシス
5．乳酸アシドーシス

★★**問題42**　核酸で正しいのはどれか。（第100回）

1．mRNAがアミノ酸をリボソームへ運ぶ。
2．DNAは1本のポリヌクレオチド鎖である。
3．DNAには遺伝子の発現を調節する部分がある。
4．RNAの塩基配列によってアミノ酸がつながることを転写という。

★**問題43**　代謝性アルカローシスになるのはどれか。（第96回）

1．嘔吐　　2．下痢
3．腎不全　　4．飢餓

2　消化器系

解説集▶p18〜32

★★**問題1**　唾液腺について誤っているのはどれか。

1．主要な大唾液腺は3つある。
2．舌下腺はもっとも大きい大唾液腺である。
3．舌下腺は混合性の粘り気の多い唾液を分泌する。
4．1日の唾液の分泌量はだいたい1〜1.5Lである。
5．唾液腺からIgA抗体が分泌される。

★**問題2**　唾液中のムチンついて正しいのはどれか。

1．タンパク質を分解する。
2．脂質を可溶化する。
3．唾液に粘りを与える。
4．細菌を殺す。
5．脂肪を分解する。

★**問題3**　ビタミンB_{12}の吸収が主に行なわれる臓器はどれか。

1．胃　　2．小腸
3．大腸　　4．肝臓
5．膵臓

★**問題4**　唾液分泌中枢はどれか。

1．視床　　2．延髄
3．視床下部　　4．橋
5．大脳皮質

★**問題5**　水分が最も吸収される消化器官はどれか。

1．大腸　　2．小腸
3．胃　　4．口腔
5．食道

★**問題6**　胃で消化されたものを十二指腸へ送る働きをする消化管の運動はどれか。

1．分節運動　2．回転運動
3．蠕動(ぜんどう)運動　4．振り子運動

★**問題7**　胃で分泌される消化酵素はどれか。

1．キモトリプシン　2．トリプシン
3．ペプシン　4．アミラーゼ
5．エリスロポエチン

★**問題8**　小腸の粘膜に多いリンパ小節はどれか。

1．アウエルバッハ神経叢
2．マイスネル小体
3．パッチニ小体
4．パイエル板
5．扁桃(へんとう)

★**問題9**　胃の内因子と結合して吸収されるビタミンはどれか。

1．ビタミンA　2．ビタミンC
3．ビタミンD　4．ビタミンB_{12}
5．ビタミンK

★**問題10**　内因子を分泌するのはどれか。

1．主細胞　2．副細胞
3．壁細胞　4．G細胞

★**問題11**　胃の壁細胞が分泌するのはどれか。

1．ムチン　2．塩酸(HCl)
3．レニン　4．サーファクタント
5．ペプシノゲン

★**問題12**　胃液分泌を促進するホルモンはどれか。

1．ガストリン　2．ソマトスタチン
3．コレシストキニン　4．エリスロポエチン
5．レニン

★**問題13**　十二指腸粘膜より分泌され、胆嚢(たんのう)を収縮させるホルモンはどれか。

1．ガストリン　2．コレシストキニン
3．セクレチン　4．グルカゴン
5．レニン

★**問題14**　胃液分泌を抑制するホルモンはどれか。

1．ガストリン　2．アミラーゼ
3．ペプシン　4．セクレチン
5．トリプシン

★★**問題15**　膵液について誤っているのはどれか。**2つ選べ。**

1．弱アルカリ性である。
2．セクレチンによって分泌が促進する。
3．リパーゼを含んでいる。
4．インスリンが含まれている。
5．酸性である。

★**問題16**　膵液に含まれない消化酵素はどれか。

1．トリプシン　2．キモトリプシン
3．ペプシン　4．アミラーゼ
5．レニン

★**問題17**　リンパ管から吸収される栄養素はどれか。

1．単糖　2．ペプチド
3．カイロミクロン　4．ビタミンC
5．ブドウ糖

★★**問題18**　排便に関与する筋で運動神経の支配を受けているのはどれか。

1．内肛門括約筋　2．外肛門括約筋
3．直腸平滑筋　4．内尿道括約筋
5．外尿道括約筋

★★**問題19**　排便反射に直接関与しないのはどれか。

1．直腸平滑筋　2．仙髄
3．骨盤神経　4．大脳皮質
5．内肛門括約筋

★★**問題20**　肝臓の機能と関係ないのはどれか。
1．グリコーゲンの合成と分解
2．脂質代謝
3．胆汁の濃縮
4．アルブミン合成
5．プロトロンビン合成

★**問題21**　胆汁の成分でないのはどれか。
1．フィブリノゲン　2．胆汁酸
3．リン脂質　4．コレステロール
5．ビリルビン

★**問題22**　消化酵素でないのはどれか。
1．ソマトスタチン　2．トリプシン
3．マルターゼ　4．ペプシン
5．アミノペプチダーゼ

★**問題23**　嚥下中枢はどれか。
1．大脳　2．小脳
3．視床下部　4．延髄
5．松果体（しょうかたい）

★**問題24**　ビタミンKが吸収されるのはどれか。
1．大腸　2．小腸
3．胃　4．食道
5．口腔

★**問題25**　消化酵素を分泌しない器官はどれか。
1．口腔　2．食道
3．胃　4．小腸

★**問題26**　有害物質を無毒化し排泄する臓器はどれか。（第111回）
1．胃　2．肝臓
3．膵臓　4．大腸

★**問題27**　食物の嚥下において喉頭蓋が喉頭口を閉鎖する時期はどれか。（第111回）
1．先行期　2．準備期
3．口腔期　4．咽頭期
5．食道期

★**問題28**　血漿蛋白質の大部分を合成しているのはどれか。（第110回）
1．肺　2．肝臓
3．腎臓　4．膵臓
5．脾臓

★**問題29**　胃から分泌される消化管ホルモンはどれか。（第110回）
1．ガストリン　2．セクレチン
3．胃抑制ペプチド　4．コレシストキニン

★★**問題30**　後腹膜器官はどれか。（第110回）
1．胃　2．肝臓
3．空腸　4．腎臓

★**問題31**　大腸で吸収されるのはどれか。（第109回）
1．脂質　2．水分
3．糖質　4．蛋白質

★**問題32**　脂肪分解酵素はどれか。（第109回）
1．ペプシン　2．リパーゼ
3．マルターゼ　4．ラクターゼ

★**問題33**　(　　)の組織を還流した血液は心臓に戻る前に肝臓を通過する。(　　)に入るのはどれか。（第109回）
1．舌　2．食道
3．小腸　4．腎臓
5．下肢

★★**問題34**　健常な成人において、血液中のグルコース濃度が低下した時に、グルカゴンの働きでグリコゲンを分解してグルコースを生成し、血液中に放出するのはどれか。（第109回）
1．肝臓　2．骨格筋
3．脂肪組織　4．心臓
5．膵臓

★★★**問題35**　下痢によって生じやすい電解質異常はどれか。　(第109回)

1．低カリウム血症
2．高カルシウム血症
3．高ナトリウム血症
4．低マグネシウム血症

★**問題36**　胆汁の作用はどれか。　(第108回)

1．殺菌　2．脂肪の乳化
3．蛋白質の分解　4．炭水化物の分解

★**問題37**　鮮紅色の下血が見られた時の出血部位で正しいのはどれか。　(第108回)

1．胃　2．食道
3．直腸　4．十二指腸

★★**問題38**　排便反射の反射弓を構成するのはどれか。**2つ選べ。**　(第108回)

1．下腸間膜神経節　2．腹腔神経節
3．骨盤神経　4．腰髄
5．仙髄

★**問題39**　小腸で消化吸収される栄養素のうち、胸管を通って輸送されるのはどれか。　(第107回)

1．糖質　2．蛋白質
3．電解質　4．中性脂肪
5．水溶性ビタミン

★★**問題40**　ビタミンと生理作用の組合せで正しいのはどれか。　(第107回)

1．ビタミンA――――嗅覚閾値の低下
2．ビタミンD――――Fe^{2+}吸収の抑制
3．ビタミンE――――脂質の酸化防止
4．ビタミンK――――血栓の溶解

★**問題41**　膵液について正しいのはどれか。　(第106回)

1．弱アルカリ性である。
2．糖質分解酵素を含まない。
3．セクレチンによって分泌量が減少する。
4．ランゲルハンス島 *Langerhans* のβ細胞から分泌される。

★**問題42**　グリセリン浣腸を実施する際、腸管穿孔の危険性が最も高い体位はどれか。　(第106回)

1．立位　2．仰臥位
3．腹臥位　4．左側臥位

★★**問題43**　排便時の努責で正しいのはどれか。**2つ選べ。**　(第106回)

1．直腸平滑筋は弛緩する。
2．呼息位で呼吸が止まる。
3．外肛門括約筋は収縮する。
4．内肛門括約筋は弛緩する。
5．腹腔内圧は安静時より低下する。

★**問題44**　胃酸の分泌を抑制するのはどれか。　(第105回)

1．アセチルコリン　2．ガストリン
3．セクレチン　4．ヒスタミン

★★**問題45**　便秘の原因となる加齢に伴う身体的変化で誤っているのはどれか。　(第105回)

1．大腸粘膜の萎縮
2．骨盤底筋群の筋力低下
3．直腸内圧の閾値の低下
4．大腸の内括約筋の緊張の低下

★**問題46**　成人の鼻腔から噴門までの長さで適切なのはどれか。　(第104回)

1．5～15cm　2．25～35cm
3．45～55cm　4．65～75cm

★**問題47** 内臓痛が生じるのはどれか。（第104回）

1．臓器の切開
2．管腔臓器の受動的な過伸展
3．細胞内カリウムイオン濃度の上昇
4．細胞外ナトリウムイオン濃度の上昇

★**問題48** 蛋白質で正しいのはどれか。（第104回）

1．アミノ酸で構成される。
2．唾液により分解される。
3．摂取するとそのままの形で体内に吸収される。
4．生体を構成する成分で最も多くの重量を占める。

★**問題49** 正常な胃液のpHはどれか。（第103回）

1．pH 1～2　　2．pH 4～5
3．pH 7～8　　4．pH 10～11

★**問題50** 食道について正しいのはどれか。（第103回）

1．厚く強い外膜で覆われる。
2．粘膜は重層扁平上皮である。
3．胸部では心臓の腹側を通る。
4．成人では全長約50cmである。

★★★**問題51** 肝硬変でみられる検査所見はどれか。2つ選べ。（第103回）

1．血小板増多
2．尿酸値上昇
3．血清アルブミン値低下
4．血中アンモニア値上昇
5．プロトロンビン時間短縮

★**問題52** 肝細胞で合成されるのはどれか。2つ選べ。（第100回）

1．アルブミン　　2．ガストリン
3．セクレチン　　4．γ-グロブリン
5．コレステロール

★★★**問題53** 食欲を促進するのはどれか。（第98回）

1．温熱環境
2．胃壁の伸展
3．レプチンの分泌
4．血中遊離脂肪酸の上昇

★**問題54** 咀嚼で正しいのはどれか。（第97回）

1．唾液（だえき）にムチンが含まれている。
2．咀嚼筋の不随意的収縮で行われる。
3．舌の運動は三叉（さんさ）神経によって支配される。
4．顎（がく）関節を形成するのは下顎骨と頬骨である。

★**問題55** 嚥下で正しいのはどれか。（第95回）

1．嚥下（えんげ）運動は不随意運動である。
2．食塊（しょくかい）は口腔→喉頭→食道と移動する。
3．軟口蓋（なんこうがい）は気管と食道との交通を遮断する。
4．食塊は蠕動（ぜんどう）運動によって食道内を移送される。

★**問題56** 男性の肝硬変患者で門脈圧亢進による症状はどれか。（第94回）

1．皮膚の黄染　　2．女性化乳房
3．腹壁静脈怒張　　4．黄褐色の尿

★**問題57** 正しいのはどれか。（第87回）

1．肝門部では肝動脈、肝静脈および左右肝管が出入りする。
2．胆嚢（たんのう）は胆嚢管を介して膵管に合流する。
3．膵臓は下大静脈の腹側に位置する。
4．ファーター乳頭は十二指腸球部に開口する。

3 代謝系

解説集▸p33～38

★**問題1**　唾液中に含まれる糖質分解酵素はどれか。

1．アミロース　　2．α-アミラーゼ
3．トリプシン　　4．セルロース
5．スクロース

★**問題2**　水素イオン濃度が10^{-9}mol/LのpHはどれか。

1．pH = 1　　2．pH = 3
3．pH = 6　　4．pH = 9
5．pH = 12

★★**問題3**　正しいのはどれか。

1．グルコースは分解されると、ラクトースになる。
2．フルクトースは単糖である。
3．スクロースは単糖である。
4．ガラクトースは二糖である。
5．マルトースは単糖である。

★**問題4**　ペプシンはどれか。

1．タンパク質　　2．中性脂肪
3．ステロイド　　4．糖質
5．DNA

★**問題5**　小腸での膜消化に関係ないのはどれか。

1．マルターゼ　　2．スクラーゼ
3．ラクターゼ　　4．リパーゼ
5．アミノペプチダーゼ

★**問題6**　ATPと同じ塩基をもつのはどれか。

1．糖質　　2．中性脂肪
3．核酸　　4．タンパク質

★**問題7**　生体内でタンパク質が分解され、アミノ酸の代謝が進んで生じたアンモニアは肝臓で(　　)に変換される。(　　)に入るのはどれか。　(第111回)

1．尿酸　　2．尿素
3．亜硝酸　　4．一酸化窒素

★**問題8**　頻回の嘔吐で生じやすいのはどれか。(第107回)

1．血尿　　2．低体温
3．体重増加　　4．アルカローシス

★**問題9**　基礎代謝量が最も多い時期はどれか。(第106回)

1．青年期　　2．壮年期
3．向老期　　4．老年期

★**問題10**　日本人の食事摂取基準(2015年版)で、身体活動レベルⅠ、70歳以上の男性の1日の推定エネルギー必要量はどれか。(第105回)

1．1,450kcal　　2．1,850kcal
3．2,000kcal　　4．2,200kcal
5．2,500kcal

★**問題11**　食事摂取基準に耐容上限量が示されているビタミンはどれか。**2つ選べ**。(第105回)

1．ビタミンA　　2．ビタミンB_1
3．ビタミンB_2　　4．ビタミンC
5．ビタミンD

★**問題12**　小腸からそのまま吸収されるものはどれか。**2つ選べ**。(第102回)

1．グルコース　　2．スクロース
3．マルトース　　4．ラクトース
5．フルクトース

★**問題13**　脂肪を乳化するのはどれか。(第102回)

1．胆汁酸塩　　2．トリプシン
3．ビリルビン　　4．リパーゼ

★**問題14**　食事由来のトリグリセリドを運搬するのはどれか。(第100回)

1．HDL　　2．LDL
3．VLDL　　4．カイロミクロン

★**問題15**　脂肪分解の過剰で血中に増加するのはどれか。　(第99回)

1．尿素窒素　　2．ケトン体
3．アルブミン　　4．アンモニア

★**問題16**　脂質１gが体内で代謝されるときに生じるエネルギー量はどれか。　(第98回)

1．４kcal　　2．９kcal
3．14 kcal　　4．19 kcal

4　血液

解説集▶p39〜51

★**問題１**　成人で血液の細胞成分をつくるのはどれか。

1．脾臓(ひぞう)　　2．肝臓
3．骨髄　　4．胸腺

★**問題２**　体重に占める血液の割合(%)はどれか。

1．５%　　2．８%
3．12%　　4．15%

★**問題３**　血液の赤色の由来はどれか。

1．血管内皮細胞　　2．赤血球
3．白血球　　4．血小板

★**問題４**　酸素を運ぶのはどれか。

1．白血球　　2．赤血球
3．血小板　　4．脂肪細胞

★**問題５**　血液に占める細胞成分の割合はどれか。

1．基礎代謝　　2．ヘマトクリット
3．１回換気量　　4．酸素飽和度

★**問題６**　止血に働くのはどれか。

1．白血球　　2．赤血球
3．血小板　　4．脂肪細胞

★**問題７**　身体を病原菌から守るのはどれか。

1．白血球　　2．赤血球
3．血小板　　4．脂肪細胞

★**問題８**　血液中で細胞数が最も多いのはどれか。

1．好中球　　2．赤血球
3．血小板　　4．リンパ球

★**問題９**　ヘモグロビンを含むのはどれか。

1．白血球　　2．赤血球
3．血小板　　4．脂肪細胞

★**問題10**　血漿中に占める割合が最も高いタンパク質はどれか。

1．アルブミン　　2．ヘモグロビン
3．γ-グロブリン　　4．フィブリノゲン

★**問題11**　血液凝固に関係する血漿タンパク質はどれか。

1．アルブミン　　2．ヘモグロビン
3．γ-グロブリン　　4．フィブリノゲン

★**問題12**　酸素を運ぶタンパク質はどれか。

1．アルブミン　　2．ヘモグロビン
3．γ-グロブリン　　4．フィブリノゲン

★**問題13**　身体を構成する組織を４つに分類すると血液はどれか。

1．上皮組織　　2．結合組織
3．筋組織　　4．神経組織

★★**問題14**　O型とAB型の両親から生まれる子どもの血液型でないのはどれか。**2つ選べ。**

1．A型　　2．B型
3．AB型　　4．O型

★★**問題15**　血栓を溶解させる血漿成分はどれか。

1．組織プラスミノーゲン活性化因子(t-PA)
2．プラスミン
3．トロンビン
4．フィブリノゲン

★問題16　血液凝固阻止剤はどれか。**2つ選べ。**

1．カルシウム　2．マグネシウム
3．クエン酸ナトリウム　4．ヘパリン

★★問題17　ヘモグロビンについて誤っているのはどれか。

1．ヘモグロビンは赤血球にぎっしり詰まっている。
2．ヘモグロビンは酸素を運ぶ。
3．ヘモグロビンは銅を含む。
4．1分子のヘモグロビンは4分子の酸素分子を結合できる。

★問題18　タンパク質が最も溶けているのはどれか。

1．間質液　2．脳脊髄液
3．リンパ液　4．血液

★問題19　成人の正常な赤血球の説明で正しいのはどれか。（第112回）

1．球状の細胞である。
2．腎臓で破壊される。
3．寿命は約60日である。
4．酸素の輸送を担っている。

★問題20　健康な成人の白血球の中に占める割合が高いのはどれか。（第112回）

1．単球　2．好酸球
3．好中球　4．リンパ球

★★問題21　採血時に操作を誤ったため溶血し、採血管内の血漿が暗赤色になってしまった。この血漿の電解質濃度を測定したときに、本来の値よりも高くなるのはどれか。（第111回）

1．塩化物イオン　2．重炭酸イオン
3．カリウムイオン　4．カルシウムイオン
5．ナトリウムイオン

★★問題22　ABO式血液型におけるオモテ検査とウラ検査の結果の表を示す。血液型判定の結果がO型となるのはどれか。（第111回）

オモテ検査（患者血球使用）		ウラ検査（患者血清使用）		血液型
抗A血清	抗B血清	A型血球	B型血球	
＋	－	－	＋	①
－	＋	＋	－	②
－	－	＋	＋	③
＋	＋	－	－	④

表の＋は凝集あり、－は凝集なしを示す。

1．①　2．②
3．③　4．④

★問題23　血液中のビリルビンの由来はどれか。（第110回）

1．核酸　2．メラニン
3．アルブミン　4．グリコゲン
5．ヘモグロビン

★問題24　貧血を診断する際の指標となる血液検査項目はどれか。（第109回）

1．アルブミン〈Alb〉
2．ヘモグロビン〈Hb〉
3．フィブリノゲン
4．プロトロンビン時間〈PT〉

★★問題25　貧血 *anemia* を伴う患者の爪の写真を示す。欠乏している栄養素はどれか。（第109回）

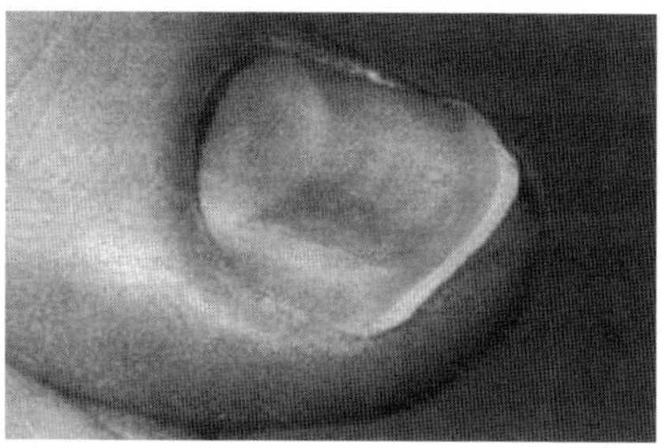

1．ビタミンB_{12}　2．ビタミンC
3．葉酸　4．鉄

★**問題26**　採血の際、血液が凝固するのを防ぐために試験管にクエン酸の結晶を入れておくことがある。クエン酸によって血液から除かれるのはどれか。（第108回）

1．トロンビン　2．プラスミン
3．カルシウムイオン　4．ナトリウムイオン
5．フィブリノーゲン

★**問題27**　健常な成人の血液中にみられる細胞のうち、核が無いのはどれか。（第107回）

1．単球　2．好中球
3．赤血球　4．リンパ球

★★**問題28**　出血傾向を把握するために重要なのはどれか。**2つ選べ。**（第106回）

1．血糖値
2．血清鉄
3．血小板数
4．アルカリフォスファターゼ値
5．活性化部分トロンボプラスチン時間〈APTT〉

★★**問題29**　Aさん(61歳、男性)は、水分が飲み込めないため入院した。高度の狭窄を伴う進行食道癌 *advanced esophageal cancer* と診断され、中心静脈栄養が開始された。入院後1週、Aさんは口渇と全身倦怠感を訴えた。意識は清明であり、バイタルサインは脈拍108/分、血圧98/70mmHgであった。尿量は1,600mL/日で、血液検査データは、アルブミン3.5g/dL、AST〈GOT〉45IU/L、ALT〈GPT〉40IU/L、クレアチニン1.1mg/dL、血糖190mg/dL、Hb11.0g/dLであった。
　Aさんの口渇と全身倦怠感の要因として最も考えられるのはどれか。（第106回）

1．貧血　2．低栄養
3．高血糖　4．腎機能障害
5．肝機能障害

★★**問題30**　Aさん(32歳、女性)は、営業で外出の多い業務を担当している。1か月前から発熱、倦怠感、関節痛および顔面の紅斑が出現し、近くの医療機関を受診したところ全身性エリテマトーデス *systemic lupus erythematosus*〈SLE〉と診断され治療目的で入院した。入院時所見は身長160cm、体重55kg。血圧142/80mmHg。血液検査データは、白血球4,400/μL、血小板17.5万/μL、Hb12.5g/dL、クレアチニン2.5mg/dL、抗核抗体は陽性であった。
　入院時のアセスメントで正しいのはどれか。（第106回）

1．貧血　2．出血傾向
3．易感染状態　4．腎機能低下

★**問題31**　貧血の診断に用いられるのはどれか。（第105回）

1．血糖値　2．尿酸値
3．C反応性蛋白値　4．ヘモグロビン濃度

★**問題32**　血液型で正しいのはどれか。（第105回）

1．日本人の15%はRh(−)である。
2．A型のヒトの血漿には抗B抗体がある。
3．B型のヒトの赤血球膜表面にはA抗原がある。
4．Coombs〈クームス〉試験でABO式の血液型の判定を行う。

★**問題33**　貧血の定義で正しいのはどれか。（第104回）

1．血圧が下がること
2．脈拍を自覚すること
3．立ち上がると失神すること
4．血色素量が減っていること

★**問題34**　白血球について正しいのはどれか。（第103回）

1．酸素を運搬する。
2．貪食(どんしょく)作用がある。
3．骨髄で破壊される。
4．血液1μL中に10万〜20万個含まれる。

★**問題35**　血清に含まれないのはどれか。

（第102回）

1．インスリン　2．アルブミン
3．γ-グロブリン　4．β-グロブリン
5．フィブリノゲン

★**問題36**　末梢血液中［　　］が低下した状態を貧血という。［　　］に入るのはどれか。

（第102回）

1．血漿量　2．血小板数
3．アルブミン濃度　4．ヘモグロビン濃度

★**問題37**　血中濃度が上昇すると黄疸となるのはどれか。（第102回）

1．グルコース　2．ビリルビン
3．クレアチニン　4．総コレステロール

★★**問題38**　ワルファリンと拮抗作用があるのはどれか。（第102回）

1．ビタミンA　2．ビタミンC
3．ビタミンD　4．ビタミンE
5．ビタミンK

★★**問題39**　チアノーゼの際に増加しているのはどれか。（第101回）

1．直接ビリルビン　2．間接ビリルビン
3．酸化ヘモグロビン　4．還元ヘモグロビン

★**問題40**　貧血の診断に用いられるのはどれか。

（第100回）

1．ヘモグロビン濃度　2．収縮期血圧
3．血糖値　4．尿酸値

★**問題41**　エリスロポエチンの産生が高まるのはどれか。（第97回）

1．血圧低下
2．血糖値の低下
3．腎機能の低下
4．動脈血酸素分圧の低下

★**問題42**　血液凝固に関連するのはどれか。

（第96回）

1．ヘモグロビン　2．フィブリノゲン
3．マクロファージ　4．エリスロポエチン

★★**問題43**　母児血液型Rh不適合による溶血で正しいのはどれか。（第96回）

1．遅延型過敏症である。
2．児の自己抗体が溶血を起こす。
3．治療として血漿交換を行う。
4．父親がRh(+)のときに起こる。

★★**問題44**　血液型O型Rh（D）陰性の経産婦。夫の血液型はA型Rh（D）陽性である。妊婦の血液検査で最も留意する項目はどれか。

（第96回）

1．血色素量　2．血小板数
3．不規則抗体　4．総ビリルビン値

★**問題45**　貪食能を有するのはどれか。２つ選べ。（第95回）

1．巨核球　2．好中球
3．形質細胞　4．T細胞
5．単球

★**問題46**　生体内で生じた血栓を溶解するのはどれか。（第95回）

1．トロンボプラスチン　2．カルシウムイオン
3．プラスミン　4．トロンビン

★**問題47**　血小板の機能はどれか。（第94回）

1．抗体産生　2．浸透圧調節
3．酸素の運搬　4．血液凝固

★**問題48**　造血で正しいのはどれか。（第91回）

1．造血幹細胞は末梢血に存在しない。
2．造血幹細胞は臍帯（さいたい）血にも存在する。
3．エリスロポエチンは高酸素血症に反応して産生される。
4．顆粒球コロニー刺激因子によってリンパ球は増加する。

5 生体防御

解説集▶p52〜64

★**問題1**　最大の免疫系器官はどれか。

1．リンパ節　2．骨髄
3．脾臓（ひぞう）　4．扁桃（へんとう）

★**問題2**　一次リンパ器官はどれか。

1．リンパ節　2．骨髄
3．脾臓　4．扁桃

★**問題3**　後天的免疫で最も機能する細胞はどれか。

1．赤血球　2．好中球
3．リンパ球　4．単球

★**問題4**　健常人に存在する割合が最も高い細胞はどれか。

1．単球　2．好中球
3．好塩基球　4．好酸球

★**問題5**　リンパ管内に常在する主な細胞はどれか。

1．赤血球　2．血小板
3．リンパ球　4．マクロファージ

★**問題6**　B細胞（Bリンパ球）が産生するタンパク質はどれか。

1．アルブミン　2．ヘモグロビン
3．γ-グロブリン　4．フィブリノゲン

★★**問題7**　炎症の際、ヒスタミンを分泌して血管拡張や血管透過性を亢進させる細胞はどれか。

1．赤血球　2．好中球
3．肥満細胞　4．脂肪細胞

★**問題8**　傷口から身体に侵入してくる細菌を貪食する働きの細胞はどれか。

1．赤血球　2．好中球
3．肥満細胞　4．脂肪細胞

★**問題9**　オプソニン効果をもつのはどれか。

1．ビタミンC　2．γ-グロブリン
3．核酸　4．トリグリセリド

★★**問題10**　抗体とともに作用して溶菌を引き起こす血清中の物質はどれか。

1．カルシウム　2．マグネシウム
3．フィブリノゲン　4．補体

★**問題11**　体液性免疫において最も機能する細胞はどれか。

1．赤血球　2．好中球
3．Bリンパ球　4．Tリンパ球

★**問題12**　細胞性免疫において最も機能する細胞はどれか。

1．赤血球　2．好中球
3．Bリンパ球　4．Tリンパ球

★★**問題13**　ウイルス感染した細胞を破壊するのはどれか。

1．Bリンパ球　2．形質細胞
3．ヘルパーTリンパ球　4．キラーTリンパ球

★**問題14**　傷口から侵入した細菌を貪食するのはどれか。

1．血小板　2．線維芽細胞
3．筋細胞　4．好中球

★**問題15**　細菌が体内に初めて侵入したときに最初に産生される免疫グロブリンはどれか。
（第112回）

1．IgA　2．IgD
3．IgE　4．IgG
5．IgM

★**問題16**　運動習慣が身体機能にもたらす効果はどれか。（第109回）

1．肺活量の減少　2．耐糖能の低下
3．免疫力の向上　4．中性脂肪の増加

★**問題17**　細菌感染による急性炎症で最初に反応する白血球はどれか。　(第109回)

1．単球　2．好酸球
3．好中球　4．好塩基球
5．リンパ球

★★**問題18**　ラテックス製手袋を着用した直後に口唇・手足のしびれと喉頭の違和感を自覚した。原因となる病態はどれか。　(第109回)

1．Ⅰ型アレルギー　2．Ⅱ型アレルギー
3．Ⅲ型アレルギー　4．Ⅳ型アレルギー

★**問題19**　母乳中に含まれている免疫グロブリンで最も多いのはどれか。　(第108回)

1．IgA　2．IgE
3．IgG　4．IgM

★★**問題20**　アナフィラキシーショックで正しいのはどれか。**2つ選べ。**　(第108回)

1．徐脈になる。
2．重症例では死に至る。
3．気道粘膜の浮腫を生じる。
4．Ⅲ型アレルギー反応である。
5．副腎皮質ステロイドは禁忌である。

★**問題21**　アレルギー性鼻炎 *allergic rhinitis* について正しいのはどれか。　(第106回)

1．食後に症状が増悪する。
2．Ⅳ型アレルギーである。
3．スクラッチテストで原因を検索する。
4．アレルゲンの除去は症状の抑制に有効である。

★★**問題22**　接触性皮膚炎 *contact dermatitis* の原因となるアレルギー反応で正しいのはどれか。　(第105回)

1．Ⅰ型　2．Ⅱ型
3．Ⅲ型　4．Ⅳ型
5．Ⅴ型

★**問題23**　ヒト免疫不全ウイルス〈HIV〉の感染経路で正しいのはどれか。**2つ選べ。**　(第105回)

1．感染者の嘔吐物との接触
2．感染者の咳による暴露
3．感染者の糞便との接触
4．感染者からの輸血
5．感染者との性行為

★**問題24**　特定の抗原となる物質によって生じるアレルギー反応で引き起こされるショックはどれか。　(第105回)

1．心原性ショック
2．出血性ショック
3．神経原性ショック
4．アナフィラキシーショック

★**問題25**　貪食能を有する細胞はどれか。　(第105回)

1．好酸球　2．Bリンパ球
3．線維芽細胞　4．血管内皮細胞
5．マクロファージ

★**問題26**　免疫機能に関与する細胞はどれか。　(第104回)

1．血小板　2．白血球
3．網赤血球　4．成熟赤血球

★**問題27**　皮膚の構造と機能について正しいのはどれか。　(第104回)

1．皮膚表面は弱酸性である。
2．粘膜は細菌が繁殖しにくい。
3．皮脂の分泌量は老年期に増加する。
4．アポクリン汗腺は全身に分布している。

★★★**問題28**　Ⅳ型(遅延型)アレルギー反応について正しいのはどれか。**2つ選べ。**　(第103回)

1．IgE抗体が関与する。
2．肥満細胞が関与する。
3．Tリンパ球が関与する。
4．ヒスタミンが放出される。
5．ツベルクリン反応でみられる。

★★★**問題29**　食物アレルギーのある8歳の児童がアナフィラキシーショックを発症した場合の対応として適切なのはどれか。（第103回）

1．水分の補給
2．抗ヒスタミン薬の内服
3．副腎皮質ステロイドの吸入
4．アドレナリンの筋肉内注射

★**問題30**　1年前にハチに刺された人が再びハチに刺された。起こる可能性のあるアレルギー反応はどれか。（第102回）

1．Ⅰ型アレルギー　2．Ⅱ型アレルギー
3．Ⅲ型アレルギー　4．Ⅳ型アレルギー

★**問題31**　リンパ系について正しいのはどれか。（第101回）

1．リンパ管には弁がない。
2．吸収された脂肪を輸送する。
3．胸管は鎖骨下動脈に合流する。
4．リンパの流れは動脈と同方向である。

★**問題32**　抗体を産生するのはどれか。（第101回）

1．顆粒球　2．T細胞
3．NK細胞　4．形質細胞
5．マクロファージ

★**問題33**　リンパ系について正しいのはどれか。（第100回）

1．リンパ液の主成分は赤血球である。
2．リンパ液に脂肪成分は含まれない。
3．過剰な組織液はリンパ管に流入する。
4．胸管のリンパ液は動脈系へ直接流入する。

★**問題34**　Ⅰ型アレルギーはどれか。（第100回）

1．接触皮膚炎
2．潰瘍(かいよう)性大腸炎
3．過敏症肺臓炎
4．ツベルクリン反応陽性
5．アナフィラキシーショック

★**問題35**　免疫担当細胞とその機能の組合わせで正しいのはどれか。（第100回）

1．好中球――――――抗原の提示
2．肥満細胞―――――補体の活性化
3．形質細胞―――――抗体の産生
4．ヘルパーT細胞――貪食(どんしょく)

★**問題36**　抗原がIgEと結合するのはどれか。（第98回）

1．接触性皮膚炎
2．血液型不適合輸血
3．全身性エリテマトーデス
4．アナフィラキシーショック

★★**問題37**　オプソニン効果を生じるのはどれか。（第98回）

1．好中球　2．好塩基球
3．Tリンパ球　4．Bリンパ球

★**問題38**　ウイルス感染後の長期の獲得免疫に関わるのはどれか。（第97回）

1．好中球　2．好酸球
3．肥満細胞　4．メモリー(記憶)細胞

★**問題39**　皮膚・粘膜と防御機構の組合わせで正しいのはどれか。（第97回）

1．皮膚表面――アルカリ性の皮脂
2．気道――――線毛上皮細胞
3．腸管内―――デーデルライン桿菌
4．尿路――――リゾチーム

★**問題40**　リンパ系で正しいのはどれか。（第96回）

1．過剰な組織液を回収する。
2．リンパに脂肪成分は含まれない。
3．胸管のリンパは動脈系へ直接流入する。
4．健常成人のリンパ流量は7～10 L/日である。

★★**問題41**　ツベルクリン反応の機序はどれか。（第95回）

1．Ⅰ型アレルギー　2．Ⅱ型アレルギー
3．Ⅲ型アレルギー　4．Ⅳ型アレルギー

★★**問題42**　インフルエンザワクチンの接種で正しいのはどれか。　（第94回）

1．特異的能動免疫　2．非特異的能動免疫
3．特異的受動免疫　4．非特異的受動免疫

★**問題43**　感染防御に有用でないのはどれか。　（第94回）

1．涙液（るいえき）のリゾチーム
2．血清のプラスミノーゲン
3．腟（ちつ）粘膜のグリコゲン
4．胃液の胃酸

★**問題44**　能動免疫はどれか。　（第93回）

1．γ-グロブリンの与薬
2．母乳を介した抗体の移行
3．ワクチンの接種
4．抗血清の与薬

6　循環器系

解説集▸p65〜82

★**問題1**　ヒトの心臓はどれか。

1．１心房１心室　2．１心房２心室
3．２心房１心室　4．２心房２心室

★**問題2**　心臓について正しいのはどれか。

1．身体の右寄りに位置する。
2．大きさは握りこぶし大である。
3．２心房１心室である。
4．大動脈には弁がない。

★**問題3**　心臓について正しいのはどれか。

1．心筋は平滑筋からなる。
2．左心房と左心室の間の弁は三尖弁である。
3．右心室の壁は左のそれより薄い。
4．肺静脈は心臓に２本で入る。

★**問題4**　収縮期血圧115mmHg、拡張期血圧85mmHgの人の平均血圧はどれか。

1．95mmHg　2．105mmHg
3．115mmHg　4．125mmHg
5．135mmHg

★**問題5**　動脈血が流れている血管はどれか。

1．臍（さい）動脈　2．肺静脈
3．冠状静脈　4．門脈
5．大静脈

★★**問題6**　拍動が速くなるのはどれか。

1．副交感神経の興奮　2．リラックス
3．睡眠　4．迷走神経の興奮
5．交感神経の興奮

★**問題7**　血管の説明で誤っているのはどれか。

1．毛細血管はグルコースを通さない。
2．動脈壁は肉厚である。
3．門脈は静脈である。
4．静脈は一般に動脈より体表面に近い。
5．肺静脈の血圧は低い。

★**問題8**　心房性ナトリウム利尿ペプチド〈ANP〉が分泌されるのはどれか。

1．肝臓　2．心臓
3．膵臓　4．脾臓
5．甲状腺

★★**問題9**　左心室の収縮開始と一致するのはどれか。

1．P波の出現　2．T波の出現
3．第Ⅰ心音　4．第Ⅱ心音

★★★**問題10**　心筋の活動電位発生に関係しないイオンチャネルはどれか。

1．クロール（塩化物）チャネル
2．ナトリウムチャネル
3．カリウムチャネル
4．カルシウムチャネル

★**問題11**　心音の第Ⅰ音はどれか。

1．房室弁の開く音
2．房室弁の閉じる音
3．大動脈弁・肺動脈弁の開く音
4．大動脈弁・肺動脈弁の閉じる音

★**問題12**　心音の第Ⅱ音はどれか。

1．房室弁の開く音
2．房室弁の閉じる音
3．大動脈弁・肺動脈弁の開く音
4．大動脈弁・肺動脈弁の閉じる音

★**問題13**　拡張期血圧が90mmHg、収縮期血圧が120mmHgであるとき、平均血圧はどれか。

1．95mmHg　　2．100mmHg
3．105mmHg　　4．110mmHg

★**問題14**　最も血圧が低いのはどれか。

1．毛細血管　　2．細動脈
3．下大静脈　　4．右心房

★**問題15**　血管運動中枢はどれか。

1．小脳　　2．橋（きょう）
3．延髄（えんずい）　　4．中脳

★**問題16**　血圧を感知する圧受容器はどれか。

1．頸動脈小体　　2．頸動脈洞
3．下大静脈　　4．大動脈小体

★★**問題17**　血管を拡張させる物質はどれか。2つ選べ。

1．アセチルコリン
2．一酸化窒素(NO)
3．アンジオテンシンⅡ
4．ヒスタミン

★★**問題18**　血管収縮物質はどれか。2つ選べ。

1．プロスタグランディンI_2
2．エンドセリン
3．アドレナリン
4．一酸化窒素

★**問題19**　心臓について誤っているのはどれか。

1．心臓はホルモンを分泌する。
2．心臓を養う動脈は大動脈から分岐する。
3．心臓の筋は平滑筋である。
4．心臓の動きは延髄で監視されている。

★★**問題20**　心電図検査の胸部誘導で電極を第4肋間胸骨右縁に装着するのはどれか。
(第112回)

1．Ⅰ　　2．V_1
3．V_2　　4．V_4
5．aV_R

★★**問題21**　上腕動脈で行う聴診法による血圧測定で適切なのはどれか。　(第112回)

1．成人では9～10cm幅のマンシェットを用いる。
2．マンシェットの下端と肘窩が重なるように巻く。
3．マンシェットの装着部位と心臓が同じ高さになるようにする。
4．マンシェットと腕の間に指が3、4本入る程度の強さで巻く。

★**問題22**　心臓の刺激伝導系で最初の興奮部位はどれか。　(第112回)

1．洞房結節
2．房室結節
3．His〈ヒス〉束
4．Purkinje〈プルキンエ〉線維

★★**問題23**　加齢に伴う血管壁の硬化による血圧への影響はどれか。　(第110回)

1．収縮期血圧は上昇し、拡張期血圧は低下する。
2．収縮期血圧は低下し、拡張期血圧は上昇する。
3．収縮期血圧も拡張期血圧も上昇する。
4．収縮期血圧も拡張期血圧も低下する。

★**問題24**　成人の橈骨動脈における脈拍の測定方法で正しいのはどれか。　（第109回）

①
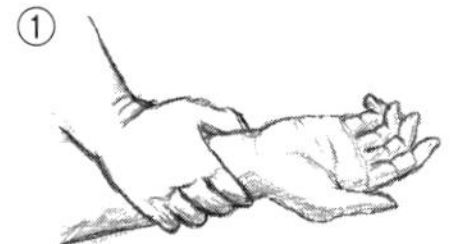
②
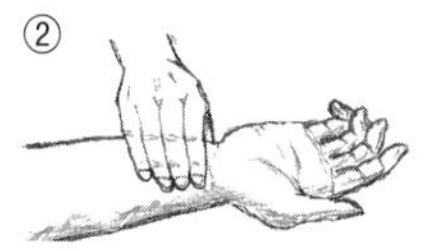
③
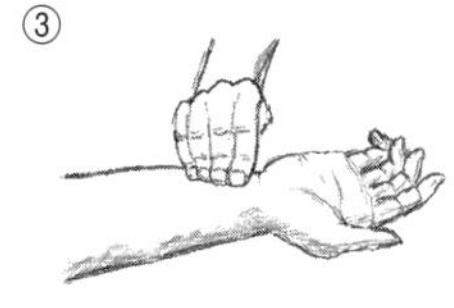
④
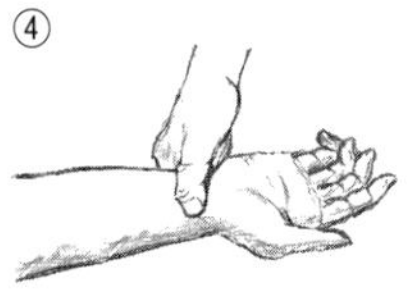

1．①　　2．②
3．③　　4．④

★★★**問題25**　固有心筋の特徴はどれか。（第109回）

1．平滑筋である。
2．骨格筋よりも不応期が短い。
3．活動電位にプラトー相がみられる。
4．筋層は右心室の方が左心室より厚い。

★★**問題26**　二次性高血圧症 *secondary hypertension* の原因となるホルモンはどれか。　（第109回）

1．アルドステロン　2．ソマトスタチン
3．グルカゴン　　4．メラトニン

★**問題27**　胎児循環で酸素を最も多く含む血液が流れているのはどれか。　（第108回）

1．肺動脈　　2．肺静脈
3．臍動脈　　4．臍静脈

★**問題28**　心音の聴取でⅠ音がⅡ音より大きく聴取されるのはどれか。ただし、●は聴取部位を示す。　（第108回）

1．①
2．②
3．③
4．④

①　②
③
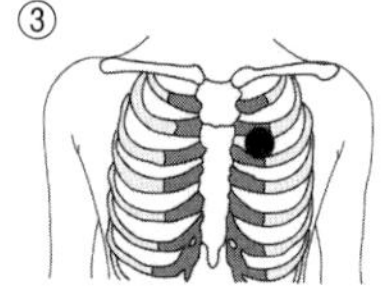
④
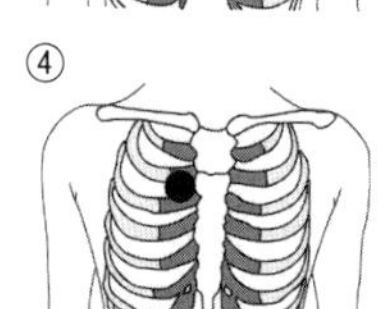

★★**問題29**　心電図検査における肢誘導はどれか。**2つ選べ。**　（第108回）

1．Ⅰ　　2．V1
3．V2　　4．V3R
5．aVR

★★**問題30**　浮腫の原因となるのはどれか。　（第108回）

1．膠質浸透圧の上昇
2．リンパ還流の不全
3．毛細血管内圧の低下
4．毛細血管透過性の低下

★★**問題31**　パルスオキシメータを示す。表示されている数値が示すのはどれか。**2つ選べ。**　（第107回）

1．脈拍数
2．酸素分圧
3．酸素飽和度
4．重炭酸濃度
5．二酸化炭素濃度

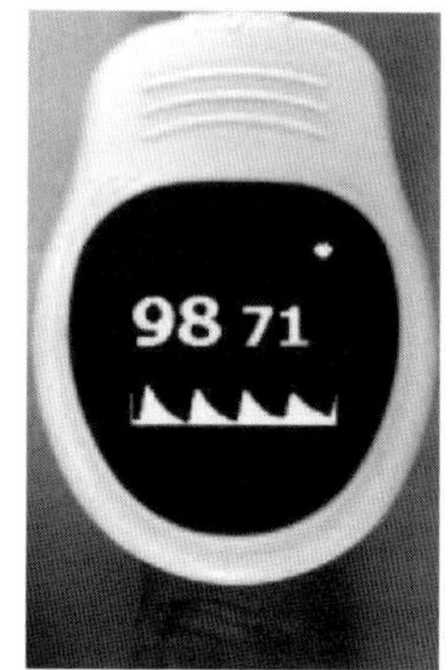

★**問題32**　無対の静脈はどれか。　（第107回）

1．鎖骨下静脈　　2．総腸骨静脈
3．内頸静脈　　4．腕頭静脈
5．門脈

★**問題33**　健常な成人の心臓について、右心室と左心室で等しいのはどれか。**2つ選べ。**　（第107回）

1．単位時間当たりの収縮の回数
2．拡張時の内圧
3．収縮時の内圧
4．心室壁の厚さ
5．１回拍出量

★問題34　大動脈に血液を送り出す部位はどれか。（第106回）

1．左心室　2．右心室
3．左心房　4．右心房

★★問題35　自動体外式除細動器〈AED〉による電気的除細動の適応となるのはどれか。（第106回）

1．心停止 *asystole*
2．心房細動 *atrial fibrillation*
3．心室細動 *ventricular fibrillation*
4．房室ブロック *atrioventricular block*

★問題36　刺激伝導系でないのはどれか。（第106回）

1．腱索　2．洞房結節
3．房室結節　4．Purkinje〈プルキンエ〉線維

★問題37　血管に吻合がないのはどれか。（第105回）

1．皮静脈　2．冠動脈
3．膝窩動脈　4．腸絨毛の毛細血管

★問題38　パルスオキシメータによる経皮的動脈血酸素飽和度〈SpO_2〉の測定に適した部位はどれか。**2つ選べ。**（第105回）

1．背部　2．上腕
3．指先　4．耳たぶ
5．大腿部

★★問題39　Aさん(64歳、女性)は、慢性閉塞性肺疾患 *chronic obstructive pulmonary disease* で通院加療中である。1週前から感冒様症状があり市販薬を服用し経過をみていたが、呼吸困難を訴えた後、反応が鈍くなり救急車で搬送された。Aさんは肩呼吸をしており、発汗が著明で口唇は乾燥している。体温38.3℃、呼吸数35/分、脈拍108/分、血圧96/70mmHg、経皮的動脈血酸素飽和度〈SpO_2〉89％であった。ジャパン・コーマ・スケール〈JCS〉Ⅱ-30。動脈血液ガス分析では動脈血酸素分圧〈PaO_2〉60Torr、動脈血炭酸ガス分圧〈$PaCO_2$〉68Torr、pH7.29であった。

この時点でのAさんのアセスメントで**誤っている**のはどれか。（第105回）

1．脱水である。
2．意識障害がある。
3．アシドーシスである。
4．ショック状態である。

★★問題40　学童期の正常な脈拍数はどれか。（第105回）

1．50～70/分　2．80～100/分
3．110～130/分　4．140～160/分

★★問題41　浮腫が生じやすいのはどれか。（第105回）

1．甲状腺機能亢進症 *hyperthyroidism*
2．過剰な運動
3．低栄養
4．熱中症

★問題42　触診法による血圧測定で適切なのはどれか。（第105回）

1．血圧計は患者の心臓の高さに置く。
2．マンシェットの幅は上腕全体を覆うサイズを選ぶ。
3．150mmHgまで加圧して減圧を開始する。
4．加圧後に1拍動当たり2～4mmHgずつ減圧する。
5．減圧開始後に初めて脈が触知されたときの値を拡張期血圧とする。

★問題43　脈管で正しいのはどれか。（第104回）

1．弁がない。
2．静脈角に合流する。
3．癌細胞は流入しない。
4．主に蛋白質を輸送する。

★★**問題44**　血管造影写真を示す。造影部位で正しいのはどれか。　（第104回）

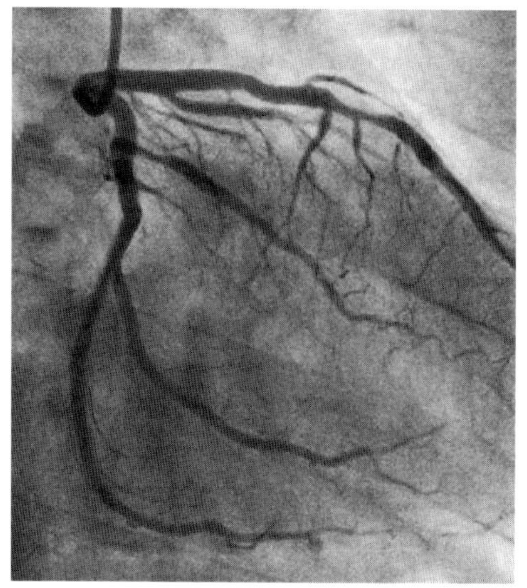

1．脳動脈　2．冠動脈
3．肺動脈　4．肝動脈
5．腎動脈

★**問題45**　成人の安静時における所見で異常なのはどれか。　（第104回）

1．体温36.2℃　2．呼吸数12/分
3．脈拍116/分　4．血圧128/84mmHg

★**問題46**　左心室から全身に血液を送り出す血管はどれか。　（第103回）

1．冠状動脈　2．下大静脈
3．肺動脈　4．肺静脈
5．大動脈

★★**問題47**　心臓の自動的収縮について正しいのはどれか。　（第103回）

1．運動神経で促進される。
2．興奮を伝える刺激伝導系がある。
3．ペースメーカーはHis〈ヒス〉束である。
4．中脳の血管運動中枢による支配を受ける。

★★**問題48**　急性左心不全の症状はどれか。　（第103回）

1．肝腫大　2．呼吸困難
3．下腿浮腫（ふしゅ）　4．頸静脈怒張

★**問題49**　人体の右側のみにあるのはどれか。　（第102回）

1．総頸動脈　2．腕頭動脈
3．腋窩（えきか）動脈　4．内頸動脈
5．鎖骨下動脈

★★**問題50**　収縮期血圧の上昇をきたす要因はどれか。　（第102回）

1．副交感神経の興奮
2．循環血液量の減少
3．末梢血管抵抗の増大
4．血液の粘稠度の低下
5．動脈血酸素分圧〈PaO_2〉の上昇

★**問題51**　血栓が存在することによって脳塞栓症を引き起こす可能性があるのはどれか。　（第102回）

1．右心室　2．左心室
3．腎動脈　4．上大静脈
5．大腿静脈

★**問題52**　胎児の卵円孔の位置で正しいのはどれか。　（第101回）

1．右心房と左心房の間
2．右心室と左心室の間
3．大動脈と肺動脈の間
4．門脈と下大動脈の間

★**問題53**　全身に動脈血を送り出すのはどれか。　（第100回）

1．右心房　2．右心室
3．左心房　4．左心室

★**問題54**　通常のペースメーカーはどれか。　（第100回）

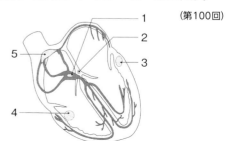

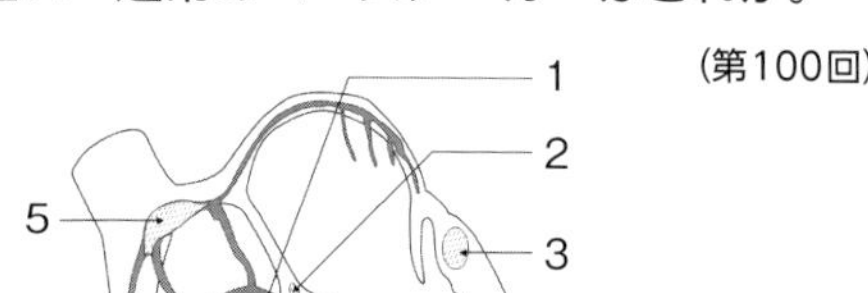

★**問題55**　体表からの触診で最も触れにくいのはどれか。（第99回）

1．総頸動脈　2．外腸骨動脈
3．橈骨動脈　4．大腿動脈
5．足背動脈

★★**問題56**　心房細動で発症リスクが高まるのはどれか。（第99回）

1．脳塞栓　2．脳出血
3．心筋炎　4．心外膜炎
5．心内膜炎

★**問題57**　胎児で酸素飽和度の最も高い血液が流れているのはどれか（第98回）

1．門脈　2．臍動脈
3．臍静脈　4．下大動脈

★★**問題58**　動脈で正しいのはどれか。（第97回）

1．骨格筋の収縮は動脈の血流を助けている。
2．内膜、中膜および外膜のうち中膜が最も厚い。
3．逆流を防ぐ弁が備わっている。
4．大動脈は弾性線維が乏しい。

★★**問題59**　大動脈系と比較した肺動脈系の特徴はどれか。（第96回）

1．血圧が高い。
2．血管壁が厚い。
3．血中酸素分圧が高い。
4．塞栓症が起こりやすい。

★**問題60**　部位と流れる血液との組合わせで正しいのはどれか。（第95回）

1．肺動脈――動脈血
2．肺静脈――静脈血
3．右心房――動脈血
4．左心室――動脈血

★**問題61**　全身から静脈血が戻る心臓の部位はどれか。（第93回）

1．右心房　2．右心室
3．左心房　4．左心室

★**問題62**　循環系路で正しいのはどれか。（第90回）

1．椎骨動脈 → ウイリス動脈輪 → 外頸動脈
2．上腸間膜静脈 → 門脈 → 肝動脈
3．肺静脈 → 肺動脈 → 左心房
4．食道静脈 → 奇静脈 → 上大静脈

7 神経系

解説集▸p83～106

★**問題１**　神経について正しいのはどれか。

1．脊髄は脳の一部である。
2．視床下部は間脳の一部である。
3．下垂体は脳幹に含まれる。
4．橋の上に延髄がある。

★**問題２**　神経について正しいのはどれか。

1．シュワン細胞は中枢神経系での髄鞘形成細胞である。
2．脊髄の腹側から運動神経線維の束が出る。
3．大脳縦裂は小脳と大脳を分ける溝である。
4．大後頭孔からすべての脳神経は出て行く。

★**問題３**　中枢神経系をつくる細胞のうち髄鞘を形成する細胞はどれか。

1．ニューロン
2．シュワン細胞
3．オリゴデンドロサイト
4．アストロサイト
5．上衣細胞

★**問題４**　伝導速度が最も速いのはどれか。

1．Aα　2．Aβ
3．Aγ　4．Aδ

★**問題５**　無髄神経線維はどれか。

1．Aα　2．B
3．Aδ　4．C

★★**問題6**　興奮性シナプスにおける興奮の伝達に関して、神経細胞の活動電位が神経終末に達すると、末端部のXチャネルが開いてXイオンが流入し、このXに刺激されてシナプス小胞が開口して神経伝達物質が放出される。Xはどれか。

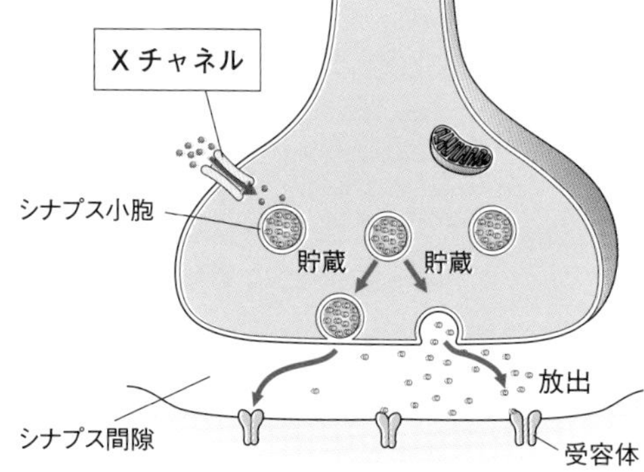

1．ナトリウム　　2．カリウム
3．カルシウム　　4．塩化物(塩素)

★**問題7**　抑制性神経伝達物質はどれか。

1．アセチルコリン
2．グルタミン酸
3．ドーパミン(ドパミン)
4．γ-アミノ酪酸(GABA)

★★**問題8**　神経末端に連続して興奮が到達すると、放出される神経伝達物質の量が増加して、シナプスにおける伝達効率が上昇する。この現象はどれか。

1．活動増強　　2．反復刺激後増強
3．興奮増強　　4．オプソニン
5．伝達増強

★★**問題9**　語句の説明で誤っているのはどれか。

1．脳神経は中枢神経である。
2．脳神経は12対である。
3．ニューロンの細胞体が多く集まっているところを灰白質（かいはくしつ）という。
4．脊髄神経は31対である。
5．交感神経は脊髄神経に含まれる。

★**問題10**　語句の対応関係で誤っているのはどれか。

1．運動神経――求心性神経
2．感覚神経――求心性神経
3．体性神経――皮膚や筋などの支配
4．自律神経――内臓や血管の支配

★**問題11**　膝蓋腱反射はどれか。

1．伸張反射　　2．屈曲反射
3．内臓反射　　4．排尿反射

★**問題12**　脳幹に属さない組織はどれか。

1．脊髄　　2．延髄（えんずい）
3．中脳　　4．橋（きょう）

★**問題13**　脳幹の機能ではないのはどれか。

1．対光反射　　2．呼吸中枢
3．嘔吐（おうと）中枢　　4．体温調節中枢
5．嚥下（えんげ）反射

★**問題14**　大脳基底核の働きはどれか。

1．運動を調節する　　2．光を感知する
3．言語を理解する　　4．音を感知する
5．味覚を感知する

★★**問題15**　パーキンソン病の原因となる場所はどれか。

1．脊髄　　2．延髄
3．小脳　　4．橋
5．大脳基底核

★**問題16**　脳神経のうち、胃・小腸などの内臓に広く分布している神経はどれか。

1．舌下（ぜっか）神経　　2．迷走（めいそう）神経
3．副神経　　4．顔面神経

★**問題17**　8～13Hzの脳波を示す状態はどれか。

1．うとうとしている　　2．深い睡眠
3．覚醒（かくせい）(開眼)　　4．安静(閉眼)

★**問題18**　まどろみ状態のときの脳波はどれか。

1．θ波　　2．δ波
3．β波　　4．α波

★★**問題19**　意味記憶とかかわっているのはどれか。

1．大脳　　2．側頭葉と間脳
3．小脳　　4．脊髄

★★**問題20**　摂食行動や性行動などの本能行動を調節するのはどれか。**2つ選べ。**

1．大脳　　2．大脳辺縁系
3．視床下部（ししょうかぶ）　　4．下垂体（かすいたい）
5．松果体（しょうかたい）

★**問題21**　意識レベルが最も低い状態はどれか。

1．昏睡（こんすい）　　2．昏迷（こんめい）
3．意識混濁（こんだく）　　4．意識清明

★**問題22**　一次運動野から四肢の下位運動ニューロンへの出力路はどれか。

1．錐体路（すいたいろ）　　2．錐体外路（すいたいがいろ）
3．脊髄視床路　　4．皮質延髄路

★★**問題23**　軸索初節やランビエの絞輪に存在するイオンチャネルはどれか。

1．電位依存性イオンチャネル
2．リガンド依存性イオンチャネル
3．機械刺激依存性イオンチャネル
4．漏洩（ろうえい）イオンチャネル

★**問題24**　自律神経の節前線維の末端から放出される伝達物質はどれか。

1．アドレナリン
2．ノルアドレナリン
3．ドーパミン（ドパミン）
4．セロトニン
5．アセチルコリン

★★**問題25**　α運動神経細胞の神経線維はどれか。

1．Aα　　2．Aδ
3．Aγ　　4．Aβ
5．B

★**問題26**　脳脊髄液産生に関係する細胞はどれか。

1．神経細胞
2．オリゴデンドロサイト
3．シュワン細胞
4．ミクログリア
5．上衣細胞

★**問題27**　神経筋接合部を**構成しない**のはどれか。

1．神経終末
2．電位依存性カルシウムチャネル
3．アセチルコリン受容体
4．軸索初節（じくさく）
5．シナプス小胞

★★**問題28**　痛みについて正しいのはどれか。

1．足の痛みを伝える神経は後索を通って体性感覚野に伝わる。
2．四肢の痛みを伝える求心性神経はすべて有髄神経である。
3．痛みの受容器は自由神経終末である。
4．歯の痛みは顔面神経が脳に伝える。

★★**問題29**　高齢者の睡眠で正しいのはどれか。**2つ選べ。**　（第112回）

1．単相性の睡眠になる。
2．浅い眠りが少なくなる。
3．総睡眠時間が延長する。
4．中途覚醒の回数が増加する。
5．入眠するまでに時間がかかる。

★★**問題30**　脳の外側面を左右から見た模式図を示す。右利きの健常成人のBroca〈ブローカ〉の運動性言語中枢はどれか。　(第111回)

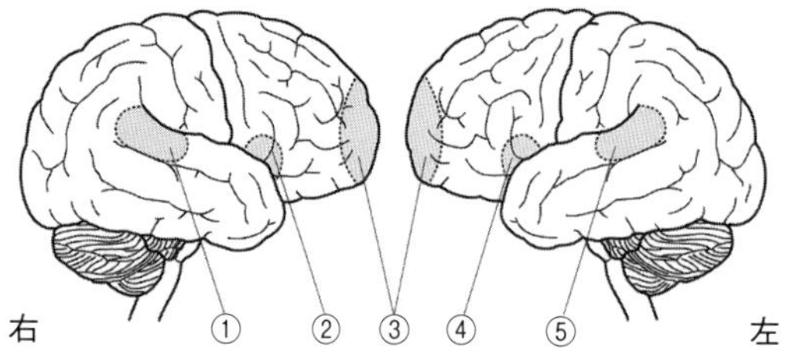

1．①　　2．②
3．③　　4．④
5．⑤

★**問題31**　副交感神経を含む脳神経はどれか。2つ選べ。　(第110回)

1．動眼神経　　2．三叉神経
3．内耳神経　　4．迷走神経
5．舌下神経

★**問題32**　後頭葉にあるのはどれか。(第110回)

1．嗅覚野　　2．視覚野
3．聴覚野　　4．体性感覚野

★★**問題33**　成人の睡眠で正しいのはどれか。　(第109回)

1．レム睡眠中は骨格筋が弛緩する。
2．入眠前の喫煙は睡眠導入時間を短くする。
3．ノンレム睡眠中はエネルギー代謝が亢進する。
4．睡眠周期は90分のレム睡眠と数分のノンレム睡眠を繰り返す。

★**問題34**　交感神経の作用はどれか。2つ選べ。　(第109回)

1．散瞳　　2．精神性発汗
3．腸蠕動の促進　　4．排尿筋の収縮
5．グリコーゲン合成の促進

★**問題35**　三叉神経の機能はどれか。(第109回)

1．視覚　　2．眼球の運動
3．顔面の知覚　　4．表情筋の運動

★**問題36**　意識レベルを評価するスケールはどれか。　(第109回)

1．Borg〈ボルグ〉スケール
2．フェイススケール
3．ブリストルスケール
4．グラスゴー・コーマ・スケール〈GCS〉

★**問題37**　体温のセットポイントが突然高く設定されたときに起こるのはどれか。(第109回)

1．立毛　　2．発汗
3．代謝抑制　　4．皮膚血管拡張

★★★**問題38**　三叉神経を求心路として起こるのはどれか。　(第108回)

1．瞬目反射　　2．対光反射
3．追跡運動　　4．輻輳反射

★★**問題39**　指鼻指試験で評価する項目はどれか。　(第108回)

1．小脳機能　　2．表在反射
3．深部知覚　　4．複合知覚

★**問題40**　アセチルコリンで収縮するのはどれか。2つ選べ。　(第108回)

1．心筋　　2．排尿筋
3．腓腹筋　　4．立毛筋
5．瞳孔散大筋

★**問題41**　運動性言語中枢はどれか。(第108回)

1．中心後回
2．大脳基底核
3．Broca〈ブローカ〉野
4．Wernicke〈ウェルニッケ〉野

★★**問題42**　ジャパン・コーマ・スケール〈JCS〉のⅢ〈3桁〉で表現される意識レベルはどれか。　(第108回)

1．意識清明の状態
2．刺激すると覚醒する状態
3．刺激しても覚醒しない状態
4．刺激しなくても覚醒している状態

★**問題43**　体温調節中枢があるのはどれか。（第108回）

1．橋　　2．延髄
3．小脳　　4．大脳皮質
5．視床下部

★★**問題44**　嗅覚の一次中枢はどれか。（第108回）

1．嗅球　　2．嗅上皮
3．後頭葉　　4．上鼻甲介

★★**問題45**　副交感神経を含む脳神経はどれか。2つ選べ。（第108回）

1．嗅神経　　2．視神経
3．動眼神経　　4．三叉神経
5．迷走神経

★**問題46**　嚥下に関わる脳神経はどれか。（第107回）

1．嗅神経　　2．外転神経
3．滑車神経　　4．迷走神経

★★**問題47**　頭部CTを示す。論理的思考を制御する領域はどれか。（第107回）

1．A
2．B
3．C
4．D
5．E

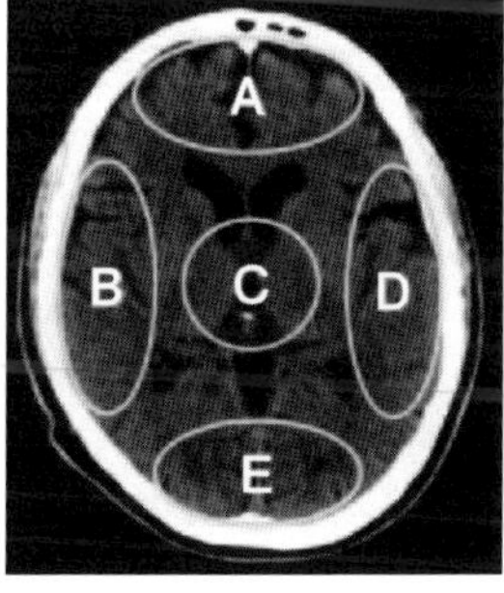

★**問題48**　死の三徴候に基づいて観察するのはどれか。（第107回）

1．腹壁反射　　2．輻輳反射
3．対光反射　　4．深部腱反射

★★**問題49**　ノンレム睡眠中の状態で正しいのはどれか。（第107回）

1．骨格筋が弛緩している。
2．夢をみていることが多い。
3．大脳皮質の活動が低下している。
4．組織の新陳代謝が低下している。

★**問題50**　統合失調症の幻覚や妄想に最も関係する神経伝達物質はどれか。（第107回）

1．ドパミン　　2．セロトニン
3．アセチルコリン　　4．ノルアドレナリン

★**問題51**　神経伝達物質と効果器の組合せで正しいのはどれか。（第107回）

1．γ-アミノ酪酸〈GABA〉——気管
2．アセチルコリン————瞳孔散大筋
3．アドレナリン————血管
4．セロトニン————心筋
5．ドパミン————汗腺

★★★**問題52**　Aさん(52歳、女性)。自宅で突然激しい頭痛と悪心が出現し、自力で救急車を要請し、搬送された。ジャパン・コーマ・スケール〈JCS〉Ⅰ-2で頭痛を訴えており、発汗著明であった。瞳孔径は両側 3.0mm。上下肢の麻痺はない。Aさんは頭部CTでくも膜下出血と診断され、ICUに入室した。入室時のバイタルサインは、体温 36.8℃、呼吸数24/分、脈拍92/分、血圧156/98mmHg、経皮的動脈血酸素飽和度〈SpO_2〉95％であった。

ICU入室から24時間以内に注意すべきAさんの症状や徴候はどれか。（第107回）

1．Kussmaul〈クスマウル〉呼吸
2．膝蓋腱反射の低下
3．企図振戦
4．瞳孔散大

★★**問題53**　小脳失調でみられるのはどれか。（第106回）

1．下肢の麻痺が認められる。
2．姿勢保持が困難になる。
3．血圧が不安定になる。
4．体がこわばる。

★**問題54**　角加速度を感知するのはどれか。（第106回）

1．耳管　2．前庭
3．耳小骨　4．半規管

★★**問題55**　起立性低血圧について正しいのはどれか。（第106回）

1．脱水との関連はない。
2．高齢者には起こりにくい。
3．塩分の過剰摂取によって起こる。
4．脳血流の一時的な増加によって生じる。
5．自律神経障害を起こす疾患で生じやすい。

★**問題56**　神経伝達物質はどれか。（第106回）

1．アルブミン　2．フィブリン
3．アセチルコリン　4．エリスロポエチン

★★**問題57**　ジャパン・コーマ・スケール〈JCS〉で「刺激しても覚醒せず痛み刺激に対して払いのけるような動作をする」と定義されるのはどれか。（第106回）

1．Ⅰ-3　2．Ⅱ-20
3．Ⅲ-100　4．Ⅲ-300

★**問題58**　臓器の移植に関する法律における脳死の判定基準に含まれるのはどれか。（第105回）

1．低体温　2．心停止
3．平坦脳波　4．下顎呼吸

★★★**問題59**　立ち直り反射に関与するのはどれか。**2つ選べ。**（第105回）

1．視細胞　2．コルチ器
3．圧受容器　4．化学受容器
5．頸筋の筋紡錘

★★**問題60**　Aさん(80歳、男性)は、脳梗塞 *cerebral infarction* の治療のために入院した。Aさんは多弁であり「めがねをとってください」のことを「めとねをとってください」などと話す様子が観察される。Aさんの症状で正しいのはどれか。（第105回）

1．錯語　2．感情失禁
3．喚語困難　4．運動性失語

★★**問題61**　体温に影響しないのはどれか。（第105回）

1．運動　2．食事
3．ふるえ　4．不感蒸泄
5．精神性発汗

★★**問題62**　流動性知能はどれか。（第104回）

1．新聞を読む。
2．町内会の役員を務める。
3．結婚式のマナーを知っている。
4．携帯電話に電話番号を登録する。

★★**問題63**　閉眼に関与する神経はどれか。（第104回）

1．動眼神経　2．滑車神経
3．三叉神経　4．外転神経
5．顔面神経

★**問題64**　体温を調節しているのはどれか。（第104回）

1．橋　2．小脳
3．中脳　4．視床下部

★★**問題65**　小脳の機能はどれか。**2つ選べ。**（第104回）

1．関節角度の知覚　2．振動感覚の中継
3．姿勢反射の調節　4．随意運動の制御
5．下行性の疼痛抑制

★★**問題66**　前頭葉の障害に伴う症状で正しいのはどれか。**2つ選べ。**　(第104回)

1．人格の変化　2．感覚性失語
3．自発性の欠乏　4．平衡機能障害
5．左右識別障害

★★**問題67**　脳神経とその機能の組み合わせで正しいのはどれか。　(第103回)

1．顔面神経――顔の感覚
2．舌下神経――舌の運動
3．動眼神経――眼球の外転
4．三叉(さんさ)神経――額のしわ寄せ

★**問題68**　呼吸中枢の存在する部位はどれか。　(第103回)

1．大脳　2．小脳
3．延髄(えんずい)　4．脊髄

★★**問題69**　運動神経の刺激の伝達経路を図に示す。Guillain-Barré〈ギラン-バレー〉症候群で主に障害される部位はどれか。　(第103回)

1．ア
2．イ
3．ウ
4．エ

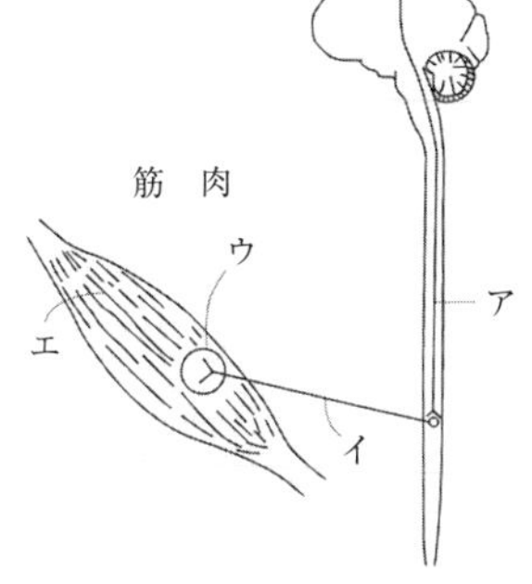

★★**問題70**　視床下部の機能で正しいのはどれか。**2つ選べ**　(第103回)

1．感覚系上行路の中継核
2．長期記憶の形成
3．摂食行動の調節
4．飲水行動の調節
5．姿勢の調節

★★★**問題71**　麻痺をすると猿手を生じるのはどれか。　(第102回)

1．総腓骨(ひこつ)神経　2．橈骨(とうこつ)神経
3．尺骨(しゃっこつ)神経　4．正中(せいちゅう)神経

★**問題72**　副交感神経の作用はどれか。**2つ選べ。**　(第102回)

1．瞳孔(どうこう)の散大　2．発汗の促進
3．心拍数の低下　4．気管支の拡張
5．消化液の分泌亢進

★★**問題73**　副交感神経の作用はどれか。**2つ選べ。**　(第100回)

1．瞳孔の収縮　2．発汗の促進
3．気管支の拡張　4．唾液分泌の亢進
5．消化管運動の抑制

★**問題74**　副交感神経の作用はどれか。**2つ選べ。**　(第99回)

1．発汗　2．縮瞳
3．尿量減少　4．心拍数減少
5．消化管運動抑制

★**問題75**　運動神経の神経伝達物質はどれか。　(第99回)

1．ドーパミン(ドパミン)
2．ヒスタミン
3．セロトニン
4．アドレナリン
5．アセチルコリン

★**問題76**　神経伝達物質でカテコールアミンはどれか。　(第98回)

1．ドーパミン(ドパミン)
2．セロトニン
3．γ-アミノ酪酸
4．アセチルコリン

★★**問題77**　交感神経系の緊張で弛緩するのはどれか。　(第98回)

1．立毛筋　2．瞳孔散大筋
3．膀胱括約筋　4．気管支平滑筋

★★**問題78**　末梢神経とその作用の組合わせで正しいのはどれか。（第97回）

1．橈骨神経――母指の屈曲
2．尺骨神経――手関節の背屈
3．坐骨神経――大腿の伸展
4．腓骨神経――足の背屈

★★**問題79**　交感神経の興奮によって起こる眼の反応はどれか。（第94回）

1．明順応　　2．散瞳
3．流涙　　4．視野狭窄

8 感覚器系

解説集►p107〜114

★**問題1**　皮膚にあるマイスネル小体はどれか。

1．温度受容器　　2．侵害受容器
3．機械受容器　　4．光受容器
5．化学受容器

★**問題2**　錐体視細胞が密集しており、注視した対象物が結像するところで、網膜上で最も視力が高いのはどれか。

1．黄斑　　2．中心窩
3．盲点　　4．杆体

★**問題3**　ロドプシンの構成要素となるビタミンはどれか。

1．ビタミンC　　2．ビタミンD
3．ビタミンA　　4．ビタミンK
5．ビタミンE

★★**問題4**　瞳孔括約筋を支配する自律神経の節前ニューロンの細胞体のある場所はどこか。

1．視床下部　　2．中脳
3．橋　　4．延髄

★★**問題5**　聴覚の視床での中継核のある場所はどれか。

1．上頸神経節　　2．内側膝状体
3．外側膝状体　　4．前角
5．蝸牛神経核

★**問題6**　対光反射（縮瞳反射）に関係する中枢はどれか。

1．小脳　　2．視床下部
3．中脳　　4．橋
5．延髄

★★**問題7**　耳について誤っているのはどれか。

1．老化するする高い音が聞き取りにくくなる。
2．蝸牛は音を脳へ伝える装置である。
3．半規管は直線加速度をとらえる感覚器である。
4．鼓膜に付いた耳小骨はツチ骨である。

★**問題8**　音を感知するラセン器〈Corti〈コルチ〉器〉があるのはどれか。（第112回）

1．蝸牛管　　2．半規管
3．鼓室　　4．鼓膜
5．前庭

★**問題9**　眼の遠近調節を行う筋はどれか。（第111回）

1．下斜筋　　2．下直筋
3．毛様体筋　　4．上眼瞼挙筋
5．瞳孔括約筋

★★**問題10**　感覚受容にリンパ液の動きが関与するのはどれか。**2つ選べ。**（第110回）

1．嗅覚　　2．聴覚
3．味覚　　4．振動感覚
5．平衡感覚

★**問題11**　眼球に入る光の量を調節するのはどれか。（第109回）

1．角膜　　2．虹彩
3．瞳孔　　4．水晶体
5．毛様体

★★**問題12**　内臓の痛みを引き起こすのはどれか。**2つ選べ。**（第108回）

1．虚血
2．氷水の摂取
3．48℃の白湯の摂取
4．平滑筋の過度の収縮
5．内視鏡によるポリープの切除

★★**問題13**　関節や神経叢の周辺に限局して起こる感覚障害の原因はどれか。（第107回）

1．脊髄障害　　2．物理的圧迫
3．脳血管障害　　4．糖尿病の合併症

★**問題14**　味覚について正しいのはどれか。（第107回）

1．基本味は５つである。
2．外転神経が支配する。
3．冷たい物ほど味が濃いと感じる。
4．１つの味蕾は１種類の基本味を知覚する。

★**問題15**　最も順応しにくいのはどれか。（第106回）

1．視覚　　2．嗅覚
3．味覚　　4．触覚
5．痛覚

★**問題16**　眼球内での光の通路に関与するのはどれか。**2つ選べ。**（第106回）

1．強膜　　2．脈絡膜
3．毛様体　　4．硝子体
5．水晶体

★**問題17**　耳の感覚器と刺激との組合せで正しいのはどれか。（第105回）

1．蝸牛管――――頭部の回転
2．球形嚢――――頭部の傾き
3．半規管――――鼓膜の振動
4．卵形嚢――――骨の振動

★★**問題18**　味覚障害の原因となるのはどれか。（第103回）

1．亜鉛(あえん)欠乏　　2．リン欠乏
3．カリウム欠乏　　4．マグネシウム欠乏

★**問題19**　光を屈折する眼の構造はどれか。（第103回）

1．結膜(けつまく)　　2．角膜(かくまく)
3．強膜(きょうまく)　　4．網膜(もうまく)

★**問題20**　中耳にあるのはどれか。（第102回）

1．前庭(ぜんてい)　　2．蝸牛(かぎゅう)
3．半規官(はんきかん)　　4．耳小骨(じしょうこつ)

★★**問題21**　内耳とともに平衡覚に関与するのはどれか。（第98回）

1．聴覚　　2．嗅覚
3．視覚　　4．味覚

9　内分泌系

解説集▶p115～137

★**問題１**　喉頭のすぐ下にある内分泌組織はどれか。

1．松果体(しょうかたい)　　2．甲状腺(こうじょうせん)
3．胸腺(きょうせん)　　4．副腎(ふくじん)

★**問題２**　膵臓内に点在してホルモンを分泌するのはどれか。

1．パイエル板　　2．虫垂(ちゅうすい)
3．ランゲルハンス島　　4．エクリン腺

★★**問題3**　ホルモンの説明で誤っているのはどれか。

1．ホルモンは一般に血液を介して標的組織あるいは細胞に運ばれる。
2．ノルアドレナリンはホルモンとして働くことはない。
3．ドーパミン(ドパミン)はホルモンとしても働く。
4．アドレナリンはカテコールアミンの１種である。
5．ホルモンが作用する細胞を標的細胞という。

★★**問題4**　ホルモンの説明で誤っているのはどれか。

1．インスリンはホルモンである。
2．ガストリンは胃の運動を亢進させる。
3．ペプシンはホルモンではない。
4．アミラーゼはホルモンではない。
5．胆汁酸はホルモンである。

★**問題5**　メラトニンを分泌するのはどれか。

1．視床下部　　2．中脳
3．橋　　4．松果体
5．脊髄

★**問題6**　ステロイドホルモンはどれか。

1．黄体形成ホルモン　　2．アルドステロン
3．レニン　　4．成長ホルモン

★**問題7**　脂溶性ホルモンはどれか。

1．甲状腺ホルモン　　2．インスリン
3．アドレナリン　　4．エリスロポエチン
5．成長ホルモン

★**問題8**　下垂体前葉ホルモンはどれか。

1．副腎皮質刺激ホルモン〈ACTH〉放出ホルモン
2．黄体形成ホルモン〈LH〉放出ホルモン
3．成長ホルモン〈GH〉抑制ホルモン
4．甲状腺刺激ホルモン〈TSH〉
5．抗利尿ホルモン〈ADH〉

★★**問題9**　性腺刺激ホルモンはどれか。

1．副甲状腺刺激ホルモン
2．甲状腺刺激ホルモン
3．成長ホルモン
4．プロラクチン
5．黄体形成ホルモン

★**問題10**　下垂体後葉ホルモンはどれか。

1．副腎皮質刺激ホルモン
2．黄体形成ホルモン
3．卵胞刺激ホルモン
4．成長ホルモン
5．抗利尿ホルモン

★**問題11**　カルシトニンを分泌するのはどれか。

1．下垂体　　2．視床下部
3．甲状腺　　4．副甲状腺
5．胸腺

★**問題12**　カルシトニンと逆の作用をするのはどれか。

1．バソプレシン　　2．オキシトシン
3．パラソルモン　　4．エリスロポエチン
5．メラトニン

★**問題13**　アミノ酸誘導体ホルモンはどれか。

1．成長ホルモン　　2．アドレナリン
3．エリスロポエチン　　4．セクレチン
5．コレシストキニン

★**問題14**　腎臓の集合管に作用して水の再吸収を促進させるホルモンはどれか。

1．成長ホルモン　　2．ノルアドレナリン
3．インスリン　　4．バソプレシン
5．黄体形成ホルモン

★**問題15**　ヨウ素を構成成分にもつホルモンはどれか。

1．成長ホルモン　　2．インスリン
3．グルカゴン　　4．甲状腺ホルモン
5．カルシトニン

★★**問題16**　血漿カルシウム濃度の調節に関係するホルモンはどれか。**3つ選べ。**

1．カルシトニン　　2．グルカゴン
3．ソマトスタチン　　4．パラソルモン
5．活性型ビタミンD_3

★★**問題17**　血漿カルシウム濃度を増加させるホルモンはどれか。

1．インスリン
2．セクレチン
3．コレシストキニン〈CCK〉
4．カルシトニン
5．副甲状腺ホルモン

★**問題18**　副腎皮質から分泌される男性ホルモンはどれか。

1．エストロゲン
2．アルドステロン
3．コルチゾール(コルチゾル)
4．デヒドロエピアンドロステロン〈DHEA〉
5．ガストリン

★**問題19**　プロゲステロンを産生するのはどれか。

1．卵巣(らんそう)　　2．精巣(せいそう)
3．下垂体　　4．視床下部

★**問題20**　血糖値を下げるホルモンはどれか。

1．成長ホルモン　　2．糖質コルチコイド
3．アドレナリン　　4．インスリン
5．グルカゴン

★**問題21**　副甲状腺から分泌されるホルモンはどれか。

1．甲状腺刺激ホルモン〈TSH〉
2．パラソルモン〈PTH〉
3．カルシトニン
4．プロラクチン〈PRL〉

★**問題22**　精巣から分泌されるホルモンはどれか。

1．エリスロポエチン　　2．エストロゲン
3．テストステロン　　4．アルドステロン
5．コルチゾール(コルチゾル)

★**問題23**　松果体から分泌されるホルモンはどれか。

1．ドーパミン(ドパミン)
2．セロトニン
3．アドレナリン
4．メラトニン
5．セクレチン

★**問題24**　男性ホルモンはどれか。

1．テストステロン　　2．プロゲステロン
3．アルドステロン　　4．エストロゲン
5．コルチゾール(コルチゾル)

★**問題25**　デヒドロエピアンドロステロン〈DHEA〉を分泌するのはどれか。

1．松果体(しょうかたい)　　2．甲状腺(こうじょうせん)
3．副腎皮質　　4．脾臓(ひぞう)
5．精巣(せいそう)

★**問題26**　エストロゲンを分泌するのはどれか。

1．下垂体(かすいたい)後葉　　2．下垂体前葉
3．副甲状腺　　4．精巣
5．卵巣

★**問題27**　黄体から分泌されるホルモンはどれか。

1．エリスロポエチン　　2．インスリン
3．グルカゴン　　4．プロゲステロン
5．アルドステロン

★**問題28**　胎盤から分泌されるホルモンはどれか。

1．ヒト絨毛性ゴナドトロピン〈hCG〉
2．プロラクチン〈PRL〉
3．レニン
4．ガストリン
5．成長ホルモン〈GH〉

★★**問題29**　射乳に関係するホルモンはどれか。

1．プロラクチン〈PRL〉
2．甲状腺刺激ホルモン〈TSH〉
3．成長ホルモン〈GH〉
4．オキシトシン
5．バソプレシン

★**問題30**　ホルモンの説明で誤っているのはどれか。

1．インスリンは膵臓から分泌される。
2．子宮からエストロゲンが分泌される。
3．下垂体前葉からプロラクチンが分泌される。
4．松果体からはメラトニンが分泌される。

★★**問題31**　排卵のある正常な月経周期で正しいのはどれか。　(第112回)

1．黄体は形成後１週間で萎縮する。
2．エストロゲンの作用で子宮内膜が分泌期になる。
3．発育した卵胞の顆粒膜細胞からプロゲステロンが分泌される。
4．エストロゲンのポジティブフィードバックによって黄体形成ホルモンの分泌が増加する。

★**問題32**　女子の第二次性徴に最も関与するホルモンはどれか。　(第112回)

1．エストロゲン　2．オキシトシン
3．成長ホルモン　4．甲状腺ホルモン
5．テストステロン

★**問題33**　血中濃度の測定にあたり食事の影響を考慮すべきホルモンはどれか。　(第111回)

1．グルカゴン　2．メラトニン
3．コルチゾール　4．バゾプレシン

★**問題34**　性周期とホルモンについて正しいのはどれか。　(第111回)

1．増殖期は基礎体温が上昇する。
2．プロラクチンによって排卵が起こる。
3．プロゲステロンは子宮内膜の増殖を促進する。
4．排卵直前に黄体形成ホルモン<LH>値が高くなる。

★**問題35**　内分泌器官はどれか。　(第111回)

1．乳腺　2．涙腺
3．甲状腺　4．唾液腺

★**問題36**　体温低下を引き起こすのはどれか。　(第110回)

1．カテコラミンの分泌亢進
2．甲状腺ホルモンの分泌低下
3．副甲状腺ホルモン＜PTH＞の分泌低下
4．副腎皮質刺激ホルモン＜ACTH＞の分泌亢進

★**問題37**　胃から分泌される消化管ホルモンはどれか。　(第110回)

1．ガストリン　2．セクレチン
3．胃抑制ペプチド　4．コレシストキニン

★**問題38**　成人の睡眠中に分泌が増加するホルモンはどれか。　(第110回)

1．アドレナリン　2．オキシトシン
3．成長ホルモン　4．甲状腺ホルモン

★★**問題39**　第二次性徴の発現に関与するホルモンはどれか。　(第109回)

1．抗利尿ホルモン〈ADH〉
2．黄体形成ホルモン〈LH〉
3．副甲状腺ホルモン〈PTH〉
4．甲状腺刺激ホルモン〈TSH〉

★★**問題40**　児の吸啜刺激によって分泌が亢進し、分娩後の母体の子宮筋の収縮を促すのはどれか。（第109回）

1．オキシトシン　2．プロラクチン
3．テストステロン　4．プロゲステロン

★★**問題41**　副腎皮質ステロイドの作用はどれか。（第108回）

1．体重の減少　2．血糖の低下
3．血圧の低下　4．免疫の促進
5．炎症の抑制

★★**問題42**　低血糖時の症状はどれか。（第108回）

1．発疹　2．徐脈
3．冷汗　4．多幸感

★★**問題43**　標的細胞の細胞膜に受容体があるのはどれか。（第108回）

1．男性ホルモン
2．甲状腺ホルモン
3．糖質コルチコイド
4．甲状腺刺激ホルモン

★**問題44**　臓器と産生されるホルモンの組合せで正しいのはどれか。（第108回）

1．膵臓――――グルカゴン
2．副腎――――プロラクチン
3．腎臓――――アルドステロン
4．脳下垂体――インクレチン
5．視床下部――テストステロン

★★**問題45**　甲状腺ホルモンの分泌が亢進した状態の身体所見について正しいのはどれか。2つ選べ。（第108回）

1．徐脈　2．便秘
3．眼球突出　4．皮膚乾燥
5．手指振戦

★**問題46**　ホルモンと分泌部位の組合せで正しいのはどれか。（第106回）

1．サイロキシン――副甲状腺
2．テストステロン――前立腺
3．バソプレシン――副腎皮質
4．プロラクチン――下垂体前葉

★★**問題47**　Ⅰ型糖尿病と診断された人への説明で適切なのはどれか。（第106回）

1．自己血糖測定の試験紙の費用は医療保険の対象外である。
2．食事が摂取できないときはインスリン注射を中止する。
3．低血糖症状には振戦などの自律神経症状がある。
4．運動は朝食前が効果的である。

★★**問題48**　糖尿病 *diabetes mellitus* の血糖コントロールの指標となる検査値はどれか。（第105回）

1．総ビリルビン
2．総コレステロール
3．グリコヘモグロビン
4．クレアチニンクリアランス

★**問題49**　患者が自己採血で簡単に測定できるのはどれか。（第105回）

1．血糖　2．カリウム
3．カルシウム　4．アルブミン

★★**問題50**　一次脱水でみられるのはどれか。（第105回）

1．尿量の減少
2．血漿浸透圧の低下
3．バソプレシンの分泌の抑制
4．血漿ナトリウムイオン濃度の低下

★**問題51**　膵臓から分泌されるのはどれか。（第105回）

1．ガストリン　2．カルシトニン
3．アルドステロン　4．ソマトスタチン

★★**問題52**　Aさん（37歳、女性）は、月経異常で病院を受診し、糖尿病 *diabetes mellitus* および高血圧症 *hypertension* と診断された。また、満月様顔貌や中心性肥満の身体所見がみられたため検査が行われ、ホルモン分泌異常と診断された。

原因となるホルモンを分泌している臓器はどれか。（第105回）

1．副甲状腺　　2．甲状腺
3．副腎　　4．卵巣

★★**問題53**　ホルモンとその組み合わせで正しいのはどれか。（第104回）

1．バソプレシン――利尿の促進
2．オキシトシン――乳汁産生の促進
3．テストステロン――タンパク合成の促進
4．アルドステロン――ナトリウムイオン排泄の促進

★★**問題54**　Aさん（39歳、男性、会社員）は、最近口渇が強く、飲水量が増えた。毎日5L以上の水のような薄い排尿があり、夜間に何回も排尿に起きるようになったため病院を受診しホルモン分泌異常を指摘された。

原因と考えられるホルモンが分泌される部位はどれか。（第104回）

1．視床下部　　2．下垂体後葉
3．甲状腺　　4．副腎皮質

★★**問題55**　低体温が起こるのはどれか。（第104回）

1．尿崩症
2．褐色細胞腫
3．甲状腺機能低下症
4．Cushing〈クッシング〉症候群

★**問題56**　ホルモンとその産生部位の組み合わせで正しいのはどれか。（第104回）

1．エリスロポエチン――膵臓
2．アドレナリン――副腎皮質
3．成長ホルモン――視床下部
4．レニン――腎臓

★★★**問題57**　下垂体ホルモンの分泌低下により生じるのはどれか。**2つ選べ。**（第104回）

1．性早熟症
2．低身長症
3．先端巨大症
4．Sheehan〈シーハン〉症候群
5．Cushing〈クッシング〉症候群

★★**問題58**　閉経前と比べて閉経後に低下するホルモンはどれか。（第103回）

1．卵胞（らんほう）ホルモン
2．黄体（おうたい）形成ホルモン〈LH〉
3．卵胞刺激ホルモン〈FSH〉
4．副腎皮質刺激ホルモン〈ACTH〉

★★**問題59**　血圧を上げる作用をもつのはどれか。**2つ選べ。**（第103回）

1．レニン　　2．インスリン
3．カルシトニン　　4．ソマトスタチン
5．ノルアドレナリン

★★**問題60**　思春期に分泌が増加するホルモンはどれか。（第103回）

1．グルカゴン　　2．オキシトシン
3．カルシトニン　　4．アンドロゲン

★★**問題61**　Aさん（57歳、男性）は、肺癌で放射線治療後、放射線肺炎を発症し、1か月半前から副腎皮質ステロイドにより治療中である。2日前から38℃の発熱と頭痛が出現し、検査の結果、前頭葉に膿瘍が認められた。現在のAさんの血液検査データは、白血球12000/μL、空腹時血糖101mg/dL、HBA1c5.9%、CRP4.6mg/dLである。

膿瘍の発症に関与した副腎皮質ステロイドの副作用はどれか。（第103回）

1．糖尿病　　2．易感染
3．高血圧症　　4．創傷治癒遅延

★問題62　血中カルシウム濃度を上昇させるホルモンを分泌する器官はどれか。（第102回）

1．副甲状腺　2．甲状腺
3．下垂体　4．副腎

★★問題63　抗利尿ホルモン〈ADH〉について正しいのはどれか。（第101回）

1．尿細管における水分の再吸収を抑制する。
2．血漿浸透圧によって分泌が調節される。
3．飲酒によって分泌が増加する。
4．下垂体前葉から分泌される。

★★問題64　AはBの分泌を刺激するホルモンであると仮定する。ネガティブ・フィードバック機構を表すのはどれか。（第101回）

1．Bの増加によってAの分泌が増加する。
2．Bの増加によってAの分泌が減少する。
3．Bの減少によってAの分泌が減少する。
4．Bの変化はAの分泌に影響を及ぼさない。

★問題65　ホルモンと産生部位の組み合わせで正しいのはどれか。（第101回）

1．エリスロポエチン――腎臓
2．アドレナリン――副腎皮質
3．成長ホルモン――視床下部
4．レニン――膵臓

★★問題66　ホルモンとその作用の組み合わせで正しいのはどれか。（第100回）

1．成長ホルモン――血糖値の上昇
2．バソプレシン――尿量の増加
3．コルチゾール――血中カリウム値の上昇
4．アンジオテンシンⅡ　血管の拡張

★問題67　卵巣から分泌されるホルモンはどれか。**2つ選べ**。（第99回）

1．エストロゲン
2．プロラクチン
3．プロゲステロン
4．黄体化ホルモン〈LH〉
5．卵胞刺激ホルモン〈FSH〉

★★問題68　状態とそれによって分泌が促進されるホルモンの組み合わせで正しいのはどれか。（第99回）

1．血糖値上昇――成長ホルモン
2．血清カルシウム値低下―カルシトニン
3．ヨード摂取過剰――甲状腺ホルモン
4．ナトリウム摂取不足――アルドステロン

★★問題69　脂肪の合成を促進するのはどれか。（第98回）

1．インスリン　2．グルカゴン
3．アドレナリン　4．テストステロン

10 筋骨格系

解説集▶p138～150

★問題1　全身の骨の数に最も近いのはどれか。

1．120個　2．150個
3．200個　4．250個

★問題2　大腿四頭筋を構成する筋でないのはどれか。

1．大腿直筋　2．外側広筋
3．縫工筋（ほうこう）　4．内側広筋

★問題3　大腿部の筋でないのはどれか。

1．長内転筋　2．縫工筋
3．半腱様筋（はんけんよう）　4．腓腹筋（ひふく）

★★問題4　素足で歩いていて右足でガラスの破片を踏んで、反射的に右足を引っ込めた。収縮している筋はどれか。**2つ選べ**。

1．右大腿四頭筋　2．右大腿二頭筋
3．左大腿四頭筋　4．左大腿二頭筋

★問題5　咀嚼筋でないのはどれか。

1．咬筋（こう）　2．後頭筋
3．外側翼突筋　4．内側翼突筋

★★**問題6**　股関節を屈曲させる筋はどれか。2つ選べ。

1．大腰筋　　2．腹直筋
3．大腿四頭筋　　4．腸骨筋

★**問題7**　筋線維の収縮の開始に必要なアクチン線維とミオシン線維の結合が起こるために筋小胞体から放出される分子はどれか。

1．ATP　　2．カルシウム
3．トロポニン　　4．アセチルコリン
5．アドレナリン

★★**問題8**　脊髄で下位運動ニューロンの細胞体がある場所はどれか。

1．前角　　2．後角
3．側角　　4．前索
5．後索

★**問題9**　下図は骨格筋の神経筋接合部の図です。図中の括弧(A)内に入る語句はどれか。

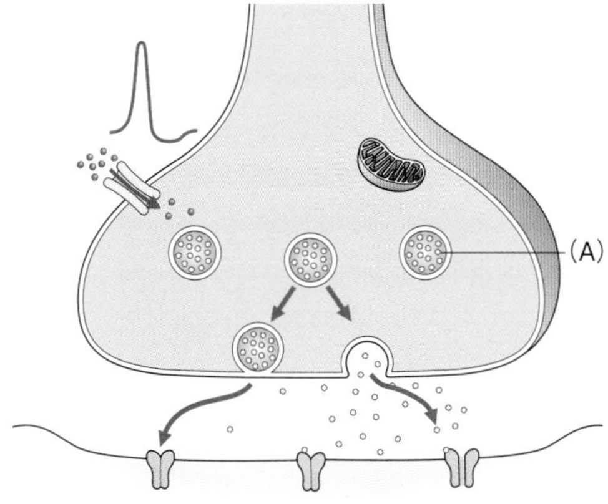

1．アドレナリン
2．ノルアドレナリン
3．γ-アミノ酪酸(GABA)
4．ドーパミン(ドパミン)
5．アセチルコリン

★★**問題10**　筋に関係する説明で誤っているのはどれか。

1．運動ニューロンへの命令は運動野から始まる。
2．骨格筋は随意筋である。
3．平滑筋は不随意筋である。
4．平滑筋と骨格筋の筋線維は単核である。
5．骨格筋と心筋には横紋がある。

★★★**問題11**　骨格筋線維の型について誤っているのはどれか。

1．外眼筋にはタイプⅡb線維が多く含まれている。
2．タイプⅡb線維はタイプI線維より毛細血管が発達していない。
3．タイプⅡb線維はミトコンドリアを多く含んでいる。
4．タイプⅠ線維は持久的な運動トレーニングを続けると、肥大する。
5．マグロの筋はヒラメの筋よりミオグロビンが多く含む。

★**問題12**　タンパク質同化作用のあるホルモンはどれか。

1．女性ホルモン　　2．男性ホルモン
3．アルドステロン　　4．カルシトニン
5．ANP

★★**問題13**　骨からカルシウムを血液中に放出させる細胞はどれか。

1．好中球　　2．骨芽細胞
3．破骨細胞　　4．血管内皮細胞
5．赤血球

★★**問題14**　筋について誤っているのはどれか。

1．心筋にはギャップ結合が存在する。
2．虹彩の筋は平滑筋からなる。
3．心臓の洞房結節の筋は特殊心筋からなる。
4．心筋の活動電位は200msほど続く。
5．心筋は強縮を生じる。

★★**問題15**　平滑筋について**誤っている**のはどれか。

1．細胞核は1つである。
2．収縮速度は骨格筋より速い。
3．子宮の壁を構成している。
4．血管平滑筋はノルアドレナリンによって収縮する。
5．平滑筋の筋線維はトロポニンの代わりにカルモジュリンをもっている。

★**問題16**　Ⅰa感覚神経が支配しているのはどれか。

1．筋紡錘　　2．腱器官
3．骨髄　　4．膝蓋腱

★★**問題17**　骨格筋線維について**誤っている**のはどれか。

1．速筋線維は遅筋線維に比べてミトコンドリアを多く含む。
2．ミオグロビンは骨格筋線維に存在する。
3．トロポニンにカルシウムが結合する。
4．運動ニューロンは複数の筋線維を支配する。

★**問題18**　上肢の運動を図に示す。肩関節の屈曲の可動域測定で正しいのはどれか。

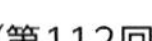
(第112回)

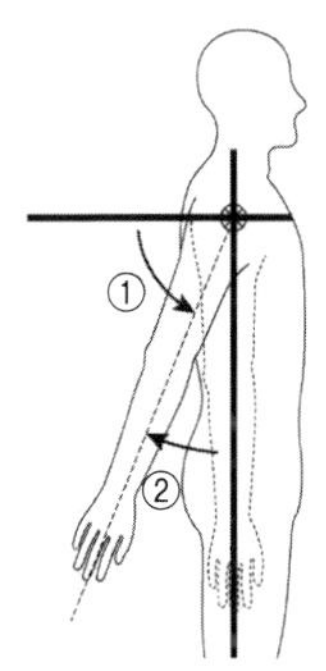

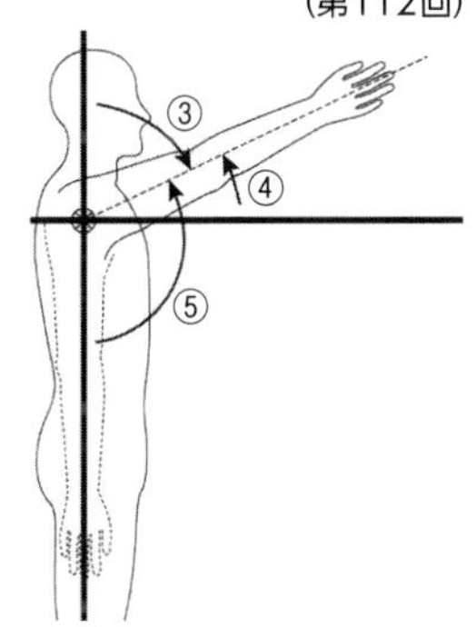

1．①　　2．②
3．③　　4．④
5．⑤

★**問題19**　肩峰があるのはどれか。　(第111回)

1．鎖骨　　2．胸骨柄
3．肩甲棘　　4．上腕骨
5．烏口突起

★**問題20**　股関節を屈曲させるのはどれか。　(第111回)

1．大腿二頭筋　　2．大殿筋
3．中殿筋　　4．小殿筋
5．腸腰筋

★**問題21**　複数の筋腹が腱で直列につながっている筋はどれか。　(第110回)

1．咬筋　　2．上腕二頭筋
3．腹直筋　　4．大腿四頭筋

★★**問題22**　球関節はどれか。　(第109回)

1．肩関節　　2．膝関節
3．下橈尺関節　　4．手根中手関節

★★**問題23**　成人の骨格で線維軟骨結合があるのはどれか。　(第109回)

1．頭蓋冠　　2．脊柱
3．寛骨　　4．仙骨

★**問題24**　咀嚼筋はどれか。　(第109回)

1．頬筋　　2．咬筋
3．口輪筋　　4．胸鎖乳突筋

★**問題25**　成人で、骨髄が脂肪組織になっているのはどれか。　(第108回)

1．寛骨　　2．胸骨
3．大腿骨の骨幹　　4．椎骨の椎体
5．肋骨

★★**問題26**　車軸関節はどれか。**2つ選べ。**　(第107回)

1．正中環軸関節　　2．腕尺関節
3．上橈尺関節　　4．指節間関節
5．顎関節

★**問題27**　縦隔に含まれるのはどれか。

（第106回）

1．肺　　2．胸腺
3．副腎　　4．甲状腺

★★**問題28**　運動習慣が身体機能に与える影響で正しいのはどれか。（第105回）

1．筋肉量の減少
2．体脂肪率の増加
3．最大換気量の減少
4．基礎代謝量の増加

★**問題29**　筋収縮で正しいのはどれか。

（第105回）

1．筋収縮はミオシンの短縮である。
2．アクチンにATP分解酵素が存在する。
3．α運動ニューロンは筋紡錘を興奮させる。
4．筋小胞体からカルシウムイオンが放出される。

★**問題30**　不随意筋はどれか。（第105回）

1．心筋　　2．僧帽筋
3．大殿筋　　4．ヒラメ筋

★**問題31**　伸張反射の構成要素はどれか。２つ選べ。（第104回）

1．骨膜　　2．筋紡錘
3．腱紡錘　　4．脊髄側角
5．運動神経

★★**問題32**　骨格筋の収縮について正しいのはどれか。（第103回）

1．筋収縮のエネルギー源はADPである。
2．収縮力は関節が伸展した状態で最大となる。
3．骨格筋は副交感神経の指令を受けて収縮する。
4．アクチンがミオシン上を滑走して筋収縮が起こる。

★**問題33**　骨について正しいのはどれか。

（第103回）

1．リンの貯蔵場所である。
2．骨髄で骨の形成が行われる。
3．骨芽細胞によって骨の吸収が行われる。
4．カルシトニンによって骨からカルシウムが放出される。

★★**問題34**　筋の神経支配の組み合わせで正しいのはどれか。（第103回）

1．僧帽筋――――横隔神経
2．上腕三頭筋――――橈骨（とうこつ）神経
3．横隔膜――――肋間神経
4．腓腹（ひふく）筋――――坐骨（ざこつ）神経

★**問題35**　前腕の図を示す。矢印で示す骨がどれか。（第99回）

1．腓骨
2．橈骨
3．脛骨
4．尺骨

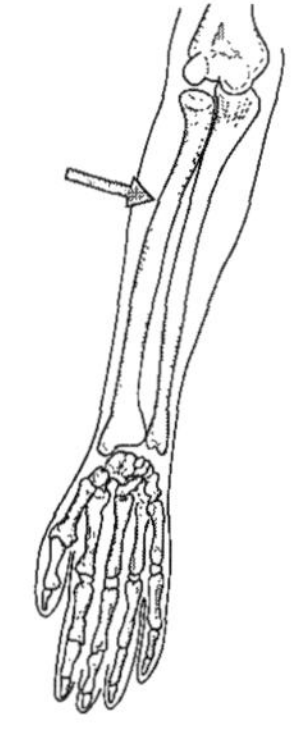

★★**問題36**　関節軟骨を構成する成分で最も多いのはどれか。（第98回）

1．アクチン　　2．ミオシン
3．ケラチン　　4．コラーゲン
5．グリコゲン

★**問題37**　脊柱で椎骨が５個なのはどれか。

（第96回）

1．頸椎　　2．胸椎
3．腰椎　　4．尾骨

★**問題38**　骨で正しいのはどれか。（第96回）

1．骨芽細胞は骨の吸収を行う。
2．カルシトニンは骨破壊を促す。
3．長管骨の成長は骨膜で行われる。
4．血清カルシウム値の調節に関わる。

★**問題39**　上腕を外転させる筋肉はどれか。（第96回）

1．大胸筋　　2．三角筋
3．上腕二頭筋　　4．上腕三頭筋

11 呼吸器系

解説集▸p151～167

★**問題1**　呼吸器について正しいのはどれか。

1．左肺は右肺より大きい。
2．上気道は鼻腔から喉頭までをいう。
3．気管は第6胸椎の高さで左右気管支に分岐する。
4．左右の肺はそれぞれ3葉からなる。

★**問題2**　肺について正しいのはどれか。

1．肺の組織を養っているのは気管支動・静脈である。
2．肺胞は直径1mmほどである。
3．肺尖は鎖骨より2cmほど下である。
4．細気管支の壁には横紋筋が発達している。

★**問題3**　血中濃度が増加したときに呼吸を促進するのはどれか。

1．水素イオン　　2．塩化物イオン
3．カルシウムイオン　　4．ナトリウムイオン

★**問題4**　安静時の呼吸筋はどれか。**2つ選べ。**

1．胸鎖乳突筋　　2．内肋間筋
3．外肋間筋　　4．横隔膜

★**問題5**　空気中の酸素の割合に最も近いのはどれか。

1．10％　　2．15％
3．20％　　4．30％

★**問題6**　動脈血の酸素分圧はどれか。

1．96mmHg　　2．90mmHg
3．85mmHg　　4．80mmHg

★**問題7**　動脈血の二酸化炭素分圧はどれか。

1．60mmHg　　2．46mmHg
3．40mmHg　　4．20mmHg

★**問題8**　肺の栄養血管はどれか。

1．肺動脈　　2．肺静脈
3．気管支動・静脈　　4．門脈

★**問題9**　1気圧はどれか。

1．350mmHg　　2．460mmHg
3．760mmHg　　4．1000mmHg

★**問題10**　動脈血が流れているのはどれか。

1．肺動脈　　2．肺静脈
3．気管支静脈　　4．門脈

★**問題11**　気道の機能でないのはどれか。

1．加温作用　　2．加湿作用
3．防御作用　　4．体温調節

★**問題12**　図中の肺の構造Aはどれか。

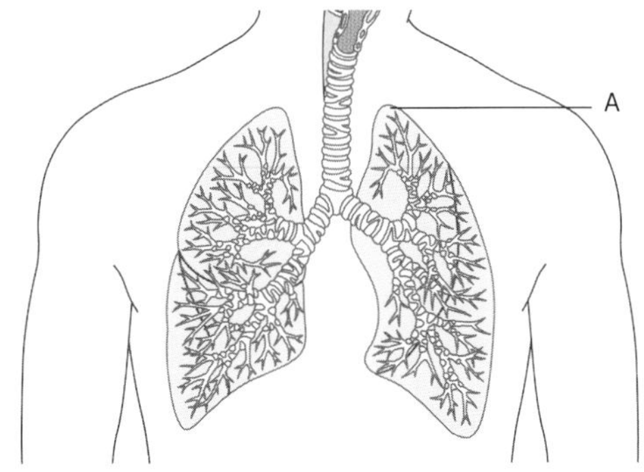

1．左上葉　　2．右上葉
3．肺底　　4．肺尖

★**問題13**　図中の構造Xはどれか。

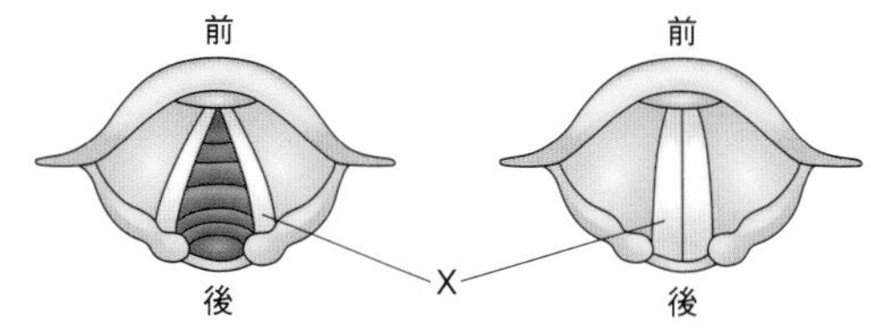

1．喉頭蓋（こうとうがい）　2．声門
3．声帯ヒダ　4．前庭（ぜんてい）ヒダ

★**問題14**　肺胞はきわめて薄い袋で表面張力が袋を押しつぶす傾向がある。これに対応するためにⅡ型肺胞上皮細胞が分泌しているのはどれか。

1．ムチン　2．水
3．サーファクタント　4．リゾチーム

★★**問題15**　正常な１秒率はどれか。

1．60%以上　2．70%以上
3．80%以上　4．90%以上

★**問題16**　成人の１回換気量はどれか。

1．200mL　2．300mL
3．400mL　4．500mL

★**問題17**　成人の死腔量はどれか。

1．50mL　2．150mL
3．250mL　4．350mL

★**問題18**　血液中で炭酸水素イオンとなって移動する二酸化炭素の割合はどれか。

1．40%　2．50%
3．60%　4．80%

★**問題19**　成人の呼吸数はどれか。

1．５～８回/分　2．12～15回/分
3．20～25回/分　4．30～40回/分

★**問題20**　肺活量を測定するのはどれか。

1．心電計　2．スパイロメータ
3．筋電計　4．オシロスコープ

★**問題21**　補助呼吸筋はどれか。

1．外肋間筋（ろっかん）　2．内肋間筋
3．横隔膜（おうかくまく）　4．大腿四頭筋

★**問題22**　酸素分圧が最も高いのはどれか。

1．吸気　2．呼気
3．肺胞気　4．動脈血

★★**問題23**　赤血球内にあり、二酸化炭素を水と反応させ、炭酸を生じさせる酵素はどれか。

1．アミラーゼ
2．炭酸脱水酵素
3．タンパク質分解酵素
4．リボヌクレアーゼ

★**問題24**　成人の肺胞換気量はどれか。

1．250mL　2．350mL
3．450mL　4．550mL

★**問題25**　呼吸運動の調節にかかわる末梢化学受容器があるのはどれか。

1．大動脈　2．肺動脈
3．肺静脈　4．下大静脈

★★**問題26**　１gのヘモグロビンと結合することができる酸素量はどれか。

1．1.24mL　2．1.3mL
3．1.34mL　4．1.40mL

★★**問題27**　ヘモグロビン濃度が15g/dLのとき、１dLの血液が運ぶ酸素量はどれか。

1．15mL　2．20mL
3．25mL　4．30mL

★**問題28**　最大限の吸息位から最大限の呼息を行ったときに呼出される空気量はどれか。

1．１回換気量　2．努力肺活量
3．肺活量　4．機能的残気量

★**問題29**　最大限の吸息位から最大の速度で最大限の呼息を行う。このとき呼出される空気量はどれか。

1．予備呼気量　　2．予備吸気量
3．努力肺活量　　4．機能的残気量

★**問題30**　成人の動脈血中のヘモグロビンの酸素飽和度(%)はどれか。

1．約98%　　2．約88%
3．約78%　　4．約65%

★**問題31**　呼吸中枢はどれか。

1．脊髄(せきずい)　　2．小脳
3．延髄(えんずい)　　4．大脳

★**問題32**　呼吸運動にかかわる中枢化学受容器があるのはどれか。

1．脊髄　　2．小脳
3．延髄　　4．大脳

★★**問題33**　1回換気量が漸増・漸減する呼吸パターンを示すのはどれか。

1．睡眠時無呼吸症候群
2．チェーン－ストークス呼吸
3．ビオー呼吸
4．クスマウル呼吸

★★**問題34**　拘束性換気障害の%肺活量はどれか。

1．60%未満　　2．70%未満
3．80%未満　　4．90%未満

★★**問題35**　閉塞性換気障害はどれか。2つ選べ。

1．肺線維症　　2．重症筋無力症
3．気管支喘息　　4．肺気腫

★★**問題36**　肺の伸展受容器が興奮したとき、その情報を呼吸中枢に伝えるのはどれか。

1．運動神経　　2．坐骨(ざこつ)神経
3．迷走(めいそう)神経　　4．視神経

★★**問題37**　中枢化学受容器が呼吸の深さや回数を促進させる要因はどれか。

1．窒素分圧の上昇
2．水蒸気分圧の上昇
3．アルゴン分圧の上昇
4．二酸化炭素分圧($PaCO_2$)の上昇

★**問題38**　呼吸の末梢化学受容器に直接影響を及ぼさないのはどれか。

1．PaO_2　　2．$PaCO_2$
3．pH　　4．血漿アルブミン濃度

★★**問題39**　呼吸について誤っているのはどれか。

1．酸素を運ぶのは赤血球である。
2．肺胞でガス交換が行われる。
3．二酸化炭素は主に血液中をそのままの形で溶けて移動する。
4．過呼吸になると血液はアルカリ(塩基性)側に傾く。

★**問題40**　呼吸中枢があるのはどれか。

(第111回)

1．間脳　　2．小脳
3．大脳　　4．脳幹

★**問題41**　胸膜腔に存在するのはどれか。

(第110回)

1．滑液　　2．空気
3．血液　　4．漿液
5．粘液

★**問題42**　健康な成人の1回換気量はどれか。

(第109回)

1．約150mL　　2．約350mL
3．約500mL　　4．約1,000mL

★問題43　気管で正しいのはどれか。２つ選べ。（第109回）

1．軟骨は筒状である。
2．胸骨角の高さで分岐する。
3．交感神経の働きで収縮する。
4．吸息相の気管内圧は陰圧である。
5．頸部では食道の背側に位置する。

★★問題44　過呼吸で正しいのはどれか。（第109回）

1．吸気時に下顎が動く。
2．１回換気量が増加する。
3．呼吸数が24/分以上になる。
4．呼吸リズムが不規則になる。

★★問題45　「安静時呼吸」、「深呼吸」、「徐々に深くなっていく呼吸」に伴う肺容量の変化を図に示す。肺活量を示すのはどれか。（第109回）

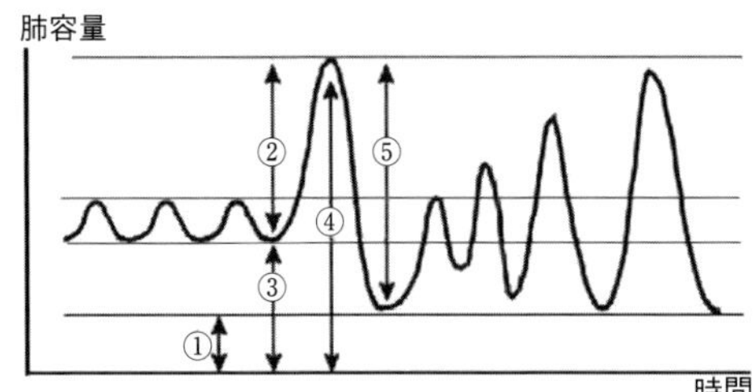

1．①　　2．②
3．③　　4．④
5．⑤

★問題46　チアノーゼで増加しているのはどれか。（第108回）

1．血中酸素分圧
2．還元ヘモグロビン
3．酸化ヘモグロビン
4．血中二酸化炭素分圧

★★問題47　自発呼吸時の胸腔内圧を示す曲線はどれか。（第107回）

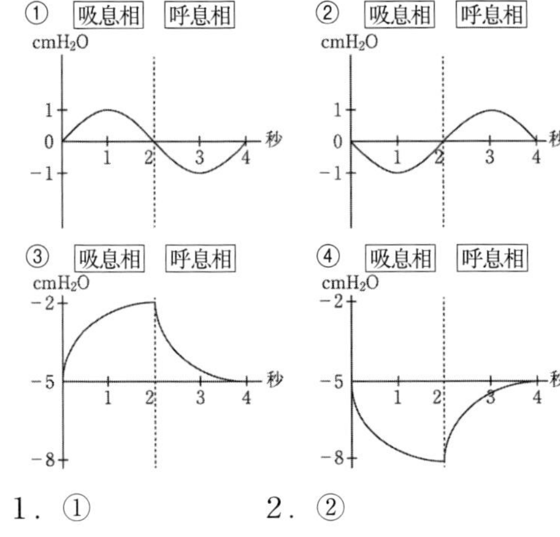

1．①　　2．②
3．③　　4．④

★★問題48　過換気でみられるのはどれか。（第107回）

1．骨格筋の弛緩
2．血中酸素分圧の低下
3．体循環系の血管の収縮
4．代謝性アルカローシス
5．血中二酸化炭素分圧の上昇

★問題49　喀血が起こる出血部位で正しいのはどれか。（第106回）

1．頭蓋内　　2．気道
3．食道　　4．胆道

★★問題50　慢性閉塞性肺疾患 *chronic obstructive pulmonary disease* について正しいのはどれか。（第106回）

1．残気量は減少する。
2．%肺活量の低下が著明である。
3．肺コンプライアンスは上昇する。
4．可逆性の気流閉塞が特徴である。

★問題51　肺血流量が最も減少する体位はどれか。（第104回）

1．立位　　2．座位
3．仰臥位　　4．Fowler〈ファウラー〉位

★**問題52** 吸息時に収縮する筋はどれか。2つ選べ。 (第104回)

1．腹直筋　2．腹横筋
3．横隔膜　4．外肋間筋
5．内肋間筋

★**問題53** チアノーゼが出現するのはどれか。 (第104回)

1．血清鉄の増加
2．血中酸素分圧の上昇
3．血中二酸化炭素分圧の上昇
4．血中還元ヘモグロビンの増加

★**問題54** 呼吸困難がある患者の安楽な体位はどれか。 (第103回)

1．起坐位　2．仰臥位
3．砕石位　4．骨盤高位

★★**問題55** 気管内吸引の時間が長いと低下しやすいのはどれか。 (第103回)

1．血圧　2．体温
3．血糖　4．動脈血酸素飽和度〈SaO_2〉

★**問題56** 全肺気量の計算式を示す。
肺活量＋［　　］＝全肺気量
［　　］に入るのはどれか。 (第101回)

1．残気量　2．予備吸気量
3．１回換気量　4．予備呼気量

★★**問題57** 貧血がなく、体温36.5℃、血液pH7.4の場合、動脈血酸素飽和度〈SaO_2〉90％のときの動脈血酸素分圧〈PaO_2〉はどれか。 (第101回)

1．50Torr　2．60Torr
3．70Torr　4．80Torr

★★**問題58** 呼吸性アシドーシスをきたすのはどれか。 (第101回)

1．飢餓　2．過換気
3．敗血症　4．CO_2ナルコーシス
5．乳酸アシドーシス

★**問題59** 気管支の構造で正しいのはどれか。 (第100回)

1．左葉には３本の葉気管支がある。
2．右気管支は左気管支よりも長い。
3．右気管支は左気管支よりも直径が大きい。
4．右気管支は左気管支よりも分岐角度が大きい。

★★**問題60** 呼吸で正しいのはどれか。２つ選べ。 (第99回)

1．内呼吸は肺で行われる。
2．呼気ではCO_2濃度がO_2濃度よりも高い。
3．吸気時には外肋(ろっかん)間筋と横隔膜(おうかくまく)筋とが収縮する。
4．呼吸を調節する神経中枢は橋(きょう)と延髄(えんずい)とにある。
5．呼吸の中枢化学受容体は主に動脈血酸素分圧に反応する。

★**問題61** 呼吸で正しいのはどれか。 (第97回)

1．横隔膜は吸気時に収縮する。
2．睡眠時に呼吸は随意運動である。
3．最大呼気時の機能的残気量は０になる。
4．動脈血酸素分圧は肺胞内酸素分圧に等しい。

★**問題62** 成人の呼吸運動で正しいのはどれか。 (第96回)

1．胸腔内圧は呼気時に陽圧となる。
2．呼吸筋は主に吸気に用いられる。
3．腹式呼吸は胸式呼吸より呼吸容積が大きい。
4．動脈血二酸化炭素分圧の低下は呼吸運動を促進する。

★**問題63** 肺拡散能に影響を与えるのはどれか。 (第95回)

1．肺胞表面積　2．気道抵抗
3．死腔換気量　4．残気量

★問題64　内圧が陽圧になるのはどれか。

（第94回）

1．吸息時の肺胞　2．呼息時の肺胞
3．吸息時の胸膜腔　4．呼息時の胸膜腔

★★問題65　ガス交換の運搬で正しいのはどれか。

（第94回）

1．肺でのガス交換は拡散によって行われる。
2．酸素は炭酸ガスよりも血漿中に溶解しやすい。
3．酸素分圧の低下でヘモグロビンと酸素は解離しにくくなる。
4．静脈血中に酸素はほとんど含まれない。

★問題66　呼吸数を増加させるのはどれか。

（第93回）

1．脳圧亢進
2．体温上昇
3．動脈血pHの上昇
4．動脈血酸素分圧（PaO_2）の上昇

★★問題67　動脈血中の酸素で正しいのはどれか。

（第93回）

1．多くはそのままの形で血漿中に溶解している。
2．貧血では酸素含量は低下する。
3．酸素飽和度85%は正常範囲である。
4．橈骨（とうこつ）動脈の酸素分圧は大腿動脈に比べ高い。

★問題68　血液による二酸化炭素の運搬で最も多いのはどれか。　（第92回）

1．そのままの形で血漿中に溶解する。
2．赤血球のヘモグロビンと結合する。
3．重炭酸イオンになり血漿中に溶解する。
4．炭酸水素ナトリウムになり血漿中に溶解する。

12 腎・泌尿器系

解説集▸p168〜182

★問題1　腎臓について正しいのはどれか。

1．胸郭内に存在する。
2．糸球体は主に髄質にある。
3．左腎臓のほうが右腎臓よりも上にある。
4．腎臓に流れ込む血液は心拍出量の30%である。

★★問題2　膀胱の神経支配について正しいのはどれか。

1．交感神経は下腹神経の構成成分である。
2．排尿反射の中枢は仙髄にある。
3．内尿道括約筋は陰部神経支配である。
4．外尿道括約筋は骨盤神経支配である。

★★問題3　腎臓の働きでないのはどれか。

1．体液量の調節
2．赤血球の産生を促進させるホルモンの分泌
3．アルドステロンの分泌
4．レニンの分泌

★問題4　糸球体でほとんど濾過されないのはどれか。

1．水　2．アミノ酸
3．グルコース　4．アルブミン

★問題5　尿細管で再吸収されない物質はどれか。

1．ブドウ糖　2．パラアミノ馬尿酸
3．ビタミン　4．アミノ酸

★★問題6　グルコースの血漿濃度が［　　］を超えると尿中にグルコースが排泄される。
［　　］に当てはまるのはどれか。

1．140mg/100mL　2．160mg/100mL
3．180mg/100mL　4．200mg/100mL

★**問題7**　アルドステロンの受容体があるのはどれか。

1．細胞膜　2．細胞質
3．核内　4．ミトコンドリア内

★**問題8**　レニンはどれか。

1．糖質　2．脂肪酸
3．リン脂質　4．タンパク質

★**問題9**　レニンが作用する物質はどれか。

1．アルドステロン
2．コレシストキニン
3．アンジオテンシンⅡ
4．アンジオテンシノゲン

★**問題10**　アンジオテンシンⅠをアンジオテンシンⅡに変換する酵素はどれか。

1．ANP　2．ACE
3．ペプシン　4．レニン
5．セクレチン

★**問題11**　アンジオテンシン変換酵素(ACE)があるのはどれか。

1．尿細管　2．肝細胞の表面
3．血管内皮細胞表面　4．膵臓

★★**問題12**　心房性ナトリウム利尿ペプチド〈ANP〉を分泌するのはどれか。

1．肝臓　2．心臓
3．腎臓　4．副腎
5．胸腺

★★**問題13**　バソプレシンを分泌させるのはどれか。

1．血漿浸透圧の上昇　2．尿量の増加
3．血漿浸透圧の減少　4．赤血球数の減少
5．尿量の減少

★**問題14**　バソプレシンが作用するのはどれか。

1．糸球体　2．近位尿細管
3．ヘンレループ　4．集合管

★**問題15**　アルドステロンを分泌するのはどれか。

1．副腎髄質　2．下垂体前葉
3．副腎皮質　4．下垂体後葉

★**問題16**　アルドステロンの化学構造はどれか。

1．ペプチド　2．ステロイド
3．トリグリセリド　4．アミン

★**問題17**　バソプレシンの化学構造はどれか。

1．ペプチド　2．ステロイド
3．トリグリセリド　4．アミン

★★**問題18**　クリアランスが0mL/分であるのはどれか。

1．グルコース　2．クレアチニン
3．パラアミノ馬尿酸　4．イヌリン

★★**問題19**　排尿または蓄尿の機序に関係ない神経はどれか。

1．下腹神経
2．骨盤神経(骨盤内臓神経)
3．陰部神経
4．肋間神経

★★**問題20**　頻繁の嘔吐(おうと)によって血漿の酸塩基平衡が異常になった状態はどれか。

1．呼吸性アルカローシス
2．呼吸性アシドーシス
3．代謝性アルカローシス
4．代謝性アシドーシス

★**問題21**　心房性ナトリウム利尿ペプチド〈ANP〉はどれか。

1．ポリペプチド　2．ステロイド
3．カテコールアミン　4．脂肪

★**問題22**　心房性ナトリウム利尿ペプチド〈ANP〉の標的器官はどれか。

1．心臓　2．肝臓
3．腎臓　4．膵臓

★★**問題23**　腎臓での水の吸収調節に関してホルモンの影響を受ける部位はどれか。

1．近位尿細管　　2．ヘンレループ
3．糸球体　　4．集合管

★**問題24**　集合管でナトリウムの再吸収を促進するホルモンはどれか。

1．心房性ナトリウム利尿ペプチド
2．エリスロポエチン
3．アルドステロン
4．アンジオテンシノゲン
5．アドレナリン

★**問題25**　基準値から外れている血漿のpHはどれか。

1．pH7.32　　2．pH7.36
3．pH7.42　　4．pH7.44

★★**問題26**　腎臓について正しいのはどれか。

1．腎臓は血圧に関係なく尿をつくる。
2．腎臓から造血ホルモンが分泌される。
3．血圧調節に腎臓は無関係である。
4．集合管で主にグルコースは再吸収される。

★**問題27**　正常な糸球体で濾過される物質はどれか。（第112回）

1．フィブリノゲン　　2．ミオグロビン
3．アルブミン　　4．血小板
5．赤血球

★★**問題28**　膀胱の蓄尿と排尿反射で正しいのはどれか。（第112回）

1．排尿中枢はホルモンによって制御される。
2．排尿反射は交感神経を介して起こる。
3．蓄尿時に内尿道括約筋は収縮する。
4．排尿時に外尿道括約筋は収縮する。
5．蓄尿時に排尿筋は収縮する。

★**問題29**　健康な成人における１日の平均尿量はどれか。（第110回）

1．100mL　　2．500mL
3．1,500mL　　4．2,500mL

★**問題30**　蠕動運動がみられるのはどれか。２つ選べ。（第110回）

1．腎動脈　　2．腎盂
3．尿管　　4．膀胱
5．尿道

★**問題31**　排尿時に収縮するのはどれか。（第109回）

1．尿管　　2．尿道
3．膀胱平滑筋　　4．内尿道括約筋
5．外尿道括約筋

★★**問題32**　成人で１日の尿量が100mL以下の状態を示すのはどれか。（第109回）

1．希尿　　2．頻尿
3．乏尿　　4．無尿

★★**問題33**　腎機能を示す血液検査項目はどれか。（第108回）

1．中性脂肪　　2．ビリルビン
3．AST〈GOT〉　　4．クレアチニン
5．LDLコレステロール

★★**問題34**　無尿の定義となる１日の尿量はどれか。（第106回）

1．０mL　　2．100mL未満
3．400mL未満　　4．700mL未満

★★**問題35**　アルドステロンで正しいのはどれか。（第106回）

1．近位尿細管に作用する。
2．副腎髄質から分泌される。
3．ナトリウムの再吸収を促進する。
4．アンジオテンシンⅠによって分泌が促進される。

★★**問題36**　慢性腎不全 *chronic renal failure* によって起こるのはどれか。２つ選べ。（第105回）

1．低血圧　　2．低リン血症
3．低カリウム血症　　4．低カルシウム血症
5．代謝性アシドーシス

★**問題37**　成人の膀胱の平均容量はどれか。　（第105回）

1．100mL　　2．500mL
3．1,000mL　　4．1,500mL

★**問題38**　腎臓について正しいのはどれか。　（第105回）

1．腹腔内にある。
2．左右の腎臓は同じ高さにある。
3．腎静脈は下大静脈に合流する。
4．腎動脈は腹腔動脈から分かれる。

★**問題39**　膀胱で正しいのはどれか。（第104回）

1．漿膜で覆われている。
2．直腸の後方に存在する。
3．粘膜は移行上皮である。
4．筋層は２層構造である。

★**問題40**　尿の回数が異常に多い状態を表すのはどれか。　（第103回）

1．頻尿　　2．乏尿
3．尿閉　　4．尿失禁

★★★**問題41**　Aちゃん（生後1か月、男児）は、2日前から嘔吐があり、昨日は噴水様嘔吐が5回あったため外来を受診し入院した。Aちゃんは体重4,200g、体温36.8℃、呼吸数36/分、心拍数120/分である。眼球結膜に黄染を認めない。上腹部に腫瘤を触知する。Aちゃんの血液検査データは、赤血球540万/μL、Ht45%、白血球10,100/μL、血小板58.6万/μL、アルブミン4.4g/dL、Na 140mEq/L、K 3.5mEq/L、Cl 92mEq/L、動脈血pH7.48であった。Aちゃんは入院時にも胃液様の嘔吐が見られた。

Aちゃんの現在の状態で考えられるのはどれか。　（第103回）

1．代謝性アシドーシス
2．呼吸性アシドーシス
3．代謝性アルカローシス
4．呼吸性アルカローシス

★**問題42**　頻回の嘔吐で起こりやすいのはどれか。　（第103回）

1．脱水　　2．貧血
3．発熱　　4．血尿

★**問題43**　成人の１日の平均尿量はどれか。　（第103回）

1．100mL以下
2．200mL～400mL
3．1,000mL～1,500mL
4．3,000mL以上

★**問題44**　ナトリウムイオンが再吸収される主な部位はどれか。　（第102回）

1．近位尿細管
2．Henle〈ヘンレ〉のループ〈係蹄〉下行脚
3．Henle〈ヘンレ〉のループ〈係蹄〉上行脚
4．遠位尿細管
5．集合管

★★**問題45**　抗利尿ホルモン〈ADH〉について正しいのはどれか。　（第101回）

1．尿細管における水分の再吸収を抑制する。
2．血漿浸透圧によって分泌が調節される。
3．飲酒によって分泌が増加する。
4．下垂体前葉から分泌される。

★**問題46**　レニンが分泌される臓器はどれか。　（第100回）

1．下垂体　　2．心房
3．副腎　　4．腎臓
5．肝臓

★★★**問題47**　水・電解質の調節で正しいのはどれか。（第99回）

1．循環血漿量の減少はレニンの分泌を増加させる。
2．抗利尿ホルモン〈ADH〉は尿浸透圧を低下させる。
3．過剰な飲水は血中ナトリウム濃度を上昇させる。
4．アルドステロンは腎からのカリウム排泄を減少させる。

★★**問題48**　アンジオテンシンⅡの作用はどれか。（第98回）

1．細動脈を収縮させる。
2．毛細血管を拡張させる。
3．レニン分泌を促進する。
4．アルドステロン分泌を抑制する。

★★**問題49**　腎臓でのナトリウムの再吸収を促進するのはどれか。（第95回）

1．バソプレシン
2．アルドステロン
3．レニン
4．心房性ナトリウム利尿ペプチド

★★**問題50**　循環血液量を増加させるのはどれか。（第94回）

1．プロスタグランジン
2．ブラジキニン
3．カリクレイン
4．アルドステロン

13　生殖器系

解説集▸p183〜193

★**問題1**　生殖器について正しいのはどれか。

1．女性の尿道は男性のそれより長い。
2．腟は産道も兼ねる。
3．子宮は閉じた袋である。
4．女性の外尿道口は腟口と肛門の間にある。

★**問題2**　精巣に特異的でない細胞はどれか。

1．精細胞　　2．セルトリ細胞
3．ライディッヒ細胞　　4．血管内皮細胞

★★**問題3**　テストステロンを分泌する細胞はどれか。

1．血管内皮細胞　　2．精細胞
3．セルトリ細胞　　4．ライディッヒ細胞
5．顆粒細胞

★★★**問題4**　誤っている組み合わせはどれか。

1．勃起（ぼっき）――副交感神経
2．射出――交感神経
3．射精――運動神経
4．精巣上体――精子成熟
5．前立腺――精子形成

★**問題5**　精液に含まれる主要な糖質はどれか。

1．グリコーゲン　　2．グルコース
3．フルクトース　　4．ガラクトース
5．ショ糖

★★**問題6**　正常な受精部位はどれか。

1．腟（ちつ）　　2．子宮腔
3．卵管峡部（きょうぶ）　　4．卵管膨大部（ぼうだいぶ）
5．卵管采（らんかんさい）

★**問題7**　卵子の染色体の数はどれか。

1．12本　　2．16本
3．18本　　4．21本
5．23本

★**問題8**　正常な着床部位はどれか。

1．腟　　2．子宮内膜
3．卵管峡部　　4．卵管膨大部
5．卵巣

★★**問題9**　分娩の際、子宮収縮を起こさせる物質はどれか。

1．プロラクチン　　2．オキシトシン
3．バソプレシン　　4．レニン
5．アンジオテンシン

★★**問題10**　妊娠中の母体変化について誤っているのはどれか。

1．妊娠中の生理的体重増加は８～10kgである。
2．インスリン抵抗性の上昇
3．Hb濃度の上昇
4．心拍出量の増加

★★**問題11**　黄体から分泌されるホルモンでないのはどれか。**２つ選べ。**

1．プロゲステロン　2．エストロゲン
3．テストステロン　4．アルドステロン

★**問題12**　成熟女性の平均月経周期はどれか。

1．15日　2．16日
3．22日　4．24日
5．28日

★★**問題13**　胎盤から分泌されるホルモンで成長ホルモンと働きが似ているのはどれか。

1．ヒト絨毛性ゴナドトロピン〈hCG〉
2．エストロゲン
3．プロゲステロン
4．ヒト絨毛性ソマトマンモトロピン〈hCG(hPL)〉

★★**問題14**　子宮の分泌期においてのみ主に卵巣で産生されるホルモンはどれか。

1．エストロゲン　2．プロゲステロン
3．アルドステロン　4．コルチゾール
5．活性型ビタミンD_3

★★**問題15**　成熟女性について正しいのはどれか。

1．排卵は平均28日周期で左右の卵巣から１個ずつ起こる。
2．排卵後に子宮内膜は肥厚を始める。
3．正常な受精は子宮頸部で起こる。
4．卵子は受精後に第二次減数分裂を完了する。

★**問題16**　産褥期の生理的変化で正しいのはどれか。（第112回）

1．児(ジ)が乳頭を吸啜(きゅうせつ)することによってオキシトシンが分泌される。
2．子宮が非妊時の大きさに戻るのに分娩後約2週である。
3．分娩後は一時的に尿量が減少する。
4．プロゲステロンが増加する。

★**問題17**　日本の女性における平均閉経年齢に最も近いのはどれか。（第111回(2022年)

1．30歳　2．40歳
3．50歳　4．60歳

★**問題18**　正常な性周期である健常女性の10週間の基礎体温を図に示す。（第110回）

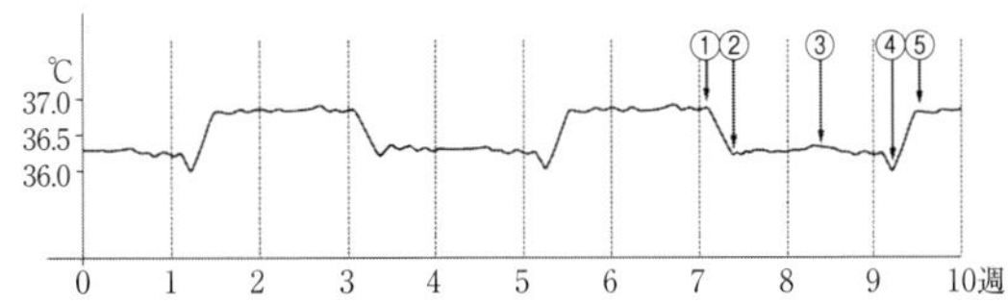

直近の排卵日はどれか。

1．①　2．②
3．③　4．④
5．⑤

★**問題19**　受精と着床についての説明で正しいのはどれか。（第110回）

1．卵子が受精能をもつ期間は排卵後48時間である。
2．卵管采で受精が起こる。
3．受精卵は受精後４、5日で子宮に到達する。
4．受精卵は桑実胚の段階で着床する。

★**問題20**　男子の第二次性徴による変化はどれか。（第110回）

1．精通　2．骨盤の拡大
3．皮下脂肪の増加　4．第１大臼歯の萌出

★**問題21**　配偶子の形成で正しいのはどれか。（第109回）

1．卵子の形成では減数分裂が起こる。
2．精子の形成では極体の放出が起こる。
3．成熟卵子はXまたはY染色体をもつ。
4．精子は23本の常染色体と1本の性染色体をもつ。

★★★**問題22**　性周期が規則的で健常な成人女性において、着床が起こる時期に血中濃度が最も高くなるホルモンはどれか。（第107回）

1．アルドステロン
2．プロゲステロン
3．エストラジオール
4．黄体形成ホルモン〈LH〉
5．卵胞刺激ホルモン〈FSH〉

★★**問題23**　妊娠の成立の機序で正しいのはどれか。**2つ選べ。**（第107回）

1．原始卵胞から卵子が排出される。
2．排卵後の卵子は卵管采によって卵管に取り込まれる。
3．受精は精子と卵子との融合である。
4．受精卵は子宮内で2細胞期になる。
5．着床は排卵後3日目に起こる。

★**問題24**　第二次性徴による身体の変化で正しいのはどれか。（第106回）

1．精通　2．体重減少
3．内臓脂肪の増加　4．第1大臼歯の萌出

★★★**問題25**　Aさん（30歳、女性）。月経周期は28日型で規則的である。5日間月経があり、現在、月経終了後14日が経過した。

この時期のAさんの状態で推定されるのはどれか。**2つ選べ。**（第106回）

1．排卵後である。
2．乳房緊満感がある。
3．子宮内膜は増殖期である。
4．基礎体温は低温相である。
5．子宮頸管の粘液量が増加する

★★**問題26**　受胎のメカニズムで正しいのはどれか。（第106回）

1．排卵は黄体形成ホルモン〈LH〉の分泌が減少して起こる。
2．卵子の受精能力は排卵後72時間持続する。
3．受精は卵管膨大部で起こることが多い。
4．受精卵は受精後2日で受精卵は着床を完了する。

★**問題27**　女性の骨盤腔内器官について腹側から背側への配列で正しいのはどれか。（第106回）

1．尿道――肛門管――腟
2．腟――尿道――肛門管
3．肛門管――腟――尿道
4．尿道――腟――肛門管
5．腟――肛門管――尿道

★★**問題28**　正期産の定義はどれか。（第105回）

1．妊娠36週0日から40週6日
2．妊娠37週0日から41週6日
3．妊娠38週0日から42週6日
4．妊娠39週0日から43週6日

★**問題29**　男性生殖器について正しいのはどれか。（第105回）

1．精巣は腹腔内にある。
2．精嚢は精子を貯留する。
3．前立腺は直腸の前面に位置する。
4．右精巣静脈は腎静脈に流入する。

★**問題30**　受精から着床開始までの期間はどれか。（第104回）

1．1～2日　2．6～7日
3．13～14日　4．20～21日

★**問題31**　月経周期が順調な場合、最終月経の初日を0日とすると分娩予定日はどれか。（第104回）

1．240日目　2．280日目
3．320日目　4．360日目

★★**問題32**　正常な月経周期に伴う変化で正しいのはどれか。（第104回）

1．排卵期には頸管粘液が増量する。
2．月経の直後は浮腫が生じやすい。
3．黄体から黄体形成ホルモン〈LH〉が分泌される。
4．基礎体温は月経終了後から徐々に上昇して高体温になる

★★**問題33**　妊娠中期から末期の便秘について適切なのはどれか。（第103回）

1．妊娠中期は妊娠末期と比較して生じやすい。
2．エストロゲンの作用が影響している。
3．子宮による腸の圧迫が影響している。
4．けいれん性の便秘を生じやすい。

★★**問題34**　看護師はＡさんの最近の月経状況について情報収集をした。月経時は普通サイズのパッドで対処しており、凝血塊が混じることはない。９月と10月のカレンダーを示す。ただし、○は月経日を示す。

9月

1	②	③	④	⑤	⑥	7
8	9	10	11	12	13	14
15	16	17	18	19	20	21
22	23	24	25	26	27	28
29	30					

10月

		1	2	3	4	⑤
⑥	⑦	⑧	⑨	10	11	12
13	14	15	16	17	18	19
20	21	22	23	24	25	26
27	28	29	30	31		

今回のＡさんの月経周期を求めよ。（第103回）

解答：［①］［②］日

① 0 1 2 3 4 5 6 7 8 9
② 0 1 2 3 4 5 6 7 8 9

★**問題35**　ヒトの精子細胞における染色体の数はどれか。（第102回）

1．22本　　2．23本
3．44本　　4．46本

★★**問題36**　女性の生殖機能について正しいのはどれか。（第101回）

1．子宮内膜は排卵後に増殖期となる。
2．黄体期の基礎体温は低温期となる。
3．エストロゲンは卵巣から分泌される。
4．排卵された卵子の受精能は72時間です。

★★**問題37**　性周期で正しいのはどれか。（第100回）

1．卵胞はプロスタグランジンの作用で発育する。
2．子宮内膜はエストロゲンによって増殖する。
3．排卵後に黄体化ホルモン(LH)の分泌が急激に増加する。
4．受精が成立しないと、卵胞は白体を経て黄体になる。

★**問題38**　ヒトの染色体と性分化で正しいのはどれか。（第100回）

1．常染色体は20対である。
2．女性の性染色体はXYで構成される。
3．性別は受精卵が着床する過程で決定される。
4．精子は減数分裂で半減した染色体を有する。

★**問題39**　成人男性の直腸診で腹側に鶏卵大の臓器を触れた。この臓器はどれか。（第99回）

1．副腎　　2．膀胱
3．精巣　　4．前立腺

★**問題40**　精子の形成を促すのはどれか。（第97回）

1．プロラクチン
2．プロゲステロン
3．卵胞刺激ホルモン
4．ヒト絨毛性ゴナドトロピン

★問題41　男性生殖器で正しいのはどれか。

(第96回)

1．精子は精細管で作られる。
2．精索(せいさく)は血管と神経からなる。
3．陰茎(いんけい)には軟骨組織がある。
4．前立腺はホルモンを分泌する。

★★問題42　次の文の(　　　)内に共通して入る用語で適切なのはどれか。

発生初期に腹腔で生じた(　　　)は、胎生後期に腹膜に沿って陰嚢内に下降する。下降が完了せず、腹腔内や鼡径部に留まることがある。これを停留(　　　)という。(第93回)

1．前立腺　　2．精巣上体
3．精索　　4．精巣

14 老化

解説集▸p194〜202

★★問題1　老化によって現れる現象として誤っているのはどれか。

1．女性では括約筋機能の低下による尿失禁
2．男性では前立腺の肥大による排尿障害
3．細動脈の硬化
4．男性ではテストステロン分泌量の激減
5．閉経

★★問題2　老化による生理的変化について誤っているのはどれか。

1．造血能の低下
2．肺活量の減少
3．消化管の運動機能の低下
4．腎臓の肥大
5．男性では前立腺肥大

★★問題3　老化について誤っているのはどれか。

1．嚥下障害による感染の機会が上昇する。
2．白血球の減少はみられないが、赤血球数は減少する。
3．胃の運動の低下がはっきりみられる。
4．糸球体濾過量は低下する。

★★問題4　老化の原因がテロメアの短縮なのはどれか。

1．生物時計説　　2．プログラム説
3．エラー破たん説　　4．フリーラジカル説

★★問題5　身体から失われる水でないのはどれか。

1．代謝水　　2．不感蒸散(ふかんじょうさん)
3．尿　　4．汗

★★問題6　閉経後の骨粗鬆症と関連があるのはどれか。

1．成長ホルモン　　2．甲状腺ホルモン
3．エストロゲン　　4．テストステロン

★問題7　老化に伴う血液・造血系の変化で適切なのはどれか。(第112回)

1．エリスロポエチンが増加する。
2．黄色骨髄が減少する。
3．顆粒球数が増加する。
4．赤血球が減少する。

★問題8　老化による尿の生成と排尿機能の変化はどれか。(第112回)

1．排尿回数の減少　　2．膀胱容量の増加
3．夜間尿量の減少　　4．残尿量の増加
5．尿比重の上昇

★問題9　30歳を100％とした生理機能と比較して、老年期において機能の残存率の平均値が最も低下するのは次のうちどれか

(第111回)

1．基礎代謝率　　2．最大換気量
3．細胞内水分量　　4．神経伝導速度

★問題10　結晶性知能はどれか。(第111回)

1．よく利用するスーパーマーケットから自宅までの近道を考える。
2．パソコン教室で操作方法を覚える。
3．携帯電話に電話番号を登録する。
4．外国語の単語を暗記する。

★**問題11**　加齢に伴う高齢者の循環器系の変化で正しいのはどれか。（第111回）

1．運動時の心拍出量が増大する。
2．拡張期血圧が上昇する。
3．心室壁が厚くなる。
4．脈圧が狭小化する。

★**問題12**　加齢の影響を受けにくく、高齢になっても維持されやすい認知機能はどれか。（第110回）

1．感覚記憶　　2．短期記憶
3．結晶性知能　　4．流動性知能

★**問題13**　壮年期の身体的特徴で正しいのはどれか。（第109回）

1．運動耐久力の向上　　2．明暗順応の低下
3．持久力の向上　　4．臓器の萎縮

★**問題14**　老化による免疫機能の変化はどれか。（第109回）

1．胸腺の肥大
2．T細胞の増加
3．獲得免疫の反応の低下
4．炎症性サイトカインの産生の減少

★★**問題15**　老年期にみられる身体的な変化はどれか。（第109回）

1．血管抵抗の増大
2．消化管の運動の亢進
3．水晶体の弾性の増大
4．メラトニン分泌量の増加

★**問題16**　エストロゲン低下によって更年期の女性に起こるのはどれか。（第109回）

1．骨量の低下
2．内臓脂肪の減少
3．脳血流量の増加
4．HDLコレステロールの上昇

★**問題17**　軽度の老人性難聴 *presbyacusis* の特徴はどれか。（第108回）

1．ゆっくり話すと聞き取りにくい。
2．母音よりも子音が聞き分けにくい。
3．高音よりも低音が聞き取りにくい。
4．イントネーションが理解しにくい。

★★**問題18**　老年期の身体的な特徴はどれか。（第107回）

1．総水分量が増加する。
2．胸腺の重量が増加する。
3．嗅覚の閾値が低下する。
4．高音域における聴力が低下する。

★**問題19**　更年期の女性で増加するのはどれか。（第107回）

1．卵胞刺激ホルモン〈FSH〉
2．テストステロン
3．プロラクチン
4．エストロゲン

★**問題20**　閉経について正しいのはどれか。（第107回）

1．月経は永久に停止する。
2．子宮機能の低下で生じる。
3．原発性無月経のことである。
4．月経が３か月みられない時点で閉経と判定する。

★★**問題21**　老年期の身体的な特徴で正しいのはどれか。（第106回）

1．尿量の増加
2．味覚の感度の向上
3．体温調節能の低下
4．外来抗原に対する抗体産生の亢進

★★**問題22**　高齢者の活動と休息のリズムの調整について最も適切なのはどれか。　(第106回)

1．午前中に日光を浴びる機会をつくる。
2．昼食後に入浴する。
3．昼寝をしない。
4．就寝前に水分を多く摂る。

★★**問題23**　加齢による咀嚼・嚥下障害の特徴で正しいのはどれか。　(第106回)

1．咳嗽反射が低下する。
2．口腔内の残渣物が減る。
3．唾液の粘稠度が低下する。
4．食道入口部の開大が円滑になる。

★★**問題24**　Aさん50歳、女性は、急に体が熱くなったり汗をかいたりし、夜は眠れなくなり疲れやすさを感じるようになった。月経はこの１年間で２回あった。

Aさんのホルモンで上昇しているのはどれか。**２つ選べ。**　(第106回)

1．エストロゲン
2．プロラクチン
3．プロゲステロン
4．黄体形成ホルモンLH
5．卵胞刺激ホルモンFSH

★**問題25**　日本の女性の平均閉経年齢に最も近いのはどれか。　(第105回)

1．40歳　　2．45歳
3．50歳　　4．55歳

★**問題26**　高齢者の体重に占める水分量の割合に最も近いのはどれか。　(第105回)

1．45％　　2．55％
3．65％　　4．75％

★**問題27**　加齢に伴い老年期に上昇するのはどれか。　(第105回)

1．腎血流量　　2．最大換気量
3．空腹時血糖　　4．神経伝導速度

★★**問題28**　壮年期の特徴はどれか。**２つ選べ。**　(第105回)

1．骨密度の増加
2．味覚の感度の向上
3．総合的判断力の向上
4．早朝覚醒による睡眠障害
5．水晶体の弾力性の低下による視機能の低下

★★**問題29**　加齢に伴う心血管系の変化で正しいのはどれか。**２つ選べ。**　(第105回)

1．心拍数の増加
2．左室壁の肥厚
3．収縮期血圧の上昇
4．圧受容機能の亢進
5．刺激伝導系の細胞数の増加

★**問題30**　加齢によって衰えやすい機能はどれか。**２つ選べ。**　(第104回)

1．記銘力　　2．洞察力
3．判断力　　4．統合力

★★**問題31**　加齢によるホルモンの基礎分泌量の変化で正しいのはどれか。　(第101回)

1．メラトニンは増加する。
2．コルチゾルは変化しない。
3．成長ホルモンは変化しない。
4．副甲状腺ホルモンは減少する。

ワークアウト 解剖生理ブック 第2版

669問で徹底的な基礎固め

小川由香里
田丸　文信
吉村　和法

執筆者一覧（執筆順）

小川由香里　日本医療科学大学保健医療学部准教授
田丸　文信　日本医療科学大学保健医療学部准教授
吉村　和法　日本医療科学大学名誉教授

はじめに

解剖生理学は、正常な人体の「構造」と「機能」を学ぶ学問であり、医療専門職をめざすうえで基礎となるとても重要な科目です。本書は、**解剖生理学を履修している医療系学生を対象とした、今までにないタイプの自己学習用の問題集・参考書**です。学校で解剖生理学を学修した後に、その関連問題や応用問題を本書で解くことにより、**理解度や知識の定着度を確認**することができます。また、解説部分が充実していますので、問題を解きながら解説集を深く読み解くことにより、**参考書としても活用**することができます。さらには、国家試験対策時にも**復習教材として利用**できます。

本書は14章で構成されています。各章の問題は、必要な知識を確認できる自作問題と看護師国家試験過去問題から構成されています。各問題の難易度は星印(★)で示していますので、参考にしてみてください。すでに解いた問題の類似問題や応用問題もありますので、問題を解きながら、理解不足の箇所がないかを確認してください。また、各章の後半部分(国家試験過去問題)のなかには、複合的な知識や応用力が必要になる総合問題も含まれていますので、ぜひチャレンジしてみてください。解説集の最後には、「数字でトレーニング！解剖生理」や「漢字でトレーニング！解剖生理」も付録として付いていますので、**隙間時間を有効に活用**して学修を進めていただければと思います。

本書の初版は2016年に出版され、幸い、多くの読者に支えられてきました。前回の改訂の際は、近年の看護師国家試験の出題傾向を鑑みて、関連科目の問題や総合問題を取り入れ、書籍名も改めました。今回の改訂では、直近の国家試験過去問題も加え、出題内容をより充実させました。また、大学で生理学教育に携わっている小川、田丸の二人を著者として迎えたことにより、より多角的な視点からの問題集・参考書となりました。

なお、本書の執筆および改訂にあたって、日本医療科学大学保健医療学部教授の宮脇佳子先生には解剖学に関するご助言をいただき、心から感謝いたします。また、サイオ出版の中村雅彦氏には多大なご協力をいただき、この場をお借りして感謝申し上げます。

最後に、本書が医療専門職をめざす皆さんに寄り添った問題集・参考書になることを願っております。もし、問題について質問や疑問などがあれば、編集部(https://scio-pub.co.jp/contact/)までご連絡いただけると幸いです。

2024年2月吉日

小川由香里
田丸　文信
吉村　和法

本書の使い方

問題集には、解剖生理に関する精選問題および看護師国家試験に出題された過去問を含めた669問が掲載されています。数多くの問題を解くことによって、解剖生理に対する苦手意識を克服していきます。

解説では、正解と重要語句を赤字にしました。お手持ちのチェックペンやチェックシートを活用することによって、暗記のために繰り返し使えるトレーニングブックに早変わりします。

付録として、「数字でトレーニング！解剖生理」「漢字でトレーニング！解剖生理」を収載しました。解剖生理にまつわる数字に関する基本的な問題、難解な用語を克服するための漢字に関する基本的な問題です。さまざまな角度から解剖生理を理解していただきたいと思います。

解説集

CONTENTS

1 生命現象の基礎

▶問題1 細胞外に最も多い無機陽イオンはどれか。

1．カリウムイオン　2．ナトリウムイオン
3．カルシウムイオン　4．塩化物イオン

解答 2

解説 細胞の内外は細胞のナトリウム－カリウムポンプ(Na^+-K^+ATPase)の働きで細胞内にはカリウムイオン(K^+、陽イオン)とリン酸水素イオン(HPO_4^{2-}、陰イオン)やタンパク質の陰イオンが主に分布しています(**図1-1**)。一方、細胞外には主なイオンとしてナトリウムイオン(Na^+、陽イオン)や塩化物イオン(Cl^-、クロール、塩素ともいう。陰イオン)が分布しています。

▶問題2 体重60kgの成人男性の体液はどれか。

1．18L　2．26L
3．36L　4．48L

解答 3

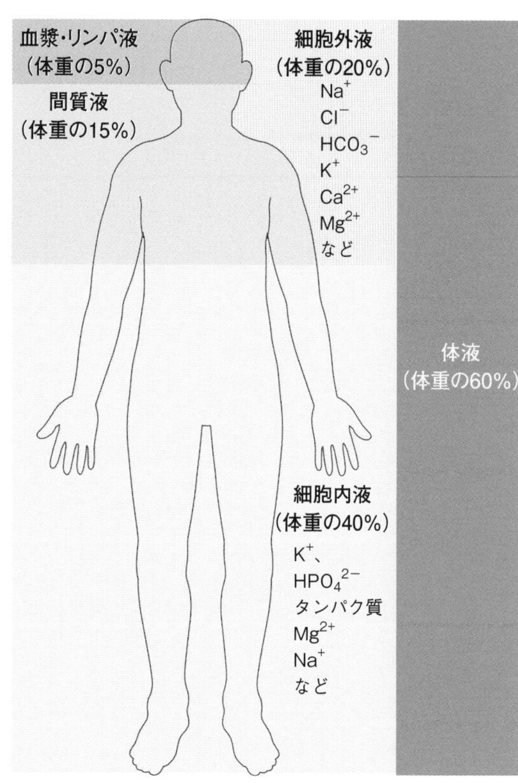

図1-1　体液

解説 成人男性の体液の体重に占める割合は、およそ60%です。それゆえ60×0.6=36で、36Lとなります。

▶問題3 血漿の浸透圧に最も近いのはどれか。

1．9%ブドウ糖水溶液　2．7%ブドウ糖水溶液
3．5%ブドウ糖水溶液　4．3%ブドウ糖水溶液

解答 3

解説 血漿は血管内にある細胞外液のことなので、体液の一部です。体液の浸透圧は約300mOsm/kgH_2Oです。また、体液と同じ浸透圧をもつ液が生理食塩(NaCl)水です。臨床では生理食塩水とともに5%ブドウ糖液が水分補給に体液と浸透圧が同一ということで輸液に利用されています(**図1-1**参照)。

▶問題4 リボソームの働きはどれか。

1．DNA合成　2．mRNA合成
3．タンパク質合成　4．ビタミン合成

解答 3

解説 リボソームを含む細胞内のさまざまな構造物(細胞内小器官)がそれぞれ独自の働きをしています(**表1-1**)。

表1-1　細胞内小器官の働き

細胞内小器官	働き	キーワード
核	遺伝子の貯蔵	転写
ミトコンドリア	ATPの産生	エネルギー産生の場
リボソーム	タンパク質合成	翻訳
リソソーム	タンパク質などの消化	消化の場
滑面小胞体	脂肪酸やステロイドの合成	脂肪合成の場
粗面小胞体	タンパク質とリン脂質の合成	タンパク質や複合脂質合成の場
ゴルジ装置	糖の付加	タンパク質の修飾
ペルオキシソーム	長鎖脂肪酸のβ酸化、胆汁酸生成	β酸化 胆汁酸
プロテアソーム	タンパク質分解	プロテアソーム

▶**問題5**　ミトコンドリアの働きはどれか。

1．二酸化炭素を運ぶ
2．酸素をつくる
3．ATPの合成
4．コレステロールの合成

解答　3

解説　ミトコンドリアはATP産生の場です（**表1-1**参照）。

▶**問題6**　細胞内で転写が行われるのはどれか。

1．細胞質　　2．ミトコンドリア
3．小胞体　　4．核

解答　4

解説　**転写**（てんしゃ）とは遺伝子であるDNAがもつ情報をmRNAにコピーすることで、この過程は核内で起こります（**図1-2**）。

▶**問題7**　細胞内で翻訳が行われるのはどれか。

1．リソソーム　　2．リボソーム
3．核小体　　4．核

解答　2

解説　**翻訳**（ほんやく）とはリボソームでmRNAの遺伝情報に基づいてtRNAの働きでアミノ酸が運ばれてきて、ペプチドやタンパク質が合成されることを意味します（**図1-3**）。

▶**問題8**　神経細胞の活動電位と同じ意味をもつのはどれか。

1．抑制　　2．神経伝達物質
3．神経インパルス　　4．神経線維

解答　3

解説　情報が伝わるとは、活動電位が神経線維（軸索）上を**神経終末**に向かって次々に発生していく過程で、神経インパルスともいいます。たとえば、運動神経の場合、活動電位は軸索初節に密に存在する電位依存性ナトリウム（Na^+）チャネルと電位依存性K^+チャネルが順次開閉することによってNa^+とK^+の細胞内外での移動が起こることによって生じる電位変化です（**図1-4**）。活動電位の発生がどこで始まるのか、また、どんな物質的基盤のうえに活動電位が発生するのか理解することは重要です。

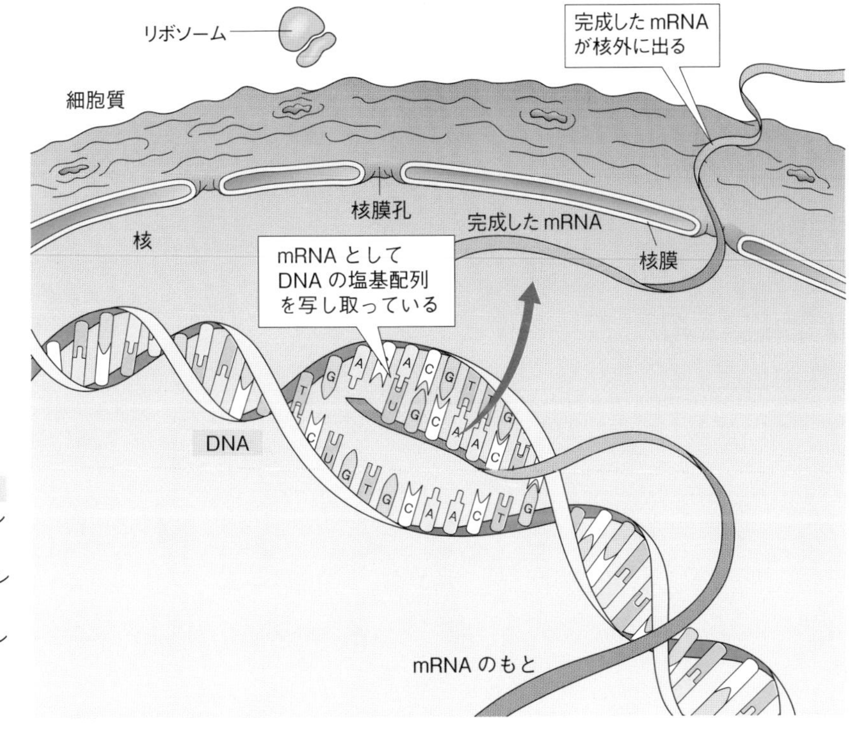

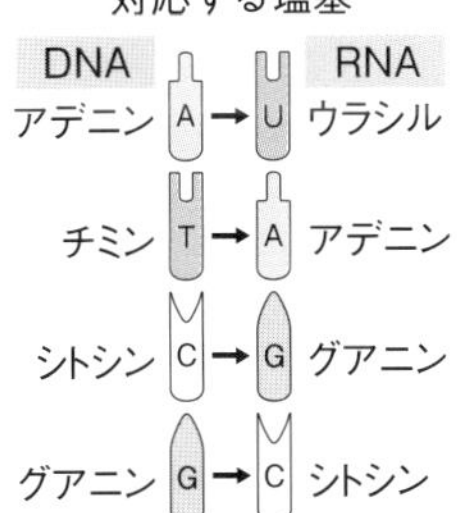

図1-2　核内での転写

（増田敦子：新訂版 解剖生理をおもしろく学ぶ、p.37、サイオ出版、2015より改変）

リボソーム
tRNA
アラニン
ロイシン
グルタミン酸
アスパラギン酸
mRNA
アミノ酸
グリシン
コドン
A：アデニン、C：シトシン、G：グアニン
U：ウラシル〔T（チミン）は、RNA に転写される際に U に変換〕

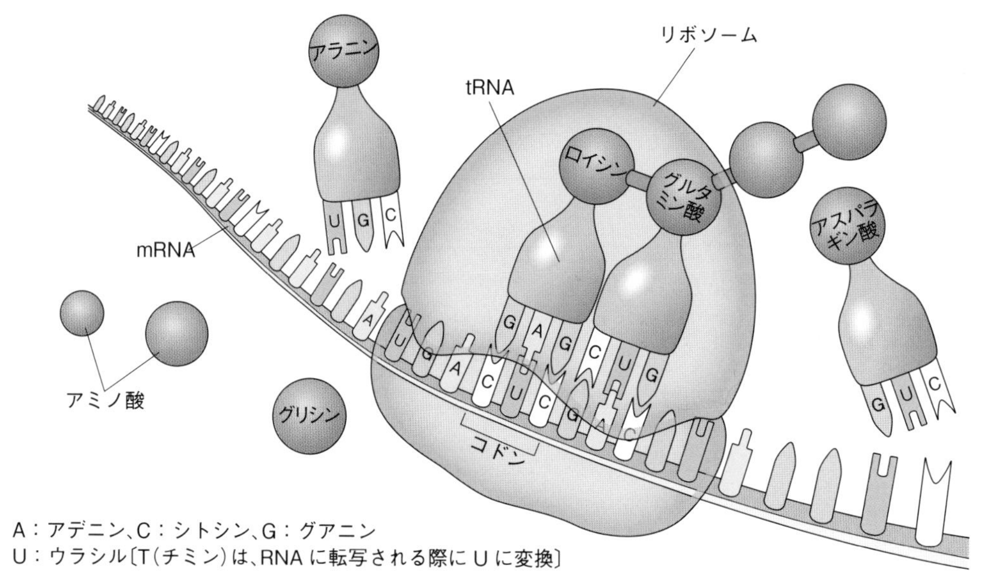

図 1-3　翻訳過程

（増田敦子：新訂版 解剖生理をおもしろく学ぶ、p.37、サイオ出版、2015より改変）

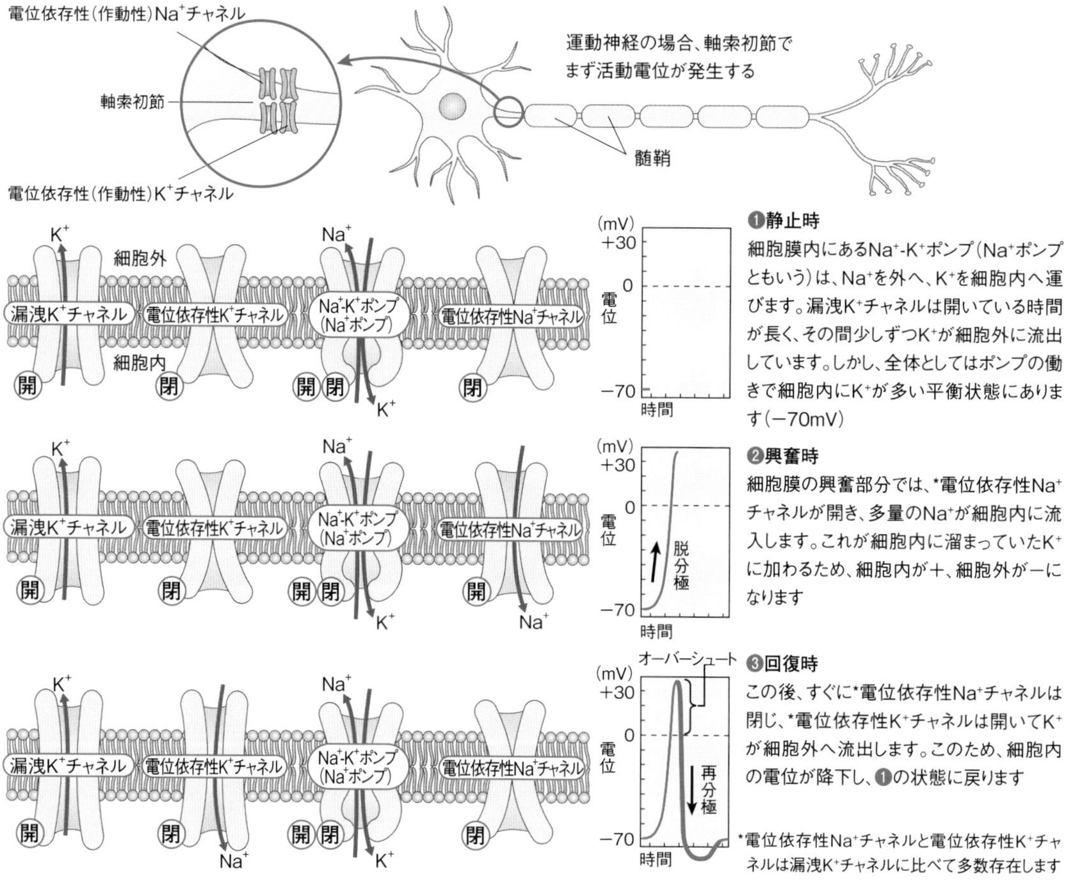

電位依存性（作動性）Na^+チャネル
軸索初節
電位依存性（作動性）K^+チャネル
運動神経の場合、軸索初節で
まず活動電位が発生する
髄鞘
細胞外
細胞内
漏洩K^+チャネル
電位依存性K^+チャネル
Na^+-K^+ポンプ（Na^+ポンプ）
電位依存性Na^+チャネル
開
閉
(mV)
+30
0
電位
−70
時間
脱分極
オーバーシュート
再分極
❶静止時
細胞膜内にあるNa^+-K^+ポンプ（Na^+ポンプともいう）は、Na^+を外へ、K^+を細胞内へ運びます。漏洩K^+チャネルは開いている時間が長く、その間少しずつK^+が細胞外に流出しています。しかし、全体としてはポンプの働きで細胞内にK^+が多い平衡状態にあります（−70mV）
❷興奮時
細胞膜の興奮部分では、*電位依存性Na^+チャネルが開き、多量のNa^+が細胞内に流入します。これが細胞内に溜まっていたK^+に加わるため、細胞内が＋、細胞外が−になります
❸回復時
この後、すぐに*電位依存性Na^+チャネルは閉じ、*電位依存性K^+チャネルは開いてK^+が細胞外へ流出します。このため、細胞内の電位が降下し、❶の状態に戻ります
*電位依存性Na^+チャネルと電位依存性K^+チャネルは漏洩K^+チャネルに比べて多数存在します

図 1-4　活動電位

（石川統ほか編：ダイナミックワイド図説生物、p.101、東京書籍、2004より改変）

▶**問題9**　活動電位発生に重要なイオンチャネルはどれか。

1．電位依存性イオンチャネル
2．リガンド依存性イオンチャネル
3．機械刺激依存性イオンチャネル
4．漏洩(ろうえい)イオンチャネル

解答　1

解説　**電位依存性イオンチャネル**とは、電位変化で開閉するイオンチャネルです。**リガンド依存性イオンチャネル**は、リガンド（神経伝達物質やホルモンのような物質）が結合することによって開くイオンチャネルです。**機械刺激依存性イオンチャネル**とは、機械刺激がそのチャネルに加わると開くイオンチャネルのことです。最後に**漏洩(ろうえい)イオンチャネル**とは、ほとんどの時間開いているイオンチャネルです。代表的なものとして、漏洩K^+チャネルがあります。

▶**問題10**　生理食塩水の食塩濃度に最も近いのはどれか。

1．0.5%　　2．0.9%
3．2.5%　　4．4%

解答　2

解説　生理食塩水の濃度は約0.9%です。体液の浸透圧は約300mOs/kgH_2Oです。この浸透圧に相当するグルコース（ブドウ糖）濃度は5%と覚えておきましょう。

▶**問題11**　食塩5.85gの物質量〔単位：モル(mol)〕はどれか。ただし食塩の分子量は58.5とする。

1．0.5モル　　2．0.3モル
3．0.2モル　　4．0.1モル

解答　4

解説　モル(mol)は食塩のグラム数を食塩の分子量で割った値なので$\frac{5.85}{58.5}=0.1$、すなわち0.1モルです。

▶**問題12**　水素イオン濃度が0.00001mol/Lの溶液のpHはどれか。

1．6　　2．5
3．3　　4．2
5．1

解答　2

解説　pHは水素イオン指数ともいいます。定義より$pH=-\log[H^+]$です。$[H^+]$とは水素イオン濃度を意味します。ここで水素イオン濃度は$[H^+]=0.00001(mol/L)=10^{-5}(mol/L)$なので$pH=-\log[H^+]=-\log10^{-5}=5$となります。

▶**問題13**　36gのグルコースが溶けている1Lの水溶液がある。グルコースの分子量を180とすると、この溶液のモル濃度はどれか。

1．0.05mol/L　　2．0.1mol/L
3．0.2mol/L　　4．0.3mol/L

解答　3

解説　モル濃度は1Lの溶液中に溶けている溶質のモル(mol)です。モルとは先述したように溶けているもののグラム数をその分子の分子量で割ったものです。それゆえ$\frac{36}{180}=0.2(mol)$ですから、求める濃度は0.2mol/Lとなります。

▶**問題14**　3.6gのグルコースが溶けている1Lの水溶液がある。グルコースの分子量を180とすると、この溶液の容積モル浸透圧濃度はどれか。

1．20mOsm/L　　2．50mOsm/L
3．100mOsm/L　　4．300mOsm/L

解答　1

解説　溶液の浸透圧は、その溶液にどのくらいの数の粒子が溶けているのかで決まります。この粒子数をあらわす単位がOsm（Osmol、オスモル）です。たとえば、グルコースなどの溶液中で電離しない物質は、1molが1Osmとなります。しかし、塩化ナトリウム(NaCl)はNa^+とCl^-に電離するため、1molのNaClから2Osmが生じることになります。この問題の場合、グルコースは電離しないので、求める浸透圧は$1\times3.6\div180=0.02(Osm/L)=20(mOsm/L$、容積モル浸透圧濃度）となります。また、体液（血漿）の浸透圧もOsmで表すことができます。水1kgに1Osmの溶液を溶かしたときの浸透圧は1Osm/kgH_2Oです。この単位は実用上、大きいのでその1/1000のmOsm/kgH_2O（ミリオスモル、浸透圧重量モル濃度）が使用されます。

▶**問題15** **5.85gの食塩（NaCl）が溶けている食塩水1Lのナトリウムの当量（Eq）はどれか。ただし、食塩の分子量を58.5とする。**

1．0.05Eq　　2．0.1Eq
3．0.2Eq　　4．0.3Eq

解答 2

解説 当量（Eq）とは、溶液中である分子がイオンに分かれたとき、それらの電荷数のことです。食塩（NaCl）は、水中でNa^+とCl^-になります。それゆえ、Na^+の当量は、溶けている食塩のモルと同じで$\frac{5.85}{58.5}=0.1$当量（Eq）です。

▶**問題16** **遺伝情報がコードされているのはどれか。**

1．細胞膜　　2．リソソーム
3．ゴルジ装置　　4．核

解答 4

解説 細胞は3つの主要な部分、すなわち細胞膜、細胞質、核からなります。核には細胞が正常な活動を行うために必要なほとんどの遺伝情報がDNAとして貯蔵されています。ミトコンドリアの遺伝情報の一部はミトコンドリアにあります。

細胞質には、リソソームやゴルジ装置などさまざまな細胞内器官が存在します。

細胞膜は細胞の内部と外界を区切り、細胞に必要な分子のみを取り込み、不要な分子を排出する働きをし、細胞内環境を一定に保っています。

リソソームは糖質分解酵素、核酸分解酵素、タンパク質分解酵素、脂肪分解酵素など多種類な酵素を含む構造物です。白血球は取り込んだ細菌を消化するのに働いています。

ゴルジ装置は細胞から細胞外に分泌されるタンパク質に糖を結合したり、リボソームで合成されたタンパク質をより小さく切断したりします。

以上により、正解は4です。

▶**問題17** **体温変化をとらえ、体温調節の指令を出すのはどれか。**（第112回）

1．橋　　2．小脳
3．視床下部　　4．大脳皮質

解答 3

解説 **問題20**の関連問題です。体温調節中枢は、視床下部にあり、体温が一定の基準値（セットポイント）になるように調節しています。視床下部には、生命維持に不可欠な本能行動、内分泌機能を調節する自律機能の中枢もあります。

▶**問題18** **健常な女子（15歳）が野外のコンサートで興奮し、頻呼吸を起こして倒れた。このときの女子の体内の状態で正しいのはどれか。**（第112回）

1．アルカローシスである。
2．ヘマトクリットは基準値よりも高い。
3．動脈血酸素飽和度〈SaO_2〉は100％を超えている。
4．動脈血二酸化炭素分圧〈$PaCO_2$〉は基準値よりも高い。

解答 1

解説 **問題38**の応用問題、**問題21**の関連問題です。健常な女子（15歳）がコンサートで興奮し、頻呼吸を起こして倒れたということから、過換気症候群となった可能性が高いと考えられます。過剰換気状態になると、必要以上に激しい呼吸をしてしまうため、CO_2が過剰に呼出されます〔動脈血二酸化炭素分圧（$PaCO_2$）も低下します（**図1-5**①）〕。すると、反応は左向きに進み（**図1-5**②）、H^+が減少してpHはアルカリ性（塩基性）側に傾いてしまいます（呼吸性アルカローシス、**図1-5**③）。これに対して、腎臓はHCO_3^-の再吸収を抑制して、pHの変動をできるだけ小さくします（腎性代償、**図1-5**④）。

過換気症候群では、ヘマトクリットに変化は見られません。また、動脈血酸素飽和度（SaO_2）が100％を超えることはありません。

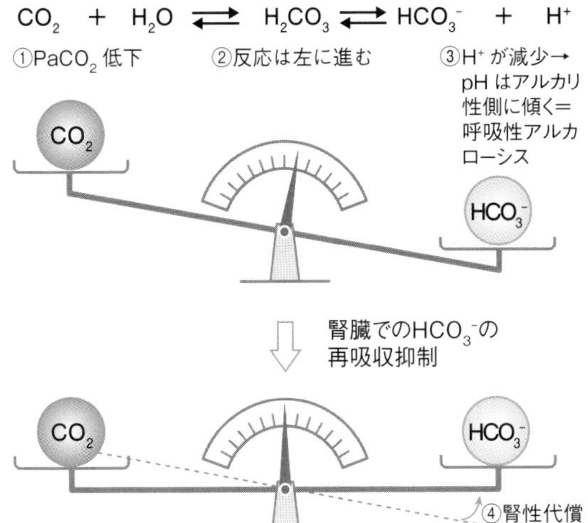

図1-5　呼吸性アルカローシス

（坂井建雄、岡田隆夫、宇賀貴紀：解剖生理学、第11版、系統看護学講座-専門基礎分野、人体の構造と機能〔1〕、p.195、医学書院、2022より改変）

▶問題19　冷たい川に飛び込んだときに急激に体温が低下する原因で正しいのはどれか。（第112回）

1．対流による体熱の放散
2．放射による体熱の放散
3．熱伝導による体熱の放散
4．代謝による熱エネルギー産生の低下
5．骨格筋における熱エネルギー産生の低下

解答　3

解説　冷たい川に飛び込むと、全身が冷水に接触するため、体表面（皮膚）から水へと熱が伝わり（伝導）、瞬時に体熱が奪われます。対流は、熱を受け取った空気や水が移動することで周囲に熱を伝えるときに使います。また、放射は、電磁波の状態で媒体を介さずに熱を伝えるときに使います。この問題の場合、身体で産生される熱が減少したことでなく、冷水に熱を奪われたことが主な原因のため、選択肢の4や5は不適切です。

▶問題20　低体温から回復するための生体の反応はどれか。（第111回）

1．発汗　2．ふるえ
3．乳酸の蓄積　4．体表面への血流増加

解答　2

解説　低体温から回復するための生体反応とは、視床下部の体温調節中枢がそのセットポイントより体温が低いと判断したときに起こる反応です。視床下部の体温調節中枢は、骨格筋を不随意に収縮させて、「ふるえ」という生体の反応を起こさせます。骨格筋の収縮は多くの熱を発生させ、その熱が血液によって全身に運ばれて体温がセットポイントに戻ります。それゆえ、正解は2です。発汗はセットポイントより体温が高いときに起こる生体反応です。体表面の水が蒸発する（発汗する）と、気化熱として熱が奪われます。乳酸は、骨格筋収縮に伴い産生される場合がありますが、その蓄積が体温調節に影響することはありません。また、体表面への血流が増加すると、通常は体温よりも外気のほうが低温のため、熱は外気に奪われます。

▶問題21　血液のpH調節に関わっているのはどれか。2つ選べ。（第110回）

1．胃　2．肺
3．心臓　4．腎臓
5．膵臓

解答　2、4

解説　酸とアルカリ（塩基）が平衡状態にあり、pHが調整されることを酸塩基平衡とよびます。この酸塩基平衡により、血液のpHは、7.4±0.05という狭い範囲で一定に保たれています。血液のpHは、重炭酸イオン〔（炭酸水素イオン）濃度（HCO_3^-）〕と動脈血二酸化炭素分圧（$PaCO_2$）によって決まります。$PaCO_2$は呼吸（肺）の働きによって、HCO_3^-は腎臓の働きによって調節されています。

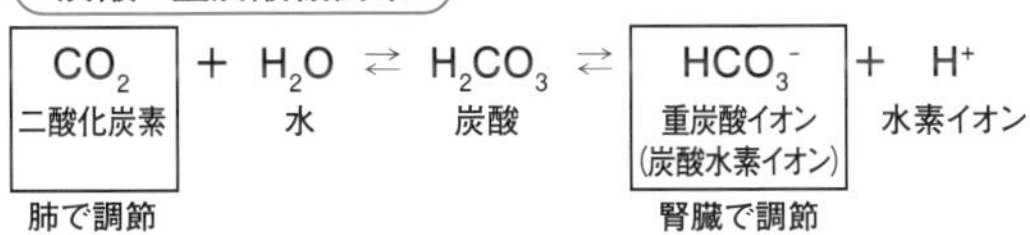

▶問題22 血漿の電解質組成を陽イオンと陰イオンに分けた。矢印で示すのはどれか。（第108回）

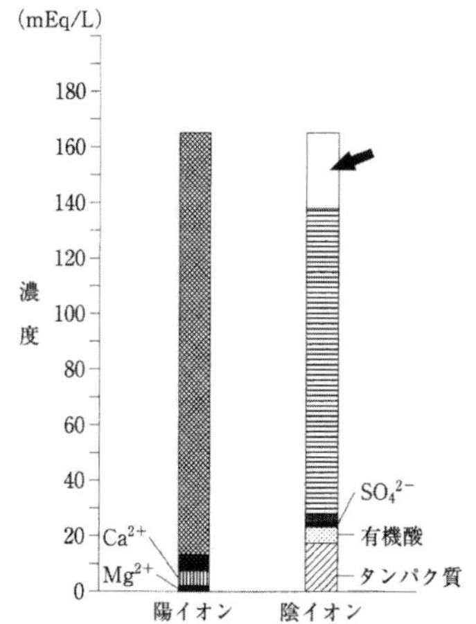

1．ナトリウムイオン　2．カリウムイオン
3．リン酸イオン　4．塩化物イオン
5．重炭酸イオン

解答　5

解説　血漿中には陰イオンとしてCl^-の次に重炭酸イオン（HCO_3^-：炭酸水素イオンともいう）が多くなっています。それゆえ5が正解です。Na^+は、血漿中に最も多い陽イオンです。K^+は、細胞内に最も多い陽イオンです。リン酸イオン（PO_4^{3-}）は、細胞内に最も多い陰イオンです。Cl^-は、血漿中に最も多い陰イオンです（**図1-6**参照）。

▶問題23 成人の体重に占める体液の割合で最も高いのはどれか。（第108回）

1．血漿　2．間質液
3．細胞内液　4．リンパ液

解答　3

解説　成人の体液は男性では体重の約60％といわれ、そのうち2/3を細胞内液が占めます。それゆえ、正解は3です。血液は体重の約8％といわれています（**図1-1**参照）。

▶問題24 血液中の濃度の変化が膠質浸透圧に影響を与えるのはどれか。（第107回）

1．血小板　2．赤血球
3．アルブミン　4．グルコース
5．ナトリウムイオン

解答　3

解説　肝臓で産生される血漿タンパク質のアルブミンは、血漿中に約4.6g/dLも溶けています。この血漿タンパク質は毛細血管から出られないので、膠質浸透圧を生じさせます。それゆえ、アルブミンの濃度変化は膠質浸透圧に影響します。したがって、正解は3です。膠質浸透圧の原因となる物質は血漿に溶解していて、かつ毛細血管から間質へ出られない物質です。

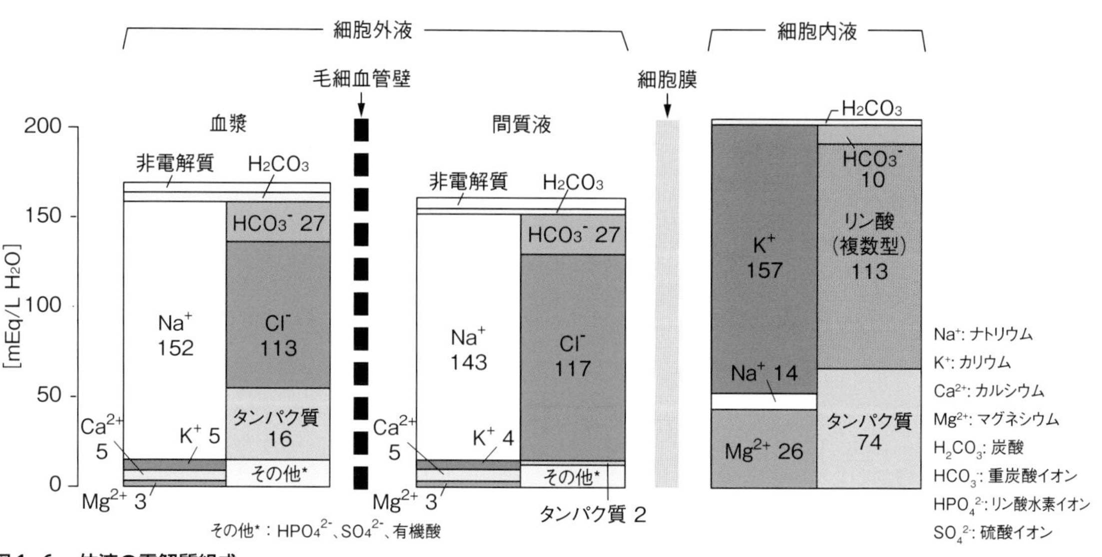

図1-6　体液の電解質組成

（大地陸男：生理学テキスト、第4版、p.3、文光堂、2003より改変）

▶**問題25**　単層円柱上皮はどれか。　(第106回)

1．表皮　2．腹膜
3．膀胱　4．胃

解答　4

解説　上皮(上皮組織)は**被蓋上皮**と**腺上皮**に分けられます。被蓋上皮は皮膚の外表面や内部臓器のような表面をおおい、また、血管や道管、体腔など身体のさまざまな部分をおおい、内腔を裏打ちしている組織です。被蓋上皮はそれを構成する**細胞の形態**と**層の配列**によってさらに細かく分類されます。

単層円柱上皮とは細胞層は単層(1層)で、細胞の形は円柱状の上皮ということです。単層円柱上皮は、線毛の有無によりさらに非線毛単層円柱上皮と線毛円柱上皮に分類されます。選択肢の表皮、腹膜、膀胱、胃の上皮はそれぞれ、重層扁平上皮、単層扁平上皮、移行上皮、非線毛単層円柱上皮です。それゆえ、正解は4です。

▶**問題26**　血漿と等張のブドウ糖溶液の濃度はどれか。　(第106回)

1．5%　2．10%
3．20%　4．50%

解答　1

解説　5%ブドウ糖のつくる浸透圧は、ほぼ血漿の浸透圧(約300mOsm/kgH_2O)と同じです。それゆえ、正解は1です。

▶**問題27**　Aさん(27歳、男性)は、地震によって倒壊した建物に下腿を挟まれていたが、2日後に救出された。既往歴に特記すべきことはない。注意すべき状態はどれか。　(第106回)

1．尿崩症
2．高カリウム血症
3．低ミオグロビン血症
4．代謝性アルカローシス

解答　2

解説　倒壊した建物に下腿を挟まれていた場合、下腿のつぶれ、壊死した組織細胞から細胞内に多く含まれているK^+が流出し、それが毛細血管やリンパ管から吸収されて高カリウム血症を引き起こすことがあります。それゆえ、注意すべき状態は2です。

▶**問題28**　ホメオスタシスに関与するのはどれか。2つ選べ。　(第106回)

1．味蕾　2．筋紡錘
3．痛覚受容器　4．浸透圧受容器
5．中枢化学受容体

解答　4、5

解説　個体にとって血液(血漿)の浸透圧と動脈血の酸素分圧を一定に維持することはきわめて重要です。なぜなら血漿の膠質浸透圧が一定でないと細胞が正常に機能できません。また、動脈血の酸素分圧が約100mmHgで一定でないと、細胞呼吸で必要な酸素を末梢組織に供給できません。酸素の供給が十分でないと、個体の活動のためのエネルギー源であるATPがミトコンドリアで合成できないので、生命の危険につながります。それゆえ、浸透圧を感知する浸透圧受容器と動脈血の酸素分圧とリンクしている動脈血中に二酸化炭素分圧を感知する中枢化学受容体がホメオスタシス(恒常性)に関与しています。

▶**問題29**　アポトーシスで正しいのはどれか。　(第105回)

1．群発的に発現する。
2．壊死のことである。
3．炎症反応が関与する。
4．プログラムされた細胞死である。

解答　4

解説　アポトーシスとはプログラムされた細胞死です。内因的または外因的にアポトーシスの指令を受けた細胞は、遺伝学的に自己消滅するようにプログラムされています。それゆえ、正解は4です。その他はアポトーシスに該当しません。壊死は主に外的要因によりもたらされる細胞死です。

▶問題30　生理食塩水の塩化ナトリウム濃度はどれか。（第104回）

1．0.9%　　2．5%
3．9%　　4．15%

解答　1

解説　生理食塩水は0.9%の塩化ナトリウム水溶液です。この濃度の食塩水は約300mOsm/kgH$_2$Oになります。それゆえ、正解は1です。なお、0.9%より濃度の高い塩化ナトリウム水溶液を高張液といいます。0.9%食塩水は等張液です。0.9%より濃度の低い塩化ナトリウム水溶液を低張液といいます。

▶問題31　低体温からの回復に伴う生体の反応はどれか。（第104回）

1．廃用　　2．発汗
3．ふるえ　　4．乳酸の蓄積

解答　3

解説　**問題20**の類似問題です。低体温からの回復に伴う反応は「ふるえ」です。それゆえ、正解は3です。発汗はセットポイントより体温が高いときに起こる生体反応です。詳しい解説は**問題20**を参照してください。

▶問題32　タンパク合成が行われる細胞内小器官はどれか。（第104回）

1．核　　2．リボソーム
3．リソソーム　　4．ミトコンドリア
5．Golgi＜ゴルジ＞装置

解答　2

解説　タンパク合成（翻訳）はリボソームでmRNAの情報をもとに行われます（**図1-3、表1-1**参照）。

▶問題33　サーカディアンリズムを整えるための援助で適切なものはどれか。（第104回）

1．毎朝同じ時刻に起床するよう促す。
2．日中はカーテンを閉めておくよう促す。
3．昼寝の時間を2～3時間程度とるよう促す。
4．就寝前に温かいコーヒーを摂取するよう促す。

解答　1

解説　人間は約24時間の生活リズム（サーカディアンリズム）をもって生活するように体内時計がセットされています。そして体内時計は朝太陽の光を浴びることでリセットされる仕組みになっています。このリズムは先天的にもっていますので、このリズムを崩すと体調を崩すことがあります。それゆえ、正解は1です。

カーテンを閉めて寝る場合、起きてから太陽の光を浴びるようにしましょう。昼寝はとるとよいのですが、長すぎると生体リズムを崩しますので、たくさん睡眠をとりすぎないようにしましょう。就寝前に温かいコーヒーを摂取すると、コーヒーに含まれるカフェインの影響で眠れなくなることがありますので、生体リズムから考えると適切な行動ではありません。

▶問題34　遺伝子について正しいのはどれか。（第103回）

1．DNAは体細胞分裂の前に複製される。
2．DNAは1本のポリヌクレオチド鎖である。
3．DNAの遺伝子情報からmRNAが作られることを翻訳（ほんやく）という。
4．RNAの塩基配列に基づきアミノ酸がつながることを転写（てんしゃ）という。

解答　1

解説　DNAは遺伝子の本体で、細胞はそれぞれ同じ量のDNAをもつので、細胞が体細胞分裂して2個になるために、体細胞分裂前にDNA量は2倍量にならなくてはいけません。それゆえ、正解は1です。DNAは通常2本鎖になって存在しているので、1本のポリヌクレオチド鎖であるというのは、誤りです。DNAの遺伝情報からmRNAがつくられることを転写といいます（**図1-2**）。RNAの塩基配列に基づきアミノ酸がつながり、ペプチドまたはタンパク質が合成されることを翻訳といいます（**図1-3**）。

▶**問題35**　活動電位について正しいのはどれか。（第103回）

1．脱分極が閾値以上に達すると発生する。
2．細胞内が一過性に負(マイナス)の逆転電位となる。
3．脱分極期には細胞膜のカリウム透過性が高くなる。
4．有髄神経ではPurkinje〈プルキンエ〉細胞間隙を跳躍伝導する。

解答　1

解説　脱分極とは、細胞内は**図1-4**で説明されているように静止時細胞外に比べて負ですが、その電位の偏りが0電位に向かって崩れることをいいます。細胞内電位が脱分極に向かって閾値に達すると、電位依存性ナトリウム(Na^+)チャネルの構造が変化します。その結果、電位依存性Na^+チャネルが開いて勢いよくNa^+が細胞内に流れ込み、活動電位の発生が始まります。それゆえ、正解は1です。活動電位が発生すると、細胞内は一過性に正(プラス)の電位となります。また、脱分極期には細胞膜の電位依存性Na^+チャネルが開いているのでNa^+透過性が高くなります。遅れてK^+透過性が高くなります。さらに有髄神経ではランビエの絞輪(髄鞘形成細胞間隙)を活動電位が跳躍伝導します。髄鞘形成細胞は中枢神経系では希突起膠細胞(オリゴデンドロサイト)で、末梢神経系ではシュワン細胞です。なお、活動電位の発生機構の分子的基礎については**図1-4**で説明しています。

▶**問題36**　ヒトの精子細胞における染色体の数はどれか。（第102回）

1．22本　　2．23本
3．44本　　4．46本

解答　2

解説　ヒトの精子細胞は卵子と合体して胎児の元となる細胞なので染色体数は普通の人体細胞の半分の23本です(**図1-7**)。つまり、22本の常染色体と1本のXまたはY性染色体を合わせた23本です。

▶**問題37**　細胞内におけるエネルギー産生や呼吸に関与する細胞内小器官はどれか。（第102回）

1．ミトコンドリア　　2．リボソーム
3．ゴルジ体　　4．小胞体
5．核

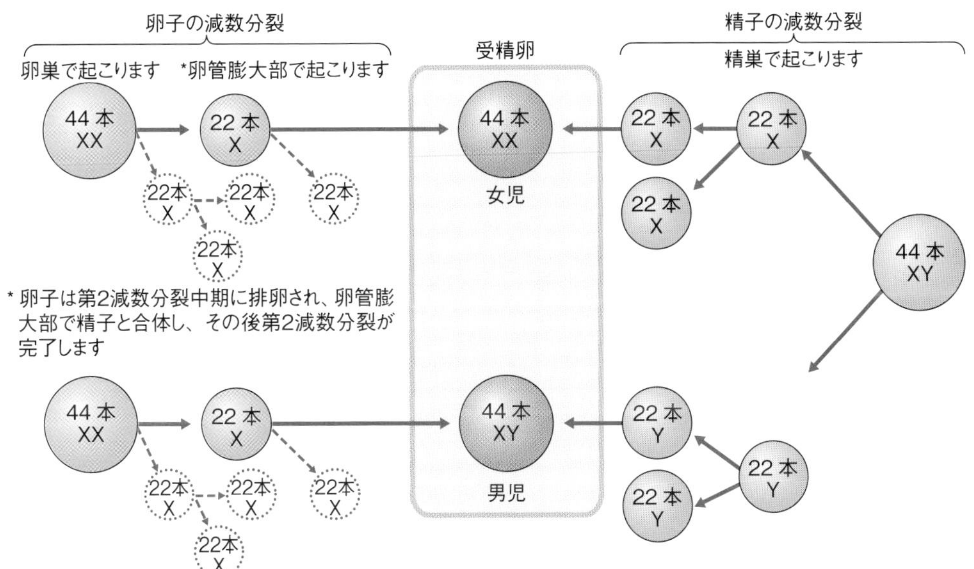

図1-7　受精卵での染色体の数

解答　1

解説　細胞内小器官とは細胞小器官ともよばれ、細胞質のなかで、分化した特定の機能をもつ構造のことをいいます。ミトコンドリアはピルビン酸を燃焼してエネルギーを取り出し、そのエネルギーでADPと無機リン酸からATPを合成します。それゆえ、正解は1です(**表1-1**参照)。

▶**問題38**　酸塩基平衡の異常と原因の組合わせで正しいのはどれか。　(第102回)

1．代謝性アルカローシス――下痢(げり)
2．代謝性アシドーシス――嘔吐(おうと)
3．代謝性アシドーシス――慢性腎不全
4．呼吸性アシドーシス――過換気症候群

解答　3

解説　慢性腎不全では腎臓の糸球体の働きが下がり、酸の排泄が下がります。その結果は体液は酸性に傾き、代謝性アシドーシスになります。それゆえ、正解は3です。

下痢ではアルカリとして働くHCO_3^-(炭酸水素イオン)が失われるので、体液は正常より酸性になります。これは呼吸が原因ではないので、代謝性アシドーシスです。

嘔吐は胃液(酸)が身体から失われるので、体液はアルカリ性に傾きます。これは呼吸が原因ではないので、代謝性アルカローシスです。

過換気(過呼吸)では、二酸化炭素が過剰に排泄され、酸が減少して呼吸性アルカローシスになります(**問題18**の解説参照)。

$CO_2 + H_2O \rightleftarrows H_2CO_3 \rightleftarrows HCO_3^- + H^+$

この反応を思い出してください。酸塩基平衡の異常と原因の組合わせをまとめると**表1-2**のとおりです。

表1-2　酸塩基平衡の異常の原因

代謝性アルカローシス	頻回の嘔吐
代謝性アシドーシス	頻回の下痢、腎不全、不処置の糖尿病
呼吸性アルカローシス	過換気(過呼吸)
呼吸性アシドーシス	呼吸不全

▶**問題39**　健常な成人の体重における水分の割合に最も近いのはどれか。　(第102回)

1．20%　　2．40%
3．60%　　4．80%

解答　3

解説　健常な成人の体重に占める水分の割合は、一般に**男性60%**、**女性55%**です。それゆえ、正解は3です。

▶**問題40**　細胞外液に比べて細胞内液で濃度が高いのはどれか。　(第102回)

1．カルシウム　　2．ナトリウム
3．カリウム　　4．クロール

解答　3

解説　細胞外液と細胞内液に多い電解質を示すと、**表1-3**のとおりです。

▶**問題41**　呼吸性アシドーシスをきたすのはどれか。　(第101回)

1．飢餓(きが)　　2．過換気
3．敗血症　　4．CO_2ナルコーシス
5．乳酸アシドーシス

解答　4

解説　**CO_2ナルコーシス**とは高炭酸ガス血症により中枢神経症状を伴う病態を示します。CO_2は血液中では酸($CO_2 + H_2O \rightarrow H_2CO_3 \rightarrow HCO_3^- + H^+$)として振る舞うので、その病態は呼吸性アシドーシスです。それゆえ正解は4です。

飢餓の場合、糖質、脂肪、タンパク質の順にエネルギー源として細胞に利用されます。したがって、それによって体液が酸性あるいはアルカリ性に傾く場合は、代謝性アシドーシスあるいは代謝性アルカローシスです。過換気の場合、身体から二酸化炭素が過剰に失われるので、身体はアルカリ性に傾くため呼吸性アルカローシ

表1-3　細胞内外での濃度の高い電解質

細胞外液	ナトリウム、塩化物、カルシウム
細胞内液	カリウム、リン酸水素

スになります。

敗血症は感染に起因する全身性炎症反応症候群と定義され、混合性酸塩基平衡異常(代謝性アシドーシスと呼吸性アルカローシス)をきたす疾患です。

乳酸アシドーシスはさまざまな原因(たとえば激しい運動)で血中乳酸値が上昇する結果、顕著な代謝性アシドーシスをきたすことです。

▶問題42　核酸で正しいのはどれか。　(第100回)

1．mRNAがアミノ酸をリボソームへ運ぶ。
2．DNAは1本のポリヌクレオチド鎖である。
3．DNAには遺伝子の発現を調節する部分がある。
4．RNAの塩基配列によってアミノ酸がつながることを転写という。

解答　3

解説　アミノ酸をリボソームに運ぶのはtRNAです。DNAは2本鎖のポリヌクレオチドからなります。DNAには遺伝子の発現を調節する(プロモーターという)部分があります。それゆえ、正解は3です。また、RNAの塩基配列によってリボゾームでアミノ酸がつながることを翻訳といいます。

▶問題43　代謝性アルカローシスになるのはどれか。　(第96回)

1．嘔吐(おうと)　2．下痢(げり)
3．腎不全　4．飢餓

解答　1

解説　この問題は、**問題38**に類似しています。嘔吐では胃液が失われます。胃液は塩酸を含むので度々胃液が失われれば、身体から酸が失われたことになるので、体液はアルカリ性になり、つまり**代謝性アルカローシス**になります。

下痢ではアルカリ性(HCO_3^-を含む)の腸液が失われるので、逆に体液は酸性に傾き、代謝性アシドーシスになります。

腎不全では、糸球体の働きが低下して酸の排泄が障害されているので代謝性アシドーシスになります。腎臓は酸(H^+)を排泄する器官です。

飢餓の場合、糖質、脂肪、タンパク質の順にエネルギー源として細胞に利用されます。身体はまず糖質をエネルギー源として使い、それが枯渇(こかつ)すると、脂肪をエネルギーとして利用します。脂肪が分解されると、たくさんのケトン体(アセト酢酸とβ-ヒドロキシ酪酸とアセトンの総称)が生じます。ケトン体のうち、アセト酢酸と3-ヒドロキシ酪酸は酸性物質なので、血液が酸性に傾きます。これは代謝性アシドーシスです。

2 消化器系

▶**問題１**　唾液腺について誤っているのはどれか。

1．主要な大唾液腺は３つある。
2．舌下腺はもっとも大きい大唾液腺である。
3．舌下腺は混合性の粘り気の多い唾液を分泌する。
4．１日の唾液の分泌量はだいたい１～1.5Lである。
5．唾液腺からIgA抗体が分泌される。

解答　2

解説　主要な大唾液腺（だえき）は３つあり、大きいほうから耳下腺（じか）、顎下腺（がくか）、舌下腺（ぜっか）の順です（**図２-１**）。舌下腺は最も小さい唾液腺です。舌下腺は混合性の粘り気の多い唾液を分泌します。唾液の１日の分泌量は１～1.5Lです。また、唾液腺からはIgA抗体が分泌されます。

▶**問題２**　唾液中のムチンついて正しいのはどれか。

1．タンパク質を分解する。
2．脂質を可溶化する。
3．唾液に粘りを与える。
4．細菌を殺す。
5．脂肪を分解する。

解答　3

解説　ムチンは唾液に含まれる糖タンパク質で、唾液に粘りを与えて食塊を飲み込みやすくし、食道通過を容易にします。また、粘膜表面を保護します。脂質を可溶化するのは、胆汁酸の働きです。これを乳化作用といいます。ムチンには細菌を殺す働きはありません。また、ムチンは脂肪を分解する酵素ではありません。

▶**問題３**　ビタミンB_{12}の吸収が主に行なわれる臓器はどれか。

1．胃　　2．小腸
3．大腸　　4．肝臓
5．膵臓

解答　2

解説　ビタミンB_{12}は、胃の壁細胞から分泌される**内因子**と結合することによって回腸から吸収されるかたちになります（**図２-２**）。内因子は糖タンパク質で、胃に入ってきた食塊（しょくかい）中のビタミンB_{12}と結合して複合体となり、**回腸（小腸の一部）**で吸収されます。

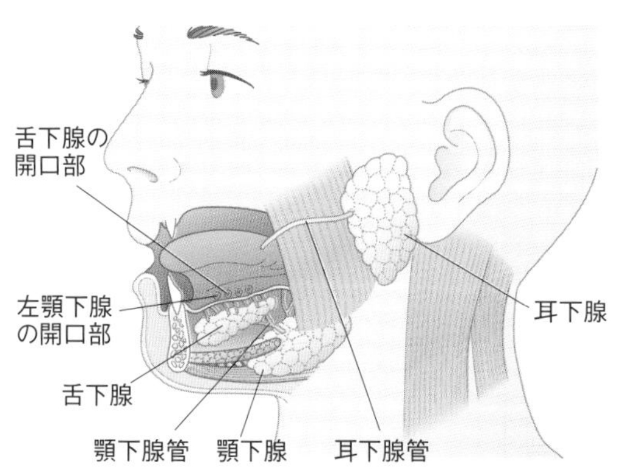

図２-１　唾液腺

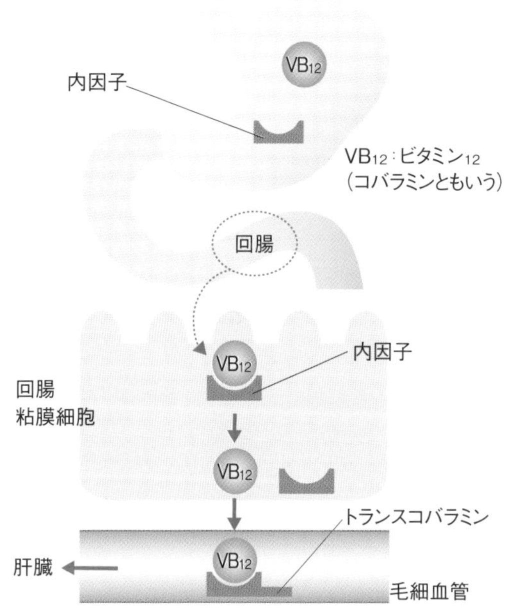

胃の壁細胞から分泌された内因子はVB_{12}と結合し、回腸の粘膜からその複合体ごと吸収されます。吸収されたVB_{12}は血液中ではトランスコバラミンと結合して、標的組織に運ばれます。

図２-２　ビタミンB_{12}の吸収

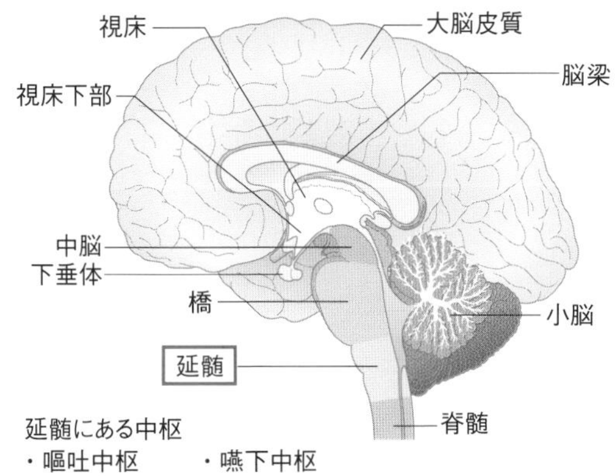

延髄にある中枢
・嘔吐中枢　・嚥下中枢
・咳嗽中枢　・呼吸中枢
・唾液分泌中枢　・血管運動中枢
・心臓抑制中枢　など

図2-3　延髄の働き

蠕動運動

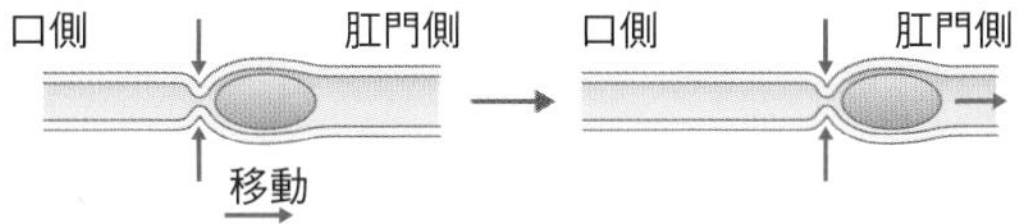

分節運動

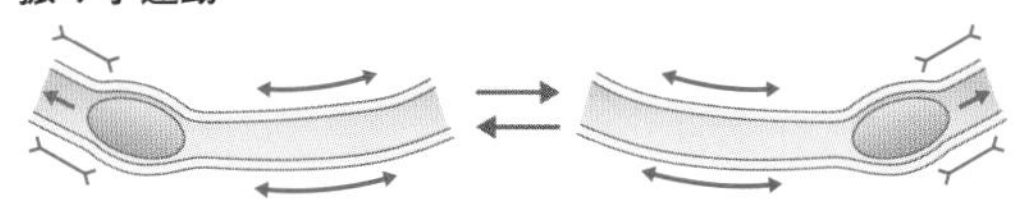

振り子運動

図2-4　消化管の運動様式

▶問題4　唾液分泌中枢はどれか。

1．視床　　2．延髄
3．視床下部　　4．橋
5．大脳皮質

解答　2

解説　唾液分泌中枢は、嘔吐中枢や嚥下中枢と一緒で延髄にあります(図2-3)。

▶問題5　水分が最も吸収される消化器官はどれか。

1．大腸　　2．小腸
3．胃　　4．口腔
5．食道

解答　2

解説　水分の吸収は胃から始まりますが、最も吸収するのは小腸です。大腸は糞便をつくるため、最後の水分吸収をします。

▶問題6　胃で消化されたものを十二指腸へ送る働きをする消化管の運動はどれか。

1．分節運動　　2．回転運動
3．蠕動運動　　4．振り子運動

解答　3

解説　内容物を口側から肛門側へ送る運動は蠕動運動といいます(図2-4)。消化管の運動には内容物(食塊)を混合する分節運動や振り子運動があります。回転運動は球関節の運動に関係します。

▶問題7　胃で分泌される消化酵素はどれか。

1．キモトリプシン　　2．トリプシン
3．ペプシン　　4．アミラーゼ
5．エリスロポエチン

解答　3

解説　胃で分泌される消化酵素はタンパク質分解酵素のペプシンです。キモトリプシンやトリプシンは膵臓から分泌されるタンパク質分解酵素です。アミラーゼは唾液や膵液に含まれる糖質分解酵素です。エリスロポエチンは腎臓の皮質の尿細管周囲の線維芽細胞から分泌される糖タンパク質で、骨髄に作用して赤血球を増やす働きをするホルモンです。

▶問題8　小腸の粘膜に多いリンパ小節はどれか。

1．アウエルバッハ神経叢
2．マイスネル小体
3．パチニ小体
4．パイエル板
5．扁桃

解答　4

解説　アウエルバッハ神経叢とは小腸の平滑筋の間に常在する神経細胞の集団を指します。マイスネル小体(マイスナー小体ともいう)は、軽い接触を感知する皮膚に存在する機械受容器です。パチニ小体は振動を感知する機械受容器です。パイエル板は、小腸に存在する多数のリンパ節が集まって大きくなったものです。扁桃は、口腔や咽頭に存在リンパ球が常在する組織です。

▶問題9　胃の内因子と結合して吸収されるビタミンはどれか。

1．ビタミンA　　2．ビタミンC
3．ビタミンD　　4．ビタミンB_{12}
5．ビタミンK

解答　4

解説　胃の粘膜には主細胞、副細胞、壁細胞があります(**図2-5**)。主細胞からペプシノゲン、副細胞からムチン(粘液)、壁細胞から塩酸(HCl)と内因子が分泌されます。内因子は食塊中に含まれるビタミンB_{12}と結合して回腸から複合体として吸収されます(**図2-2**参照)。

▶問題10　内因子を分泌するのはどれか。

1．主細胞　　2．副細胞
3．壁細胞　　4．G細胞

解答　3

解説　**問題9**との類似問題で、その解説からわかるように壁細胞は、塩酸と内因子を分泌します。

図2-5　胃壁の構造

G細胞とはガストリン分泌細胞のことです。

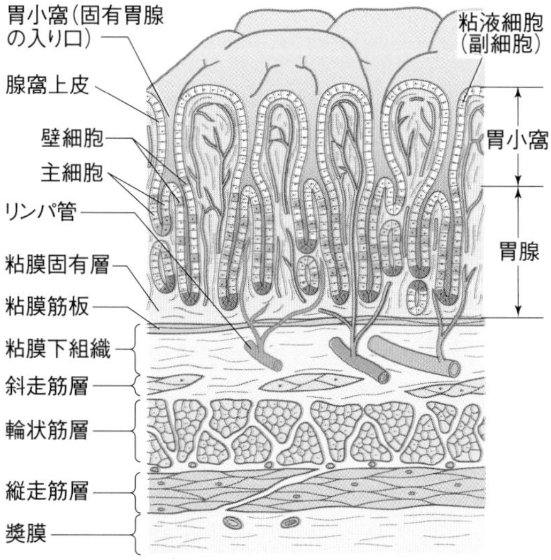

▶問題11　胃の壁細胞が分泌するのはどれか。

1．ムチン　　2．塩酸(HCl)
3．レニン　　4．サーファクタント
5．ペプシノゲン

解答　2

解説　壁細胞は内因子の他に塩酸を分泌します。ムチン(粘液)は胃の副細胞が分泌します。レニンは腎臓の傍糸球体細胞(類粒細胞ともいう)が分泌します。サーファクタントは肺のⅡ型上皮細胞が分泌します。ペプシノゲンは胃の主細胞が分泌します。

▶問題12　胃液分泌を促進するホルモンはどれか。

1．ガストリン　　2．ソマトスタチン
3．コレシストキニン　　4．エリスロポエチン
5．レニン

解答　1

解説　胃液分泌を促進するホルモンは胃の幽門部付近から分泌されるガストリンです。ガストリンはペプチドホルモンで、胃に食塊が入ると、それが胃粘膜を刺激してガストリン分泌を促進します(**図2-6**参照)。

▶問題13　十二指腸粘膜より分泌され、胆嚢を収縮させるホルモンはどれか。

1．ガストリン　　2．コレシストキニン
3．セクレチン　　4．グルカゴン
5．レニン

解答　2

解説　十二指腸粘膜より主に分泌されるホルモンはセクレチンとコレシストキニン(別名CCKともいう)です。このうち、胆嚢を収縮させて胆汁を十二指腸に分泌させるホルモンはコレシストキニンです。これら2つのホルモンは非常に重要なホルモンです。**図2-7**に示した働きをしっかり覚えましょう。

▶問題14　胃液分泌を抑制するホルモンはどれか。

1．ガストリン　　2．アミラーゼ

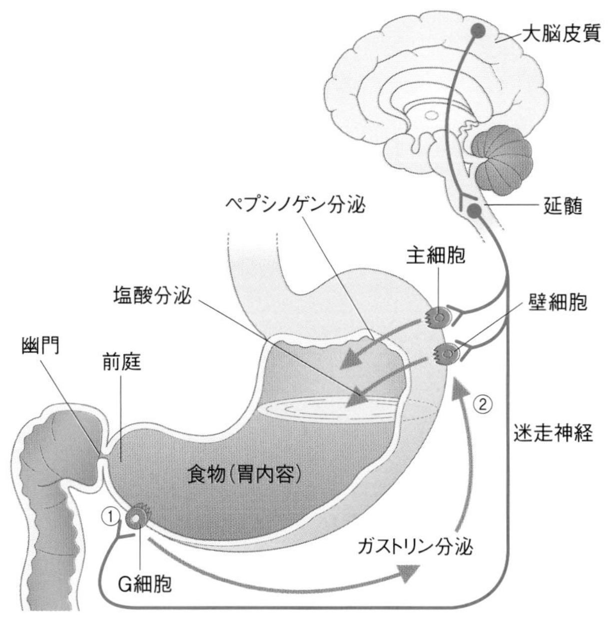

①胃内腔の食塊により胃粘膜が刺激され、その結果、胃粘膜よりガストリンが血液中へ分泌されます。ガストリンは血液循環系を介して、胃壁の主細胞を刺激してペプシノゲンを、壁細胞を刺激して塩酸を分泌させます。また、平滑筋を刺激して胃の運動を亢進させます。

②おいしい食べ物を見た、またはおいしい食べ物の匂いを嗅いだ刺激（情報）は大脳皮質に伝わり、その結果、延髄の胃液分泌中枢を刺激し、その結果、迷走神経を介して胃腺（主細胞、壁細胞、副細胞）やG細胞（ガストリン分泌細胞）が刺激されます。

図2-6　胃の消化酵素の分泌

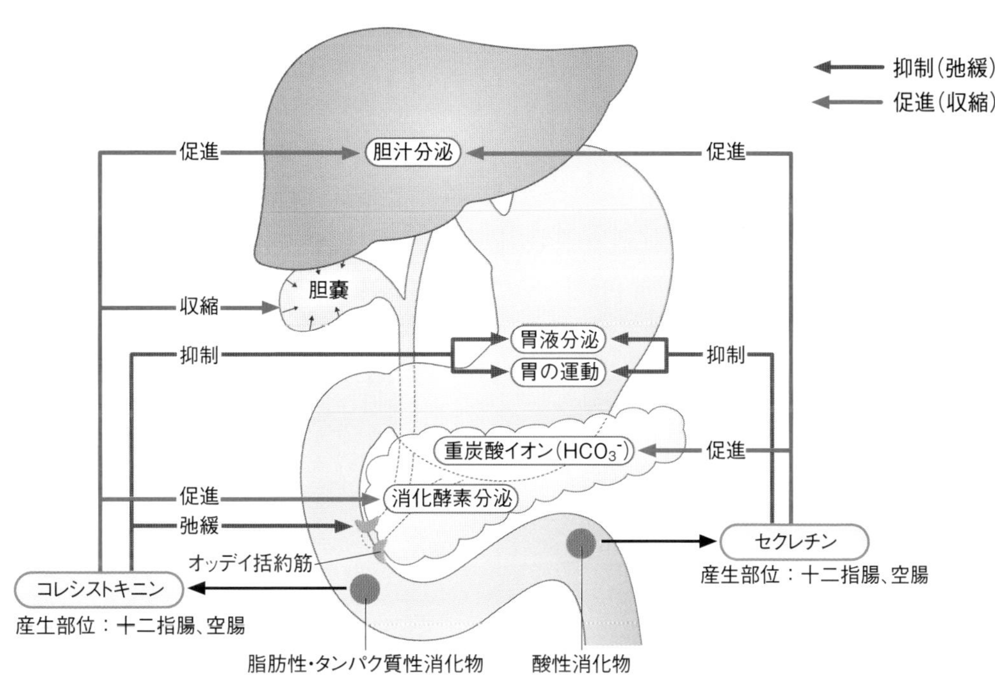

コレシストキニンの作用

①脂肪性あるいはタンパク質性消化物が十二指腸あるいは空腸に到達すると、その粘膜より血液中へコレシストキニンが分泌されます。

②胃液の分泌と胃の運動を抑制する。また、膵臓から消化酵素の濃い膵液を分泌させます。

③胆嚢を収縮させると同時に、オッディ括約筋を弛緩させ、胆汁分泌を起こさせます。

セクレチンの作用

①酸性の消化物が十二指腸に到達すると、セクレチンが血液中に分泌されます。

②セクレチンは胃液の分泌と胃の運動を抑制します。

③膵臓から重炭酸イオン（炭酸水素イオン）を含む大量の膵液分泌を起こさせます。しかし、消化酵素の濃度が薄いのが特徴です。

図2-7　コレシストキニンとセクレチンの作用

3．ペプシン　　4．セクレチン
5．トリプシン

解答 4

解説 胃液分泌を抑制するホルモンはセクレチンです。セクレチンは胃酸分泌を抑制するだけでなく、胃の運動も抑制します(**図2-7**参照)。

▶問題15　膵液について誤っているのはどれか。2つ選べ。

1．弱アルカリ性である。
2．セクレチンによって分泌が促進する。
3．リパーゼを含んでいる。
4．インスリンが含まれている。
5．酸性である。

解答 4、5

解説 膵液はおよそpH８で弱アルカリ性です。膵液中にはタンパク質分解酵素であるトリプシンやキモトリプシン、脂肪分解酵素であるリパーゼ、糖質分解酵素であるアミラーゼ、核酸分解酵素であるDNase（DNA分解酵素）やRNase（RNA分解酵素）などが含まれています。インスリンは膵臓から分泌されるホルモンで、血液中に分泌され、主に骨格筋、脂肪、肝臓に作用してグルコースの取り込みを増加させて、血糖値を下げます。

▶問題16　膵液に含まれない消化酵素はどれか。

1．トリプシン　　2．キモトリプシン
3．ペプシン　　4．アミラーゼ
5．レニン

解答 3

解説 ペプシンは胃の主細胞由来な消化酵素（タンパク質分解酵素）です。レニンは血圧調節に関係するホルモンで、腎臓から血液中に分泌されると、すでに存在するアンジオテンシノゲンをアンジオテンシンⅠに変換します。レニンは腎臓を流れる動脈の血圧が下がると腎臓の傍糸球体細胞（顆粒細胞ともいう）から分泌されます。トリプシンやキモトリプシンやアミラーゼは膵臓から分泌される消化酵素です。ここで膵臓から分泌される消化酵素を**表2-1**にまとめます。

表2-1　膵臓から分泌される主な消化酵素および前駆酵素

主な各種酵素あるいは前駆酵素	働き
トリプシノゲン	タンパク質を分解する
キモトリプシノゲン	タンパク質を分解する
プロエステラーゼ	タンパク質を分解する
プロカルボキシペプチダーゼA	タンパク質を分解する
プロカルボキシペプチダーゼB	タンパク質を分解する
膵リパーゼ	トリグリセリドを分解する
コレステロールエステラーゼ	コレステロールエステルを分解する
ホスホリパーゼA2	リン脂質を分解する
α-アミラーゼ	デンプンやグリコーゲンを分解する

▶問題17　リンパ管から吸収される栄養素はどれか。

1．単糖　　2．ペプチド
3．カイロミクロン　　4．ビタミンC
5．ブドウ糖

解答 3

解説 リンパ管から吸収される栄養素は、カイロミクロン（キロミクロンともいう）です。カイロミクロンは食物由来の脂質〔約85％がトリグリセリド（中性脂肪）からなる〕とリポタンパク質などからなる複合体で、小腸粘膜（上皮細胞）でつくられ、リンパ管（中心乳糜(にゅうび)管ともいう）を経て血中に吸収されます(**図2-8**)。ブドウ糖やその他の単糖やアミノ酸は毛細血管から吸収されます。ポリペプチドはさらに小腸粘膜上皮の膜酵素でアミノ酸やジペプチドまで消化されてから毛細血管に吸収されます。ビタミンCは水溶性ビタミンなので、毛細血管から吸収されます。

▶問題18　排便に関与する筋で運動神経の支配を受けているのはどれか。

1．内肛門括約筋　　2．外肛門括約筋
3．直腸平滑筋　　4．内尿道括約筋
5．外尿道括約筋

解答 2

解説 排便に関係する運動神経は、外肛門括約筋を支配している陰部神経の成分です。排便反射は糞便が直腸を伸展させた刺激が排便中枢

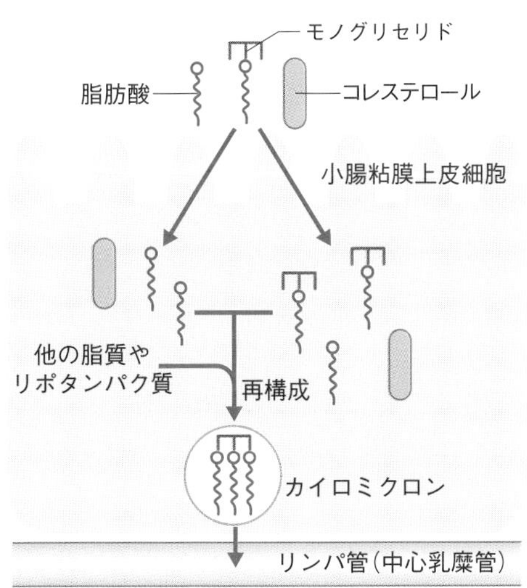

①中性脂肪は、脂肪酸やモノグリセリドに分解され、小腸粘膜上皮細胞より吸収されます。
②吸収された脂質成分は再構成され、他の脂質やリポタンパク質と合体してカイロミクロンとなります。
③小腸粘膜に存在するリンパ管（中心乳糜管）に吸収され、静脈に合流して、全身に運ばれます。

図2-8　脂質の吸収

である仙髄に伝わり、そこから副交感神経成分を含む骨盤神経（骨盤内臓神経）が直腸壁の収縮と内肛門括約筋の弛緩（しかん）を引き起こして排便を促す反射のことです。このとき排便の準備が整っていると、意識的に脳は腹筋を収縮させ、さらに陰部神経の運動神経に命令して外肛門括約筋を弛緩させて直腸から糞便を体外に出させます。一方、排便を我慢する際、大脳皮質は交感神経成分を含む腰髄の下腹神経に命令して無意識的に直腸の平滑筋を弛緩させ、かつ内肛門括約筋を収縮させるとともに、運動神経成分を含む陰部神経によって外肛門括約筋を収縮させて排便を抑制します（**図2-9**）。

▶問題19　排便反射に直接関与しないのはどれか。

1．直腸平滑筋　　2．仙髄
3．骨盤神経　　4．大脳皮質
5．内肛門括約筋

解答　4

解説　**問題18**の解説のとおり、排便反射には大脳皮質は直接には関与しません。

▶問題20　肝臓の機能と関係ないのはどれか。

1．グリコーゲンの合成と分解
2．脂質代謝
3．胆汁の濃縮
4．アルブミン合成
5．プロトロンビン合成

解答　3

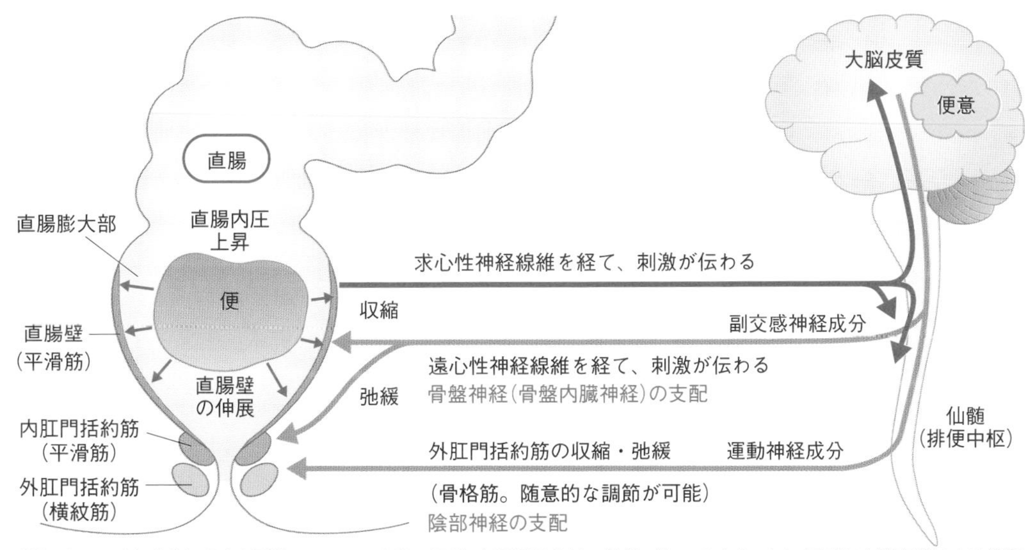

排便時には副交感神経興奮（優位）によって、直腸の収縮、内肛門括約筋の弛緩が起こります。また、同時に大脳皮質による排便命令によって陰部神経（運動神経）を介して外肛門括約筋が弛緩します。これによって直腸内の便は体外に排出されます。

図2-9　排便のメカニズム

解説 肝臓は、グリコーゲンの合成と分解・貯蔵、脂質代謝、アルブミンの合成、プロトロンビンを含むほとんどの血液凝固因子の産生、補体の産生、ビタミンAの貯蔵など、さまざまな働きがあります。**胆汁は肝臓でつくられ、胆嚢で濃縮されます。**

▶問題21　胆汁の成分でないのはどれか。

1．フィブリノゲン　2．胆汁酸
3．リン脂質　4．コレステロール
5．ビリルビン

解答 1

解説 胆汁は肝臓でつくられ、成分として胆汁酸、リン脂質、コレステロール、それにビリルビンなどがあります。**フィブリノゲンは肝臓で産生される血液凝固因子**の1つで、血中に分泌されます。胆汁の成分ではありません。

▶問題22　消化酵素でないのはどれか。

1．ソマトスタチン　2．トリプシン
3．マルターゼ　4．ペプシン
5．アミノペプチダーゼ

解答 1

解説 **ソマトスタチン**は視床下部ホルモンの1つで、**成長ホルモン抑制ホルモン**ともよばれます。また、このホルモンは膵臓のD(δ)細胞からも分泌されます。膵臓ではインスリンを分泌するB(β)細胞とグルカゴンを分泌するA(α)細胞の分泌調節を行っている局所ホルモンとして働いています。トリプシンは膵臓から分泌される消化酵素、マルターゼとアミノペプチダーゼは小腸粘膜上皮の消化酵素、ペプシンは胃から分泌される消化酵素です。

▶問題23　嚥下中枢はどれか。

1．大脳　2．小脳
3．視床下部　4．延髄
5．松果体

解答 4

解説 嚥下中枢は**延髄**にあります。視床下部には体温調節中枢があります。松果体は間脳に属し、サーカディアンリズムに関係するホルモンであるメラトニンを分泌する組織です。

▶問題24　ビタミンKが吸収されるのはどれか。

1．大腸　2．小腸
3．胃　4．食道
5．口腔

解答 2

解説 ビタミンKは脂溶性ビタミンで**空腸・回腸**から食塊中の脂質とともに吸収されます。

▶問題25　消化酵素を分泌しない器官はどれか。

1．口腔　2．食道
3．胃　4．小腸

解答 2

解説 食道は消化酵素を分泌しないので、正解は2です。

口腔には主要な3つの唾液腺(耳下腺、顎下腺、舌下腺)から分泌される唾液が流れ込んできます。唾液は主に**α-アミラーゼ**(糖質分解酵素の1種で、プチアリンともいう)、それに**リパーゼ**(脂肪分解酵素)、**リゾチーム**(細菌壁分解酵素で殺菌作用がある)、**粘液**(ムチンともいう)、免疫グロブリン(IgA)などからなります。それゆえ、唾液の消化酵素は糖質分解酵素やリパーゼです。

胃は胃液を分泌します。胃液の成分はである**ペプシノゲン**は主細胞から、**粘液**(ムチン)は副細胞、**塩酸**と**内因子**は壁細胞から分泌されます。ペプシノゲンは塩酸の働きで胃の内腔で**ペプシン**(タンパク質分解酵素)になります。それゆえ、胃からペプシンが分泌されます。

主な糖質であるデンプンは十二指腸ですでに**唾液アミラーゼ**や**膵アミラーゼ**によってオリゴ糖やマルトースなどに分解されます。他の二糖(乳糖や麦芽糖)やマルトースは小腸微絨毛の刷子縁に存在するスクラーゼやマルターゼやラクターゼなどよって単糖にまで分解されます。そして、それらの単糖は小腸上皮細胞膜から吸収され、毛細血管に入ります。

タンパク質は十二指腸で膵液由来の**トリプシ**

ンやキモトリプシンやエステラーゼなどタンパク質分解酵素の働きでペプチドに分解されます。さらに小腸粘膜細胞内に存在するペプチダーゼによってアミノ酸にまで分解されます。またはペプチドは小腸粘膜細胞の刷子縁にあるペプチダーゼによってアミノ酸にまで分解され、吸収されます。

一方、脂肪は唾液リパーゼや胃リパーゼでわずかに分解されますが、ほとんど小腸で膵臓から分泌された膵リパーゼやコレステロールエステラーゼやフォスホリパーゼA_2によってコレステロールや脂肪酸やグリセロールやリゾレシチンなどに分解され、小腸上皮細胞に吸収され、続いて細胞内、すなわち滑面小胞体でモノグリセリドやコレステロールやリゾレシチンは再び脂肪酸とエステル結合し、さらにアポタンパク質に包まれてカイロミクロン（キロミクロンともいう）という脂質輸送体を形成します。そしてそれは開口分泌によって分泌され、その後リンパ管に入ります。

▶問題26　有害物質を無毒化し排泄する臓器はどれか。（第111回）

1．胃　2．肝臓
3．膵臓　4．大腸

解答　2

解説　有害物質を無毒し排泄する臓器は、肝臓です。肝臓には、血漿タンパク質の生成、グリコーゲンの貯蔵、胆汁の産生などの働きもあります。

▶問題27　食物の嚥下において喉頭蓋が喉頭口を閉鎖する時期はどれか。（第111回）

1．先行期　2．準備期
3．口腔期　4．咽頭期
5．食道期

解答　4

解説　咀嚼された食べ物は口腔から咽頭を通って運ばれ、飲み込まれます（嚥下）。この嚥下の過程は口腔相（口腔期）、咽頭相（咽頭期）、食道相（食道期）の３段階に分けられます（図２-10）。口腔相のみ随意運動であり、咽頭相以降は不随意運動です。口腔相では、舌によって食塊を口の中から咽頭に送り込みます。咽頭相は延髄の嚥下中枢により制御されており、咽頭から食道に食塊を送り込みます。この時、軟口蓋が鼻腔を、喉頭蓋が気管入口（喉頭口）を閉鎖します。食道相では、食道の蠕動運動により、食塊は食道を移動し、胃へ送られます。

▶問題28　血漿蛋白質の大部分を合成しているのはどれか。（第110回）

1．肺　2．肝臓
3．腎臓　4．膵臓
5．脾臓

解答　2

解説　血漿蛋白質の大部分を合成している臓器は、肝臓です。肝臓には、有害物質の解毒・排泄、グリコーゲンの貯蔵、胆汁の産生などの働きもあります。

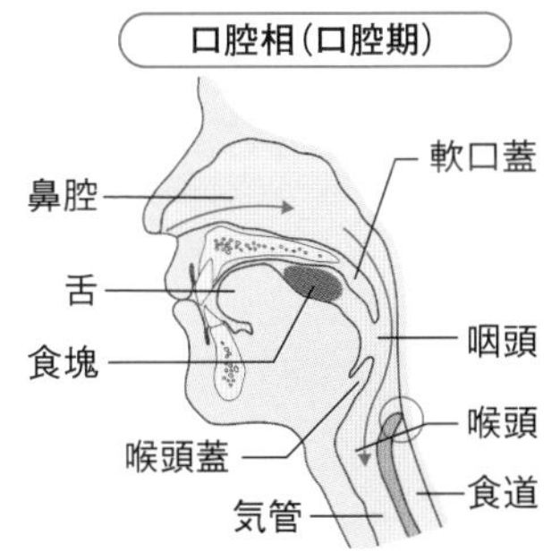

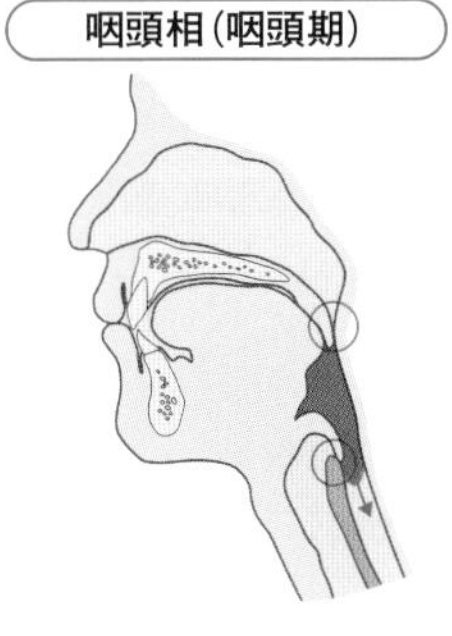

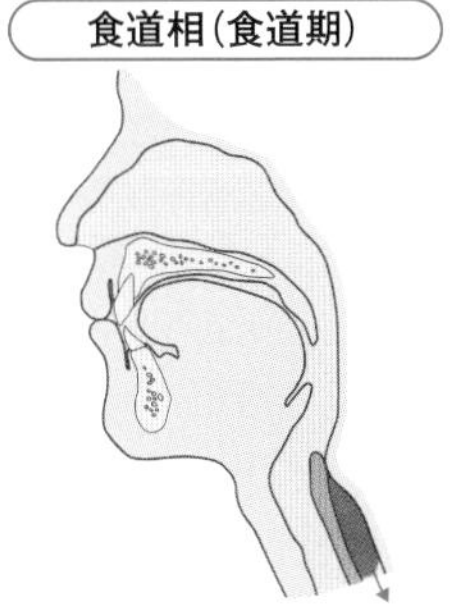

図2-10　嚥下運動

▶問題29　胃から分泌される消化管ホルモンはどれか。　（第110回）

1．ガストリン　　2．セクレチン
3．胃抑制ペプチド　　4．コレシストキニン

解答　1

解説　**問題12**の類似問題です。ガストリンが分泌されると、胃液の分泌が促進されます。**問題12**の解説を参照してください。

▶問題30　後腹膜器官はどれか。　（第110回）

1．胃　　2．肝臓
3．空腸　　4．腎臓

解答　4

解説　腹部の内臓は、腹膜との位置関係によって、**腹膜内器官**または**後腹膜器官**とよばれます。**腹膜内器官**（胃、肝臓など）は、臓器の大部分が腹膜に包まれています（**図2-11**）。**後腹膜器官**（十二指腸、膵臓など）は、腹腔後壁に埋め込まれています。後腹膜器官のうち、腹膜におおわれないものをとくに腹膜外器官（腎臓、副腎など）とよぶこともあります。

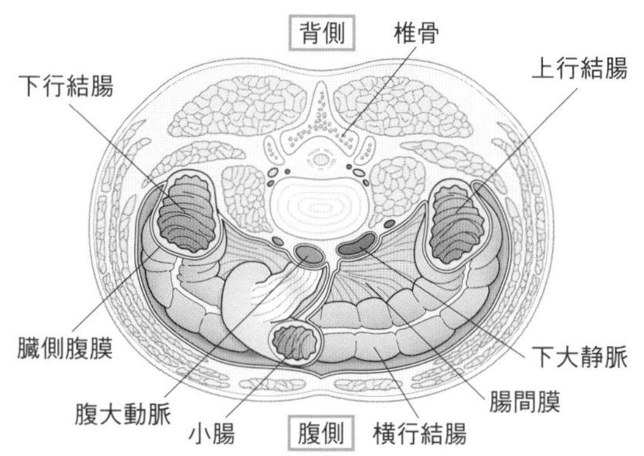

図2-11　腹膜

▶問題31　大腸で吸収されるのはどれか。　（第109回）

1．脂質　　2．水分
3．糖質　　4．蛋白質

解答　2

解説　大腸の働きは主に水分の吸収とビタミンKなどの一部の栄養素の吸収です。それゆえ、正解は2です。脂質、糖質、タンパク質の吸収はすべて小腸です。

▶問題32　脂肪分解酵素はどれか。　（第109回）

1．ペプシン　　2．リパーゼ
3．マルターゼ　　4．ラクターゼ

解答　2

解説　脂質のことを英語でLipidといいます。分解酵素は英語で語尾に-aseがつきます。それゆえ、脂肪分解酵素はLipase（リパーゼ）です。したがって、正解は2です。ペプシンは胃由来のタンパク質分解酵素です。マルターゼはマルトース（麦芽糖）を分解する糖質分解酵素です。マルトースはグルコースとグルコースが結合した二糖です。ラクターゼはラクトース（乳糖）を分解する糖質分解酵素です。ラクトースはグルコースとガラクトースが結合した二糖です。

▶問題33　（　　）の組織を還流した血液は心臓に戻る前に肝臓を通過する。（　　）に入るのはどれか。　（第109回）

1．舌　　2．食道
3．小腸　　4．腎臓
5．下肢

解答　3

解説　胃や小腸などの組織を環流した血液は、**門脈**という静脈中を流れ、肝臓を通過してから下大静脈を流れ、**右心房**に流れ込みます。それゆえ、正解は3です（**図2-12**）。

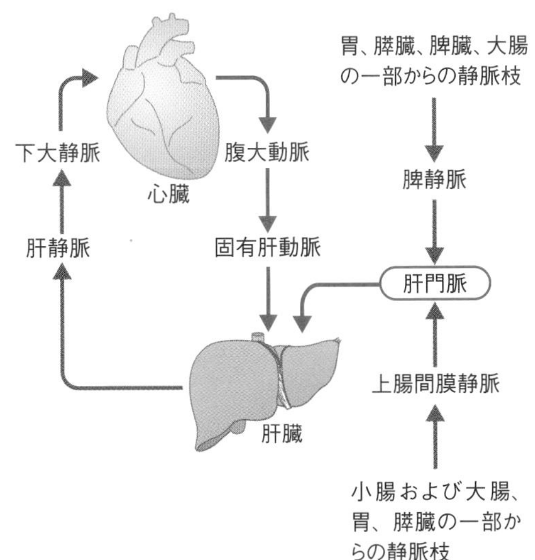

図2-12　肝門脈循環の主な血管と肝臓に分布する動静脈

▶問題34　健常な成人において、血液中のグルコース濃度が低下した時に、グルカゴンの働きでグリコゲンを分解してグルコースを生成し、血液中に放出するのはどれか。　(第109回)

1．肝臓　2．骨格筋
3．脂肪組織　4．心臓
5．膵臓

解答　1

解説　肝臓はインスリンの働きで血液中のグルコースをグリコーゲン(グリコゲン)として貯蔵し、血液中のグルコース濃度が低下したとき、グルカゴンの作用で貯蔵していたグリコーゲンをグルコースに分解して血液中に放出します。すなわち肝臓は血糖値のホメオスタシスに働いています。それゆえ、正解は1です。

▶問題35　下痢によって生じやすい電解質異常はどれか。　(第109回)

1．低カリウム血症
2．高カルシウム血症
3．高ナトリウム血症
4．低マグネシウム血症

解答　1

解説　下痢は主たる死因の1つです。下痢のために弱アルカリ性の細胞外液が消化管から急激に、大量に失われると代謝性アシドーシス、ショックなどの重大な病態から死に至ります。下痢によって細胞外液量が減少し、血液量も減少し、動脈圧低下が起きます。レニン-アンジオテンシン-アルドステロン系が働いても、腸液の大量喪失の場合、あまり効果がありません。循環ショックと同時に結腸では、体外への下痢で失われる炭酸水素イオン(HCO_3^-)やカリウム(K^+)の速度が速いため、HCO_3^-の喪失を塩化物イオン(Cl^-)が補うため(アニオンギャップを補うため)、Cl^-が増えて高Cl^-性代謝性アシドーシスが、さらに低カリウム血症が起こります。それゆえ、正解は1です。

▶問題36　胆汁の作用はどれか。　(第108回)

1．殺菌　2．脂肪の乳化
3．蛋白質の分解　4．炭水化物の分解

解答　2

解説　胆汁はほとんどが水で、胆汁酸、コレステロール、リン脂質、胆汁色素などからなります。胆汁酸は脂肪の乳化、つまり大きな脂肪滴を微細な脂肪滴にまで分解する働きがあります。それゆえ、正解は2です。

▶問題37　鮮紅色の下血が見られた時の出血部位で正しいのはどれか。　(第108回)

1．胃　2．食道
3．直腸　4．十二指腸

解答　3

解説　一般に、回盲部(回腸と大腸の境部)より口側からの出血は黒色便となり、回盲部より肛門側からの出血は赤色の便となります。それゆえ、正解は3です。

▶問題38　排便反射の反射弓を構成するのはどれか。**2つ選べ。**　(第108回)

1．下腸間膜神経節　2．腹腔神経節
3．骨盤神経　4．腰髄
5．仙髄

解答　3、5

解説　排便反射は直腸に到達した糞塊による

直腸壁の伸展刺激、その刺激が求心性神経を介して仙髄の排便中枢に伝えられた結果、骨盤神経の副交感神経を介して直腸壁の収縮と内肛門括約筋の弛緩が起こるというものです。それゆえ、正解は3と5です。

▶問題39　小腸で消化吸収される栄養素のうち、胸管を通って輸送されるのはどれか。（第107回）

1．糖質　2．蛋白質
3．電解質　4．中性脂肪
5．水溶性ビタミン

解答　4

解説　胸管は下半身と左上半身のリンパを集めて、左静脈かくに注ぐリンパ本管です。中性脂肪は小腸の粘膜下のリンパ管よりリポタンパク質やコレステロールと結合し、カイロミクロンというかたちで吸収され、胸管を通って静脈に入ります。それゆえ、正解は4です。そのほかの選択肢の物質は小腸粘膜下の毛細血管より吸収されます。

▶問題40　ビタミンと生理作用の組合せで正しいのはどれか。（第107回）

1．ビタミンA――――――嗅覚閾値の低下
2．ビタミンD――――――Fe^{2+}吸収の抑制
3．ビタミンE――――――脂質の酸化防止
4．ビタミンK――――――血栓の溶解

解答　3

解説　ビタミンEは抗酸化剤としての働きがあります。それゆえ、3の組み合わせは正解です。

ビタミンAは網膜の光受容には必要不可欠な物質ですが、嗅覚閾値の低下には関係しません。嗅覚閾値の低下は老化による嗅細胞の減少に関係すると考えられます。

ビタミンDは、消化管からのカルシウム（Ca^{2+}）やリン（P）の吸収に必要不可欠です。

ビタミンKは肝臓でのプロトロンビンの合成に関与しています。プロトロンビンは血液凝固因子の1つです。血栓形成に貢献しますので、この組み合わせは誤りです。

▶問題41　膵液について正しいのはどれか。

（第106回）

1．弱アルカリ性である。
2．糖質分解酵素を含まない。
3．セクレチンによって分泌量が減少する。
4．ランゲルハンス島 *Langerhans* のβ細胞から分泌される。

解答　1

解説　膵液はアルカリ性でpHは約8.0です。トリプシン、キモトリプシンなどのタンパク質分解酵素、膵リパーゼという脂肪分解酵素、糖質分解酵素、核酸分解酵素などを含みます。また、HCO_3^-（炭酸水素イオン）を多量に含んでいます。セクレチンやコレシストキニンによって膵液の分泌が起こります。それゆえ、正解は1です。**問題15**と類似しています。

▶問題42　グリセリン浣腸を実施する際、腸管穿孔の危険性が最も高い体位はどれか。（第106回）

1．立位　2．仰臥位
3．腹臥位　4．左側臥位

解答　1

解説　立位では、実施者が中腰になるか前屈することになります。洋式トイレでの座位の場合、実施者は患者の前に位置し、患者に腰を浮かせてうしろから挿入するか、あるいは恥骨の手前側から手を入れて挿入することになります。これらいずれの場合も、肛門部が見えにくいうえに、実施者の姿勢が不安定でカテーテルの挿入方向の感覚がずれやすいです。また、体位を保持する患者の疲労を軽減するため「手早く終えなければならない」という気持ちが実施者に生じ、この結果、操作は盲目的にならざるをえません。このような状況下では、腸の走行に沿って適切な長さのカテーテルを挿入することはきわめて困難で、腸内壁を傷つける危険性は高くなります。さらに「直腸はまっすぐである」という誤ったイメージが加わると、危険度はますます高くなります。それゆえ、正解は1です。（引用：藤本悦子、有田広美：グリセリン浣腸、p.91～98、藤本悦子編、解剖生理学から見直す

看護技術、Nursing Mook70、2012)

▶問題43　排便時の努責で正しいのはどれか。2つ選べ。　(第106回)

1．直腸平滑筋は弛緩する。
2．呼息位で呼吸が止まる。
3．外肛門括約筋は収縮する。
4．内肛門括約筋は弛緩する。
5．腹腔内圧は安静時より低下する。

解答　2、4

解説　排便時のいきみとは排便時や出産時などで力むことで、努責(どせき)ともいいます。排便時は骨盤神経の副交感神経(成分)が支配する直腸の収縮、内肛門括約筋の弛緩(拡張)、それに陰部神経の構成要素である運動神経が外肛門括約筋を意識的弛緩(拡張)させます。さらに腹筋の収縮も腹腔を圧迫することで排便を助けます。排便時は再び呼息位で呼吸が止まります。それゆえ、正解は2と4です。

▶問題44　胃酸の分泌を抑制するのはどれか。　(第105回)

1．アセチルコリン　2．ガストリン
3．セクレチン　4．ヒスタミン

解答　3

解説　アセチルコリンは副交感神経の節後ニューロンより分泌される神経伝達物質で、胃酸分泌を促進します。ガストリンは幽門部付近から分泌されるホルモンで、胃の運動と胃液分泌を促進させます。十二指腸から分泌されるセクレチンは胃の壁細胞に作用して胃酸の分泌を抑制します。それゆえ、正解は3です。ヒスタミンは胃壁細胞に作用して胃酸分泌を促進します。

▶問題45　便秘の原因となる加齢に伴う身体的変化で誤っているのはどれか。　(第105回)

1．大腸粘膜の萎縮
2．骨盤底筋群の筋力低下
3．直腸内圧の閾値の低下
4．大腸の内括約筋の緊張の低下

解答　3

解説　大腸は加齢によって通過時間の延長や排便機能の低下による便秘は増加します。3に関してですが、直腸内圧の閾値が低下したら便が出やすくなります。閾値が下がるとは敏感になるということです。それゆえ、誤りは3です。他の選択肢の説明は正しいです。

▶問題46　成人の鼻腔から噴門までの長さで適切なのはどれか。　(第104回)

1．5～15cm　2．25～35cm
3．45～55cm　4．65～75cm

解答　3

解説　噴門は食道下端と胃の接続部です。歯列から食道下端まで約40cmなので、鼻腔から噴門までの長さは約50cmです。それゆえ、正解は3です。

▶問題47　内臓痛が生じるのはどれか。(第104回)

1．臓器の切開
2．管腔臓器の受動的な過伸展
3．細胞内カリウムイオン濃度の上昇
4．細胞外ナトリウムイオン濃度の上昇

解答　2

解説　内臓痛の発生機序は、管腔臓器の過伸展・攣縮(異常に収縮すること)、虚血や化学的刺激が原因とされています。それゆえ、正解は2です。

▶問題48　蛋白質で正しいのはどれか。(第104回)

1．アミノ酸で構成される。
2．唾液により分解される。
3．摂取するとそのままの形で体内に吸収される。
4．生体を構成する成分で最も多くの重量を占める。

解答　1

解説　タンパク質はアミノ酸で構成されています。それゆえ、1が正解です。

唾液にはタンパク質分解酵素が存在しないので、タンパク質は分解されません。タンパク質を摂取すると、主に小腸で構成する単位であるアミノ酸に分解され、アミノ酸のかたちで吸収されます。生体を構成する成分で最も多くの重量を占めるのは水です。

▶問題49　正常な胃液のpHはどれか。　（第103回）

1．pH 1～2　2．pH 4～5
3．pH 7～8　4．pH 10～11

解答　1

解説　胃液は胃の壁細胞から分泌される塩酸を含むので強酸性でpH 1～2です。他に胃液の成分には、ペプシノゲンやムチン、内因子があります。

▶問題50　食道について正しいのはどれか。

（第103回）

1．厚く強い外膜で覆われる。
2．粘膜は重層扁平上皮である。
3．胸部では心臓の腹側を通る。
4．成人では全長約50cmである。

解答　2

解説　食道は咽頭から始まり、全長約25cmの単純な管です。粘膜は角化しない重層扁平上皮よりなります。下端部は胃の上皮特有な円柱上皮です。食道上部では前面には気管、気管分岐部、それに左気管支があります。食道下部は心臓の背側に位置し、心嚢（しんのう）を介して左心房に接しています。また、食道の上部では左外側を横断するので食道は狭められています。外膜は、厚い結合組織からなります（図2-13）。

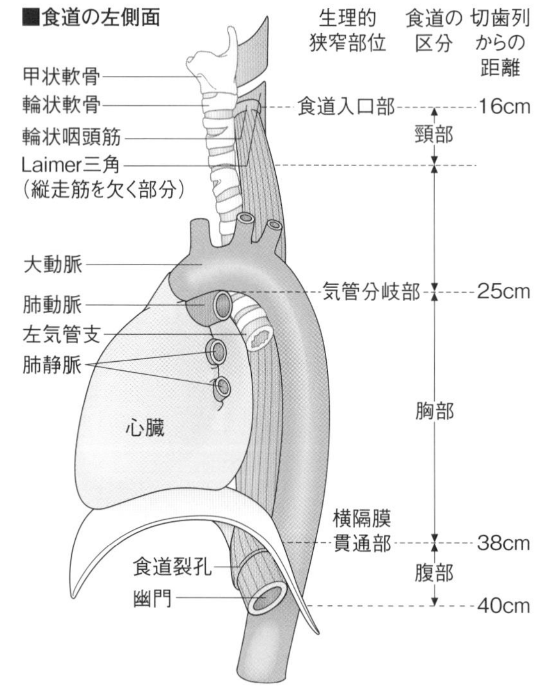

図2-13　食道の位置

▶問題51　肝硬変でみられる検査所見はどれか。2つ選べ。　（第103回）

1．血小板増多
2．尿酸値上昇
3．血清アルブミン値低下
4．血中アンモニア値上昇
5．プロトロンビン時間短縮

解答　3、4

解説　検査所見とは、検査の結果についての意見や考えのことをいいます。肝硬変とは長期間のびまん性炎症疾患の結果、肝の線維化が増強し、正常な小葉構造が消失して、結節形成をきたした状態です。肝臓の機能がなんであるか思い出し、それが低下した状態と考えると正解が導けます。肝臓の機能は、①アルブミンの産生、②プロトロンビンを含むほとんどの血液凝固因子の産生、③アミノ酸の分解産物である有毒なアンモニアを無毒な尿素に変換、④細菌の溶菌に働くほとんどの補体の産生、⑤ブドウ糖の塊であるグリコーゲンの貯蔵、⑥ビタミンAの貯蔵などです。それゆえ、肝硬変で肝臓の機能が低下したと考えると、正解は3と4になります。尿酸は核酸の分解産物で主に肝臓で合成されます。それゆえ、肝機能が低下した肝硬変では、尿酸値上昇は考えにくいことです。

▶問題52　肝細胞で合成されるのはどれか。2つ選べ。　（第100回）

1．アルブミン　2．ガストリン
3．セクレチン　4．γ-グロブリン
5．コレステロール

解答　1、5

解説　アルブミンは肝臓で合成・分泌される

血漿タンパク質で、膠質浸透圧の維持に最も重要な役割をするタンパク質です。分子量は67,000です。肝臓で合成される他の物質をあげると、①グリコーゲン、②血液凝固因子のほとんど、③補体成分、④フィブリノゲン、⑤中性脂肪、⑥コレステロール、⑦リン脂質などがあります。それゆえ、正解は1と5になります。ガストリン、セクレチンは、それぞれ胃、十二指腸から主に分泌されるホルモンです。γ-グロブリンは形質細胞が分泌するタンパク質です。

▶問題53 食欲を促進するのはどれか。（第98回）

1．温熱環境
2．胃壁の伸展
3．レプチンの分泌
4．血中遊離脂肪酸の上昇

解答 4

解説 夏に食欲が低下するのを考えると、温熱環境は食欲を抑制します。胃壁の伸展は食物が胃内に入ったときに起こる反応で、これによって胃から分泌され、食欲を促進するホルモンであるグレリンの分泌が低下します。レプチンは食欲を抑制する働きのホルモンで脂肪組織（細胞）から分泌され、視床下部の摂食中枢を抑制します。ヒトは食後、活動、とくに運動を始めると身体に蓄えられていた糖質（グリコーゲン）がグルコースに分解され、血中に放出され、消費されます。続いて、身体は利用できるエネルギー源として脂肪（中性脂肪、トリグリセリド）をモノグリセリドと脂肪酸に分解して、血中に放出します。この脂肪酸が血中遊離脂肪酸です。これが視床下部（外側野）の摂食中枢に作用して食欲を促進します。

▶問題54 咀嚼で正しいのはどれか。（第97回）

1．唾液にムチンが含まれている。
2．咀嚼筋の不随意的収縮で行われる。
3．舌の運動は三叉神経によって支配される。
4．顎関節を形成するのは下顎骨と頬骨である。

解答 1

解説 唾液は、咀嚼するときに食べ物が口腔内を傷つけないように粘性を与えているムチンや糖質を分解する酵素（アミラーゼ）、細菌の細胞壁を分解する酵素（リゾチーム）などを含んでいます。咀嚼筋とは咀嚼に関係する骨格筋で、随意筋です。咀嚼筋には咬筋、側頭筋、内側翼突筋、外側翼突筋があり、さらに舌骨上筋群、舌骨下筋群も関係します。さらに顔面筋や舌筋、頸部の筋も関係します。舌の運動は舌下神経が支配しています。顎関節は下顎骨の関節突起と側頭骨の関節窩との間の関節です。

▶問題55 嚥下で正しいのはどれか。（第95回）

1．嚥下運動は不随意運動である。
2．食塊は口腔→喉頭→食道と移動する。
3．軟口蓋は気管と食道との交通を遮断する。
4．食塊は蠕動運動によって食道内を移送される。

解答 4

解説 嚥下は随意運動と不随意運動からなる協調運動です。舌によって食塊が軟口蓋に押し付けられ、咽頭へと送り出される過程は口腔相とよばれますが、この過程は随意的な運動です。それ以降は不随意運動です。食塊は口腔→咽頭→食道と移動します。食塊が咽頭に入ると、延髄の嚥下中枢が刺激され、反射的に咽頭から食道へ食塊を送り出す一連の反応が起きます。軟口蓋は鼻腔と咽頭との交通を遮断します。また、食塊が食道に入ると、食道の蠕動運動によって食塊は食道内を胃に向かって移送されます。

▶問題56 男性の肝硬変患者で門脈圧亢進による症状はどれか。（第94回）

1．皮膚の黄染　　2．女性化乳房
3．腹壁静脈怒張　　4．黄褐色の尿

解答 3

解説 みかんなどの柑橘類を摂取しすぎると、みかんのカロチンが皮膚に沈着して皮膚が黄色になります（黄染）。

肝硬変のような肝機能が低下した男性患者では、体内で少量産生されているエストロゲンが肝臓で分解処理できないため、体内のエストロ

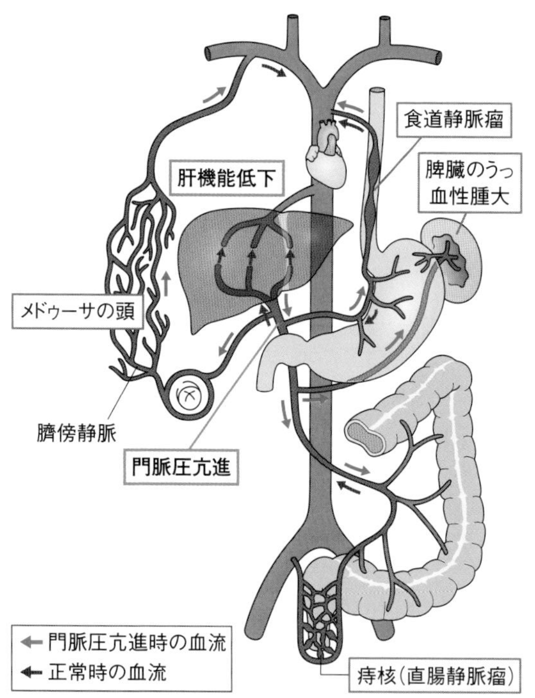

図2-14　門脈圧亢進時の血流

ゲン濃度は上昇し、乳腺が発達してしまいます。その結果、乳腺が女性化し、これを女性化乳房といいます。肝機能障害の症状の１つです。

肝硬変で門脈圧亢進による症状(患者自身が自覚するもの)として、門脈の血液の流れが悪くなると、門脈へ流れるはずの血液が、側副経路に流入します〔**図2-14**の赤い矢印(→)の血流が側副血行路〕。その結果、食道静脈瘤、臍傍静脈、腹壁静脈怒張が起こります。

肝臓で代謝されたビリルビンは尿中で酸化されてウロビリンになり、尿を黄褐色にします。それゆえ、正解は３です。

▶**問題57**　正しいのはどれか。　(第87回)

1．肝門部では肝動脈、肝静脈および左右肝管が出入りする。
2．胆囊(たんのう)は胆囊管を介して膵管に合流する。
3．膵臓は下大静脈の腹側に位置する。
4．ファーター乳頭は十二指腸球部に開口する。

解答　3

解説　肝臓の下面に肝門(部)があり、そこでは固有肝動脈や門脈、リンパ管、総胆管、神経が出入りしています。しかし肝静脈は肝臓の後上面から出ています。胆囊は胆囊管、総胆管を介して膵管に合流しています。膵臓は**下大静脈の腹側**にあります。ファーター乳頭は十二指腸下行部に開口しています。十二指腸球部とは十二指腸上部の幽門寄りの部分のことです。それゆえ、正解は３です。

3 代謝系

▶問題1　唾液中に含まれる糖質分解酵素はどれか。

1．アミロース　2．α-アミラーゼ
3．トリプシン　4．セルロース
5．スクロース

解答　2

解説　糖質分解酵素は唾液や膵液に含まれており、唾液に含まれる糖質分解酵素はα-アミラーゼといわれます。**α-アミラーゼはデンプンを分解する酵素です。**アミロースはD-グルコースがα1→4結合でつながったものです。グリコーゲンは肝臓・筋肉をはじめほとんどすべての細胞内に存在し、D-グルコースからなるホモ多糖です。トリプシンは、膵液に含まれるタンパク質分解酵素です。セルロースは植物の細胞壁の主成分で、D-グルコースがβ1→4結合で多数つながったものです。スクロースは別名ショ糖とよばれ、D-グルコースのアノマー炭素原子（1位）の水酸基（α型）と、D-フルクトースのアノマー炭素原子（2位）の水酸基（β型）との間で結合した分子です。

▶問題2　水素イオン濃度が10^{-9}mol/LのpHはどれか。

1．pH＝1　2．pH＝3
3．pH＝6　4．pH＝9
5．pH＝12

解答　4

解説　$pH=-\log[H^+]$と定義されています。ここで$[H^+]$とは水素イオン濃度のことです。それゆえ、$[H^+]=10^{-9}$なので$pH=-\log 10^{-9}=9$ですから、正解は4です。

▶問題3　正しいのはどれか。

1．グルコースは分解されると、ラクトースになる。
2．フルクトースは単糖である。
3．スクロースは単糖である。
4．ガラクトースは二糖である。
5．マルトースは単糖である。

解答　2

解説　**グルコース、ガラクトース、フルクトースは生物学的に重要な単糖です。**一方、スクロースはグルコースとフルクトースから、ラクトースはガラクトースとグルコースから、さらにマルトース（麦芽糖）はグルコースとグルコースからなる二糖です。単糖のマンノースが体内でつくられ、血中にわずかに存在します。グルコース、ガラクトース、フルクトース、マンノースの構造は**図3-1**を参照してください。

▶問題4　ペプシンはどれか。

1．タンパク質　2．中性脂肪
3．ステロイド　4．糖質
5．DNA

解答　1

解説　ペプシンは胃の主細胞から分泌されるペプシノゲンの活性型で、**タンパク質からなる**タンパク質分解酵素です。

グルコース（ブドウ糖）　フルクトース（果糖）

マンノース　ガラクトース

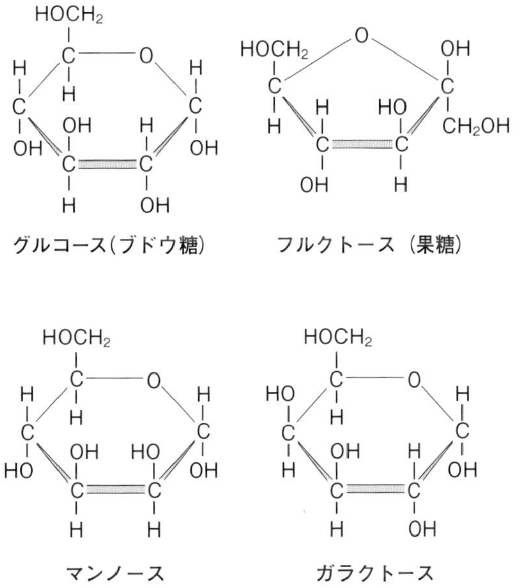

図3-1　糖質の構造

▶問題5　小腸での膜消化に関係ないのはどれか。

1．マルターゼ　　2．スクラーゼ
3．ラクターゼ　　4．リパーゼ
5．アミノペプチダーゼ

解答　4

解説　膜消化とは、小腸の絨毛(膜)に存在する酵素によって吸収される前の最終消化のことです。小腸の絨毛の間隙に入ってきたタンパク質の消化産物であるペプチドやトリペプチド、ジペプチドは、小腸粘膜上皮細胞の絨毛(じゅうもう)に突き出たアミノペプチダーゼでアミノ酸に分解されます。また、糖質の分解産物であるラクトースやスクロース、マルトースも絨毛にあるそれぞれラクターゼやスクラーゼ、マルターゼによって単糖に分解されます(**図3-2**)。リパーゼは、主に膵臓から分泌される脂肪分解酵素です。それゆえ、正解は4です。

▶問題6　ATPと同じ塩基をもつのはどれか。

1．糖質　　2．中性脂肪
3．核酸　　4．タンパク質

解答　3

解説　核酸にはDNAとRNAがあります。DNAはデオキシリボースとリン酸と塩基(アデニン、グアニン、シトシン、チミン)から構成され、RNAはリボースとリン酸と塩基(アデニン、グアニン、シトシン、ウラシル)から構成されています。ATPはアデノシン三リン酸ですから、塩基としてアデニンを構成要素にもつので、DNAと同じ塩基をもっています。つまり、ATPは核酸と同じ塩基をもっています。それゆえ、正解は3です。

糖質には、単糖(グルコース、ガラクトース、フルクトースなど)、二糖(ラクトース、スクロース、マルトースなど)、多糖(アミロース、グリコーゲンなど)があります。中性脂肪はトリグリセリドともいわれ、グリセロールと脂肪酸から構成されています。タンパク質はアミノ酸から構成されています(**表3-1**)。

▶問題7　生体内でタンパク質が分解され、アミノ酸の代謝が進んで生じたアンモニアは肝臓で(　　)に変換される。(　　)に入るのはどれか。(第111回)

1．尿酸　　2．尿素
3．亜硝酸　　4．一酸化窒素

解答　2

解説　有害なアンモニアは肝臓で尿素回路(オルニチン回路)によって人体に無害な尿素に変換されます。生成された尿素は、尿の成分として体外に排泄されます。

▶問題8　頻回の嘔吐で生じやすいのはどれか。(第107回)

1．血尿　　2．低体温
3．体重増加　　4．アルカローシス

解答　4

解説　頻回の嘔吐によって身体から塩酸が失われるので、身体全体では体液はアルカリ性に、つまりアルカローシスになります。頻回の嘔吐で体液がアルカリ化することを代謝性アルカローシスといいます。それゆえ、正解は4です。

▶問題9　基礎代謝量が最も多い時期はどれか。(第106回)

1．青年期　　2．壮年期
3．向老期　　4．老年期

解答　1

解説　青年期は13～20歳まで、壮年期は30～60歳まで、向老期は60～65歳まで、老年期は65歳以上と区分されます。日本人の食事摂取基準2015年版(厚生労働省)に示されている年代別基礎代謝基準値よれば基礎代謝量の最も多い時期は男性では15～17歳、女性では12～14歳です。それゆえ、1が正解となります。

▶問題10　日本人の食事摂取基準(2015年版)で、身体活動レベルⅠ、70歳以上の男性の1日の推定エネルギー必要量はどれか。(第105回)

1．1,450kcal　　2．1,850kcal
3．2,000kcal　　4．2,200kcal

表3-1　タンパク質を構成するアミノ酸

分類	アミノ酸名	3文字略号	1文字略号	構造式		特徴
				側鎖部分(B)	共通部分	
中性アミノ酸	グリシン	Gly	G	$H-$	NH_2 $CH-COOH$	鏡像異性体はない、親水性
	アラニン	Ala	A	CH_3-	NH_2 $CH-COOH$	疎水性
	バリン	Val	V	CH_3 CH_3 > $CH-$	NH_2 $CH-COOH$	分枝アミノ酸、必須アミノ酸、疎水性
	ロイシン	Leu	L	CH_3 CH_3 > $CH-CH_2-$	NH_2 $CH-COOH$	分枝アミノ酸、必須アミノ酸、疎水性
	イソロイシン	Ile	I	CH_3 CH_3-CH_2-CH-	NH_2 $CH-COOH$	分枝アミノ酸、必須アミノ酸、疎水性
	トリプトファン	Trp	W	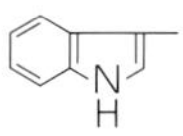 N H $-CH_2-$	NH_2 $CH-COOH$	芳香族アミノ酸、必須アミノ酸、疎水性
	フェニルアラニン	Phe	F	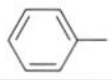 $-CH_2-$	NH_2 $CH-COOH$	芳香族アミノ酸、必須アミノ酸、疎水性
	チロシン	Tyr	Y	$HO-$ 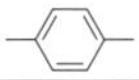 $-CH_2-$	NH_2 $CH-COOH$	芳香族アミノ酸、ヒドロキシアミノ酸、親水性
	セリン	Ser	S	$HO-CH_2-$	NH_2 $CH-COOH$	ヒドロキシアミノ酸、親水性
	トレオニン	Thr	T	OH CH_3-CH-	NH_2 $CH-COOH$	必須アミノ酸、ヒドロキシアミノ酸、親水性
	システイン	Cys	C	$HS-CH_2-$	NH_2 $CH-COOH$	含硫アミノ酸、親水性
	メチオニン	Met	M	$CH_3-S-CH_2-CH_2-$	NH_2 $CH-COOH$	含硫アミノ酸、必須アミノ酸、疎水性
	プロリン	Pro	P	H_2C < $\overset{H_2}{C}-$ $\underset{H_2}{C}-$	NH $CH-COOH$	イミノ酸、疎水性
	アスパラギン	Asn	N	$H_2N-CO-CH_2-$	NH_2 $CH-COOH$	アミドの一種、親水性
	グルタミン	Gln	Q	$H_2N-CO-CH_2-CH_2-$	NH_2 $CH-COOH$	アミドの一種、親水性
酸性アミノ酸	アスパラギン酸	Asp	D	$HOOC-CH_2-$	NH_2 $CH-COOH$	2つのカルボキシ基をもつ、親水性
	グルタミン酸	Glu	E	$HOOC-CH_2-CH_2-$	NH_2 $CH-COOH$	2つのカルボキシ基をもつ、親水性
塩基性アミノ酸	アルギニン	Arg	R	NH $H_2N-C-NH-CH_2-CH_2-CH_2-$	NH_2 $CH-COOH$	最も塩基性が高い、親水性
	リシン	Lys	K	$H_2N-CH_2-CH_2-CH_2-CH_2-$	NH_2 $CH-COOH$	必須アミノ酸、親水性
	ヒスチジン	His	H	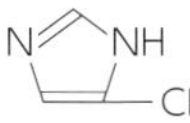 N NH $-CH_2-$	NH_2 $CH-COOH$	必須アミノ酸、親水性

（三輪一智、中恵一：生化学、第13版、系統看護学講座、人体の構造と機能２、p.52、医学書院、2014より改変）

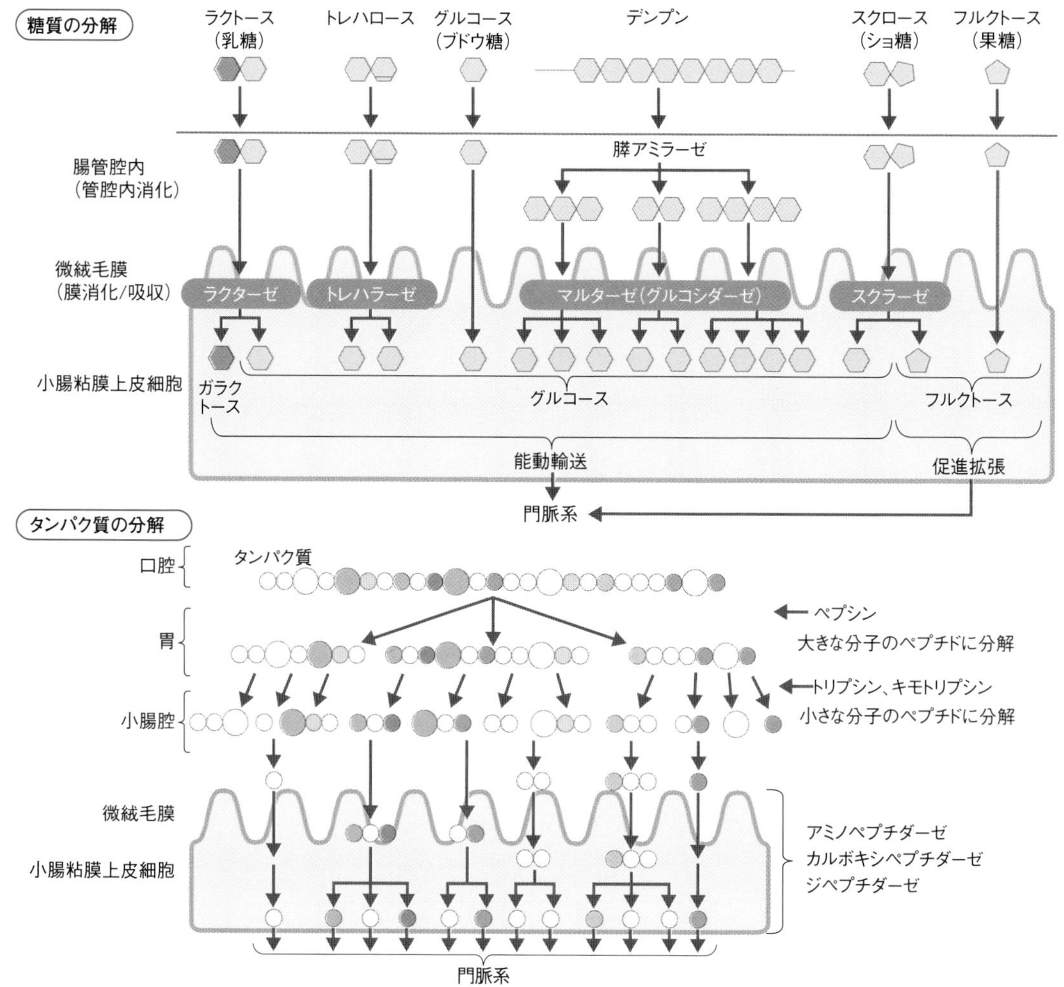

図3-2　小腸絨毛における膜消化

5．2,500kcal

解答　2

解説　日本人の食事摂取基準2015年版の「推定エネルギー必要量(kcal/日)」より身体活動レベルⅠ、70歳以上の男性の1日の推定エネルギー必要量は1,850kcal/日となっています。

▶問題11　食事摂取基準に耐容上限量が示されているビタミンはどれか。2つ選べ。　(第105回)

1．ビタミンA　　2．ビタミンB_1

3．ビタミンB_2　　4．ビタミンC

5．ビタミンD

解答　1、5

解説　食事摂取基準に耐容上限量が示されているビタミンは、脂溶性ビタミンです。脂溶性ビタミンは体内に貯蔵されるため、過剰な摂取は問題を引き起こすことがあります。それゆえ、正解は1と5です。

▶問題12　小腸からそのまま吸収されるものはどれか。2つ選べ。　(第102回)

1．グルコース　　2．スクロース

3．マルトース　　4．ラクトース

5．フルクトース

解答　1、5

解説　単糖(グルコース、フルクトース)と二糖(スクロース、マルトース、ラクトース)が選択肢にあげられています。単糖はそのまま吸収されます。二糖は粘膜上皮で膜消化を受けて単糖になり、吸収されます(**問題5**の解説、**図3-**

２を参照)。

▶問題13　脂肪を乳化するのはどれか。(第102回)

1．胆汁酸塩　　2．トリプシン
3．ビリルビン　　4．リパーゼ

解答　1

解説　乳化という用語をみたら胆汁酸の働きを思い出してください。肝臓で合成され、胆嚢(たんのう)に蓄えられている胆汁中の**胆汁酸**は、脂肪の塊を小さい塊にする**乳化作用**があります(**図３-３**)。

トリプシンはタンパク質分解酵素で、リパーゼは脂肪分解酵素です。ともに十二指腸から分泌される膵液に含まれています。

ビリルビンはヘモグロビンのヘム(血色素)の分解産物です。

▶問題14　食事由来のトリグリセリドを運搬するのはどれか。(第100回)

1．HDL　　2．LDL
3．VLDL　　4．カイロミクロン

解答　4

解説　脂肪は小腸で脂肪酸とグリセロールに分解され、小腸粘膜より吸収されると、小腸上皮細胞内で再びタンパク質(アポリポタンパク質)やリン脂質やコレステロールと一緒になり、**カイロミクロン**(**キロミクロン**)となります。カイロミクロンは中心乳糜(にゅうび)管(リンパ管)からリンパ管系に入り、胸管を経て、左静脈角より静脈に入ります。したがって、食事由来のトリグリセリド(中性脂肪)を運搬するのはカイロミクロンです。それゆえ、正解は4です。HDLは高密度リポタンパク質(high-density lipoprotein)、LDLは低密度リポタンパク質(low-density lipoprotein)、VLDLは超低密度リポタンパク質(very low density lipoprotein)のことです。これらリポタンパク質は、体内で脂質を利用するために存在する脂質とタンパク質の複合体で、血漿中を、不溶性の脂質を運ぶ運搬体として働いています。

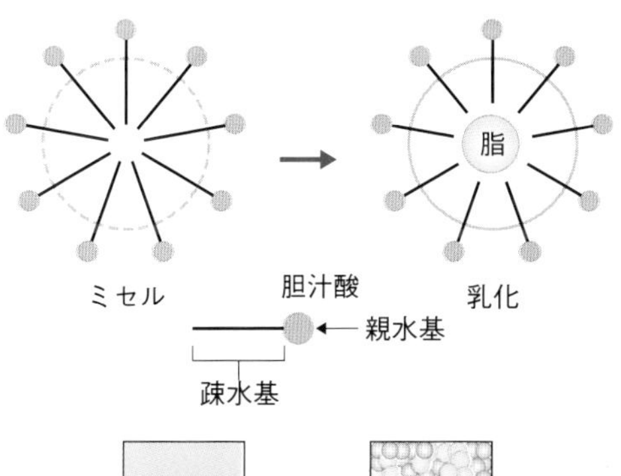

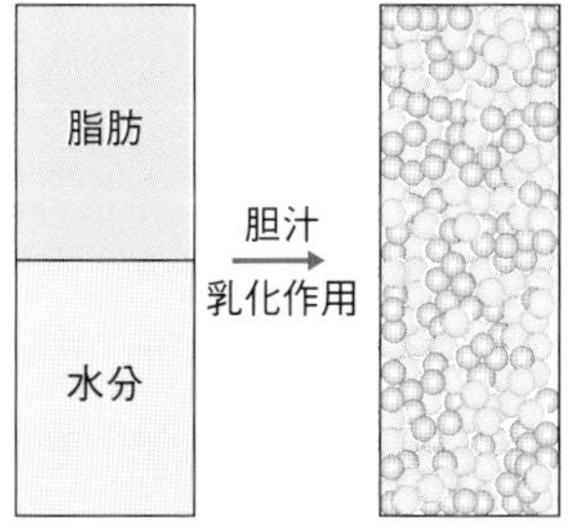

胆汁酸は脂肪の分子をバラバラにして、その周囲を取り囲み、よく混ざった状態（乳化）にして消化・吸収を助けます

図３-３　胆汁酸の乳化作用

▶問題15　脂肪分解の過剰で血中に増加するのはどれか。(第99回)

1．尿素窒素　　2．ケトン体
3．アルブミン　　4．アンモニア

解答　2

解説　食物から摂取する脂質の大部分は中性脂肪が占めていて、それらは脂肪酸とグリセロールがエステル結合した**中性脂肪**(トリグリセリド)です。吸収された中性脂肪はリンパ管から胸管を経て左静脈角から血中に入ります。糖質が利用できなくて、エネルギーが必要なときに、中性脂肪は脂肪酸とグリセロールに分解され、脂肪酸はβ酸化とそれに続くTCA回路(トリカルボン酸回路)によってATP合成に利用されます。グリセロールは糖質の代謝系に合流し、ATP産生に利用されます。

このように中性脂肪はATP産生に効率よく利用可能です。空腹や激しい運動後、体内の糖質がなくなると、中性脂肪は分解されてATP合成に利用されますが、肝臓以外で中性脂肪の分解が過剰になると、**ケトン体**(アセト酢酸と3-ヒドロキシ酪酸とアセトンの総称名)が血中に増加します。それゆえ、正解は2です。ケトン体のうち、アセト酢酸と3-ヒドロキシ酪酸は酸性物質です。アルブミンは血漿タンパク質で脂肪分解とは無関係なタンパク質です。また、アンモニアもタンパク質由来なアミノ酸の分解産物です。

▶**問題16** 脂質１gが体内で代謝されるときに生じるエネルギー量はどれか。 (第98回)

１．４kcal　２．９kcal
３．14kcal　４．19kcal

解答 2

解説 体内で糖質、脂質、タンパク質の栄養素が代謝されると、糖質４kcal、タンパク質４kcal、脂質９kcalのエネルギーを生じます。なお、１kcalは4.184kj(キロジュール)です。

4 血液

▶問題1　成人で血液の細胞成分をつくるのはどれか。

1．脾臓（ひぞう）　　2．肝臓
3．骨髄　　4．胸腺

解答　3

解説　脾臓と肝臓は古くなった赤血球を壊す場所です。**骨髄**は血液の細胞成分（赤血球、白血球、血小板）をつくる場所です。胸腺はTリンパ球が成熟する場所です。胎児では肝臓、脾臓でも赤血球をつくります。

▶問題2　体重に占める血液の割合（%）はどれか。

1．５%　　2．８%
3．12%　　4．15%

解答　2

解説　血液は体重の**８%**（あるいは1/13）を占めます。一方、体液は体重の約60%を占めます。

▶問題3　血液の赤色の由来はどれか。

1．血管内皮細胞　　2．赤血球
3．白血球　　4．血小板

解答　2

解説　血液は赤血球に含まれる**ヘモグロビン**（Hb）によって赤くみえます。赤血球からヘモグロビンを除くと赤血球は白くみえます。１個の赤血球あたり約２億5000万個のヘモグロビンが詰まっています。ヘモグロビン１分子は４つのヘムという赤い色素と４つのグロビンをもっています（**図4-1**）。

▶問題4　酸素を運ぶのはどれか。

1．白血球　　2．赤血球
3．血小板　　4．脂肪細胞

解答　2

解説　酸素を運ぶのは赤血球の働きです。白血球は病原体から身体を守る働きをします。血小板は止血の働きをします。脂肪細胞はエネルギー源として脂肪を蓄えます。

▶問題5　血液に占める細胞成分の割合はどれか。

1．基礎代謝　　2．ヘマトクリット
3．１回換気量　　4．酸素飽和度

解答　2

解説　血液に占める細胞成分の割合を**ヘマトクリット**といいます（**図4-2**参照）。それゆえ、正解は２です。また、血液の細胞成分（赤血球、白血球、血小板）のなかで赤血球の数または割合が圧倒的（約95%）に多いので、赤血球の割合をヘマトクリットと考えて差し支えありません。**基礎代謝**とは精神的にも肉体的に安静で覚醒状態で、かつ摂食後13時間、20～25度の温度の部屋での身体から放出されるエネルギー量のことです。このエネルギー量は生命維持に必要最小限の量を意味しています。**１回換気量**とは呼吸したときに出入りする空気の量を意味します。**酸素飽和度**とは動脈血中の赤血球のヘモグロビンの何%が酸素と結合しているかを表しています。通常１gのヘモグロビンは1.34mLの酸素を結合でき、100%飽和しているといいます。

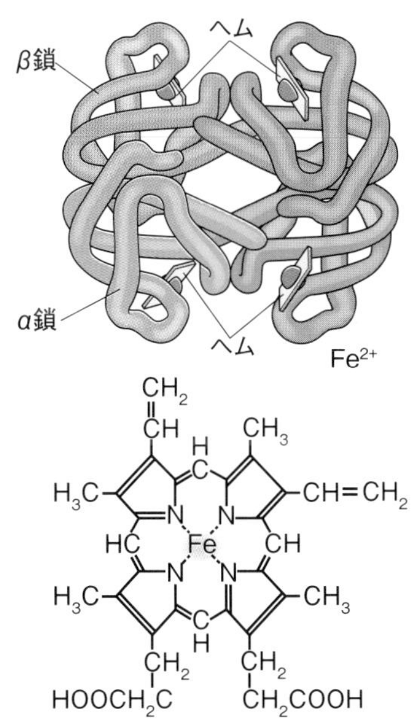

図4-1　ヘモグロビンの構造図とヘムの化学式

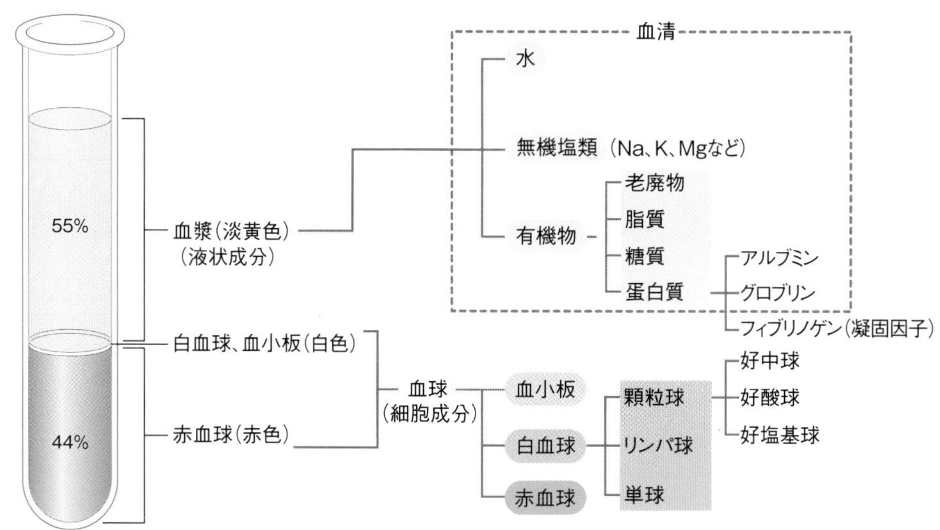

図4-2　血液の細胞成分

▶問題6　止血に働くのはどれか。

1．白血球　　2．赤血球
3．血小板　　4．脂肪細胞

解答　3

解説　止血は**血小板**の働きです。血管が破れるとその部位に血小板がまず付着し、**一次血栓**をつくり（**一次止血**）、続いて一群の血液凝固因子の連鎖反応を起き、フィブリノゲンがフィブリン網に変わり、細胞成分を取り込み血液凝固塊（**二次血栓**）をつくります（**図4-3**）（**二次止血**）。細胞成分の主なものは、赤血球です。

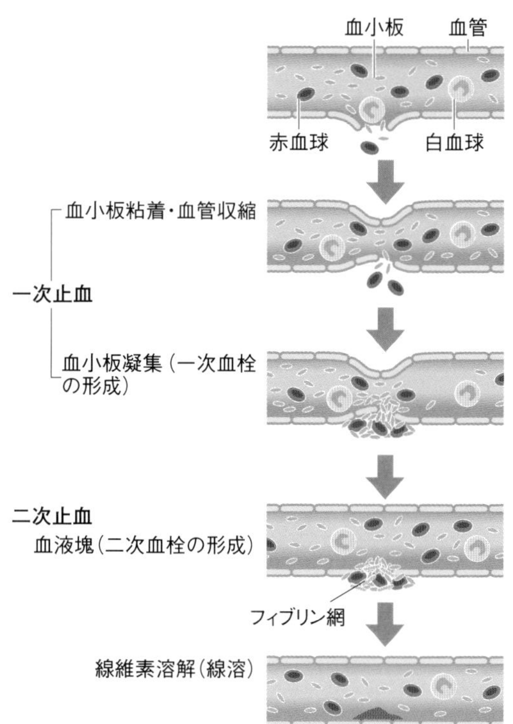

図4-3　止血の仕組み

▶問題7　身体を病原菌から守るのはどれか。

1．白血球　　2．赤血球
3．血小板　　4．脂肪細胞

解答　1

解説　白血球が身体を病原体から守る働きをします。白血球は大きく5種類に分類されます（**図4-4**）。健康な人は割合がある程度一定です。病気になると割合が変わります。

▶問題8　血液中で細胞数が最も多いのはどれか。

1．好中球　　2．赤血球
3．血小板　　4．リンパ球

解答　2

解説　血液中で最も数が多い細胞成分は**赤血球**で、成人男性で平均およそ470万個/μLです。次に多いのは**血小板**で平均およそ25万個/μLです。最も少ないのは**白血球**で平均およそ6,000個/μLです。血液のほとんどは赤血球からなり、したがって赤くみえます。

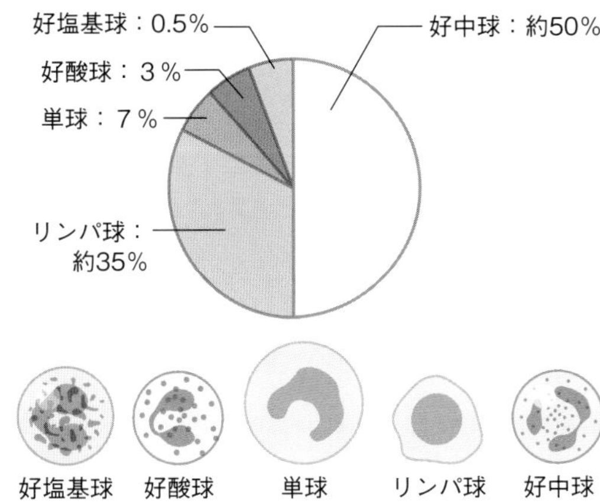

図4-4　白血球の割合

▶問題9　ヘモグロビンを含むのはどれか。

1．白血球　　2．赤血球
3．血小板　　4．脂肪細胞

解答　2

解説　ヘモグロビンは赤血球に含まれます。赤血球には核やミトコンドリアがありません。血小板は巨核球の細胞質の一部です。脂肪細胞は脂肪を蓄えています。

▶問題10　血漿中に占める割合が最も高いタンパク質はどれか。

1．アルブミン　　2．ヘモグロビン
3．γ-グロブリン　　4．フィブリノゲン

解答　1

解説　血液中に存在するタンパク質、すなわち血液に溶けている血漿タンパク質の多くは肝臓でつくられて血液中に放出されます。最も高濃度に存在するのはアルブミン（約4.5g/100mL）というタンパク質です。アルブミンは、膠質浸透圧の維持に重要なタンパク質です。また、水に溶けにくいヘモグロビン（Hb）の分解産物であるヘム由来のビリルビンを肝臓に運ぶ働きや、そのほかの低分子を結合して腎臓の糸球体で濾過されないようにしています。

▶問題11　血液凝固に関係する血漿タンパク質はどれか。

1．アルブミン　　2．ヘモグロビン
3．γ-グロブリン　　4．フィブリノゲン

解答　4

解説　アルブミンは肝臓で産生され、血漿中で最も存在し、膠質浸透圧の維持に働く血漿タンパク質です。ヘモグロビンは赤血球内に存在する酸素を運ぶタンパク質です。γ-グロブリンはB細胞から分化した形質細胞が分泌する抗体の別名です。フィブリノゲンは肝臓で産生される血液凝固に関係するタンパク質（血液凝固因子）で、分子量は34万です。それゆえ、正解は４です。血液凝固因子はおよそ13個の因子からなり、多くが肝臓で合成・分泌されます（**表4-1**）。それゆえ、肝機能が低下すると血液が凝固しにくくなります。第Ⅳ因子はカルシウム（Ca^{2+}）ですが、それ以外の因子の多くがタン

表4-1　血液凝固因子

因子	産生部位	主な機能
第Ⅰ因子：フィブリノゲン	肝臓	フィブリンに変わるとゲルを形成
第Ⅱ因子：プロトロンビン	肝臓	トロンビンに変わるとフィブリノゲンをフィブリンに変える
第Ⅲ因子：組織因子：組織トロンボプラスチン	損傷細胞	補助因子
第Ⅳ因子：カルシウムイオン	食事や骨	補助因子
第Ⅴ因子：不安定因子（AC-グロブリン）	肝臓	補助因子
第Ⅵ因子：なし	—	—
第Ⅶ因子：安定因子（プロコンバーチン）	肝臓	活性化すると、他の因子と協同して、第Ⅸ、第Ⅹ因子を活性化する
第Ⅷ因子：抗血友病A因子（AHG）	内皮細胞	活性化すると、第Ⅸ因子を活性化する
第Ⅸ因子：クリスマス因子（抗血友病B因子）	肝臓	活性化すると、活性型第Ⅷa因子と協同して、第Ⅹ因子を活性化する
第Ⅹ因子：スチュアート因子	肝臓	活性化すると、活性型第Ⅴa因子と協同して、プロトロンビンをトロンビンに変える
第Ⅺ因子：抗血友病C因子（PTA）	肝臓	活性化すると、第Ⅸ因子を活性化する
第Ⅻ因子：ハーゲマン因子	肝臓	活性化すると、第Ⅺ因子を活性化する
第ⅩⅢ因子：フィブリン安定化因子	肝臓	活性化すると、安定化フィブリンを形成する
その他：プロカリクレイン	肝臓	第Ⅻ因子の活性化を触媒する
HMW-K：高分子キニノゲン	肝臓	第Ⅻ因子の活性化を触媒する
PL：血小板リン脂質	血小板	カルシウムと協同して第Ⅹ因子を活性化する

パク質です。

▶問題12　酸素を運ぶタンパク質はどれか。

1．アルブミン　　2．ヘモグロビン
3．γ-グロブリン　　4．フィブリノゲン

解答　2

解説　アルブミンは肝臓で産生される血漿タンパク質で、膠質浸透圧の維持に最も重要なタンパク質です。ヘモグロビンは酸素と結合して酸素を運ぶタンパク質です。周囲の酸素分圧が高いと酸素と結合し、低くなると酸素を離す性質があるので、身体のなかで酸素を運ぶのに好都合な分子できわめて重要です。ほとんどの酸素はヘモグロビンによって身体のすべての細胞に引き渡されます。γ-グロブリンは抗体の別名です。抗体はB細胞が分化した形質細胞が分泌します。γ-グロブリンが異常に高いか、低いかは何か身体に異変が起こっているのを示唆します。フィブリノゲンは肝臓で産生される血液凝固因子とよばれる一群のタンパク質の1つでフィブリン網をつくる原料です。フィブリノゲンの減少は、血液凝固時間の延長につながります。フィブリノゲンの分子量は34万です。**表4-2**に肝臓で合成される主なタンパク質をまとめました。

▶問題13　身体を構成する組織を4つに分類すると血液はどれか。

1．上皮組織　　2．結合組織
3．筋組織　　4．神経組織

解答　2

解説　結合組織とは、上皮組織、筋組織、神経組織、さらに結合組織同士を結合して身体を構成する組織です。結合組織には、骨、軟骨、腱、被膜、血液と骨髄細胞と骨髄由来細胞などがあります。

▶問題14　O型とAB型の両親から生まれる子どもの血液型でないのはどれか。2つ選べ。

1．A型　　2．B型
3．AB型　　4．O型

解答　3、4

解説　O型の父の遺伝子型はOOです。AB型の母の遺伝子型はABです。その結果、その子どもの遺伝子型はAOあるいはBOになります。結局、子どもの血液型（表現型）はA型あるいはB型になります（**表4-3**参照）。それゆえ、起こりえない血液型はAB型とO型です。

▶問題15　血栓を溶解させる血漿成分はどれか。

1．組織プラスミノゲン活性化因子（t-PA）
2．プラスミン
3．トロンビン
4．フィブリノゲン

解答　2

解説　血栓（血液の塊）はフィブリン網と血球（主に赤血球）からなっています。血栓ができてからしばらくすると、血管内皮細胞から分泌さ

表4-2　肝臓で合成される主なタンパク質とその働き

名称	主な機能
アルブミン	膠質浸透圧の維持、担体タンパク質
アンチトロンビンⅢ	内因性凝固系の抑制物質
セルロプラスミン	銅を輸送する
C-反応性タンパク質（CRP）	組織炎症に関係する
フィブリノゲン	止血（血液凝固）に関与するフィブリンの前駆体
ハプトグロブリン	血中に遊離したヘモグロビンと結合して輸送する
ヘモペキシン	ポルフィリンを輸送する
トランスフェリン	鉄を輸送する
アンジオテンシノゲン	血圧を上げる働きに関係するアンジオテンシンⅡの前駆物質
血液凝固因子Ⅱ、Ⅶ、Ⅸ、Ⅹ	止血（血液凝固）に関係する
インスリン様成長因子（IGF）	成長ホルモンと協働して同化作用に関係する
ステロイドホルモン結合グロブリン	血液中でステロイドホルモンを輸送する
サイロキシン結合グロブリン	甲状腺ホルモンを輸送する
サイロキシン結合プレアルブミン	甲状腺ホルモンを輸送する

表4-3　ヒトのABO式血液型

母＼父	表現型	A型		B型		AB型	O型
表現型	遺伝子型	AA	AO	BB	BO	AB	OO
A型	AA	A	A	AB	A、AB	A、AB	A
	AO	A	A、O	B、AB	A、B、AB、O	A、B、AB	A、O
B型	BB	AB	B、AB	B	B	B、AB	B
	BO	A、AB	A、B、AB、O	B	B、O	A、B、AB	B、O
AB型	AB	A、AB	A、B、AB	B、AB	A、B、AB	A、B、AB	A、B
O型	OO	A	A、O	B	B、O	A、B	O

ヒトのABO式血液型の遺伝子は、A、B、Oの3つが対立関係にある複対立遺伝子で、OはA、Bいずれに対しても劣性で、AとBの間には優劣がない

れた組織プラスミノゲン活性化因子(t-PA)(酵素)の働きで血漿中のプラスミノゲンがプラスミン(酵素)に変換され、プラスミンは、フィブリン網を切断します。その結果、血栓は溶解します。t-PAは心筋梗塞の治療に用いられることがあります。トロンビンは、血液凝固因子であるプロトロンビンが変化した酵素で、フィブリノゲンをフィブリンにする働きがあります。

▶問題16　血液凝固阻止剤はどれか。2つ選べ。

1．カルシウム

2．マグネシウム

3．クエン酸ナトリウム

4．ヘパリン

解答　3、4

解説　血液凝固は多数の血液凝固因子の連鎖反応で進みます。クエン酸ナトリウムは血液凝固因子の1つ、Ca^{2+}と結合して連鎖反応を妨害します。ヘパリンは、血液凝固阻害因子であるアンチトロンビンの働きを強力に促進します。それゆえ、血液凝固を阻害します。血液凝固阻止剤には他にEDTAやワルファリン(ワーファリン)があります(**表4-4**)。

▶問題17　ヘモグロビンについて誤っているのはどれか。

1．ヘモグロビンは赤血球にぎっしり詰まっている。

2．ヘモグロビンは酸素を運ぶ。

3．ヘモグロビンは銅を含む。

4．1分子のヘモグロビンは4分子の酸素分子を結合できる。

解答　3

表4-4　血液凝固阻止剤(抗凝固剤)とその作用

血液凝固阻止剤	主な作用
クエン酸ナトリウム EDTA(エチレンジアミン四酢酸)	血液凝固因子Ca^{2+}と結合して、凝固反応を阻害します
ヘパリン	血液凝固阻害因子、アンチトロンビンの働きを強力に促進します
ワルファリン(ワーファリン)	肝臓での血液凝固因子(第Ⅱ、Ⅶ、Ⅸ、Ⅹ因子)の産生に必須なビタミンKの代謝を阻害します

解説　ヘモグロビンは、タンパク質と鉄(Fe)を含むヘム(血色素)からなり、赤血球にぎっしり詰まっていて酸素を運びます。このタンパク質は4つのサブユニット(ヘムとグロビンの複合体)からなります(**図4-1**)。そしてそれぞれのサブユニットのヘム内の二価の鉄イオンが酸素分子と結合することで酸素を運びます。それゆえ、ヘモグロビン1分子は4分子の酸素を運ぶことができます。ヘモグロビンは銅を含みません。それゆえ、正解は3です。

▶問題18　タンパク質が最も溶けているのはどれか。

1．間質液　　2．脳脊髄液

3．リンパ液　　4．血液

解答　4

解説　血液の血漿には7％相当の血漿タンパク質が溶けています。その半分以上はアルブミンです。リンパ液や脳脊髄液はほとんどタンパク質が溶けていません。それゆえ、正解は4です。

間質液はほとんどナトリウム(Na^+)、塩化物(Cl^-)、Ca^{2+}などの電解質から構成されています。

脳脊髄液はわずかなタンパク質とNa^+、Cl^-から主に構成されています。

リンパ液は主に細胞としてリンパ球が存在し、液体成分は細胞外液なので、Na^+、Cl^-が主な成分です。

▶**問題19**　成人の正常な赤血球の説明で正しいのはどれか。（第112回）

1．球状の細胞である。
2．腎臓で破壊される。
3．寿命は約60日である。
4．酸素の輸送を担っている。

解答　4

解説　赤血球は、中心部がくぼんだ円盤状の細胞であり（図4-5）、酸素を運ぶという重要な役割をもっています。酸素は、赤血球内のヘモグロビン（ヘモグロビンに含まれる鉄）に結合し、運ばれます。赤血球の寿命は平均120日程度であり、主に脾臓で破壊されます（肝臓でも破壊されます）。

▶**問題20**　健康な成人の白血球の中に占める割合が高いのはどれか。（第112回）

1．単球　　2．好酸球
3．好中球　　4．リンパ球

解答　3

解説　白血球の割合（図4-4）を確認してください。白血球のうち、最も割合が高いのは好中球です（約50％）。

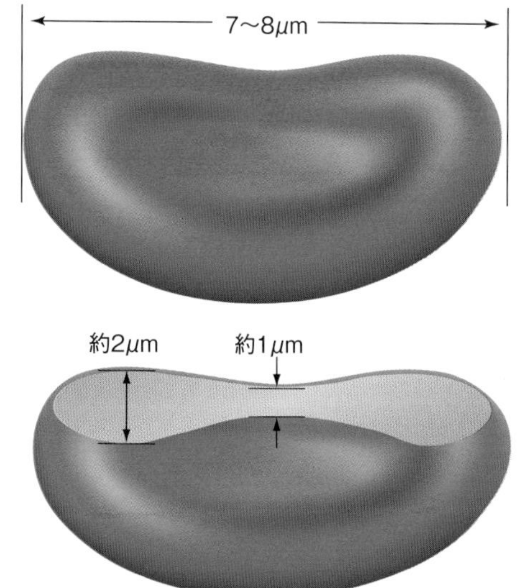

図4-5　赤血球の形態

▶**問題21**　採血時に操作を誤ったため溶血し、採血管内の血漿が暗赤色になってしまった。この血漿の電解質濃度を測定したときに、本来の値よりも高くなるのはどれか。（第111回）

1．塩化物イオン　　2．重炭酸イオン
3．カリウムイオン　　4．カルシウムイオン
5．ナトリウムイオン

解答　3

解説　溶血が生じた場合、赤血球が壊れることになり、赤血球内の細胞内液が漏れ出ることになります。図1-6のとおり、5つの選択肢のなかで、カリウムイオン（K^+）は細胞外液よりも細胞内液に多く含まれている陽イオンです。そのため、溶血した際、カリウムイオン（K^+）が本来の値よりも高くなります。

▶**問題22**　ABO式血液型におけるオモテ検査とウラ検査の結果の表を示す。血液型判定の結果がO型となるのはどれか。（第111回）

オモテ検査（患者血球使用）		ウラ検査（患者血清使用）		血液型
抗A血清	抗B血清	A型血球	B型血球	
＋	－	－	＋	①
－	＋	＋	－	②
－	－	＋	＋	③
＋	＋	－	－	④

表の＋は凝集あり、－は凝集なしを示す。

1．①　　2．②
3．③　　4．④

解答　3

解説　血液型判定のおもて試験（オモテ検査）は、抗A血清や抗B血清を用いて、赤血球の抗原を調べる検査です。一方、うら試験（ウラ検査）は、A型、B型、O型の赤血球を用いて、血漿中に存在する抗A抗体や抗B抗体を調べる検査です。おもて試験とうら試験における凝集の有無をまとめたものが表4-5です。たとえば、抗A血清を用いておもて試験を行った場合、抗A血清には抗A抗体が含まれているため、A抗原をもつA型やAB型で凝集が見られます。A

表4-5　血液型判定のおもて試験およびうら試験における凝集の有無

おもて試験		うら試験			判定
抗A血清（抗A血清：抗A抗体含）	抗B血清（抗B血清：抗B抗体含）	A型血球（A型血球：A抗原含）	B型血球（B型血球：B抗原含）	O型血球（O型血球：抗原なし）	
＋	−	−	＋	−	A型（A型：A抗原、抗B抗体含）
−	＋	＋	−	−	B型（B型：B抗原、抗A抗体含）
−	−	＋	＋	−	O型（O型：抗原なし、抗A・B抗体含）
＋	＋	−	−	−	AB型（AB型：A・B抗原含、抗体なし）

型血球を用いてうら試験を行った場合、A型血球にはA抗原が含まれているため、抗A抗体をもつB型やO型で凝集が見られます。このように凝集の有無で血液型を判定することができます。

▶**問題23**　血液中のビリルビンの由来はどれか。（第110回）

1．核酸　　2．メラニン
3．アルブミン　4．グリコゲン
5．ヘモグロビン

解答　5

解説　赤血球が破壊されると、赤血球内のヘモグロビンに含まれるヘムから鉄が外れて**遊離（間接）ビリルビン**となります。アルブミンと結合した遊離ビリルビンは肝臓に運ばれ、**抱合型（直接）ビリルビン**となって胆汁として腸管内に排泄されます（**図4-6**）。腸管に入ったビリルビンは糞便または尿として体外に排泄されますが、一部は再吸収されて、再び肝臓から胆汁中に分泌されます（ビリルビンの腸肝循環）。

▶**問題24**　貧血を診断する際の指標となる血液検査項目はどれか。（第109回）

1．アルブミン〈Alb〉
2．ヘモグロビン〈Hb〉
3．フィブリノゲン
4．プロトロンビン時間〈PT〉

解答　2

解説　貧血とは、赤血球が運ぶ酸素の量が身体の必要量に対して絶対的不足している状態です。その指標は血液中の赤血球数、血液中の**ヘモグロビン濃度**、ヘマトクリット（血液容積に占める細胞容積、血液の細胞成分の中で赤血球の割合が非常に高いので、赤血球の割合をヘマトクリットと考えることもあります）です。それらが基準値より低下していることは貧血を意味します。それゆえ、貧血を診断する際の指標

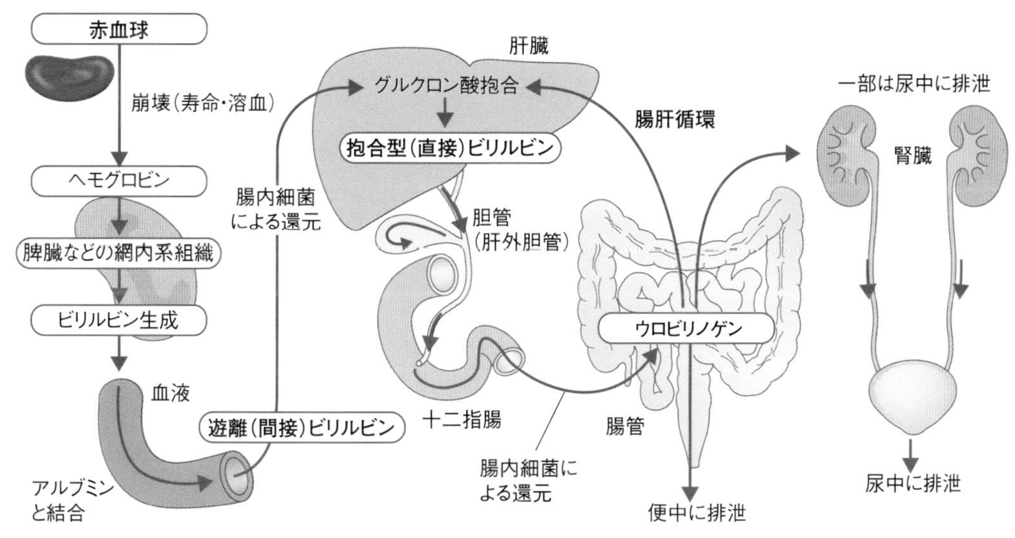

図4-6　ビリルビンの生成と排泄

となる血液検査項目はヘモグロビンです。

アルブミンは肝臓で産生される血漿中に最も多く存在するタンパク質(血漿タンパク質)で血漿浸透圧の維持に重要です。

フィブリノゲンは肝臓で産生される血液凝固因子の1つで、血餅(けっぺい)の重要な成分です。

プロトロンビン時間とは血液凝固時間を調べる検査に関係し、3.2%クエン酸ナトリウム加被検血漿に組織トロンボプラスチンとCa^{2+}を加え、凝固するまでの時間のことです。正常では10〜12秒程度のことが多いとされています。プロトロンビン時間は血液凝固の異常(先天性凝固障害、ビタミンK欠乏症、肝障害、出血や播種性血管内凝固症候群(DIC)などの後天性凝固障害)を調べる検査に使われます。血液凝固系は外因系凝固因子と共通系凝固因子の働きを反映するスクリーニングテストとして広く日常の臨床検査に用いられています。

▶問題25 貧血 *anemia* を伴う患者の爪の写真を示す。欠乏している栄養素はどれか。(第109回)

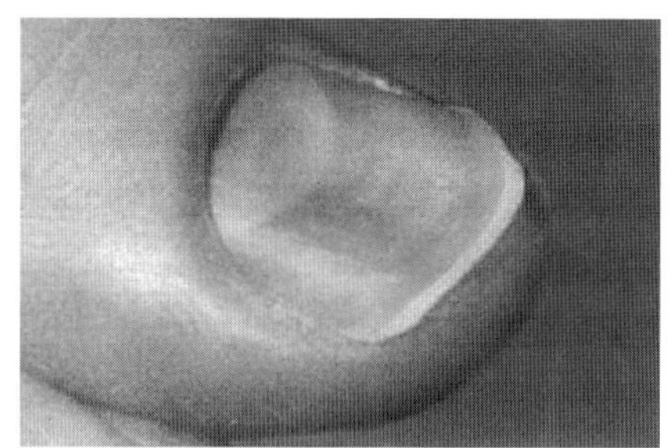

1. ビタミンB_{12}　2. ビタミンC
3. 葉酸　4. 鉄

解答 4

解説 この爪を匙状爪(さじじょうつめ)とよび、**鉄欠乏性貧血**では爪がスプーン状に変形することがあります。プラマービンソン症候群では、50%の患者で匙状爪(スプーン状に陥凹した爪)がみられます。それゆえ、正解は4です。

▶問題26 採血の際、血液が凝固するのを防ぐために試験管にクエン酸の結晶を入れておくことがある。クエン酸によって血液から除かれるのはどれか。(第108回)

1. トロンビン　2. プラスミン
3. カルシウムイオン　4. ナトリウムイオン
5. フィブリノーゲン

解答 3

解説 クエン酸はCa^{2+}と結合することで、血液中に自由に溶けているCa^{2+}がなくなります。Ca^{2+}が血液凝固因子の1つです。それゆえ、正解は3です。

▶問題27 健常な成人の血液中にみられる細胞のうち、核が無いのはどれか。(第107回)

1. 単球　2. 好中球
3. 赤血球　4. リンパ球

解答 3

解説 赤血球は骨髄で生まれますが、末梢血に入る前に細胞核が取れます。これを**脱核**といいます。それゆえ、正解は3です。なお、赤血球の寿命は平均120日間です。また、赤血球にはミトコンドリアもありません。

▶問題28 出血傾向を把握するために重要なのはどれか。2つ選べ。(第106回)

1. 血糖値
2. 血清鉄
3. 血小板数
4. アルカリフォスファターゼ値
5. 活性化部分トロンボプラスチン時間〈APTT〉

解答 3、5

解説 出血傾向が延長するのは、止血機構がいままでより働かないためです。止血機構は第一次血栓の役割を担うのは**血小板**です。続いて二次血栓、つまり凝固塊をつくるのは血液凝固因子群です。血液凝固因子にはプロトロンビンやフィブリノゲンなどがあります。それゆえ、減少した場合、出血傾向が現れるのは血小板と血液凝固因子である**組織トロンボプラスチン**(組織因子)です。トロンボプラスチン(組織トロンボプラスチン、血液凝固因子Ⅲ)はプロトロンビンをトロンビンに変換する酵素です。それゆえ、正解は3と5です。

▶**問題29**　Aさん(61歳、男性)は、水分が飲み込めないため入院した。高度の狭窄を伴う進行食道癌 *advanced esophageal cancer* と診断され、中心静脈栄養が開始された。入院後1週、Aさんは口渇と全身倦怠感を訴えた。意識は清明であり、バイタルサインは脈拍108/分、血圧98/70mmHgであった。尿量は1,600mL/日で、血液検査データは、アルブミン3.5g/dL、AST〈GOT〉45IU/L、ALT〈GPT〉40IU/L、クレアチニン1.1mg/dL、血糖190mg/dL、Hb 11.0g/dLであった。

Aさんの口渇と全身倦怠感の要因として最も考えられるのはどれか。　(第106回)

1．貧血　2．低栄養
3．高血糖　4．腎機能障害
5．肝機能障害

解答　3

解説　血糖値に関して、基準値の80〜99mg/dLに対してAさんは190mg/dLなので、かなり高血糖です。糖尿病の可能性があります。また、Aさんは口渇と全身倦怠感を訴えています。糖尿病の症状として口渇、多飲、易疲労感(全身倦怠感)、多尿などが知られています。それゆえ、正解は3です。

Hb(ヘモグロビン)の基準値は成人男性では13.0〜16.6g/dLですが、AさんのHbの数値は11.0g/dLなので、貧血です。しかし、貧血では口渇や全身倦怠感は通常、生じません。

アルブミンの数値が基準値の4.0g/dL以上より低いのでやや低栄養だと考えられます。しかし全身倦怠感の要因として最も考えられるものではありません。

腎機能障害に関しては、クレアチニンの基準値が1.2mg/dL以下なのでAさんは腎機能障害に該当しません。

肝機能障害に関しては、Aさんの数値はAST〈GOT〉45IU/L、ALT〈GPT〉40IU/L、45IU/L、ALT〈GPT〉40IU/LなのでAST〈GOT〉のみ基準値をわずかに超えています。それゆえ、ほぼ肝機能障害はないと考えられます。

▶**問題30**　Aさん(32歳、女性)は、営業で外出の多い業務を担当している。1か月前から発熱、倦怠感、関節痛および顔面の紅斑が出現し、近くの医療機関を受診したところ全身性エリテマトーデス *systemic lupus erythematosus*〈SLE〉と診断され治療目的で入院した。入院時所見は身長160cm、体重55kg。血圧142/80mmHg。血液検査データは、白血球4,400/μL、血小板17.5万/μL、Hb12.5g/dL、クレアチニン2.5mg/dL、抗核抗体は陽性であった。

入院時のアセスメントで正しいのはどれか。　(第106回)

1．貧血　2．出血傾向
3．易感染状態　4．腎機能低下

解答　4

解説　クレアチニンの基準値＝血漿中のクレアチン濃度の基準値は、男性では0.61〜1.04mg/dL以下、女性では0.47〜0.79mg/dL以下とされます。しかし、Aさんはこれよりはるかに高い数値なので腎臓で正常に筋肉の代謝産物であるクレアチニンが濾過されて尿として除かれていないと考えられます。除かれなければ、血漿中のクレアチニンの検査データは高くなります。つまり腎機能が低下しています。それゆえ、正解は4です。血球やヘモグロビン濃度の数値は基準値内です。抗核抗体に関して陽性はSLE(全身性エリテマトーデス)が原因です。

▶**問題31**　貧血の診断に用いられるのはどれか。　(第105回)

1．血糖値　2．尿酸値
3．C反応性蛋白値　4．ヘモグロビン濃度

解答　4

解説　貧血とは酸素が絶対的不足している状態です。酸素を運ぶのは赤血球です。貧血は赤血球数、ヘモグロビン濃度、ヘマトクリット値のどれも赤血球数と相関が高いので貧血の診断に用いられます。それゆえ、正解は4です。

▶問題32 血液型で正しいのはどれか。(第105回)

1．日本人の15%はRh(−)である。
2．A型のヒトの血漿には抗B抗体がある。
3．B型のヒトの赤血球膜表面にはA抗原がある。
4．Coombs〈クームス〉試験でABO式の血液型の判定を行う。

解答 2

解説 A型のヒトの血漿には抗B抗体があります。B型のヒトの血漿には抗A抗体があります。O型のヒトの血漿には抗A抗体と抗B抗体があります(**表4-5**)。それゆえ、正解は2です。

日本人の血液型のうち約1%はRh(−)です。B型のヒトの赤血球膜表面にはB抗原があります(**表4-5**)。クームス試験とは赤血球表面に結合しうる抗赤血球抗体の有無を調べる試験です。

▶問題33 貧血の定義で正しいのはどれか。(第104回)

1．血圧が下がること
2．脈拍を自覚すること
3．立ち上がると失神すること
4．血色素量が減っていること

解答 4

解説 貧血とは循環血中の赤血球が不足し、**酸素運搬能力が低下**した状態です。赤血球は、ヘモグロビンをぎっしり詰めて運んでいるので、赤血球の不足はヘモグロビン濃度(dL＝100mLあたりの血色素量)の低下と同じ生理的意味合いです。それゆえ、正解は4です。

▶問題34 白血球について正しいのはどれか。(第103回)

1．酸素を運搬する。
2．貪食(どんしょく)作用がある。
3．骨髄で破壊される。
4．血液1μL中に10万～20万個含まれる。

解答 2

解説 酸素を運搬するのは赤血球です。**貪食作用**(貪食能)は白血球の好中球やマクロファージの働きです。古くなった白血球は脾臓(ひぞう)で破壊されます。骨髄で主に破壊される血球はありません。血液1μL中に10万～20万個含まれる細胞成分(血球)は血小板です。それゆえ、正解は2です。

▶問題35 血清に含まれないのはどれか。(第102回)

1．インスリン　2．アルブミン
3．γ-グロブリン　4．β-グロブリン
5．フィブリノゲン

解答 5

解説 血液は自然に凝固させると、**血清**と**血餅**(けっぺい)に分離します。普段血液中に溶けていたフィブリノゲンは血液凝固が起こるとフィブリン網(不溶性物質)となって血餅の成分になります。それゆえ、血清にはフィブリノゲンは含まれていませんので、正解は5です。

▶問題36 末梢血液中の[　　]が低下した状態を貧血という。[　　]に入るのはどれか。(第102回)

1．血漿量　2．血小板数
3．アルブミン濃度　4．ヘモグロビン濃度

解答 4

解説 **問題27**と同じような問題です。貧血とは赤血球数が基準値より下がった状態です。赤血球が減るということは、**ヘモグロビン濃度**(Hb)や**ヘマトクリット**が減ることと同じです。

▶問題37 血中濃度は上昇すると黄疸となるのはどれか。(第102回)

1．グルコース　2．ビリルビン
3．クレアチニン　4．総コレステロール

解答 2

解説 **黄疸**(おうだん)とは、血液中の**ビリルビン濃度**がおよそ1mg/dLを越えると全身が黄色から茶色になることがありますが、この状態を指します。ビリルビンは赤血球の分解産物です。

▶**問題38**　ワルファリンと拮抗作用があるのはどれか。（第102回）

1．ビタミンA　2．ビタミンC
3．ビタミンD　4．ビタミンE
5．ビタミンK

解答　5

解説　血液凝固因子（Ⅱ、Ⅶ、Ⅸ、Ⅹ）は、肝臓でビタミンKの助けを借りて合成されます。ワルファリンは、ビタミンKの働きを阻害（拮抗）してこれらの血液凝固因子の合成を阻害します。それゆえ、正解は5です。

▶**問題39**　チアノーゼの際に増加しているのはどれか。（第101回）

1．直接ビリルビン　2．間接ビリルビン
3．酸化ヘモグロビン　4．還元ヘモグロビン

解答　4

解説　チアノーゼとは、動脈血酸素飽和度が低下して還元ヘモグロビンが5g/dL（100mL）以上になったとき皮膚や粘膜の色が、青紫色にみえます。この変化した状態をチアノーゼといいます。それゆえ、正解は4です。**動脈血酸素飽和度**とは、動脈血のヘモグロビンの酸素飽和度とほぼ同じ意味です。健康なヒトでは、動脈血中のヘモグロビンの酸素飽和度はおよそ97.5%です。このように酸素と結合しているヘモグロビンは**酸化ヘモグロビン**といいます。一方、約2%のヘモグロビンは酸素を結合していません。このようなヘモグロビンは**還元（脱酸素化ともいう）ヘモグロビン**といいます。ヘモグロビンの基準値を15g/dLと考えると、**還元ヘモグロビン**が5g/dLの場合、ヘモグロビンの酸素飽和度（酸化ヘモグロビンの割合）は、酸化ヘモグロビンが10g/dLなので$\frac{10}{15} \times 100 \fallingdotseq$ 66%となり、およそ66%ということになります。

▶**問題40**　貧血の診断に用いられるのはどれか。（第100回）

1．ヘモグロビン濃度　2．収縮期血圧
3．血糖値　4．尿酸値

解答　1

解説　貧血とは、赤血球数が基準値より減少している状態をいいます。赤血球の減少は、その中に含まれるヘモグロビンの減少とも強く相関しているので、血液中のヘモグロビン濃度減少と考えることもできます。また、血液に占める血球の95%以上が赤血球なのでヘマトクリット値と赤血球数もきわめて相関が高いのです。それゆえ、貧血の指標として**赤血球数**、**ヘモグロビン濃度**、**ヘマトクリット**が用いられます。貧血ではエネルギー産生に必要な酸素がミトコンドリアで不足しているので、坂道を歩くとか、階段を上がるとかの動作で疲労しやすくなります。

▶**問題41**　エリスロポエチンの産生が高まるのはどれか。（第97回）

1．血圧低下
2．血糖値の低下
3．腎機能の低下
4．動脈血酸素分圧の低下

解答　4

解説　エリスロポエチンは、腎臓を流れる動脈血酸素分圧の低下によって尿細管の周囲の線維芽細胞から血中に分泌されて、骨髄に達して骨髄の赤血球の赤芽球系前駆細胞（赤血球コロニー形成細胞）に作用して前赤血球の増殖を刺激します。血糖値や腎機能の低下、血圧低下とは直接関係しません。それゆえ、正解は4です。

▶**問題42**　血液凝固に関連するのはどれか。（第96回）

1．ヘモグロビン　2．フィブリノゲン
3．マクロファージ　4．エリスロポエチン

解答　2

解説　フィブリノゲンは血液凝固因子の1つです。それゆえ、正解は2ですヘモグロビンは酸素と結合して酸素を運ぶ分子です。マクロファージは血管外に出た単球が分化した細胞です。エリスロポエチンは赤芽球系前駆細胞（赤血球コロニー形成細胞）の増殖を促進するホルモンです。

▶問題43 母児血液型Rh不適合による溶血で正しいのはどれか。 (第96回)

1. 遅延型過敏症である。
2. 児の自己抗体が溶血を起こす。
3. 治療として血漿交換を行う。
4. 父親がRh(+)のときに起こる。

解答 4

解説 父親がRh(+)で母親がRh(−)のときに、第1子を出産後に母親に抗Rh(+)抗体(IgGタイプ)が生じ、母親が第2子を妊娠すると、母親の抗Rh(+)抗体(IgG)が胎盤を通して胎児に移行して胎児の赤血球に結合・溶血させてしまいます(**図4-7**)。それゆえ、父親がRh(+)のときに問題が起きるのです。他は母児血液型Rh不適合による溶血には該当しません。**問題43と44**は類似している内容です。

▶問題44 血液型O型Rh(D)陰性の経産婦。夫の血液型はA型Rh(D)陽性である。妊婦の血液検査で最も留意する項目はどれか。 (第96回)

1. 血色素量　2. 血小板数
3. 不規則抗体　4. 総ビリルビン値

解答 3

解説 血色素量(Hb濃度)は貧血の指標です。血小板数は止血の指標です。母親がRh(D)陰性で、父親がRh(D)陽性なので、遺伝学的に胎児はRh(D)陽性です。Rh(D)陽性の場合、母親が抗Rh(D)抗体という不規則抗体をもっている場合、胎児に溶血が起こる場合があります。それゆえ、留意する必要があります。**不規則抗体とは**、抗A抗体、抗B抗体を法則に従った規則性抗体というのに対し、**抗D抗体や抗E抗体などABO式血液型以外の血液型に対する抗体を総称**していいます。すべての不規則抗体が溶血性輸血副作用や新生児溶血性疾患を引き起こすわけではありませんが、これらの不規則抗体の有無を事前に確認することは安全な輸血や適合血液の確保、血液型不適合妊娠の予知と対策に重要な意義をもちます。総ビリルビン値は黄疸の指標です。

▶問題45 貪食能を有するのはどれか。2つ選べ。 (第95回)

1. 巨核球　2. 好中球
3. 形質細胞　4. T細胞

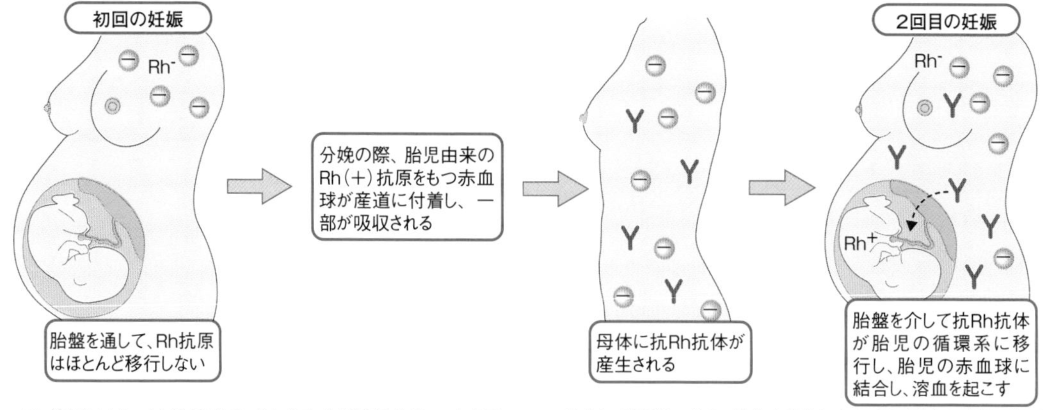

Rh抗原はタンパク性抗原で、それを赤血球表面にもつ人をRh(+)といい、もたない人をRh(−)といいます。血液型がRh(−)の女性とRh(+)の男性との間で妊娠が成立すると、Rh(+)はRh(−)に対して優性であるため、胎児の血液型はRh(+)となります。この胎児のRh(+)抗原は、正常出産(分娩)の際に産道に赤血球が付着すると、母体に吸収されて母体の免疫系は赤血球のRh抗原を異物として認識し、抗Rh抗体を産生します。第1子を出産後、第2子を妊娠すると、母体は抗Rh抗体(IgGタイプ)をもっているので、それが胎盤を介して胎児に移行して胎児の赤血球を溶血させます。また、妊娠中、母体では抗体が産生され続けるため、2回目の妊娠では胎児の赤血球は母親の抗体によって凝集され、溶血を起こし、胎児は死亡します。

図4-7　妊婦とRh因子

5．単球

解答 2、5

解説 巨核球から血小板が生まれます。好中球や単球は貪食作用（貪食能）をもつ細胞です。これらの細胞は食細胞といわれています。形質細胞はB細胞が分化した抗体を分泌する細胞です。T細胞は細胞性免疫の主役となる細胞です。

▶問題46 生体内で生じた血栓を溶解するのはどれか。（第95回）

1．トロンボプラスチン
2．カルシウムイオン
3．プラスミン
4．トロンビン

解答 3

解説 **問題15**と類似しています。トロンボプラスチンは、血液凝固促進物質のことで、完全トロンボプラスチンを指します。Ca^{2+}は血液凝固因子の１つです。血液はCa^{2+}がないと凝固しません。エチレンジアミン四酢酸（EDTA）はCa^{2+}と結合して血液凝固系からCa^{2+}を除きます（**表4-4**参照）。プラスミンは、血栓のフィブリン網を切断します。血液凝固が完成して血管の修復後、血管内皮細胞が産生する組織プラスミノゲン活性化因子（t-PA）がプラスミノゲンをプラスミンに変えます。トロンビンは血液凝固因子の１つです。以上より、正解は３です。

▶問題47 血小板の機能はどれか。（第94回）

1．抗体産生　　2．浸透圧調節
3．酸素の運搬　4．血液凝固

解答 4

解説 抗体産生は形質細胞の機能です。浸透圧調節は下垂体後葉から分泌される抗利尿ホルモンの働きです。酸素の運搬は赤血球の機能です。血液凝固は血小板の機能です。

▶問題48 造血で正しいのはどれか。（第91回）

1．造血幹細胞は末梢血に存在しない。
2．造血幹細胞は臍帯（さいたい）血にも存在する。
3．エリスロポエチンは高酸素血症に反応して産生される。
4．顆粒球コロニー刺激因子によってリンパ球は増加する。

解答 2

解説 成人では造血は主に骨髄で行われています。造血幹細胞（多能性幹細胞ともいう）は受精後、３週頃、胚子の外側にある卵黄嚢、尿膜、絨毛膜の壁の血管の中にある血球血管芽細胞から発生します。胎児と母子をつなぐ胎盤に造血幹細胞が存在し、血球細胞をつくり、臍帯血にも現れます。それゆえ胎児と母体をつなぐ臍帯血に存在します。エリスロポエチンは、低酸素血症に反応して主に腎臓で産生されるホルモンです。顆粒球コロニー刺激因子は顆粒球の増殖を促します。

5 生体防御

▶問題1　最大の免疫系器官はどれか。

1．リンパ節　2．骨髄
3．脾臓（ひぞう）　4．扁桃（へんとう）

解答　3

解説　免疫系器官には免疫細胞が生まれて成熟するまでの器官を一次リンパ器官と、それ以降リンパ球が常在し、病原体と戦う器官を二次リンパ器官があります(**図5-1**)。それらのなかでも最大の器官は**脾臓**です。一次リンパ器官は**骨髄**と**胸腺**です。そのほかは二次リンパ器官です。リンパ節はリンパ系のあちこち散在している免疫系器官でリンパ球が常在しています。脾臓は免疫系器官で、胃の左側で、横隔膜（おうかくまく）の左側下にあります。**扁桃**は舌扁桃、口蓋扁桃、耳管扁桃、咽頭扁桃などがありますが、脾臓より小さい免疫系器官です。

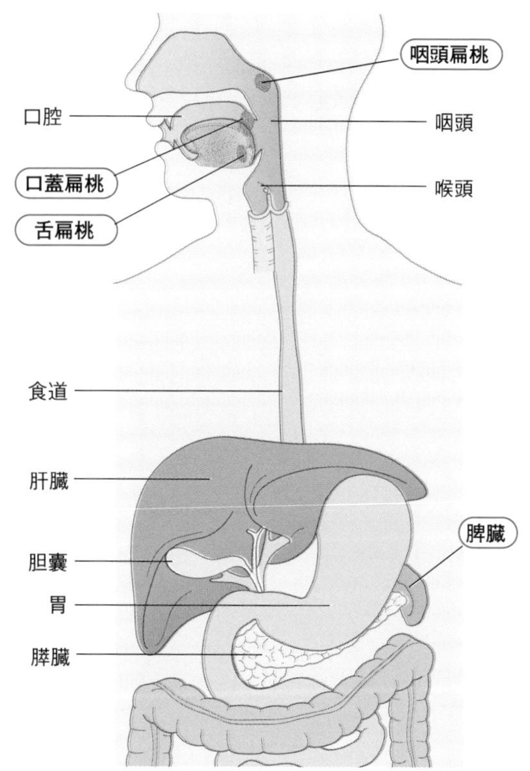

図5-1　主な免疫系器官

▶問題2　一次リンパ器官はどれか。

1．リンパ節　2．骨髄
3．脾臓　4．扁桃

解答　2

解説　**問題1**の解説にありますように、一次リンパ器官とは**骨髄**と**胸腺**のことです。したがって、正解は2です。

▶問題3　後天的免疫で最も機能する細胞はどれか。

1．赤血球　2．好中球
3．リンパ球　4．単球

解答　3

解説　後天的免疫は、**特異的防御機構**あるいは**獲得免疫**ともよばれます。身体を病原体から守る働きには、生まれたときから備わっている免疫、すなわち先天的免疫(**非特異的防御機構**)と、一度身体に侵入した病原体には身体は抵抗力をつけて再び同じ病原体が身体に入ってもその病原体が原因の疾病にはならないか、なっても軽く済む身体の特定の病原体に対する抵抗力、すなわち獲得免疫があります。これはリンパ球の働きです。リンパ球は**Bリンパ球(B細胞)**と**Tリンパ球(T細胞)**があり、それぞれ、**体液性免疫**(**液性免疫**、**図5-2**)と**細胞性免疫**(**図5-3**)に主役として活躍しますが、どちらも病原体から身体を守るために不可欠な細胞で協力して働いています。そしてそれらの細胞の働きを巧みに調整しているのが、Tリンパ球の1種である**ヘルパーTリンパ球**です。この細胞が体液性免疫と細胞性免疫を協調して働かせて病原体やがん細胞などから身体を守っています。先天免疫に主役を演じているマクロファージも獲得免疫にも重要です。ヘルパーTリンパ球は後天的免疫の司令官です。ヘルパーTリンパ球はときにエイズウイルスによって自らを感染されると、後天性免疫機能が働かなくなり、ふだんは罹（かか）らないような感染性の弱い疾患(たとえば、

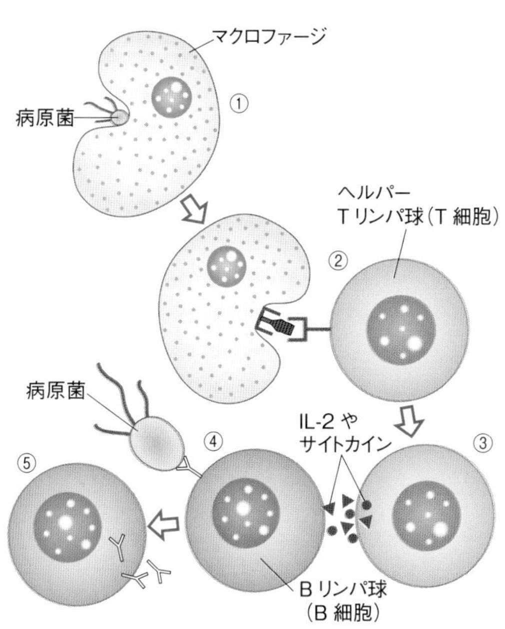

①マクロファージが傷口から侵入してきた病原菌（細菌を）貪食します。
②病原菌を貪食したマクロファージはこの菌の一部を情報として、ヘルパーリンパ球（T細胞）に提示します。
③病原菌の情報を受けたヘルパーTリンパ球は、IL-2（インターフェロン）やサイトカインなどを分泌します。
④IL-2やサイトカインなどの情報伝達分子を受け取ったB細胞で、かつ①と同一な細菌（病原菌）と結合しているBリンパ球（B細胞）は抗体分泌細胞（形質細胞）へと分化します。
⑤形質細胞は病原菌（抗原）とのみ結合する抗体を盛んに分泌します。

図5-2　体液性免疫

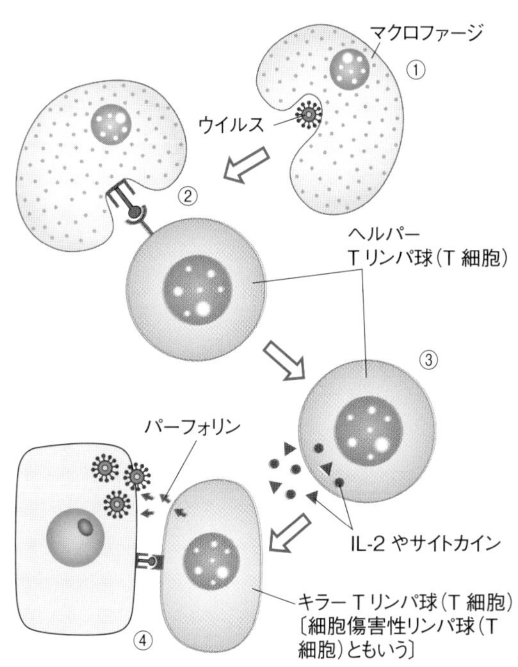

①体内に侵入したウイルスをマクロファージが貪食します。
②マクロファージは貪食したウイルスの断片を細胞表面に出し、ヘルパーTリンパ球（T細胞）に外来物質（ウイルス抗原）の情報を提示します。
③ヘルパーTリンパ球はその情報刺激によってIL-2（インターロイキン）を始め、さまざまなサイトカインを分泌します。
④放出されたIL-2やサイトカインがすでにウイルス感染している細胞と接触しているキラーTリンパ球（T細胞）に結合すると、キラーTリンパ球は、ウイルス感染された細胞に対してパーフォリンを分泌して細胞に孔を開けて殺します。その結果、細胞内で増殖しようとしているウイルスは増殖できず、外に出てきて抗体の標的となります。

図5-3　細胞性免疫

カリニ肺炎）にも罹ってしまいます。これを日和見感染といいます。

▶問題4　健常人に存在する割合が最も高い細胞はどれか。

1．単球　　2．好中球
3．好塩基球　　4．好酸球

解答　2

解説　選択肢にある細胞はすべて白血球です。白血球のなかで健康な状態では多い順に好中球、リンパ球、単球、好酸球、好塩基球の割で存在します。何らかの病気になる（病原菌に感染する）と、これらの細胞の存在割合が変化します。

▶問題5　リンパ管内に常在する主な細胞はどれか。

1．赤血球　　2．血小板
3．リンパ球　　4．マクロファージ

解答　3

解説　リンパ管には、その名のとおり主にリンパ球が存在します。マクロファージは、血管から出た単球由来の細胞です。

▶問題6　B細胞（Bリンパ球）が産生するタンパク質はどれか。

1．アルブミン　　2．ヘモグロビン
3．γ-グロブリン　　4．フィブリノゲン

解答　3

解説 B細胞は抗体を細胞内で合成(産生)しますが、分泌はしません。抗体を分泌できるようになった細胞を**形質細胞**といいます(**図5-2**)。アルブミンは肝臓の細胞が産生します。ヘモグロビンは赤血球が産生し、細胞内にぎっしり詰まっています。γ(ガンマ)-グロブリンは抗体の別名で、形質細胞が産生。分泌したタンパク質です。フィブリノゲンは肝臓が産生し、血中に放出します。それゆえ、正解は3です。

▶問題7　炎症の際、ヒスタミンを分泌して血管拡張や血管透過性亢進を起こさせる細胞はどれか。

1．赤血球　　2．好中球
3．肥満細胞　　4．脂肪細胞

解答 3

解説 肥満細胞は炎症時にヒスタミンを分泌して**血管拡張**や**血管透過性亢進**を起こさせます(**図5-4**)。

▶問題8　傷口から身体に侵入してくる細菌を貪食する働きをもつ細胞はどれか。

1．赤血球　　2．好中球

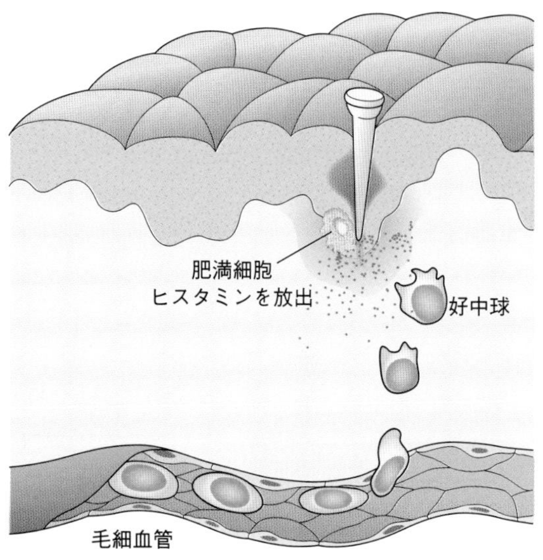

細胞が傷害されると、ヒスタミンなどの炎症性物質が肥満細胞より放出され、食細胞である好中球が毛細血管外に出て来て、炎症局所に集まります。好中球は病原微生物や壊れた細胞の破片を貪食します(貪食作用)。

図5-4　炎症反応

3．肥満細胞　　4．脂肪細胞

解答 2

解説 **好中球**は食作用によって傷口から侵入してくる病原性細菌を貪食(どんしょく)します。その他にマクロファージが**貪食作用**をもっています。これら貪食作用をもつ細胞を**食細胞**といいますが、食細胞には好中球の他に、マクロファージや樹状細胞があります。

▶問題9　オプソニン効果をもつのはどれか。

1．ビタミンC　　2．γ-グロブリン
3．核酸　　4．トリグリセリド

解答 2

解説 オプソニン効果(作用)とは**抗体**(γ-グロブリンともいう)が病原体に結合することによって抗体を介してマクロファージや好中球などの食細胞が貪食しやすくなる現象です(**図5-5**)。

▶問題10　抗体とともに作用して溶菌を引き起こす血清中の物質はどれか。

1．カルシウム　　2．マグネシウム
3．フィブリノゲン　　4．補体

解答 4

解説 **補体**とは一群のタンパク質(補体とよばれる物質は9成分で、関係する物質を含めると30種以上の成分からなる)を指します。通常不活性な状態で血清中に存在しますが、病原菌に抗体が結合すると血清中の補体がその抗体と結合して活性化されます。活性化された補体は病原菌の細胞膜に孔を開け、孔を開けられた病原菌は死滅します。これを**溶菌**といいます(**図5-6**)。補体のほとんどは肝臓でつくられます。また、他の細胞でも一部つくっています。

▶問題11　体液性免疫において最も機能する細胞はどれか。

1．赤血球　　2．好中球
3．Bリンパ球　　4．Tリンパ球

解答 3

解説 免疫には先天性免疫(生まれたときか

ら備わっている身体を守る働き)と獲得免疫(生後獲得とする身体を守る働きなので後天的免疫)があります。そして獲得免疫はリンパ球の働きが中心ですが、Bリンパ球が主に主役となる免疫を体液性免疫(液性免疫)といいます(図5-2)。一方、Tリンパ球が主役となる免疫を細胞性免疫といいます(図5-3)。

▶問題12 細胞性免疫において最も機能する細胞はどれか。

1．赤血球　　2．好中球

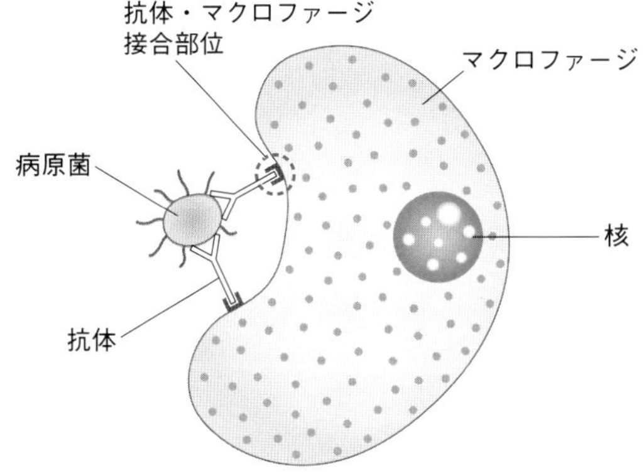

抗体とマクロファージは、抗体のマクロファージとの結合部位を介して、しっかりと抗体と結合します。抗体は病原菌と強く結合するので、病原菌はマクロファージから逃れられません。その結果、マクロファージは病原菌を貪食します。このようにマクロファージの食作用を強化する抗体の働きをオプソニン作用といいます

図5-5　オプソニン効果(作用)

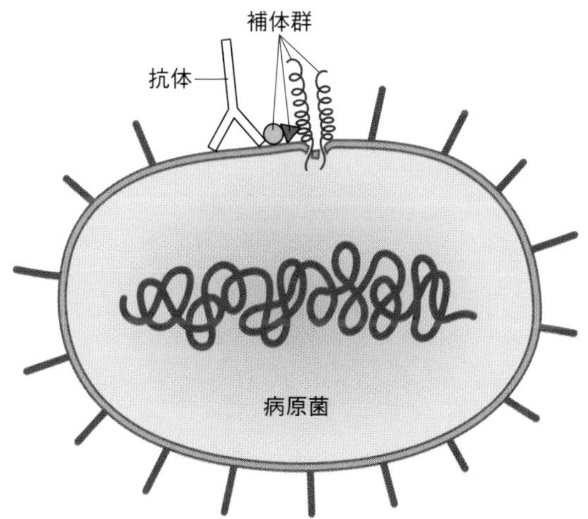

病原菌に結合した抗体に補体群が次々に結合・反応して、結局、病原菌の細胞膜に孔が開き、死滅します。これを溶菌といいます。

図5-6　抗体と補体の協働作用による溶菌

3．Bリンパ球　　4．Tリンパ球

解答 4

解説 問題11で解説したように細胞性免疫(図5-3)の主役はTリンパ球です。

▶問題13 ウイルス感染した細胞を破壊するのはどれか。

1．Bリンパ球　　2．形質細胞
3．ヘルパーTリンパ球　4．キラーTリンパ球

解答 4

解説 図5-3の解説にあるように細胞傷害性Tリンパ球(キラーTリンパ球)がウイルスに感染された細胞を認識すると、パーフォリンやグランザイムという物質を分泌して病原菌に感染した細胞に孔を開けて死滅させます。

▶問題14 傷口から侵入した細菌を貪食するのはどれか。

1．血小板　　2．線維芽細胞
3．筋細胞　　4．好中球

解答 4

解説 好中球は食細胞の1つで、傷口から侵入してきた細菌を貪食します。細菌を貪食する細胞は好中球やマクロファージです。それゆえ、正解は4です。

血小板は血球成分の1つで、働きは止血です。線維芽細胞はいろいろな器官の結合組織に存在する細胞です。腎臓の線維芽細胞は赤血球数の増加を促すエリスロポエチンというホルモンを分泌します。筋細胞は心臓に存在する心筋細胞、骨格筋に存在する骨格筋細胞、内臓を構成する平滑筋細胞がありますが、どの細胞も収縮することが主な働きです。

▶問題15 細菌が体内に初めて侵入したときに最初に産生される免疫グロブリンはどれか。

(第112回)

1．IgA　　2．IgD
3．IgE　　4．IgG
5．IgM

解答 5

解説 血漿タンパク質の1つであるγ(ガンマ)グロブリンは、免疫グロブリンimmunoglobulin(Ig)ともよばれ、抗体としてはたらきます。免疫グロブリンには、IgG、IgA、IgM、IgG、IgEの5種類があります。5種類の免疫グロブリン(抗体)の働きを**表5-1**にまとめましたので、確認しておきましょう。

IgGは、血液・体液中に最も多く存在する抗体で、体液性免疫(液性免疫)(**図5-2**)の主体であるといわれています。胎盤を通過(母体のIgGが胎児に移行)するので、出生後の数か月間、乳児を感染からまもることができます。IgMは、細菌などの抗原が体内に初めて侵入したときに最初に産生される抗体です。細菌を凝集させ、溶菌させる効率が高い抗体であるといわれています。IgAは、粘膜からの分泌液中に多く含まれており、管腔での局所免疫の主役となります。母親の乳腺のB細胞で産生されたIgAは母乳とともに乳児の消化管に入り、微生物の侵入から乳児をまもっています(**図5-7**)。IgEは、肥満細胞の受容体に結合し、ヒスタミンなどの放出を促進し、さまざまな生理作用を引き起こします(**図5-8**)。I型アレルギーにも関与します。IgDの作用の詳細は、ほとんど解明されていません。

表5-1 免疫グロブリンの機能

種類	主な特徴	胎盤通過
IgG	血液・体液中に最も多く存在する。血中の抗体の主体である。	+
IgM	細菌を凝集させ、溶菌させる効率が高い。抗原侵入の際、最初に産生される。	−
IgA	分泌液中に多く含まれる。管腔での局所免疫の主役となる。	−
IgE	肥満細胞に結合する。I型アレルギーに関与する。	−
IgD	(詳細はほとんど解明されていない。)	−

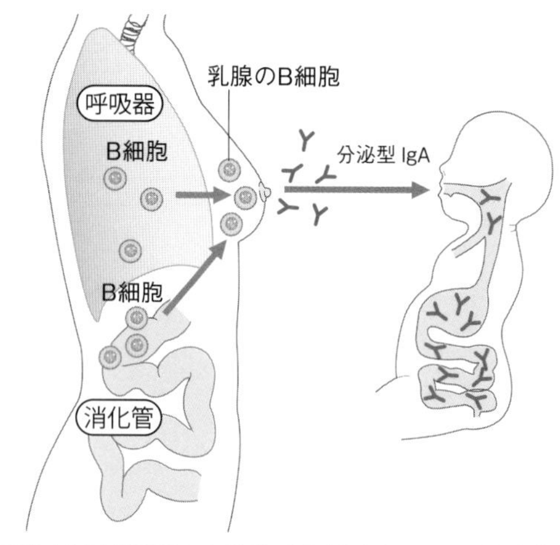

母乳中には分泌型IgA抗体が多く含まれていて、それを飲んだ子どものどや消化管の粘膜上に分布して外敵から子どもを守るのに役立つ。呼吸器や消化管に多い微生物に対する抗体が多いのは、それらの微生物と反応したB細胞が乳腺に移動し、そこで抗体をつくるからである。

図5-7 母乳中のIgAの働き

(増田敦子：身体のしくみとはたらき、p.233、サイオ出版、2015より改変)

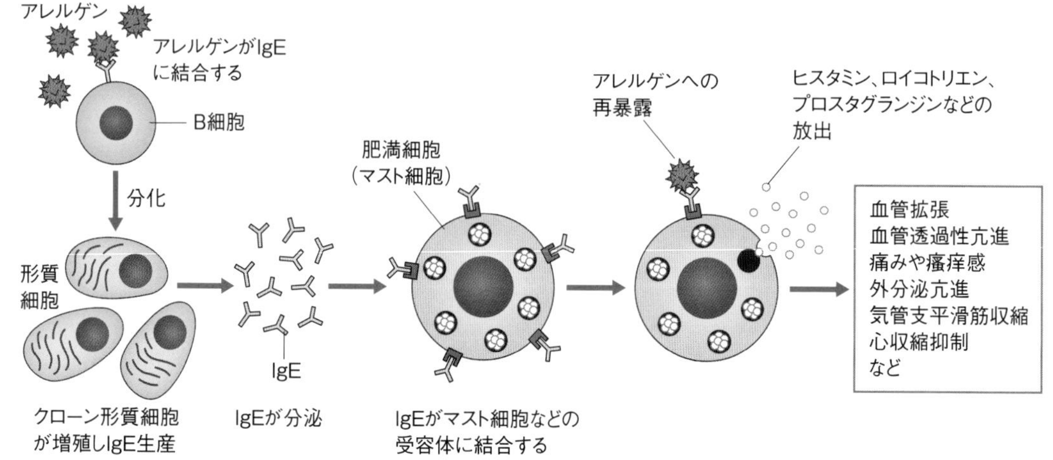

図5-8 I型アレルギー反応

(田中越郎：病態生理学、系統看護学講座、専門基礎分野、疾病のなりたちと回復の促進2、第2版、p.46、医学書院、2016より改変)

▶**問題16**　運動習慣が身体機能にもたらす効果はどれか。　(第109回)

1．肺活量の減少　2．耐糖能の低下
3．免疫力の向上　4．中性脂肪の増加

解答　3

解説　免疫力は運動習慣で向上することが知られています。それゆえ、正解は3です。

肺活量は運動習慣で増加します。耐糖能は運動習慣によって増加します。中性脂肪は運動習慣によって減少します。

▶**問題17**　細菌感染による急性炎症で最初に反応する白血球はどれか。　(第109回)

1．単球　2．好酸球
3．好中球　4．好塩基球
5．リンパ球

解答　3

解説　急性炎症部位では血管透過性の亢進や血管拡張により、**発赤**、**腫脹**、**熱感**、**疼痛**が自覚され、**好中球**は毛細血管の間隙から傷害部位へ侵入します。その好中球は傷口から侵入してくる細菌を貪食します。それゆえ、正解は3です。

単球は炎症部位の細胞から分泌される化学走化性因子に誘引され、血管外に出て**マクロファージ**に分化して細菌の貪食を始めます。好酸球は寄生虫感染やアレルギー疾患などのときに活躍します。好塩基球はアレルギーなどに関係しています。**リンパ球**は獲得免疫に関係します。たとえば、インフルエンザ予防のためにあらかじめインフルエンザが流行する前にインフルエンザの予防接種をすると、同一タイプのインフルエンザにかかりませんが、その感染防御の主役がリンパ球です。

▶**問題18**　ラテックス製手袋を着用した直後に口唇・手足のしびれと喉頭の違和感を自覚した。原因となる病態はどれか。　(第109回)

1．Ⅰ型アレルギー　2．Ⅱ型アレルギー
3．Ⅲ型アレルギー　4．Ⅳ型アレルギー

解答　1

解説　免疫反応が過剰な場合をアレルギー反応といいますが、アレルギー反応はⅠ型〜Ⅴ型の５つの型分類されます(**表5-2**)。また、アレルギー反応を引き起こす抗原を**アレルゲン**といいます。ラテックスがアレルゲンとなって直後に口唇・手足のしびれと喉頭の違和感の自覚があるので、Ⅰ型アレルギー反応に分類されます。それゆえ、正解は1です。

Ⅰ型アレルギー反応は、最初の段階としてアレルゲンが体内に入り、B細胞とヘルパーT細胞の相互作用の結果、通常はほとんど産生されない**IgE抗体**が、B細胞から分化した**形質細胞**から産生・分泌されます。そして分泌された**IgE抗体**が皮下に存在する**肥満細胞**(マスト細胞ともいう)の受容体に結合します。その後、再び同一なアレルゲンが体内に入り、肥満細胞上に結合しているIgEと反応すると、肥満細胞はすぐに血管拡張作用のヒスタミンを放出し、さらに数時間後ロイコトリエン、プロスタグランジンなどを放出します。ヒスタミン、ロイコトリエン、プロスタグランジンなどは、ケミカルメディエーター(化学伝達物質)とよばれ、血管拡張、血管透過性亢進、痛みや搔痒感(そうようかん)、気管支平滑筋収縮、外分泌亢進、心収縮抑制などを引き起こします(**図5-8**)。浮腫や発赤や熱感も伴います。このような症状が全身性に強く現れた場合、血圧低下や循環ショックや気管支平滑筋収縮および咽頭・喉頭浮腫による呼吸困難などの循環器・呼吸器症状を示すことがあります。この反応を**アナフィラキシーショック**とい

表5-2　アレルギー反応のタイプ

Ⅰ型アレルギー反応	花粉症、気管支喘息
Ⅱ型アレルギー反応	自己免疫性溶血性貧血、自己免疫性血小板減少症、血液型不適合輸血
Ⅲ型アレルギー反応	糸球体腎炎、全身性エリテマトーデス
Ⅳ型アレルギー反応	ツベルクリン反応、移植組織に対する拒絶反応、化粧品・金属・ウルシなどによる接触性皮膚炎
Ⅴ型アレルギー反応	バセドウ病、重症筋無力症

います。その結果、ときには死に至ります。

Ⅱ型アレルギー反応は、自己の物質に対する抗体がそれを発現している細胞あるいは組織に反応し、その反応に補体・好中球・マクロファージ・NK（ナチュラルキラー）細胞などの自己抗体が生じ、自己抗原を発現している細胞や組織が標的となることで、例として、自己赤血球に対する自己抗体による赤血球の破壊（自己免疫性溶血性貧血）や自己血小板に対する自己抗体による血小板の破壊により、出血傾向の出現（特発性血小板減少性紫斑病）があげられます。そのほか、グッドパスチャー症候群、重症筋無力症、バセドウ病などがあります。

Ⅲ型アレルギー反応は、免疫複合体が組織に沈着することにより生じる反応です。例としては、糸球体腎炎、全身性エリテマトーデスによる腎炎や血管炎などがあります。

Ⅳ型アレルギー反応は、遅延型アレルギー反応ともいわれ、T細胞（Tリンパ球とも）が主に直接にかかわるアレルギー反応です。一方、他のⅠ～Ⅲ型アレルギー反応の主役は抗体です。例として、接触皮膚炎、関節リウマチ、拒絶反応などがあります。

Ⅴ型アレルギー反応はⅡ型アレルギー反応の亜型で、抗受容体抗体が受容体の機能に影響するため、Ⅱ型に含める場合もあります。バセドウ病では甲状腺の甲状腺刺激ホルモン（TSH）受容体に対する自己抗体により、甲状腺刺激ホルモン受容体が刺激され、甲状腺機能が亢進状態になります。

▶問題19　母乳中に含まれている免疫グロブリンで最も多いのはどれか。（第108回）

1．IgA　2．IgE
3．IgG　4．IgM

解答　1

解説　母乳中には母親由来の**IgA**抗体が含まれています。乳児が自分で自ら抗体をつくるまでこの抗体が感染防御に働いています（**図5-7**）。それゆえ正解は1です。

▶問題20　アナフィラキシーショックで正しいのはどれか。2つ選べ。（第108回）

1．徐脈になる。
2．重症例では死に至る。
3．気道粘膜の浮腫を生じる。
4．Ⅲ型アレルギー反応である。
5．副腎皮質ステロイドは禁忌である。

解答　2、3

解説　アナフィラキシーショックはⅠ型アレルギー反応の1つですが、死に至る危険性があります。症状の特徴として、**血圧低下**、**循環ショック**、**気管支平滑筋収縮**、**咽頭・喉頭浮腫による呼吸困難**などの循環器・呼吸器症状を示しますが、とくに全身性の激烈なⅠ型アレルギー反応をアナフィラキシーショックとよびます。以上のことから、正解は2と3です。

▶問題21　アレルギー性鼻炎 *allergic rhinitis* について正しいのはどれか。（第106回）

1．食後に症状が増悪する。
2．Ⅳ型アレルギーである。
3．スクラッチテストで原因を検索する。
4．アレルゲンの除去は症状の抑制に有効である。

解答　4

解説　アレルギー反応とは過剰な免疫反応です。**アレルゲン**はそのアレルギー反応を起こす原因物質です。それゆえ、アレルゲンの除去は症状の抑制に有効ですので、正解は4です

▶問題22　接触性皮膚炎 *contact dermatitis* の原因となるアレルギー反応で正しいのはどれか。（第105回）

1．Ⅰ型　2．Ⅱ型
3．Ⅲ型　4．Ⅳ型
5．Ⅴ型

解答　4

解説　金属、漆などの抗原がマクロファージに貪食されて、ヘルパーT細胞にマクロファージが貪食した抗原を提示すると、ヘルパーT細胞がさまざまなサイトカインを放出します。そ

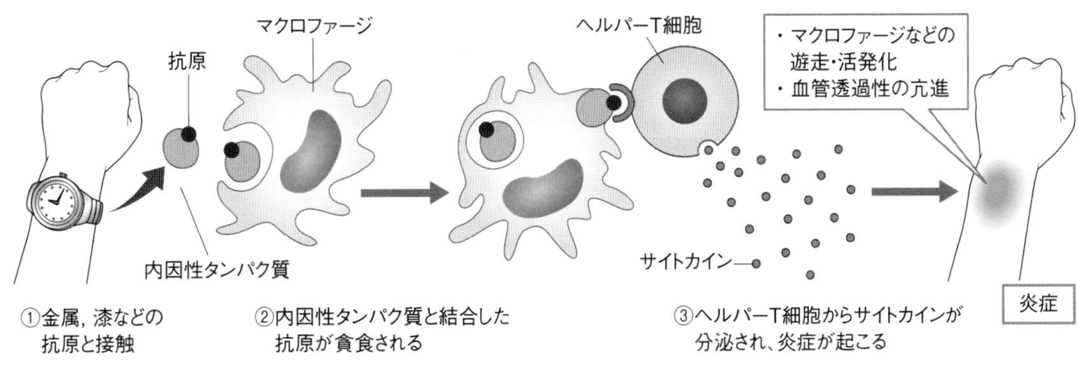

図5-9　Ⅳ型アレルギー反応

（田中越郎：病態生理学、系統看護学講座、専門基礎分野、疾病のなりたちと回復の促進２、第２版、p.50、医学書院、2019より改変）

の結果、抗原部位にマクロファージが遊走し、活発化して炎症を生じます(**図5-9**)。これがⅣ型アレルギー反応の発症機序です。それゆえ、正解は4です。例として金属アレルギーがあげられます。

Ⅰ型アレルギー反応は、即時型アレルギー反応またはIgE依存型アレルギー反応ともいわれ、アレルギー反応を起こす抗原であるアレルゲン、それに反応するIgEと、肥満細胞(マスト細胞)の3つの要因が関係して起こります。例として花粉アレルギーがあげられます。

Ⅱ型アレルギー反応は、自分の細胞や組織の構成要素に対して反応する自己抗体が体内でつくられ、自分の細胞や組織を攻撃して引き起こす反応です。例として自分の赤血球に対する抗体がつくられて自己免疫性溶血性貧血が起こります。

Ⅲ型アレルギー反応は、ある抗原とその抗体とが複合体を形成し、それが組織に沈着し、補体も加わり、組織傷害を起こす反応です。例として、全身性エリテマトーデスがあります。

Ⅴ型アレルギー反応(Ⅱ型アレルギー反応に含まれることもある)は、自己抗体によってある組織の機能が著しく亢進または低下する(アレルギー)反応です。例として、バセドウ病があがられます(**問題18**のⅤ型アレルギー反応の解説を参照してください)。

▶問題23　ヒト免疫不全ウイルス〈HIV〉の感染経路で正しいのはどれか。2つ選べ。　(第105回)

1．感染者の嘔吐物との接触
2．感染者の咳による暴露
3．感染者の糞便との接触
4．感染者からの輸血
5．感染者との性行為

解答　4、5

解説　HIV(Human immunodeficiency virus)は後天性免疫不全症候群(エイズ)の原因ウイルスです。HIVは血清学的にHIV-1、HIV-2と区別されますが、生物学的・ウイルス学的性質はほぼ同じです。HIVは性行為、輸血などが原因で感染します。それゆえ、正解は4と5です。

▶問題24　特定の抗原となる物質によって生じるアレルギー反応で引き起こされるショックはどれか。　(第105回)

1．心原性ショック
2．出血性ショック
3．神経原性ショック
4．アナフィラキシーショック

解答　4

解説　ショックとは全身への十分な血液供給が突然できなくなり、全身の組織や臓器が血流不足により機能低下になった状態のことです。

アナフィラキシーショックは、特定の抗原となる物質によって急激な全身の血管拡張が起こり、全身への十分な血液供給が突然できなくなり、全身の組織や臓器が血流不足により機能低下になった状態です。例として薬物やハチ毒などによるアナフィラキシーショックがあげられます。それゆえ、正解は4です。

心原性ショックは、心臓のポンプ機能が障害され、各種臓器への血液の供給がその臓器の安静時に必要な血液レベルに達しなくなる結果生じます。心筋梗塞がよい例です。

出血性ショックは、外傷などによって出血し、各種臓器への血液の供給がその臓器の安静時に必要な血液レベルに達しなくなる結果生じます。交通事故での出血がよい例です。

神経原性ショックは、突発的な自律神経活動の喪失(頭部ないし脊髄損傷時に出現)による血管拡張と静脈内の血液への貯留です。

▶問題25　貪食能を有する細胞はどれか。 (第105回)

1．好酸球　2．Bリンパ球
3．線維芽細胞　4．血管内皮細胞
5．マクロファージ

解答　5

解説　細菌と出会うと貪食(どんしょく)する細胞を食細胞といいます。貪食作用(貪食能)がある主な細胞はマクロファージと好中球です。それゆえ、正解は5です。

▶問題26　免疫機能に関与する細胞はどれか。 (第104回)

1．血小板　2．白血球
3．網赤血球　4．成熟赤血球

解答　2

解説　血球の機能として、血小板は止血、白血球は免疫機能、赤血球は酸素運搬です。免疫機能とは病原菌から身体を守る働きのことです。それゆえ、正解は2です。網赤血球は骨髄から出てきてまもない赤血球で、それが成熟した形が成熟赤血球です。

▶問題27　皮膚の構造と機能について正しいのはどれか。 (第104回)

1．皮膚表面は弱酸性である。
2．粘膜は細菌が繁殖しにくい。
3．皮脂の分泌量は老年期に増加する。
4．アポクリン汗腺は全身に分布している。

解答　1

解説　皮膚の表面は弱酸性に保たれて細菌が繁殖しにくい環境です。それゆえ、正解は1です。

粘膜は細菌が繁殖しやすい環境になっています。皮脂の分泌量は老年期に減少します。アポクリン汗腺は腋窩、乳頭、外陰部、肛門、外耳道、眼瞼などの部位に存在します。一方、エクリン汗腺は全身の皮膚に存在します。体温調節にかかわる汗腺はエクリン汗腺です。

▶問題28　Ⅳ型(遅延型)アレルギー反応について正しいのはどれか。2つ選べ。 (第103回)

1．IgE抗体が関与する。
2．肥満細胞が関与する。
3．Tリンパ球が関与する。
4．ヒスタミンが放出される。
5．ツベルクリン反応でみられる。

解答　3、5

解説　**アレルギー反応**とは過剰な免疫反応のことです(**表5-3**)。そしてそのアレルギー反応を起こさせる抗原をとくに**アレルゲン**とよんでいます。アレルギー反応は主に関与する要因が抗体かあるいはTリンパ球か、あるいは両方の場合があります。**IgE抗体**が主に関係するのはⅠ型アレルギー反応です。**肥満細胞**が関係するのもⅠ型アレルギー反応です。**遅延型**アレルギー反応とはⅣ型アレルギー反応の別名です。このタイプのアレルギー反応はTリンパ球が主に関与したアレルギー反応です。ヒスタミンが

表5-3　アレルギーの特徴

タイプ	免疫応答の主役
Ⅰ	IgE
Ⅱ	IgG (IgM)
Ⅲ	免疫複合体
Ⅳ	T細胞、マクロファージ

関係するのはⅠ型アレルギー反応とⅢ型アレルギー反応です。ツベルクリン反応とは結核検査ともいいます。ツベルクリンはヒト型結核菌を培養した液から抽出し、精製した物質です。体内に結核菌に対して反応するTリンパ球があればツベルクリンを注射すると発赤が起きます。この原理を利用して被検者が結核菌に対する免疫をもっているかを調べる検査がツベルクリン検査で、その反応がツベルクリン反応です。この反応は主にTリンパ球が関与するのでⅣ型(遅延型)アレルギー反応です。それゆえ、正解は3と5です。

▶問題29 食物アレルギーのある8歳の児童がアナフィラキシーショックを発症した場合の対応として適切なのはどれか。 (第103回)

1．水分の補給
2．抗ヒスタミン薬の内服
3．副腎皮質ステロイドの吸入
4．アドレナリンの筋肉内注射

解答 4

解説 ショックとは急性あるいは亜急性に起こる全身性の**血液循環不全**であり、それが原因で**血圧低下**や**意識消失**に至ります。抗菌薬やハチ毒、そばやピーナッツの摂取などによりじんま疹、血管浮腫(ふしゅ)、悪心、腹痛、動悸、喘鳴(ぜんめい)、呼吸困難などが起こることがあります。このような状況を**アナフィラキシーショック**とよびます。このような状況を放置すれば、続いて血圧低下や意識消失、さらに放置すれば多臓器不全で死に至る場合があります。呼吸音が聞こえない、チアノーゼの出現、意識障害がみられる場合は気道確保や呼吸確保、それに循環確保が最優先とされています。循環確保としてアドレナリン投与が最も重要とされています。続いて抗ヒスタミン薬の点滴、副腎皮質ステロイド薬の与薬が行われます。それゆえ、正解は4です。

▶問題30 1年前にハチに刺された人が再びハチに刺された。起こる可能性のあるアレルギー反応はどれか。 (第102回)

1．Ⅰ型アレルギー　2．Ⅱ型アレルギー
3．Ⅲ型アレルギー　4．Ⅳ型アレルギー

解答 1

解説 ハチに刺されると、体内にハチ毒に対する抗IgE抗体ができます。再びハチに刺されるとIgEを結合した肥満細胞にハチ毒が結合します。その結果、肥満細胞はヒスタミンを放出します。放出したヒスタミンは全身の血管を拡張させて血圧が急激に低下するアナフィラキシーショックを起します。このアレルギー反応は**Ⅰ型アレルギー反応**です。他のタイプのアレルギー反応は、**表5-2**を参照してください。

▶問題31 リンパ系について正しいのはどれか。 (第101回)

1．リンパ管には弁がない。
2．吸収された脂肪を輸送する。
3．胸管は鎖骨下動脈に合流する。
4．リンパの流れは動脈と同方向である。

解答 2

解説 リンパ系は、リンパ(液)およびリンパ管、リンパ節などからなり、身体を守る働きを行います。リンパ液にはその名から想像されるように、リンパ球が常在しています。リンパ管は小腸で吸収した脂肪の塊でカイロミクロンを静脈に運ぶ管でもあります。また、過剰な間質液を集めて静脈を介して血液に戻します。リンパ管は鎖骨下静脈に合流しています。リンパの流れは、静脈と同方向です。それゆえ、正解は2です。

▶問題32 抗体を産生するのはどれか。 (第101回)

1．顆粒球　2．T細胞
3．NK細胞　4．形質細胞
5．マクロファージ

解答 4

解説 顆粒球は抗体を産生しません。T細胞は細胞性免疫に関係しますが、抗体は産生しません。NK（ナチュラルキラー）細胞は先天性免疫に関係し、ウイルス感染細胞の破壊に関係します。NK細胞は、キラーTリンパ球（細胞傷害性Tリンパ球）と似た働きをしますが、別の細胞です。**形質細胞**は抗体を産生します。マクロファージには貪食作用がありますが、抗体は産生しません。

▶問題33　リンパ系について正しいのはどれか。

（第100回）

1．リンパ液の主成分は赤血球である。
2．リンパ液に脂肪成分は含まれない。
3．過剰な組織液はリンパ管に流入する。
4．胸管のリンパ液は動脈系へ直接流入する。

解答　3

解説　リンパ（液）の主成分はリンパ球です。リンパ球にはBリンパ球（B細胞）とTリンパ球（T細胞）があります。リンパ管は小腸から吸収した脂肪を含むカイロミクロンが流れ込んできます。カイロミクロン（脂肪とタンパク質の塊）はリンパ管を介して左静脈角に流れ込みます。それゆえ、リンパ液には脂肪成分が含まれます。リンパ管の働きの1つとして、間質の過剰な水分を引き込む働きです（適切な細胞環境の維持、すなわち浮腫（ふしゅ）の発生を防いでいる）。したがって、正解は3です。リンパ管はすべて静脈角で血管と合流しています。胸管のリンパ液は左静脈角に流れ込みます。右リンパ本幹のリンパ液は、右静脈角に流れ込みます。

▶問題34　Ⅰ型アレルギーはどれか。　（第100回）

1．接触皮膚炎
2．潰瘍（かいよう）性大腸炎
3．過敏症肺臓炎
4．ツベルクリン反応陽性
5．アナフィラキシーショック

解答　5

解説　Ⅰ型アレルギー反応の特徴はアナフィラキシーショックです。アナフィラキシーショックとは、特定の物質により引き起こされるIgE抗体を介したⅠ型アレルギー（即時型アレルギー）反応で、血圧低下や意識障害が生じ、生命に危険な状態を示す症候です。接触性皮膚炎はⅣ型アレルギー反応、潰瘍性大腸炎は原因不明の非特異性炎症性疾患です。過敏症肺臓炎はⅢ型およびⅣ型アレルギー反応の混合型アレルギー反応です。ツベルクリン反応陽性はⅣ型アレルギー反応です。**表5-2**を参照してください。

▶問題35　免疫担当細胞とその機能の組合わせで正しいのはどれか。

（第100回）

1．好中球――――――抗原の提示
2．肥満細胞―――――補体の活性化
3．形質細胞―――――抗体の産生
4．ヘルパーT細胞――貪食（どんしょく）

解答　3

解説　好中球は貪食作用をもちますが、抗原の提示はしません。肥満細胞はアレルギー反応に関係しますが、補体の活性化には関与しません。**形質細胞**は抗体を産生します。ヘルパーTリンパ球には、貪食作用はありません。それゆえ、正解は3です。

▶問題36　抗原がIgEと結合するのはどれか。

（第98回）

1．接触性皮膚炎
2．血液型不適合輸血
3．全身性エリテマトーデス
4．アナフィラキシーショック

解答　4

解説　抗原が肥満細胞表面にあるIgEと結合するとヒスタミンが多量に血中に放出され、急激な血圧低下が起き、アナフィラキシーショックが起こります。それゆえ、正解は4です。これはⅠ型アレルギー反応とよばれます。接触性皮膚炎はⅣ型アレルギー反応、血液型不適合輸血はⅡ型アレルギー反応、全身性エリテマトーデスはⅢ型のアレルギー反応です。**問題34**の解説も参照してください。

▶問題37　**オプソニン効果を生じるのはどれか。**
（第98回）

1．好中球　　2．好塩基球
3．Tリンパ球　　4．Bリンパ球

解答　1

解説　オプソニン効果（作用）は、IgG抗体と食細胞の協働作用で起こす殺菌作用です。ここにあげられている食細胞は**好中球**です。他の食細胞としてマクロファージがいます。好塩基球はIgE抗体と協働してアレルギー反応に関係します。T細胞は細胞性免疫の主役の細胞です。B細胞は体液性免疫の主役の細胞です。

▶問題38　**ウイルス感染後の長期の獲得免疫に関わるのはどれか。**
（第97回）

1．好中球　　2．好酸球
3．肥満細胞　　4．メモリー（記憶）細胞

解答　4

解説　好中球は先天性免疫に関係し、貪食作用で細菌を殺します。好酸球はIgE抗体を介して寄生虫に結合し、主要塩基性タンパク質や活性酸素を用いて殺すことがあります。肥満細胞は好塩基球の仲間でIgE抗体を介してⅠ型アレルギー反応を起こします。**メモリー（記憶）細胞**（リンパ球）は、体内で出会った病原性微生物の特徴を長期にわたって記憶していて再度同一の病原性微生物に出会うと、ただちにヘルパーTリンパ球と協働して攻撃します。

▶問題39　**皮膚・粘膜と防御機構の組合わせで正しいのはどれか。**
（第97回）

1．皮膚表面――アルカリ性の皮脂
2．気道――線毛上皮細胞
3．腸管内――デーデルライン桿菌
4．尿路――リゾチーム

解答　2

解説　皮膚表面は、通常酸性の皮脂でおおわれて細菌増殖を抑制しています。気道は**線毛上皮細胞**が粘液で捉えた塵埃（じんあい）を肺胞側から口腔側へ線毛運動で排出しています。デーデルライン桿菌（かんきん）は腸管内でなく、腟粘膜に常在して他の菌の増殖を抑えています。尿路は尿が流れることで侵入してきた細菌を洗い流しています。

▶問題40　**リンパ系で正しいのはどれか。**（第96回）

1．過剰な組織液を回収する。
2．リンパに脂肪成分は含まれない。
3．胸管のリンパは動脈系へ直接流入する。
4．健常成人のリンパ流量は7～10L/日である。

解答　1

解説　リンパ系は、毛細血管から回収し切れない老廃物を含む**組織液を回収**して静脈角から血管系に灌流するシステムです。さらに、小腸での脂肪の消化・吸収では吸収した脂肪を含むカイロミクロンを回収して、胸管を経て静脈系へ移送します。また、身体のなかに入った病原菌をリンパ系に集めてリンパ節でリンパ球が病原菌を処理します。以上のような働きがリンパ系の主な働きです。1日のリンパ流量は2～4L/日です。それゆえ、正解は1です。

▶問題41　**ツベルクリン反応の機序はどれか。**
（第95回）

1．Ⅰ型アレルギー　　2．Ⅱ型アレルギー
3．Ⅲ型アレルギー　　4．Ⅳ型アレルギー

解答　4

解説　ツベルクリン反応は細胞性免疫、すなわちT細胞が主に活躍する**遅延型アレルギー反応（Ⅳ型アレルギー反応）**です。それゆえ、正解は4です。

ヒトは結核菌に感染すると、マクロファージが結核菌を貪食（どんしょく）し、その結果、結核菌のタンパク質成分をマクロファージがヘルパーTリンパ球に抗原提示します。そしてヘルパーTリンパ球はその抗原情報を細胞障害性Tリンパ球（キラーTリンパ球）に伝え、病原菌を攻撃します。さらにその抗原情報をメモリーT細胞に残しておきます。ツベルクリン抗原（結核菌の成分）が注射されるとマクロファージは貪食したツベルクリン抗原をヘルパーTリンパ球に提示し、ヘルパーTリンパ球はキラーTリンパ球やメモリーTリンパ球に情報を送ります。その結果、キ

ラーTリンパ球はマクロファージ活性化因子を放出し、ツベルクリン抗原の周辺に集結し、炎症反応が進みます。この炎症が発赤として裸眼で観察されます。発赤がなければ、今まで結核菌に感染したことがなく、発赤があれば感染したことがあるということです。

▶問題42 インフルエンザワクチンの接種で正しいのはどれか。 (第94回)

1．特異的能動免疫　2．非特異的能動免疫
3．特異的受動免疫　4．非特異的受動免疫

解答 1

解説 **特異的能動免疫**とは、ある特定のウイルスや病原体(ここではインフルエンザウイルス)のみに、積極的に免疫をもたせるために、弱毒化した病原体を身体に入れ、それに対する抗体をつくらせて、病原体から身体を守るということです。現在のインフルエンザワクチンは、主にインフルエンザウイルスを脂質処理し、さらに不活化した後、ウイルス粒子のエンベロープに埋め込まれたHA(ヘマグルニチン、糖タンパク質)を主として含む成分よりなります。これを皮下接種してHAに対する抗体を体内でつくらせます。この現行ワクチンは、粘膜免疫を誘導できないため感染予防効果はありませんが、血中IgG抗体産生を誘導できるので肺の毛細血管から漏出するIgGがウイルスに結合して感染性を失わせるため肺炎を予防する効果があります。非特異的能動免疫とはたくさんの病原体に共通な構造をワクチンとして接種し、身体にそれに対する抗体をつくらせる免疫のことです。特異的受動免疫は、ある特定の病原体あるいは毒素に対する抗体あるいは血清を注射して病原菌に対して抵抗する力、免疫をもつことです。非特異的受動免疫は、多数の病原体に共通な構造物に対する抗体あるいは血清を注射して多数の病原菌に対する抵抗力、免疫をもつことです。それゆえ、正解は1です。

▶問題43 感染防御に有用でないのはどれか。

(第94回)

1．涙液(るいえき)のリゾチーム
2．血清のプラスミノーゲン
3．腟(ちつ)粘膜のグリコゲン
4．胃液の胃酸

解答 2

解説 涙液のリゾチームは細菌の細胞壁を破壊することで殺菌作用を及ぼすので眼瞼結膜(がんけんけつまく)での細菌増殖を抑制します。血清の**プラスミノーゲン**はフィブリン線維網を切る酵素の前駆体ですので、感染防御に有用ではありません。腟のグリコゲンは腟粘膜でデーデルライン桿菌(かんきん)を増殖させ、いつも粘膜表面を酸性に保ち、病原菌の繁殖を抑えます。胃液の胃酸は食物と一緒に胃内に入った雑菌を殺菌します。

▶問題44 能動免疫はどれか。 (第93回)

1．γ-グロブリンの与薬
2．母乳を介した抗体の移行
3．ワクチンの接種
4．抗血清の与薬

解答 3

解説 何らかのかたちで抗体を体内に入れて免疫を獲得するのは**受動免疫**です。ですからそれに該当するのは選択肢の1と2と4です。一方、ワクチン(病原菌の一部)を接種して積極的にワクチン成分に対する抗体を身体につくらせ、そのワクチン由来の病原菌に対して抵抗力、すなわち免疫を獲得させるのが**能動免疫**です。それゆえ、正解は3です。

6 循環器系

▶**問題1**　ヒトの心臓はどれか。

1．１心房１心室　　2．１心房２心室
3．２心房１心室　　4．２心房２心室

解答　4

解説　きわめて初歩的な問題なので確実に覚えておきましょう。ヒトの心臓は**２心房２心室**です。心臓の構造については**図６-１**を参照してください。

▶**問題2**　心臓について正しいのはどれか。

1．身体の右寄りに位置する。
2．大きさは握りこぶし大である。
3．２心房１心室である。
4．大動脈には弁がない。

解答　2

解説　心臓は精神的に緊張すると、その拍動リズムが左胸の体表面に伝わってくることから身体の左寄りに位置するのがわかります(**図６-２**)。大きさは握りこぶし大です。また、心臓は２心房２心室からなり、心室と心房の間と大動脈や肺動脈には弁があります。

▶**問題3**　心臓について正しいのはどれか。

1．心筋は平滑筋からなる。
2．左心房と左心室の間の弁は三尖弁である。
3．右心室の壁は左のそれより薄い。
4．肺静脈は心臓に２本で入る。

解答　3

解説　心筋は下の表(**表６-１**)に示したように骨格筋と同じく**横紋筋**からなります。左心室と左心房の間の弁は**二尖弁**で、僧帽弁ともよばれます。左心室は全身に血液を送り出さなくて

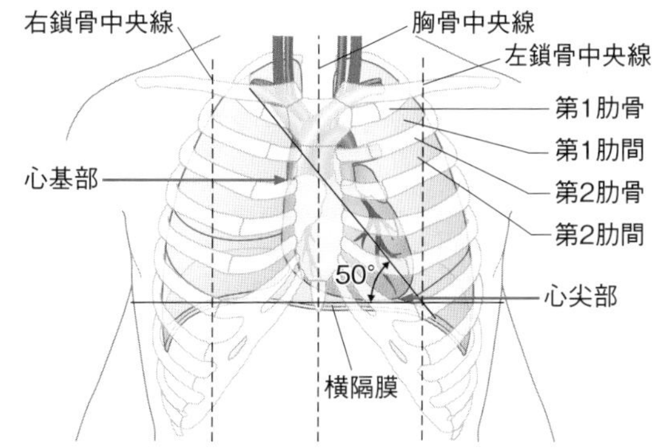

図６-２　心臓の位置

表６-１　筋の主な特徴

骨格筋	横紋筋	多核	随意筋	運動神経支配
心筋	横紋筋	単核	不随意筋	自律神経支配
平滑筋	平滑筋	単核	不随意筋	

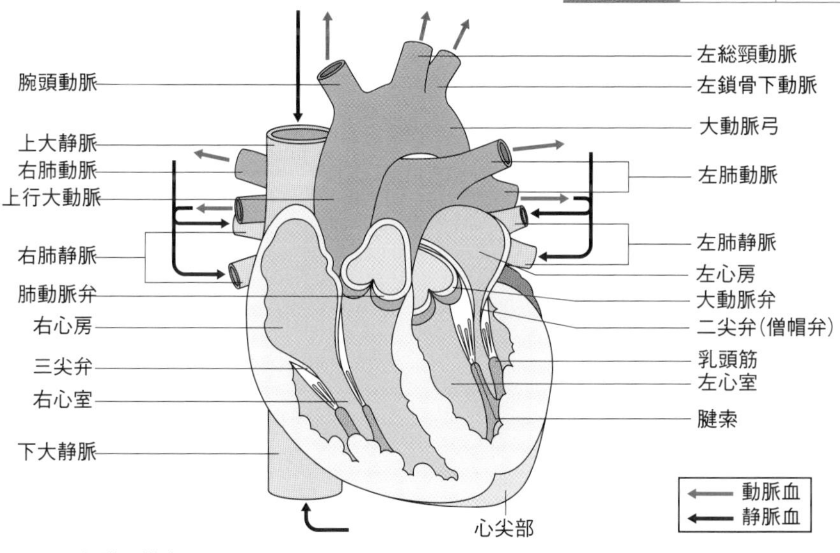

図６-１　心臓の構造

はいけないので、強い力で収縮しなくてはいけません。それゆえ、左心室の筋の壁が最も厚くできています。また、肺静脈は心臓に4本で入ります(**図6-1**参照)。

▶問題4　収縮期血圧115mmHg、拡張期血圧85mmHgの人の平均血圧はどれか。

1．95mmHg　　2．105mmHg
3．115mmHg　　4．125mmHg
5．135mmHg

解答　1

解説　血圧は、ふつう動脈血圧を指します。脈圧とは収縮期血圧(最高血圧)と拡張期血圧(最低血圧)の差を示します。ですから、平均血圧は以下のとおりになります。

平均血圧

$$= \frac{\text{脈圧(収縮期血圧}-\text{拡張期血圧)}}{3} + \text{拡張期血圧}$$

$$= \frac{(115-85)}{3} + 85$$

$$= 10 + 85 = 95\,(\text{mmHg})$$

わが国では、診察室血圧での収縮期血圧(最高血圧)が140mmHg、拡張期血圧(最低血圧)が90mmHg以上、また、家庭内血圧での収縮期血圧が135mmHg、拡張期血圧が85mmHg以上を高血圧症としています(**表6-2**参照)。

▶問題5　動脈血が流れている血管はどれか。

1．臍(さい)動脈　　2．肺静脈
3．冠状静脈　　4．門脈
5．大静脈

解答　2

解説　胎児と母体をつなぐ胎盤へは胎児側から**臍(帯)動脈**と**臍(帯)静脈**がつながっています。臍動脈は胎児から二酸化炭素を含む老廃物を運ぶ静脈血が流れています。一方、臍静脈は母体から新鮮な酸素をもらった赤血球と栄養を受け取った**動脈血**が流れています(**図6-3**)。肺静脈は肺で新鮮な酸素を受け取り、ヘモグロビンの酸素飽和度が98%で**動脈血**が流れています。冠状静脈には、心臓を構成する心筋細胞に栄養を渡した後、細胞から二酸化炭素を含む老廃物を受け取って心臓に戻ってくる血液(静脈血)が流れています。門脈は胃や小腸や大腸などから吸収した栄養と老廃物を肝臓に運ぶ太い静脈で、静脈血が流れています。下大静脈は、心臓より下の組織や器官から老廃物を受け取り心臓に戻ってくる血液(静脈血)を運んでいます(**図6-4**)。それゆえ、正解は2です。

▶問題6　拍動が速くなるのはどれか。

1．副交感神経の興奮　　2．リラックス
3．睡眠　　4．迷走神経の興奮
5．交感神経の興奮

解答　5

解説　心臓は、栄養や酸素を充分に富んだ血液が必要な組織や器官に行き渡るように、必要に応じて拍動を速くして組織や器官の要求に応えます。それら組織や器官が要求する酸素や栄養を心臓が供給するようにその拍動を巧みに調節している神経系が自律神経系です。心臓の自律神経中枢は延髄にあります。身体は活発な活動をすると、より多くの血液を必要とします。そのとき、自律神経の交感神経が優位に働きま

表6-2　成人における血圧値の分類(mmHg)

分類	診察室血圧(mmHg)			家庭血圧(mmHg)		
	収縮期血圧		拡張期血圧	収縮期血圧		拡張期血圧
正常血圧	<120	かつ	<80	<115	かつ	<75
正常高値血圧	120-129	かつ	<80	115-124	かつ	<75
高値血圧	130-139	かつ/または	80-89	125-134	かつ/または	75-84
Ⅰ度高血圧	140-159	かつ/または	90-99	135-144	かつ/または	85-89
Ⅱ度高血圧	160-179	かつ/または	100-109	145-159	かつ/または	90-99
Ⅲ度高血圧	≧180	かつ/または	≧110	≧160	かつ/または	≧100
(孤立性)収縮期高血圧	≧140	かつ	<90	≧135	かつ	<85

(日本高血圧学会高血圧治療ガイドライン作成委員会編：高血圧治療ガイドライン2019より許諾を得て転載)

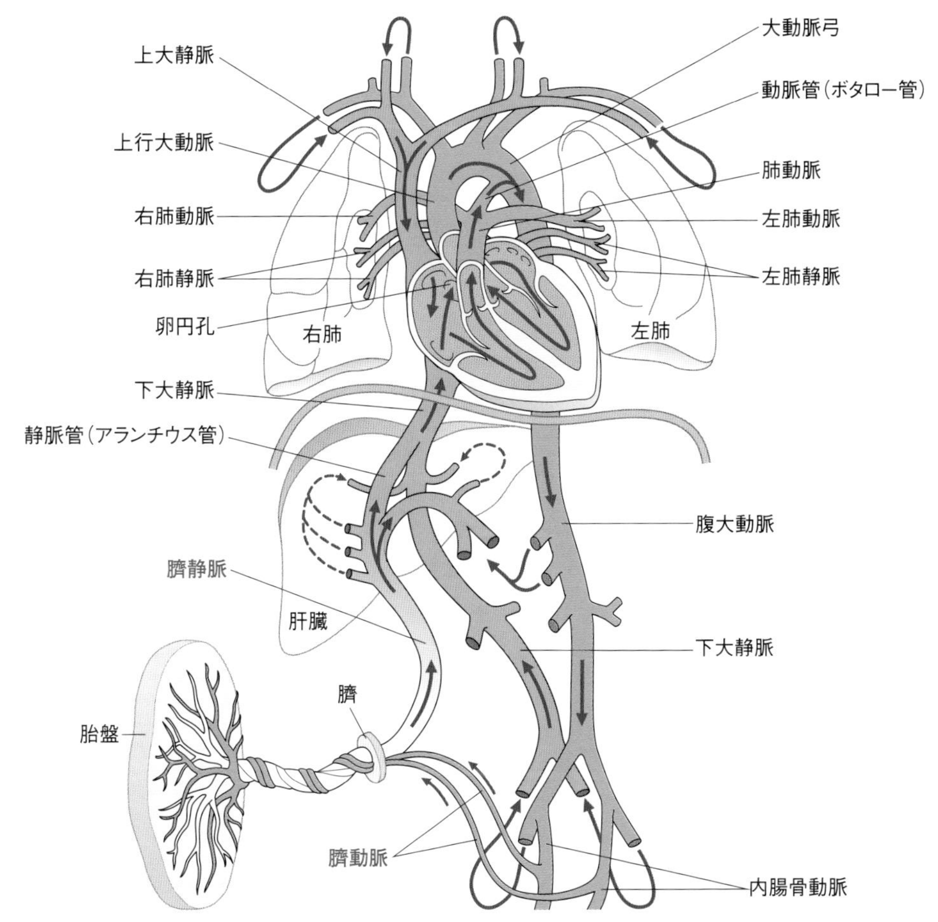

図6-3　胎児循環

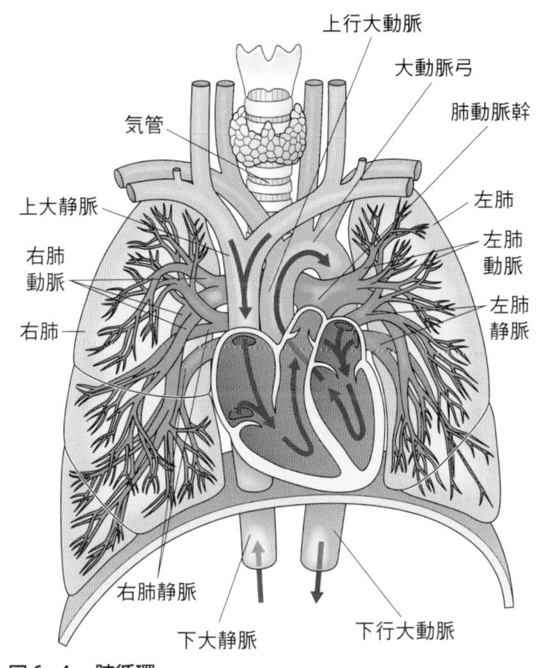

図6-4　肺循環

す。交感神経の活動が高まると心臓の拍動は速くなり、それだけ多くの血液が全身に送り出されます。また、交感神経は副腎髄質につながっているので、そこからアドレナリン、ノルアドレナリンを分泌させます。それらのホルモンも拍動を速くします。また、血糖値をあげます。逆に副交感神経の働きが優位になると、心臓の拍動は、遅く弱くなります。リラックスや睡眠や迷走神経の興奮は、副交感神経が優位に働いている状況です。

▶問題7　血管の説明で誤っているのはどれか。

1．毛細血管はグルコースを通さない。
2．動脈壁は肉厚である。
3．門脈は静脈である。
4．静脈は一般に動脈より体表面に近い。
5．肺静脈の血圧は低い。

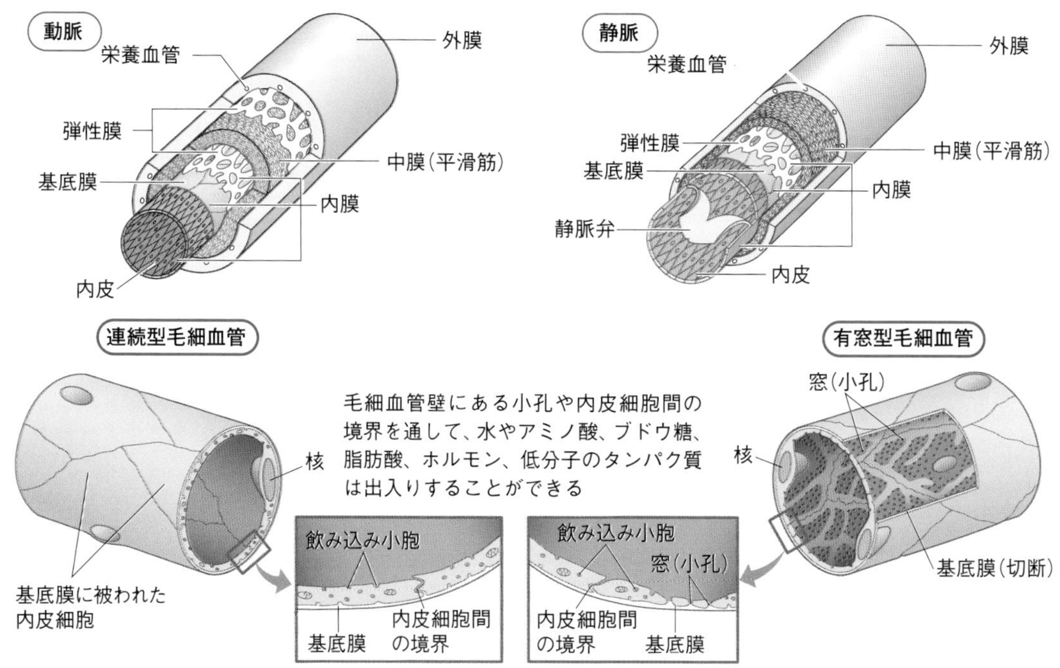

図6-5　血管の構造

解答　1

解説　毛細血管では、一般にアルブミン(分子量66,000)より小さい分子は自由に通過することができます。それゆえ、正解は1です。細胞の栄養物(素)はアルブミンより小さい分子がほとんどです。動脈は静脈よりも血圧が高く、その高い血圧に負けずに血液を遠くまで送り届けるために、血管破裂など起こってはいけないので静脈より肉厚になっています。血管は毛細血管以外は、内側から内膜、中膜、外膜の３層構造をしています(**図6-5**)。門脈は胃や小腸や大腸から吸収した栄養を肝臓に送り届ける血管壁の薄い静脈です。一般に静脈(vein)、動脈(artery)、神経(nerve)の順に体表面の近くに存在します。右心室から静脈血を肺へ送り出す肺動脈は、たくさん枝分かれして肺の深部に入っていくため血流抵抗が低く、血圧がとても低い(25mmHg/８mmHg)という特徴があります(**図6-6**)。高いと肺胞内に血漿の水分が漏れてきて、肺胞内腔と毛細血管内腔の間の距離が長くなり、ガス交換が困難になります。

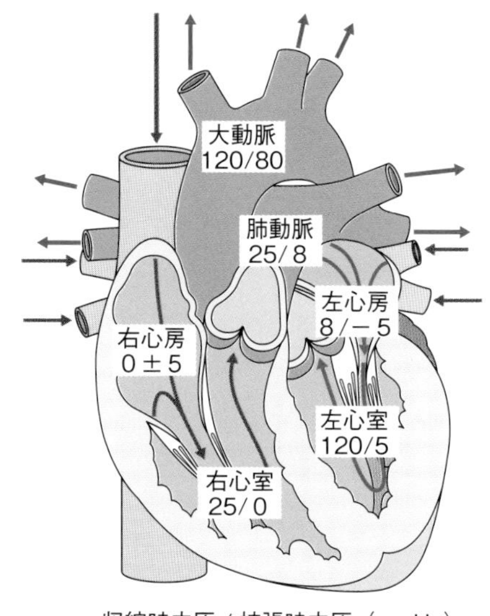

図6-6　心臓各部の血圧

(坂井建雄、岡田隆夫：系統看護学講座、専門基礎１、人体の構造と機能１、解剖生理学、p.145、医学書院、2005)

▶**問題8**　心房性ナトリウム利尿ペプチド〈ANP〉が分泌されるのはどれか。

1．肝臓　　2．心臓
3．膵臓　　4．脾臓
5．甲状腺

解答　2

解説 心房性ナトリウム利尿ペプチド(ANP：atrial natriuretic peptide)は、28個のアミノ酸からなるペプチドホルモンです。右心房に血液が充満するとき、伸展度が高いほど、すなわち心房に戻ってきた血液が多いほど右心房の心筋細胞から血中にANPが分泌されます。分泌されたANPは糸球体濾過量(GFR)を増加させ、腎臓の集合管の細胞に作用してナトリウム(Na^+)の再吸収(同時に水の再吸収も)を抑制します。また、このホルモンは、バソプレシンの分泌と飲水行動や食塩摂取行動を抑制します。ANPの働きはアルドステロンの働きと反対です。その結果、尿量が増加します(利尿作用)。結局、血液全体の量を減らすことで、血圧を正常に向かって低下させます(血液量の維持)。また、心臓から脳性ナトリウム利尿ペプチド(BNP：brain natriuretic peptide)というペプチドホルモンもみつかっています。このホルモンもANPと類似した働きをします。

▶問題9　左心室の収縮開始と一致するのはどれか。

1．P波の出現　　2．T波の出現
3．第Ⅰ心音　　4．第Ⅱ心音

解答 3

解説 左心室が収縮し始めると、左心室の圧が高まり、左心室から左心房への血液の逆流を防ぐため、まず左心房と左心室の間の**房室弁**(**二尖弁**)が閉じます。このときに発生する音が**第Ⅰ心音**(**Ⅰ音**)です。**第Ⅱ心音**(**Ⅱ音**)は、**大動脈弁**と**肺動脈弁**の閉じる音です。弁が正常に働いているのを確認するために心音の聴取はきわめて重要です。

▶問題10　心筋の活動電位発生に関係しないイオンチャネルはどれか。

1．クロール(塩化物)チャネル
2．ナトリウムチャネル
3．カリウムチャネル
4．カルシウムチャネル

解答 1

解説 心筋の活動電位の発生には、まず**電位依存性ナトリウム**(Na^+)チャネル、続いて**電位依存性カルシウム**(Ca^{2+})チャネル、そして最後に**電位依存性カリウム**(K^+)チャネルが関与しています。

▶問題11　心音の第Ⅰ音はどれか。

1．房室弁の開く音
2．房室弁の閉じる音
3．大動脈弁・肺動脈弁の開く音
4．大動脈弁・肺動脈弁の閉じる音

解答 2

解説 **問題10**と類似した問題です。第Ⅰ音は、左心室と左心房の間の**房室弁**(**二尖弁**ともいう)が閉じたときに発生する音です。第Ⅰ音と第Ⅱ音の間に左心室から血液が全身に送り出されています。

▶問題12　心音の第Ⅱ音はどれか。

1．房室弁の開く音
2．房室弁の閉じる音
3．大動脈弁・肺動脈弁の開く音
4．大動脈弁・肺動脈弁の閉じる音

解答 4

解説 第Ⅱ音は大動脈弁、肺動脈弁の閉じる音です。心室の血液が全身または肺へ送り出され、続いて心室が弛緩期に入ると、大動脈の血圧が左心室の血圧に優って**大動脈弁**が、また、肺動脈の血圧が右心室の血圧に優って**肺動脈弁**が閉じます。これらの弁が閉じるときに第Ⅱ音が発生します。

▶問題13　拡張期血圧が90mmHg、収縮期血圧が120mmHgであるとき、平均血圧はどれか。

1．95mmHg　　2．100mmHg
3．105mmHg　　4．110mmHg

解答 2

解説 血圧は、ふつう動脈血圧を指します。

$$平均血圧 = \frac{脈圧}{3} + 拡張期血圧$$ です。

ですから、ここでは、$\frac{(120-90)}{3} + 90 = 100$

6 循環器系

(mmHg)となります。

▶問題14　最も血圧が低いのはどれか。

1．毛細血管　　2．細動脈

3．下大静脈　　4．右心房

解答　4

解説　血液循環を考えると答えにたどり着きます。血液は左心室から始まって圧の高いほうから低いほうへ流れ、右心房へ戻っていきます。左心室から送り出された血液は大動脈→動脈→細動脈→毛細血管→細静脈→静脈→上下大静脈→右心房と心臓に戻ります。心臓に戻った血液は右心室から肺へ低い血圧(15mmHg)で送り出されます。

▶問題15　血管運動中枢はどれか。

1．小脳　　2．橋(きょう)

3．延髄(えんずい)　　4．中脳

解答　3

解説　**血管運動中枢は、延髄にあります。**延髄には心臓抑制中枢、呼吸中枢、嘔吐中枢、嚥下中枢などがあります。中脳に対光反射中枢があります。

▶問題16　血圧を感知する圧受容器はどれか。

1．頸動脈小体　　2．頸動脈洞

3．下大静脈　　4．大動脈小体

解答　2

解説　圧受容器がある場所は、頸動脈洞と大動脈弓です(**図6-7**参照)。

▶問題17　血管を拡張させる物質はどれか。2つ選べ。

1．アセチルコリン

2．一酸化窒素(NO)

3．アンジオテンシンⅡ

4．ヒスタミン

解答　2、4

解説　血管を拡張させる物質には、カテコールアミン(β作用)や**一酸化窒素、ヒスタミン、**プロスタグランジンI_2などがあります。一方、血管収縮物質には、カテコールアミンやレニン-アンジオテンシン-アルドステロン系やトロンボキサンA_2やエンドセリンなどの物質があります(**表6-3**)。カテコールアミンとは、アドレナリン、ノルアドレナリン、ドーパミン(ドパミン)をまとめた総称です。

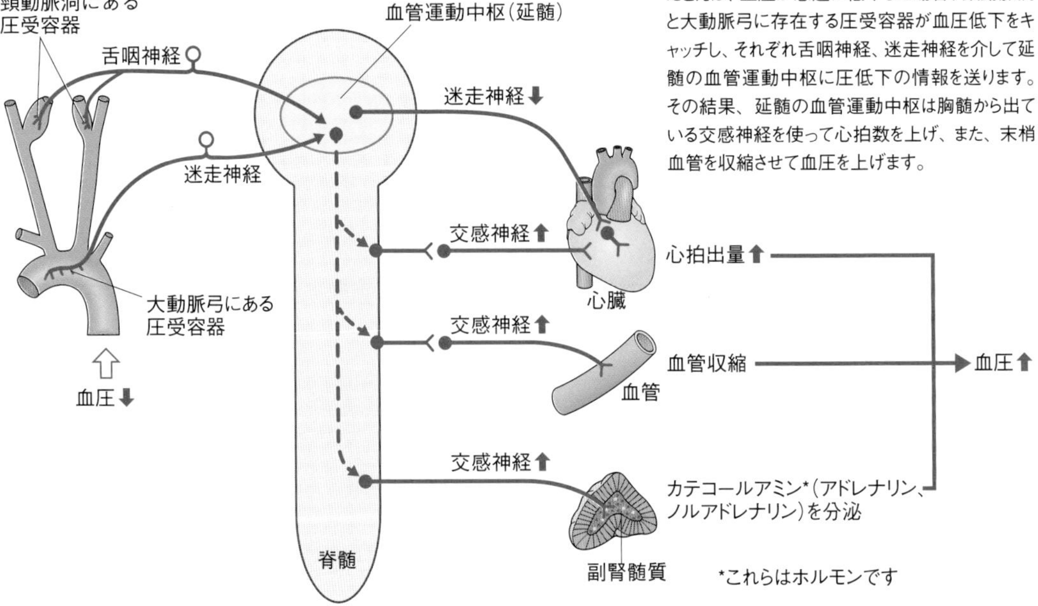

図6-7　圧受容器の存在部位

表6-3　血管に作用する物質

血管拡張物質	カテコールアミン(β作用*)、一酸化窒素(NO)、ヒスタミン、プロスタグランジンI_2
血管収縮物質	カテコールアミン(α作用**)、アンジオテンシンⅡ、トロンボキサンA_2、エンドセリン

*β作用：カテコールアミンの受容体のうち、β受容体に結合したときに起こる作用
**α作用：カテコールアミンの受容体のうち、α受容体に結合したときに起こる作用

▶**問題18　血管収縮物質はどれか。2つ選べ。**

1．プロスタグランジンI_2
2．エンドセリン
3．アドレナリン
4．一酸化窒素

解答　2、3

解説　血管収縮物質には、カテコールアミン(アドレナリン)やアンジオテンシンⅡやトロンボキサンA_2やエンドセリンなどの物質があります。

▶**問題19　心臓について誤っているのはどれか。**

1．心臓はホルモンを分泌する。
2．心臓を養う動脈は大動脈から分岐する。
3．心臓の筋は平滑筋である。
4．心臓の動きは延髄で監視されている。

解答　3

解説　心臓では心房から心房性ナトリウム利尿ペプチド〈ANP〉、心室から脳性ナトリウム利尿ペプチド〈BNP〉が産生されます。心臓を養う冠状動脈は心臓から出る大動脈の起始部から出ています。心筋は横紋筋です。それゆえ、選択肢3は誤りです。心臓の動き(血圧)を監視しているのは延髄に存在する心臓中枢です。

▶**問題20　心電図検査の胸部誘導で電極を第4肋間胸骨右縁に装着するのはどれか。**　(第112回)

1．Ⅰ　　2．V_1
3．V_2　　4．V_4
5．aV_R

解答　2

解説　胸部誘導のそれぞれの電極は以下のように装着します(カッコ内は電極の色)。V1は第4肋間胸骨右縁(赤)、V_2は第4肋間胸骨左縁(黄)、V_3はV_2とV_4の中間(緑)、V_4は第5肋間と鎖骨中線の交点(茶)、V_5はV_4と同じ高さの水平線と左前腋窩線の交点(黒)、V_6はV_4と同じ高さの水平線と中腋窩線の交点(紫)(**図6-8**)。Ⅰ誘導は標準肢誘導、aV_Rは単極肢誘導の1つであり、胸部誘導ではありません。

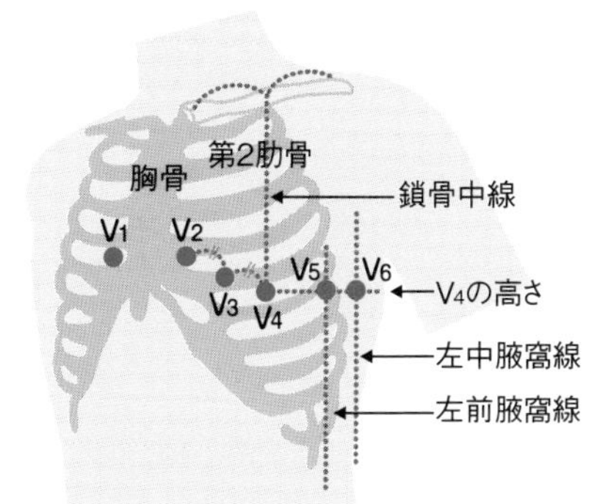

胸部誘導は水平面に設定した軸に沿った興奮の方向と強さを示している。

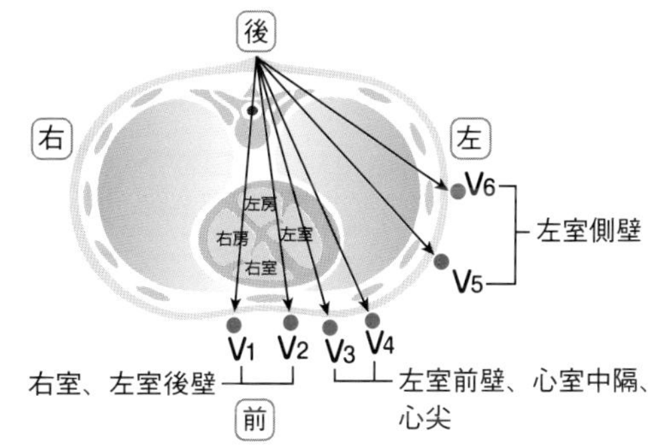

図6-8　胸部誘導電極の位置と軸の方向
(橋本尚詞、鯉渕典之：人体の構造と機能①　解剖生理学、第4版、メジカルフレンド社、2022より改変)

▶**問題21　上腕動脈で行う聴診法による血圧測定で適切なのはどれか。**　(第112回)

1．成人では9～10cm幅のマンシェットを用いる。
2．マンシェットの下端と肘窩が重なるように巻く。
3．マンシェットの装着部位と心臓が同じ高さになるようにする。

4．マンシェットと腕の間に指が3、4本入る程度の強さで巻く。

解答 3

解説 マンシェットの下端は肘窩よりも2～3cm上で巻きます。標準的な成人用のマンシェットの幅は14cmです。上腕の周囲径に対してマンシェットの幅が狭いと血圧が高く測定されます。したがって、腕の太い人には幅の広いマンシェットが必要です(目安は上腕の周囲径の40%幅)。また、マンシェットの巻き方がゆるいと血圧が高く測定されますので、指が1～2本入る程度の強さで巻きます。静水圧の影響により、マンシェットの装着位置が心臓よりも高いと血圧は低く、心臓よりも低いと血圧は高く測定されます。手首式血圧計も同じで、血圧計の高さを心臓の高さと同じにしないと正確な血圧が測定できません。

▶問題22 心臓の刺激伝導系で最初の興奮部位はどれか。 (第112回)

1．洞房結節
2．房室結節
3．His〈ヒス〉束
4．Purkinje〈プルキンエ〉線維

解答 1

解説 心臓の拍動リズムを決めるペースメーカーは**洞房結節**です。洞房結節で発生した活動電位が、右心房や左心房内を伝わり、**房室結節**に届き、その後、**ヒス束**を経て**左脚・右脚**から**プルキンエ線維**へと伝導していきます(**図6-9**)。

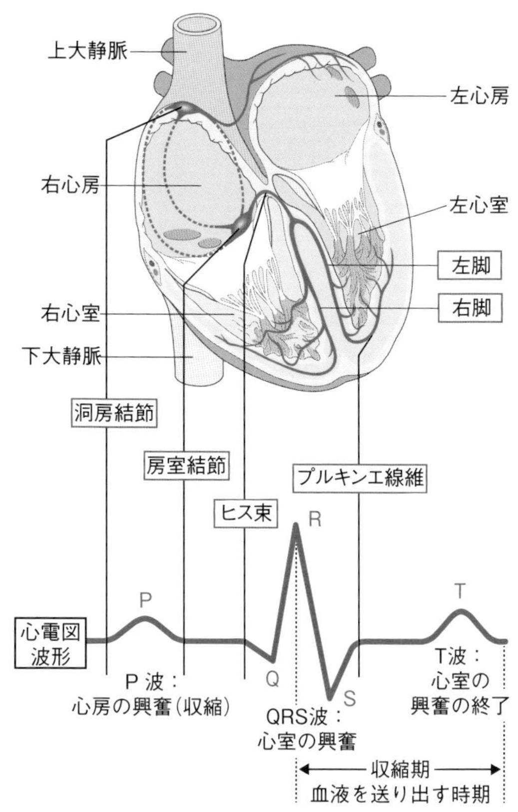

図6-9 刺激伝導系

▶問題23 加齢に伴う血管壁の硬化による血圧への影響はどれか。 (第110回)

1．収縮期血圧は上昇し、拡張期血圧は低下する。
2．収縮期血圧は低下し、拡張期血圧は上昇する。
3．収縮期血圧も拡張期血圧も上昇する。
4．収縮期血圧も拡張期血圧も低下する。

解答 1

解説 加齢によって血管壁が硬くなると血管の柔軟性が失われます。柔軟性のある血管では、風船のように血管を膨らませることで、収縮期に流入してきた血液を受け止め少しずつ末梢へ流すことができます。しかしながら、硬化した血管には柔軟性がないため、血管壁を内側から一気に押すことになります。このため、収縮期血圧は上昇します。一方、拡張期においては、柔軟性のある血管では風船が縮むように少しずつ血液を末梢側へ送っているので、ゆっくりと血圧が下がっていきます。硬化した血管は風船のように徐々に縮むことが難しいので、一気に血液が末梢側へ流れていき、その結果、拡張期血圧は低下します。このように、動脈硬化では収縮期血圧は上昇し、拡張期血圧は低下します(その結果、脈圧は上がります)(**図6-10**)。

a. 健常者の収縮期の血管

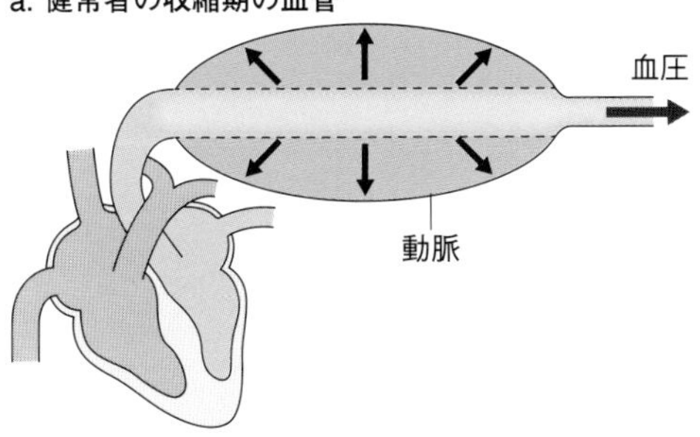

b. 健常者の拡張期の血管

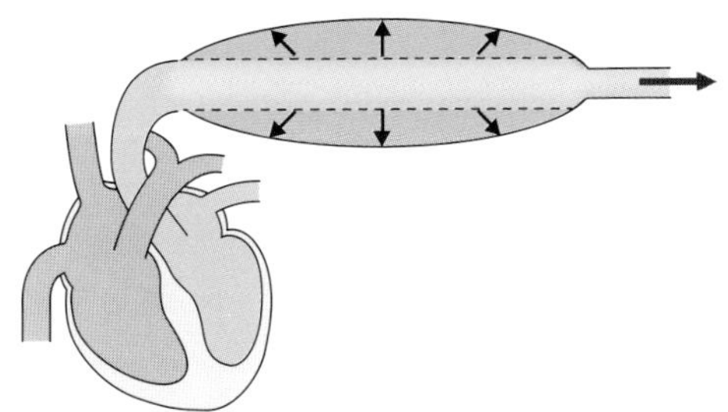

c. 動脈硬化時の収縮期の血管

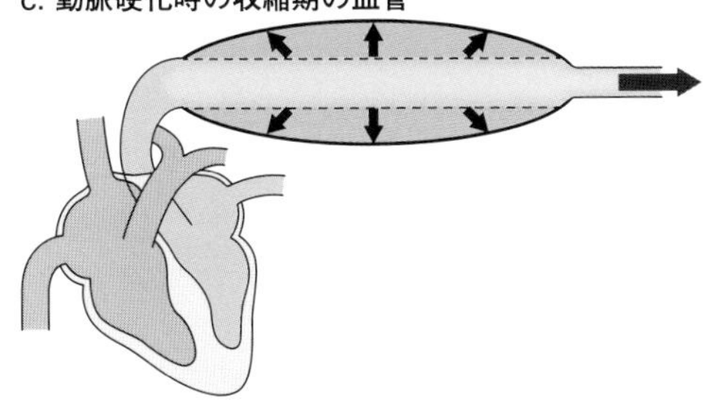

d. 動脈硬化時の拡張期の血管

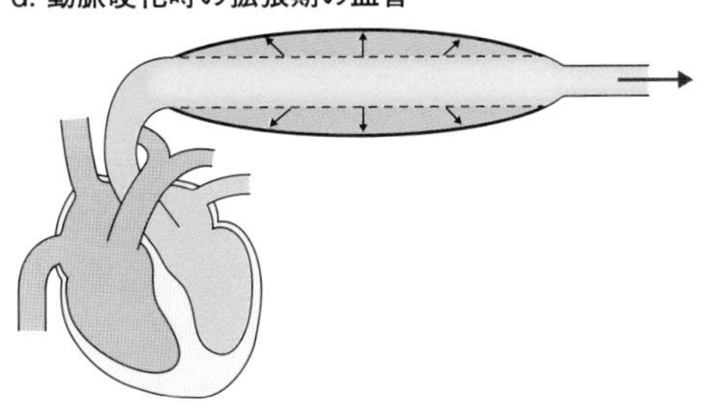

図6-10　動脈硬化が血圧へ及ぼす影響

(坂井建雄、岡田隆夫、宇賀貴紀：解剖生理学、第11版、系統看護学講座-専門基礎分野、人体の構造と機能〔1〕、p.195、医学書院、2022より改変)

▶問題24　成人の橈骨動脈における脈拍の測定方法で正しいのはどれか。　(第109回)

①

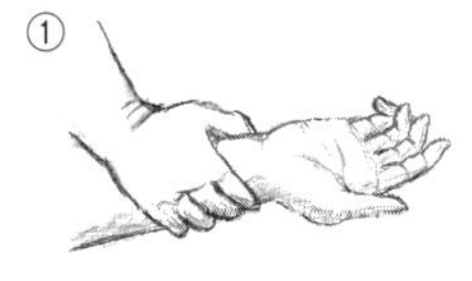

②

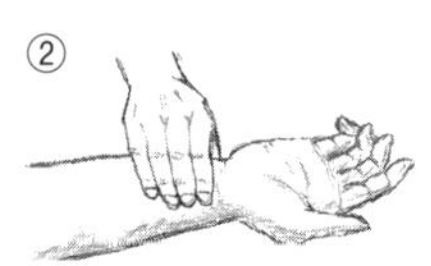

③

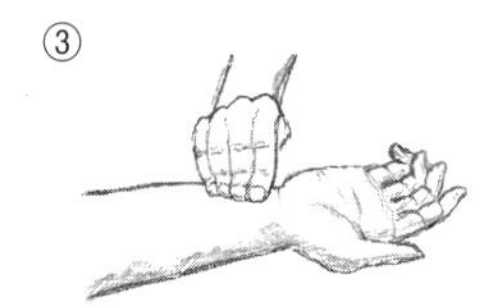

④

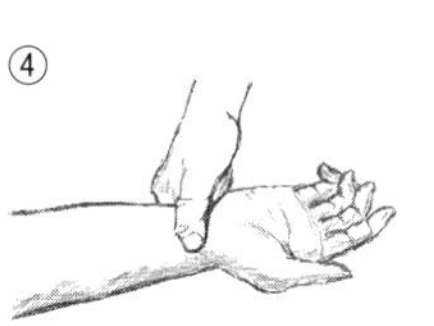

1．①　　2．②
3．③　　4．④

解答　2

解説　これは実技実習で体験するので必須な項目です。②の図のように橈骨動脈の脈拍を感じる部位に第2～第4指をそろえて皮膚に当て、やや圧迫するようにすると指で触知できます。

▶問題25　固有心筋の特徴はどれか。　(第109回)

1．平滑筋である。
2．骨格筋よりも不応期が短い。
3．活動電位にプラトー相がみられる。
4．筋層は右心室の方が左心室より厚い。

解答　3

解説　固有心筋が活動電位を発生する際、しばらく細胞内外の電位差が消失するプラトー相(台地状の電位状態)とよばれる時期が続き、そのあと再分極します(**図6-11**)。このように固有心筋は活動電位に神経細胞の活動電位と異なる波形の特徴があり、それゆえ正解は3です。

固有心筋は平滑筋でなくて横紋筋です。固有心筋は骨格筋より不応期は長いです。筋層は左心室のほうが右心室より厚いです。

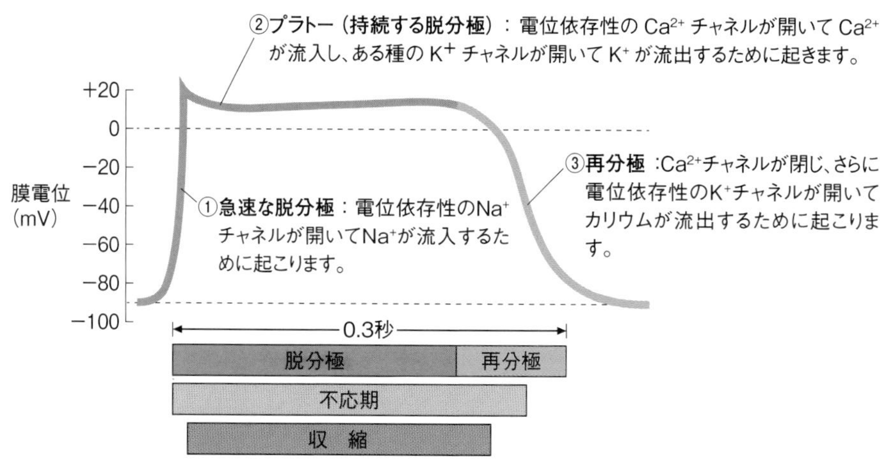
②プラトー（持続する脱分極）：電位依存性の Ca2+ チャネルが開いて Ca2+ が流入し、ある種の K+ チャネルが開いて K+ が流出するために起きます。
+20
0
−20
膜電位 (mV)
−40
−60
−80
−100
①急速な脱分極：電位依存性のNa+チャネルが開いてNa+が流入するために起こります。
③再分極：Ca2+チャネルが閉じ、さらに電位依存性のK+チャネルが開いてカリウムが流出するために起こります。
0.3秒
脱分極
再分極
不応期
収　縮

図6-11　固有心筋の活動電位

（桑木共之ほか編訳：トートラ人体の構造と機能、第5版（原書15版）、p.746、丸善出版、2019より改変）

▶**問題26**　二次性高血圧症 *secondary hypertension* の原因となるホルモンはどれか。（第109回）

1．アルドステロン　2．ソマトスタチン
3．グルカゴン　4．メラトニン

解答　1

解説　血圧を上げるシステムにはレニン-アンジオテンシン-アルドステロン系があります（**図12-2**、p.19参照）。それゆえ、正解は1です。

ソマトスタチンは視床下部から分泌される成長ホルモン抑制ホルモン（GHIH）です。さらに膵臓のD細胞からも分泌され、その場合、インスリンとグルカゴンの分泌調節にかかわります。

グルカゴンは膵臓のランゲルハンス島のα細胞から分泌される血糖値を上げる働きのホルモンです。メラトニンは松果体から分泌されるホルモンで、視床下部の視交叉上核でつくられた概日リズム（サーカディアンリズムともいう）を調節するのにかかわっています。

▶**問題27**　胎児循環で酸素を最も多く含む血液が流れているのはどれか。（第108回）

1．肺動脈　2．肺静脈
3．臍動脈　4．臍静脈

解答　4

解説　胎児は、胎児と母体との酸素と栄養の物質交換を胎盤で行っており、臍静脈を介して母体の血液から酸素と栄養を得て、臍動脈を介して二酸化炭素を含む老廃物を母体の血液に渡しています。胎児循環（**図6-4**参照）で酸素を最も多く含む血液が流れているのは臍静脈です。それゆえ、正解は4です。また、胎児は肺で呼吸を行っていないため、1と2は該当しません。

▶**問題28**　心音の聴取でⅠ音がⅡ音より大きく聴取されるのはどれか。ただし、●は聴取部位を示す。（第108回）

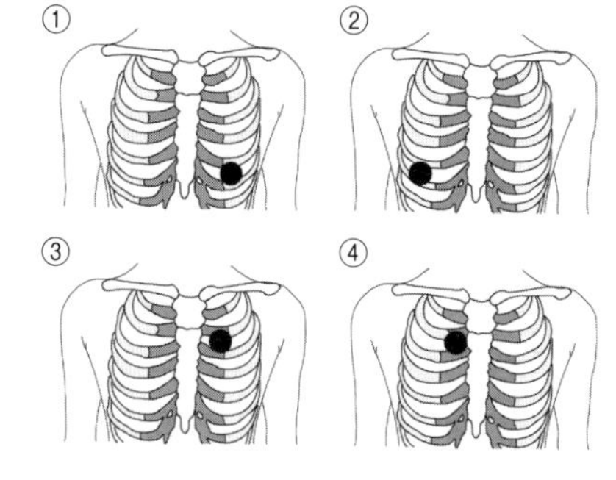
①
②
③
④

1．①　2．②
3．③　4．④

解答　1

解説　第Ⅰ心音は房室弁の閉鎖音、第Ⅱ心音は大動脈弁と肺動脈弁の閉鎖音です。第Ⅰ心音が胸部表面で最もよく聞こえる位置は弁の位置からは少しずれている二尖弁（僧帽弁）領域です（**図6-12**参照）。それゆえ、正解は1です。

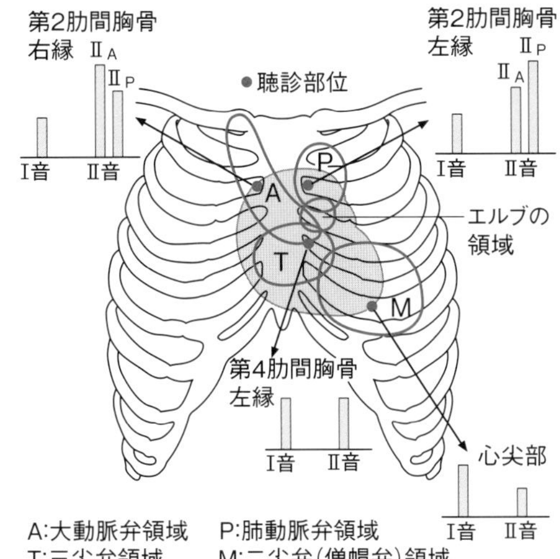

図6-12　心音の聴取位置

（山田幸宏：看護のための病態ハンドブック、改訂版、p.110、医学芸術社、2007より改変）

▶問題29　心電図検査における肢誘導はどれか。2つ選べ。　（第108回）

1．Ⅰ　2．V_1
3．V_2　4．V_{3R}
5．aV_R

解答　1、5

解説　心電図検査における肢誘導は3つの双極誘導（Ⅰ、Ⅱ、Ⅲ）と3つの単極誘導（aV_R、aV_L、aV_F）です。それゆえ、正解は1と5です。V_1、V_2は胸部誘導を、V_{3R}は胸部電極の位置を表し、導出18誘導心電図の右側誘導を表します。

▶問題30　浮腫の原因となるのはどれか。　（第108回）

1．膠質浸透圧の上昇
2．リンパ還流の不全
3．毛細血管内圧の低下
4．毛細血管透過性の低下

解答　2

解説　毛細血管の動脈側領域では血圧によって血漿の水分が押し出され、静脈側では血圧は低く、膠質浸透圧によってそのうちの90%が回収されますが、残りの10%はリンパ管から回収されます。もしリンパ環流の不全があれば、間質液のリンパ管から静脈への回収が悪くなり、浮腫の原因となります。それゆえ、正解は2です。

そのほかの選択肢は逆に間質液の水分が正常より低い状態になります。

▶問題31　パルスオキシメータを示す。表示されている数値が示すのはどれか。2つ選べ。　（第107回）

1．脈拍数
2．酸素分圧
3．酸素飽和度
4．重炭酸濃度
5．二酸化炭素濃度

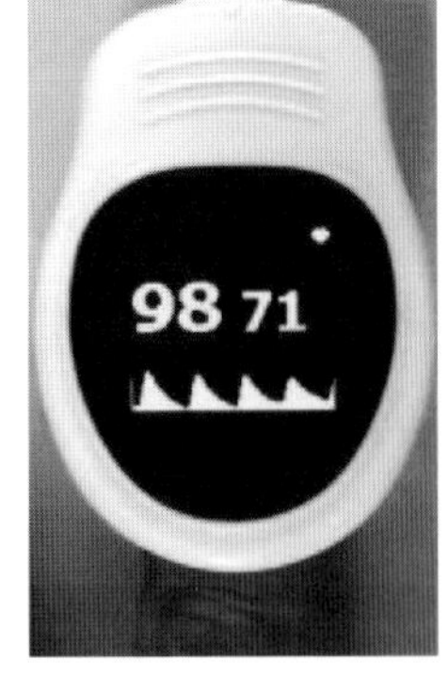

解答　1、3

解説　パルスオキシメータは指の動脈血酸素飽和度と脈拍数を表示します。大きい数値は、経皮的動脈血酸素飽和度、小さい数値は脈拍数を示しています。それゆえ、正解は1と3です。

▶問題32　無対の静脈はどれか。　（第107回）

1．鎖骨下静脈　2．総腸骨静脈
3．内頸静脈　4．腕頭静脈
5．門脈

解答　5

解説　門脈は1本しかない静脈です。それゆえ、無対の静脈ですので、正解は5です。他の選択肢の静脈はどれも左右あります。すなわち1対になっています。

▶問題33　健常な成人の心臓について、右心室と左心室で等しいのはどれか。2つ選べ。　（第107回）

1．単位時間当たりの収縮の回数
2．拡張時の内圧
3．収縮時の内圧
4．心室壁の厚さ
5．1回拍出量

解答 1、5

解説 血液循環系は閉鎖回路なので、左心室から全身に心臓が送り出す血液量は、右心室から肺へ送り出す血液量と同一です。同一でないとすると、血管循環系の血液はうまく流れません。それゆえ、右心室と左心室は1回の心周期で、1回それぞれ収縮・弛緩するので、単位時間当たりの収縮の回数および1回拍出量は同一です。したがって正解は1と5です。

▶問題34 大動脈に血液を送り出す部位はどれか。 (第106回)

1．左心室　　2．右心室
3．左心房　　4．右心房

解答 1

解説 大動脈に血液を送り出すのは左心室です(図6-1参照)。それゆえ、正解は1です。

▶問題35 自動体外式除細動器〈AED〉による電気的除細動の適応となるのはどれか。 (第106回)

1．心静止 *asystole*
2．心房細動 *atrial fibrillation*
3．心室細動 *ventricular fibrillation*
4．房室ブロック *atrioventricular block*

解答 3

解説 AED(自動体外式除細動器：Automated External Defibrillator)とは、**心室細動**(VF)や**無脈性心室頻拍**(pulseless VT)に対して電気ショックを与え、洞調律と有効な心拍出を回復するための医療機器です。それゆえ、正解は3です。

左右心室は全身と肺へ血液を送り出すポンプです。心筋の不規則な震えである心室細動・心室頻拍が起こると心臓は全身に血液を送ることができなくなります。長く続くと死に至ります。心室細動・心室頻拍によって脳や全身の臓器に血液が届かない時間が長くなればなるほどそれらの臓器は回復不能になり、または回復しても障害が残ることがあります。

▶問題36 刺激伝導系でないのはどれか。 (第106回)

1．腱索　　2．洞房結節
3．房室結節　　4．Purkinje〈プルキンエ〉線維

解答 1

解説 ペースメーカーとよばれる洞(房)結節から始まった刺激は房室結節、ヒス束、左右脚、プルキンエ線維と伝わります。腱索は房室弁の尖端を乳頭筋という筋の突起物につないでいる腱様の索状物で、刺激伝導系の構成要素ではありません。それゆえ、正解は1です。

▶問題37 血管に吻合がないのはどれか。 (第105回)

1．皮静脈　　2．冠動脈
3．膝窩動脈　　4．腸絨毛の毛細血管

解答 2

解説 血管に吻合がないのは冠動脈です。冠動脈は心臓を養っている血管です。それゆえ、正解は2です。

▶問題38 パルスオキシメータによる経皮的動脈血酸素飽和度〈SpO_2〉の測定に適した部位はどれか。2つ選べ。 (第105回)

1．背部　　2．上腕
3．指先　　4．耳たぶ
5．大腿部

解答 3、4

解説 酸化ヘモグロビンは赤外線付近の光(880nm)をよく吸収し、還元ヘモグロビンは赤色光付近の光(665nm)をよく吸収する性質があります。これらの2つの波長における透過光を測定し、赤外光と赤色光の透過率比率から2種類のヘモグロビン(酸化ヘモグロビンと還元ヘモグロビン)の比率を求めます。パルスオキシメータは赤色光(R)と赤外光(IR)の2つのLEDを発光し、生体を透過した光をセンサーで受け、その透過光の比率から酸素飽和度を求めています(コニカミノルタ：https://www.konicaminolta.jp/healthcare/products/pulseoximeters/index.htmlより)。浅いところを走行している

血管の酸化ヘモグロビンと還元ヘモグロビンを測定することで経皮的に動脈血酸素飽和度を求めています。それゆえ、正解は３、４です。

▶問題39　Aさん(64歳、女性)は、慢性閉塞性肺疾患 *chronic obstructive pulmonary disease* で通院加療中である。1週前から感冒様症状があり市販薬を服用し経過をみていたが、呼吸困難を訴えた後、反応が鈍くなり救急車で搬送された。Aさんは肩呼吸をしており、発汗が著明で口唇は乾燥している。体温38.3℃、呼吸数35/分、脈拍108/分、血圧96/70mmHg、経皮的動脈血酸素飽和度〈SpO_2〉89%であった。ジャパン・コーマ・スケール〈JCS〉Ⅱ-30。動脈血液ガス分析では動脈血酸素分圧〈PaO_2〉60Torr、動脈血炭酸ガス分圧〈$PaCO_2$〉68Torr、pH7.29であった。

この時点でのAさんのアセスメントで誤っているのはどれか。（第105回）

1．脱水である。
2．意識障害がある。
3．アシドーシスである。
4．ショック状態である。

解答　4

解説　発汗が著明で口唇は乾燥している。それゆえ、脱水と推測されます。ジャパン・コーマ・スケール〈JCS〉Ⅱ-30なのである程度意識障害はあります。動脈血酸素飽和度(PaO_2)は60Torrなので、Aさんは呼吸不全の状態です。Aさんの血液のpH7.29で、基準値は7.35～7.45なのでAさんの状態は呼吸性アシドーシスです。ショックとは全身への十分な血液供給が急にできなくなり、全身の組織や臓器が血流不足により機能低下に陥った状態のことです。しかし、Aさんの血圧は96/70mmHgと正常より低いですが、循環ショックではありません。ショックの症状として収縮期血圧は60mmHg以下となります。それゆえ、誤りは4です。

▶問題40　学童期の正常な脈拍数はどれか。（第105回）

1．50～70/分　　2．80～100/分
3．110～130/分　　4．140～160/分

解答　2

解説　学童期の脈拍数は80～100回/分です(**表6-4**参照)。それゆえ、2が正解です。

▶問題41　浮腫が生じやすいのはどれか。（第105回）

1．甲状腺機能亢進症 *hyperthyroidism*
2．過剰な運動
3．低栄養
4．熱中症

解答　3

解説　低栄養では肝臓でのアルブミン合成が低下し、その結果、膠質浸透圧が下がり、浮腫が生じることがあります。それゆえ、正解は3です。

▶問題42　触診法による血圧測定で適切なのはどれか。（第105回）

1．血圧計は患者の心臓の高さに置く。
2．マンシェットの幅は上腕全体を覆うサイズを選ぶ。
3．150mmHgまで加圧して減圧を開始する。
4．加圧後に1拍動当たり2～4mmHgずつ減圧する。
5．減圧開始後に初めて脈が触知されたときの値を拡張期血圧とする。

解答　4

表6-4　発達段階の呼吸数・脈拍数・血圧の目安

発達段階		新生児	乳児	幼児	学童	成人
呼吸数(回/分)		30～50	30～40	20～30	18～20	16～18
脈拍数(回/分)		120～140	110～130	90～110	80～100	60～100
血圧 (mmHg)	収縮期血圧	60～80	80～90	90～100	100～110	110～130
	拡張期血圧	60	60	60～65	60～70	60～80

(奈良間美保ほか著：小児看護学概論　小児臨床看護総論　第13版、系統看護学講座、専門分野Ⅱ、小児看護学1、p.288～291、医学書院、2015より改変)

解説 血圧計ではなく、マンシェットの巻く位置を患者の心臓の高さに置くのが適切です。マンシェットの幅は腕の2/3の長さを選び、対象の平常の収縮期血圧(最高血圧)より約20mmHg高い値まで加圧して減圧を開始します。加圧後に毎秒2～4mmHgの数値で下がる速さで減圧します。減圧開始後に初めて脈が触知されたときの値は収縮期血圧です。それゆえ、正解は4です。

▶**問題43** 胸管で正しいのはどれか。 (第104回)

1．弁がない。
2．静脈角に合流する。
3．癌細胞は流入しない。
4．主に蛋白質を輸送する。

解答 2

解説 胸管は左頭頸部、左胸部、左上肢、ならびに肋骨より下の全身からのリンパを受け取ります。リンパ管は脂肪の消化・吸収やがん細胞の転移や間質液から余分な水分の除去などに関係しています。胸管は左リンパ本幹ともいい、左右のリンパ本幹はそれぞれ左右の静脈角で静脈に合流します。それゆえ、2が正解です。リンパ管には弁があります。主に脂肪を輸送し、タンパク質は輸送しません。

▶**問題44** 血管造影写真を示す。造影部位で正しいのはどれか。 (第104回)

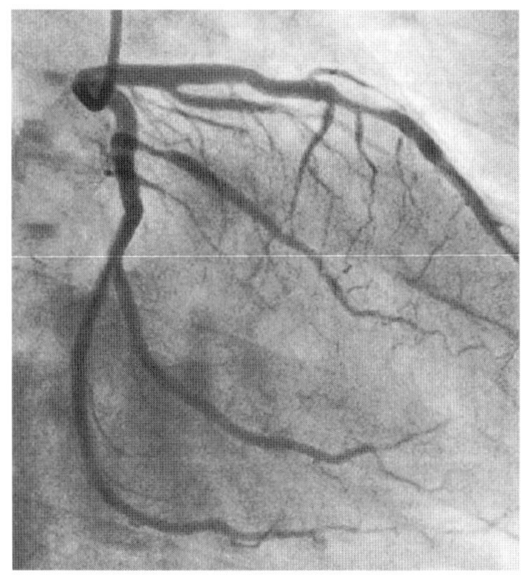

1．脳動脈　2．冠動脈
3．肺動脈　4．肝動脈
5．腎動脈

解答 2

解説 冠状動脈造影(左冠状動脈優位)。左冠状Aの左前斜位像であると考えられます。左冠状動脈は、前下行枝と回旋枝に分かれます(**図6-13**)。前室間溝を下行していく前下行枝と左後方に冠状溝を走行する回旋枝がみられます。大きく枝が2分する点から左冠状動脈を示したものであるといえます。右冠状動脈は後室間溝へ向かう後下行枝が主なので2分はしません。それゆえ、正解は2です。

▶**問題45** 成人の安静時における所見で異常なのはどれか。 (第104回)

1．体温36.2℃　2．呼吸数12/分
3．脈拍116/分　4．血圧128/84mmHg

解答 3

解説 脈拍は成人では安静時60～100回/分です。それゆえ、異常な値ですので、正解は3です。体温は成人では安静時36～37℃です。呼吸数は成人では安静時10～20回/分です。血圧は成人では安静時およそ120/80mmHgです(**表6-2**参照)。

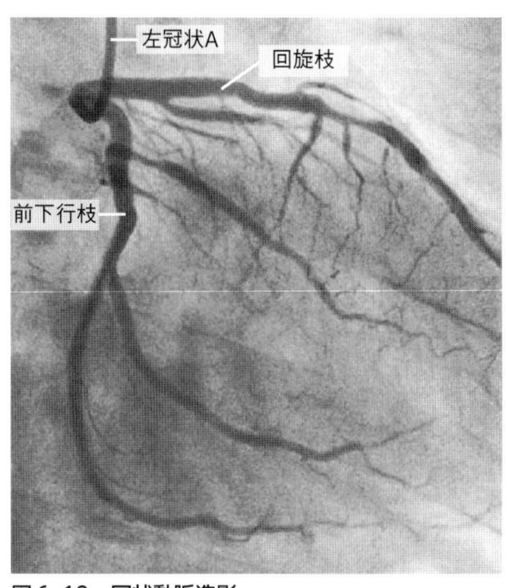

図6-13　冠状動脈造影

▶問題46　左心室から全身に血液を送り出す血管はどれか。（第103回）

1．冠状動脈　2．下大静脈
3．肺動脈　4．肺静脈
5．大動脈

解答　5

解説　**問題33**に類似しています。**図6-1**に示したように、左心室から全身に血液を送り出す血管は大動脈です。

▶問題47　心臓の自動的収縮について正しいのはどれか。（第103回）

1．運動神経で促進される。
2．興奮を伝える刺激伝導系がある。
3．ペースメーカーはHis〈ヒス〉束である。
4．中脳の血管運動中枢による支配を受ける。

解答　2

解説　心臓は、内臓で運動神経の支配を受けず、自律神経支配を受けています。心臓の興奮は**ペースメーカー**ともよばれる**洞(房)結節**から始まり、房室結節、ヒス束、左右脚、プルキンエ線維と伝わっていきます。この興奮の流れを**刺激伝導系**あるいは**興奮伝導系**といいます。この刺激伝導系は特殊心筋からなります。血管運動中枢と心臓抑制中枢は延髄に存在します。それゆえ、正解は2です。

▶問題48　急性左心不全の症状はどれか。（第103回）

1．肝腫大　2．呼吸困難
3．下腿浮腫　4．頸静脈怒張

解答　2

解説　左心不全では主に心拍出量減少によって易疲労感や全身倦怠感がみられたり、肺の血液が正常に左心房に灌流(かんりゅう)されません。肺静脈圧上昇によって、肺毛細血管圧が血漿膠質浸透圧異常になると、毛細血管から間質に、さらに肺胞内へ血漿水分が漏出(ろうしゅつ)するため、肺胞でのガス交換が困難に(肺胞と毛細血管の距離が長く)なるので呼吸困難を感じます。

▶問題49　人体の右側のみにあるのはどれか。（第102回）

1．総頸動脈　2．腕頭動脈
3．腋窩(えきか)動脈　4．内頸動脈
5．鎖骨下動脈

解答　2

解説　**図6-1**に示したように、**腕頭動脈**は右側のみに存在します。

▶問題50　収縮期血圧の上昇をきたす要因はどれか。（第102回）

1．副交感神経の興奮
2．循環血液量の減少
3．末梢血管抵抗の増大
4．血液の粘稠度の低下
5．動脈血酸素分圧〈PaO_2〉の上昇

解答　3

解説　**血圧＝心拍出量×末梢血管抵抗**という関係があります。心拍出量が上がる原因は、交感神経の興奮やノルアドレナリン投与による心収縮力増大の結果による収縮期血圧(最高血圧)の上昇です。または還流してくる血液量の増加によって心臓は還ってきた分、余計に血液を押し出します(**スターリングの法則**)。また、心臓から先の血管の抵抗の増加によってより強く心臓が収縮します。その結果、血圧が上がります。

副交感神経の興奮は、収縮期血圧を下げます。循環血液量の減少は、心拍出量の減少から収縮期血圧を下げます。

一方、末梢血管抵抗の増大は、心臓が全身に血液を送り出すのにより力を要します。それゆえ、収縮期血圧の上昇を来します。

血液の粘稠度の低下は、心臓が全身に血液を押し出す力が以前より少なくてすみます。それゆえ、収縮期血圧の低下が起きます。動脈血酸素分圧(PaO_2)の上昇は、全身に十分に酸素が行き渡っていることなので、栄養(グルコース)が満たされていれば心拍出量は下がり、収縮期血圧の低下が起きます。

▶**問題51**　血栓が存在することによって脳塞栓症を引き起こす可能性があるのはどれか。

(第101回)

1．右心室　　2．左心室
3．腎動脈　　4．上大静脈
5．大腿静脈

解答　2

解説　**脳塞栓症**とは、心臓または主幹動脈内にできた血栓が剥離し、血流を介して脳に流れてゆき、脳血管を閉塞して起きる症候です。心房細動や心筋梗塞や細菌性心内膜炎などが原因となることが知られています。脳に血栓が飛んでいくのは、脳を養っている椎骨動脈と左右総頸動脈からです。それらの動脈は元は左心室から血液を送り出している大動脈由来です(**図6-1**参照)。それゆえ左心室に血栓が存在すると脳塞栓症を引き起こすことがあります。

▶**問題52**　胎児の卵円孔(らんえんこう)の位置で正しいのはどれか。

(第101回)

1．右心房と左心房の間
2．右心室と左心室の間
3．大動脈と肺動脈の間
4．門脈と下大動脈の間

解答　1

解説　胎児の卵円孔は、右心房と左心房の間にあります(**図6-3**参照)。

▶**問題53**　全身に動脈血を送り出すのはどれか。

(第100回)

1．右心房　　2．右心室
3．左心房　　4．左心室

解答　4

解説　**左心室**は、全身へ酸素が豊富な血液(**動脈血**)を送り出すポンプです。右心房は全身から回収した老廃物を含む、かつ酸素の少ない静脈血を右心室に、右心室は肺へ静脈血を、左心房は左心室に動脈血を送り出します。それゆえ、正解は4です。

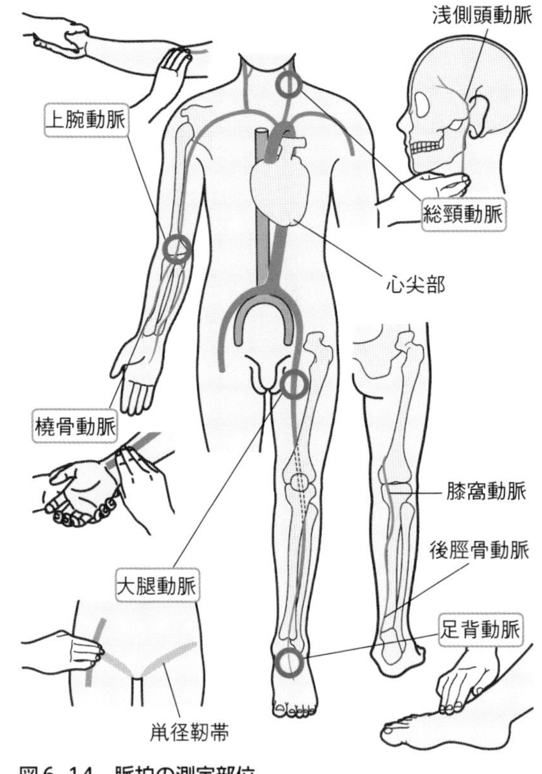

図6-14　脈拍の測定部位

▶**問題54**　通常のペースメーカーはどれか。

(第100回)

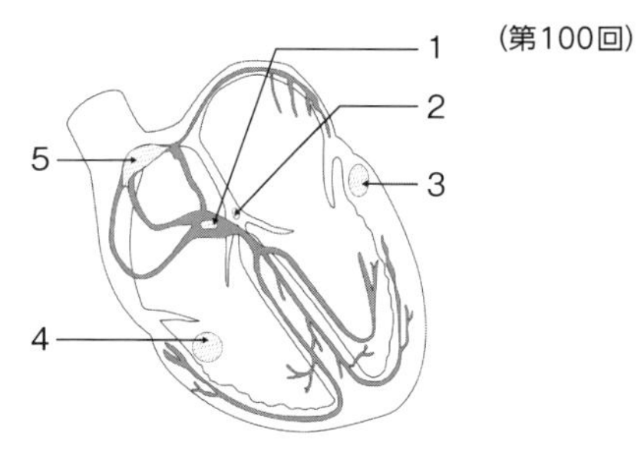

解答　5

解説　**問題4**の解説にあるように、心臓の興奮は洞(房)結節から始まり、房室結節→ヒス束→左右脚→プルキンエ線維と伝わっていきます(刺激伝導系、**図6-9**参照)。

▶**問題55**　体表から触診で最も触れにくいのはどれか。

(第99回)

1．総頸動脈　　2．外腸骨動脈
3．橈骨(とうこつ)動脈　　4．大腿(だいたい)動脈
5．足背動脈

解答　2

解説 脈拍を触れやすい、つまり体表面を走っている動脈の部位として、総頸動脈、橈骨動脈、大腿動脈、足背動脈は知られています(図6-14)。外腸骨動脈は大腸より脊側に存在し、腹壁内を走行する血管なので触診で触れにくいのです。

▶問題56 心房細動で発症リスクが高まるのはどれか。（第99回）

1．脳塞栓　2．脳出血
3．心筋炎　4．心外膜炎
5．心内膜炎

解答 1

解説 この問題は**問題50**と類似しています。血液は血管内で流れているときは凝固しませんが、流れが止まると凝固が始まります。それゆえ、心房細動で心房の血液の流れが止まると心房内で血液がよどみ、左心房内に凝固塊ができ、それが大動脈→大動脈弓→(腕頭動脈→椎骨動脈、腕頭動脈→右総頸動脈)あるいは左総頸動脈を介して脳に運ばれて血栓をつくります。それが脳塞栓です。それゆえ、心房細動で脳塞栓が生じやすくなります。そのため、心房細動の際、血栓症予防のために、抗凝固療法が行われることがあります。

▶問題57 胎児で酸素飽和度の最も高い血液が流れているのはどれか（第101回）

1．門脈　2．臍動脈
3．臍静脈　4．下大動脈

解答 3

解説 胎児は胎盤を介して母体血から酸素をもらいます。それゆえ、動脈血を胎盤から胎児に運ぶ血管は、臍静脈です(図6-3参照)。

▶問題58 動脈で正しいのはどれか。（第97回）

1．骨格筋の収縮は動脈の血流を助けている。
2．内膜、中膜および外膜のうち中膜が最も厚い。
3．逆流を防ぐ弁が備わっている。
4．大動脈は弾性線維が乏しい。

解答 2

解説 骨格筋の収縮が血流を助けているのは静脈です。静脈は弁があるので骨格筋の収縮の際、圧迫されると血管内の血液は末梢側から心臓側へ移動します。一方向性の弁があるので移動した血液は戻りません。動脈は3層構造(内膜、中膜、外膜)からなりますが、中膜が最も厚い構造をしています。中膜は平滑筋からなります。逆流を防ぐ弁をもつのは静脈やリンパ管です。大動脈は弾性線維が豊富です。

▶問題59 大動脈系と比較した肺動脈系の特徴はどれか。（第96回）

1．血圧が高い。
2．血管壁が厚い。
3．血中酸素分圧が高い。
4．塞栓症が起こりやすい。

解答 4

解説 肺動脈系は血圧が低く、大動脈に比べて血管壁が薄い構造です。大動脈系が動脈血が流れているのに比べて、肺動脈系は静脈血が流れています。それゆえ、血中酸素分圧が低いです。また、下肢にできた血栓が右心房、右心室を通り肺に向かうので、肺動脈系では肺の塞栓症が起こりやすくなります。

▶問題60 部位と流れる血液との組合わせで正しいのはどれか。（第95回）

1．肺動脈――動脈血
2．肺静脈――静脈血
3．右心房――動脈血
4．左心室――動脈血

解答 4

解説 左心室は全身へ酸素が豊富な血液(動脈血)を送り出すポンプです。全身を巡った血液は、静脈血として右心房からは右心室へ流れ込みます。右心室に入った静脈血は肺動脈を介して左右の肺へ流れ、肺の毛細血管で酸素を受け取り、二酸化炭素を捨て、動脈血となり、肺静脈を介して左心房に戻ります。

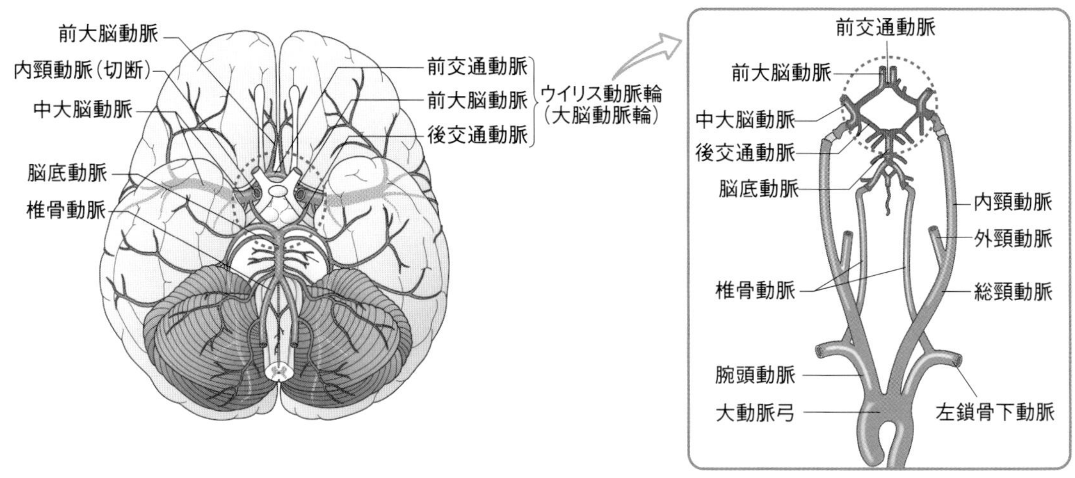

図6-15 脳の血流

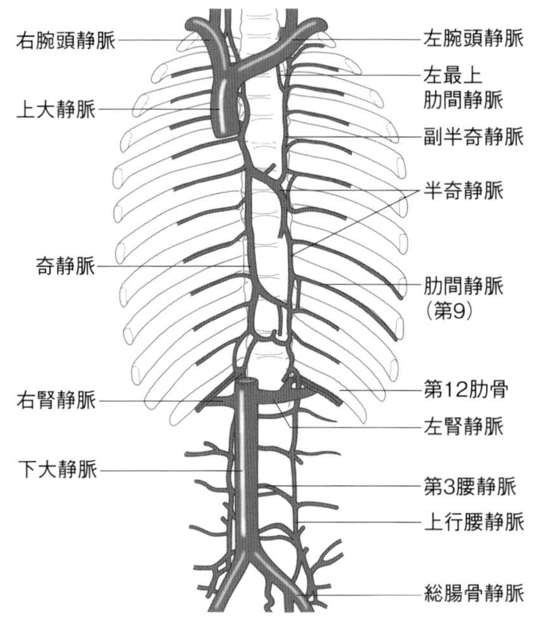

図6-16 奇静脈

▶**問題61** 全身から静脈血が戻る心臓の部位はどれか。(第93回)

1．右心房　2．右心室
3．左心房　4．左心室

解答 1

解説 全身から静脈血が戻る心臓の部位は**右心房**です。右心房は上大静脈と下大静脈から全身からの静脈血を受け取ります。右心室は右心房から静脈血を受ける部屋です。左心房は肺から動脈血を受け取る部位です。左心室は全身に動脈血を送り出す部位です。

▶**問題62** 循環系路で正しいのはどれか。(第90回)

1．椎骨動脈 → ウイリス動脈輪 → 外頸動脈
2．上腸間膜静脈 → 門脈 → 肝動脈
3．肺静脈 → 肺動脈 → 左心房
4．食道静脈 → 奇静脈 → 上大静脈

解答 4

解説 脳の血流は、ウイリス動脈輪(大脳動脈輪)で椎骨動脈と内頸動脈の双方からの血流が合流します(**図6-15**)。外頸動脈は頸部、咽頭、食道、喉頭、下顎、顔面に血液を供給する血管です。肝臓の血液(門脈、肝動脈)は肝静脈に集まり、下大静脈に注ぎます。それゆえ、2も誤りです。肺動脈は肺を経て肺静脈につながり、そして左心房につながります。**奇静脈**は縦隔静脈、右肋間静脈、食道静脈の血液が流れ込み、上大静脈へ注ぎ込みます(**図6-16**)。

7 神経系

▶問題 1　神経について正しいのはどれか。

1．脊髄は脳の一部である。
2．視床下部は間脳の一部である。
3．下垂体は脳幹に含まれる。
4．橋の上に延髄がある。

解答　2

解説　間脳は**視床下部**、視床上部、**視床**からなります。脊髄は脳とは別です。下垂体は、視床下部の一部で脳幹とは別です。脳幹は中脳と橋と延髄からなります。延髄は橋の下です。

▶問題 2　神経について正しいのはどれか。

1．シュワン細胞は中枢神経系での髄鞘形成細胞である。
2．脊髄の腹側から運動神経線維の束が出る。
3．大脳縦裂は小脳と大脳を分ける溝である。
4．大後頭孔からすべての脳神経は出て行く。

解答　2

解説　シュワン細胞は**末梢神経系**での髄鞘形成細胞です。中枢神経系では髄鞘形成細胞は、希突起膠細胞(オリゴデンドロサイト、オリゴデンドログリアともいう)です。脊髄の腹側側から運動神経の神経線維と自律神経の神経線維が出て、背側から感覚神経の神経線維が脊髄に入ってきます(**図 7-1**)。大脳縦裂は左右の**大脳半球を分ける溝**です。大後頭孔からは脊髄につながっています。脳神経はそれぞれ、固有の頭蓋骨の孔から出入りしています。

▶問題 3　中枢神経系をつくる細胞のうち髄鞘を形成する細胞はどれか。

1．ニューロン
2．シュワン細胞
3．オリゴデンドロサイト
4．アストロサイト
5．上衣細胞

解答　3

解説　中枢神経系をつくる細胞のうち髄鞘を形成する細胞はオリゴデンドロサイト(希突起膠細胞、オリゴデンドログリアともいう)です。ニューロン(神経細胞の英語名です)は情報(神経インパルス)を伝える細胞です。情報は活動電位の形で軸索内を伝わります。**シュワン細胞**は、末梢神経系で髄鞘を形成する細胞です。アストロサイト(星状膠細胞、アストログリアともいう)は、中枢神経系で神経細胞を支えている細胞です。上衣細胞は、脳室の壁を形成したり、脈絡叢を形成して脳脊髄液を分泌したりす

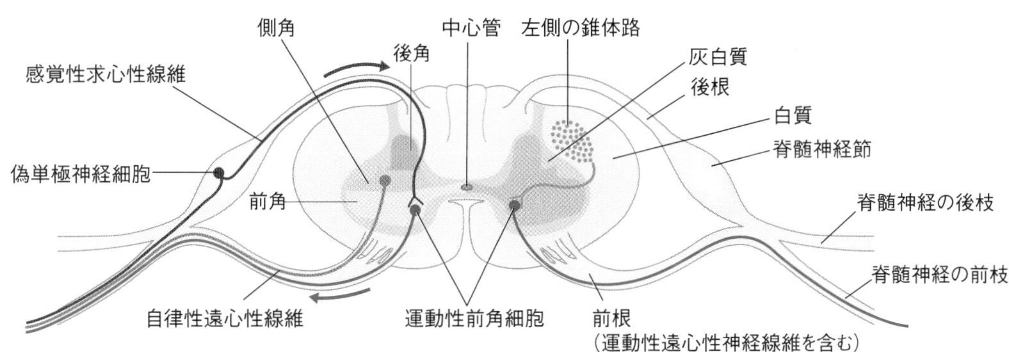

脊髄は、内側は神経細胞の細胞体が密に存在する灰白質、外側は神経細胞の神経線維が多い白質からなります。灰白質は腹側より前角、側角、後角という領域に分けられます。前角には運動神経細胞の細胞体、側角には自律神経細胞の細胞体が、後角には感覚神経細胞の細胞体が密に存在します。また、腹側と背側からそれぞれ運動神経と感覚神経の神経線維(軸索)の束、前根と後根が出ています。脊髄の傍らの脊髄神経節(後根神経節ともいう)には、後角に存在する感覚神経は二次感覚神経です。

図 7-1　脊髄の横断面

表7-1　主な神経系の細胞

細胞	働き	存在する場所
神経細胞(ニューロン)	情報を伝える	中枢および末梢神経系
星状膠細胞(アストロサイト、アストログリア)	神経細胞を支える	中枢神経系
小膠細胞(ミクログリア)	異物や死んだ細胞を処理する	中枢神経系
希突起膠細胞(オリゴデンドロサイト、オリゴデンドログリア)	髄鞘形成を行い跳躍伝導を支える	中枢神経系
上衣細胞	脳室を形成する、脳脊髄液の産生	中枢神経系
シュワン細胞	髄鞘を形成する	末梢神経系

表7-2　神経線維の分類

神経線維	髄鞘	直径(μm)	伝導速度(m/s)	機能
Aα	あり(有髄)	12〜20	70〜120	自己受容、体性運動
Aβ	あり(有髄)	5〜12	30〜70	触圧覚
Aγ	あり(有髄)	3〜6	15〜30	筋紡錘への運動神経
Aδ	あり(有髄)	2〜5	12〜30	痛覚、温度覚
B	あり(有髄)	<3	3〜15	交感神経節前線維
C	なし(無髄)	0.4〜1.2	0.5〜2	痛覚、交感神経節後線維

(大地陸男：生理学テキスト、第4版、p.40、文光堂、2003より改変)

るグリア細胞の一種です(**表7-1**)。グリア細胞は活動電位を発生しません。

▶問題4　伝導速度が最も速いのはどれか。

1．Aα　　2．Aβ
3．Aγ　　4．Aδ

解答　1

解説　神経線維は伝導速度の速いほうからA、B、Cの順に命名されており、さらにAのなかでもAαが最も伝導速度が速いです。また、それら神経線維をもつ神経細胞の働きはそれぞれ決まっています(**表7-2**)。痛覚情報を脳に伝える神経線維はAδ線維とC線維です。

▶問題5　無髄神経線維はどれか。

1．Aα　　2．B
3．Aδ　　4．C

解答　4

解説　無髄神経線維はC線維を意味し、神経線維の太さを太いほうからA、B、Cの順です。C線維をもつ神経細胞は、痛覚神経(細胞)、交感神経節後線維などがあります。

▶問題6　興奮性シナプスにおける興奮の伝達に関して、神経細胞の活動電位が神経終末に達すると、末端部のXチャネルが開いてXイオンが流入し、このXに刺激されてシナプス小胞が開口して神経伝達物質が放出される。Xはどれか。

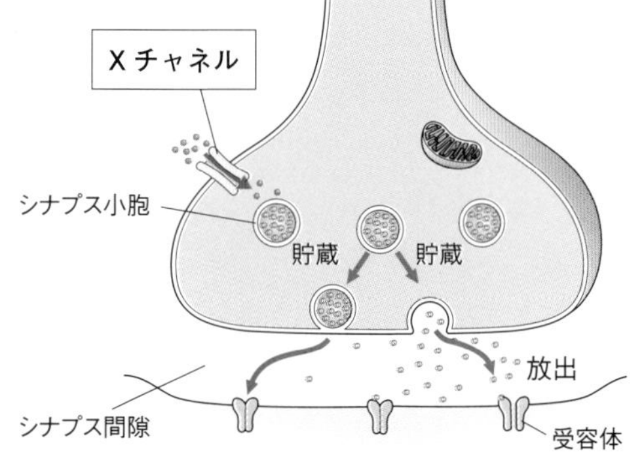

1．ナトリウム　　2．カリウム
3．カルシウム　　4．塩化物(塩素)

解答　3

解説　シナプスにおいて、シナプス前神経細胞(ニューロン)の神経終末に活動電位が到達すると、電位依存性カルシウム(Ca^{2+})チャネルが開きます。続いて細胞外のCa^{2+}が神経終末に流入します。その結果、シナプス小胞はシナプス前膜へ移動し、シナプス前膜と融合して小胞内の興奮性神経伝達物質がシナプス間隙に放出されます。放出された神経伝達物質はシナプス後膜の受容体に結合します。そして、そこからナトリウム(Na^+)がシナプス後神経細胞に流入します。その結果、シナプス後膜で興奮性シナプス後電位(EPSP)が発生します。続いて、その電位変化が近傍の電位依存性ナトリウムチャネルの閾値以上の場合、その電位依存性ナトリウムチャネルが開いて活動電位の発生が始まります(**図7-2**)。

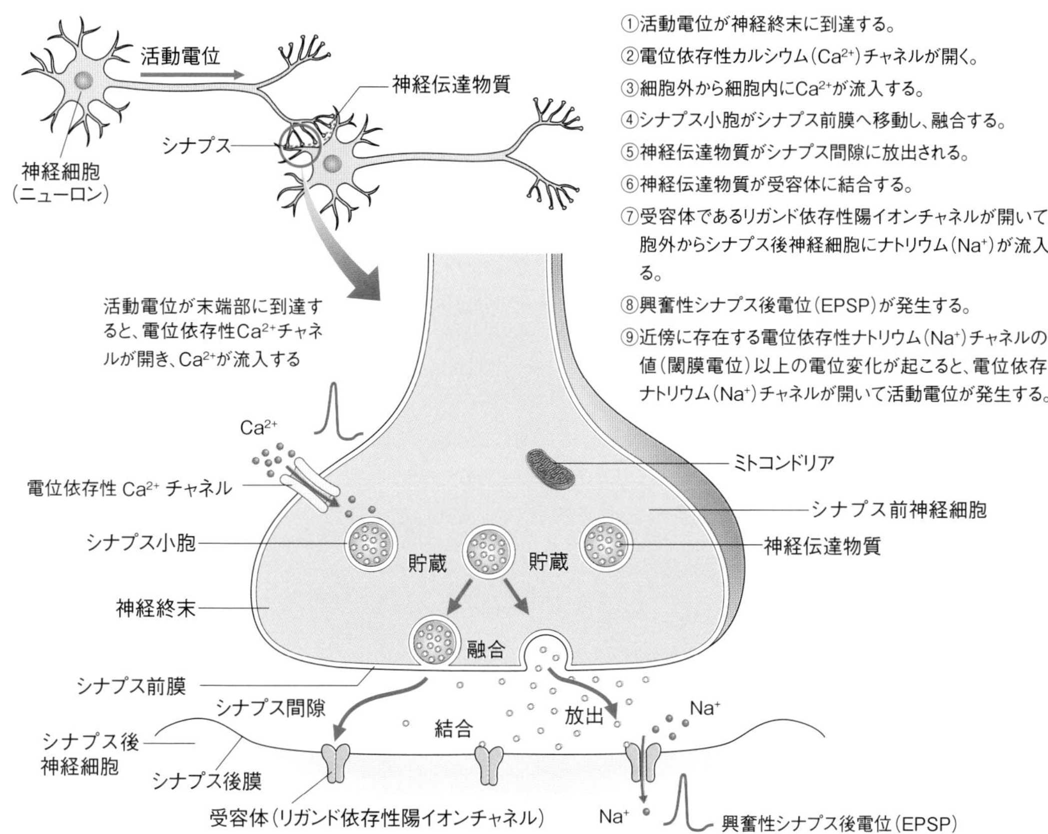

活動電位
神経伝達物質
シナプス
神経細胞
(ニューロン)
①活動電位が神経終末に到達する。
②電位依存性カルシウム(Ca²⁺)チャネルが開く。
③細胞外から細胞内にCa²⁺が流入する。
④シナプス小胞がシナプス前膜へ移動し、融合する。
⑤神経伝達物質がシナプス間隙に放出される。
⑥神経伝達物質が受容体に結合する。
⑦受容体であるリガンド依存性陽イオンチャネルが開いて細胞外からシナプス後神経細胞にナトリウム(Na⁺)が流入する。
⑧興奮性シナプス後電位(EPSP)が発生する。
⑨近傍に存在する電位依存性ナトリウム(Na⁺)チャネルの閾値(閾膜電位)以上の電位変化が起こると、電位依存性ナトリウム(Na⁺)チャネルが開いて活動電位が発生する。
活動電位が末端部に到達すると、電位依存性Ca²⁺チャネルが開き、Ca²⁺が流入する
Ca²⁺
電位依存性 Ca²⁺ チャネル
ミトコンドリア
シナプス前神経細胞
シナプス小胞
貯蔵
貯蔵
神経伝達物質
神経終末
融合
シナプス前膜
シナプス間隙
結合
放出
Na⁺
シナプス後
神経細胞
シナプス後膜
受容体(リガンド依存性陽イオンチャネル)
Na⁺
興奮性シナプス後電位(EPSP)

図7-2　興奮性シナプスでのEPSPの発生

▶問題7　抑制性神経伝達物質はどれか。

1．アセチルコリン
2．グルタミン酸
3．ドーパミン(ドパミン)
4．γ-アミノ酪酸(GABA)

解答　4

解説　神経伝達物質を受け取るシナプス後神経細胞に抑制性シナプス後電位(IPSP)を発生させる神経伝達物質を**抑制性神経伝達物質**といいます。抑制性神経伝達物質には**γ-アミノ酪酸**や**グリシン**があります。

▶問題8　神経末端に連続して興奮が到達すると、放出される神経伝達物質の量が増加して、シナプスにおける伝達効率が上昇する。この現象はどれか。

1．活動増強　　2．反復刺激後増強
3．興奮増強　　4．オプソニン
5．伝達増強

解答　2

解説　**反復刺激後増強**は、大脳皮質や海馬のシナプスで起こります。この現象は学習や記憶と関連すると考えられています。

▶問題9　語句の説明で誤っているのはどれか。

1．脳神経は中枢神経である。
2．脳神経は12対である。
3．ニューロンの細胞体が多く集まっているところを灰白質(かいはくしつ)という。
4．脊髄神経は31対である。
5．交感神経は脊髄神経に含まれる。

解答　1

解説　脳神経は**末梢神経**です。脳神経は左右12対が脳から出ています(**表7-3**)。神経細胞(ニューロン)の細胞体が、密に存在するところが灰白質です。一方、神経細胞の軸索(じくさく)(主に有髄神経線維)が束になって密に存在するところが、白質です。脊髄神経は末梢神経で脊髄から

表7-3　脳神経の分類

番号	名前	神経線維の成分	
Ⅰ	嗅神経	感	嗅覚
Ⅱ	視神経	感	視覚
Ⅲ	動眼神経	運・副	眼球運動、瞳孔反射、眼瞼挙上、縮瞳、輻輳反射
Ⅳ	滑車神経	運	眼球運動
Ⅴ	三叉神経	運・感	
Ⅵ	外転神経	運	眼球運動
Ⅶ	顔面神経	運・感・副	表情筋の運動、アブミ骨筋反射、舌の前2/3の味覚、外耳道・鼓膜の温痛覚、涙・鼻汁・唾液の分泌
Ⅷ	聴神経(内耳神経)	感	聴覚、平衡感覚
Ⅸ	舌咽神経	運・感・副	咽頭の挙上、舌の後1/3の味覚・温痛覚・触覚、咽頭・耳の温痛覚・触覚
Ⅹ	迷走神経	運・感・副	咽頭・喉頭の運動、咽頭の感覚、胸腹部臓器の内臓感覚、胸腹部臓器の運動・分泌調節
Ⅺ	副神経	運	頭を対側に向ける、肩の挙上
Ⅻ	舌下神経	運	舌の運動

運：運動神経　感：感覚神経　副：副交感神経

左右31対出ています。交感神経は胸髄と腰髄から出ています。

▶問題10　語句の対応関係で誤っているのはどれか。

1．運動神経──求心性神経
2．感覚神経──求心性神経
3．体性神経──皮膚や筋などの支配
4．自律神経──内臓や血管の支配

解答　1

解説　運動神経は、骨格筋に脳から動け(収縮しろ)という命令を伝える神経で、**遠心性神経**ともいいます。遠心性とは興奮(活動電位)が、脳(中枢)から骨格筋(末梢)へ伝わることです。一方、求心性とは逆に末梢の感覚器から脳あるいは脊髄(中枢)へ情報(活動電位)を伝える性質のことです。したがって求心性神経に活動電位を送っているのは感覚神経です。さらに自律神経は一般に狭義では内臓に命令を伝えているので、遠心性です。広義では自律神経に内臓感覚神経も含まれます。

▶問題11　膝蓋腱反射はどれか。

1．伸張反射　　2．屈曲反射
3．内臓反射　　4．排尿反射

解答　1

解説　反射とは、感覚受容器への刺激によって起こった興奮が一般に大脳皮質の関与なしに、効果器に伝わり、何らかの反応が無意識に起こる現象です。反射経路を反射弓といいますが、反射弓にかかわる神経細胞が最低2個の場合、単シナプス反射といいます。この場合、シナプスは1つです。また、シナプスが2個以上の場合を多シナプス反射といいます。シナプスの数が多いと当然、反射が起こるまで時間がかかります。単シナプス反射は**伸張反射**だけです。他の反射はすべて多シナプス反射です。反射に脊髄がかかわる場合や脳幹がかかわる場合、さらに一部大脳皮質がかかわる場合もあります。最も単純な膝蓋腱反射(伸張反射)の反射経路(反射弓)を**図7-3**に示します。

▶問題12　脳幹に属さない組織はどれか。

1．脊髄　　2．延髄
3．中脳　　4．橋

解答　1

解説　脳幹は上から中脳、橋、延髄です。**図7-4**を参照してください。

▶問題13　脳幹の機能ではないのはどれか。

1．対光反射　　2．呼吸中枢
3．嘔吐中枢　　4．体温調節中枢
5．嚥下反射

解答　4

解説　対光反射(縮瞳反射ともいう)は中脳の働きです。呼吸中枢や嘔吐中枢、嚥下中枢は延髄にあります。また、呼吸のリズムを調節する中枢(呼吸調節中枢)は橋にあります。**体温調節**

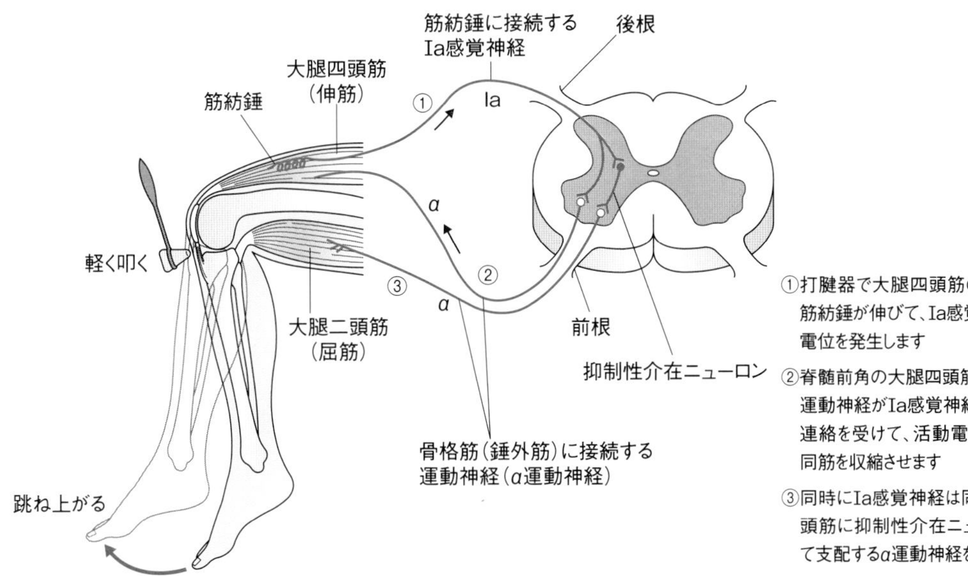

①打腱器で大腿四頭筋の腱を叩くと、筋紡錘が伸びて、Ia感覚神経が活動電位を発生します

②脊髄前角の大腿四頭筋を支配するα運動神経がIa感覚神経からシナプス連絡を受けて、活動電位を発生して同筋を収縮させます

③同時にIa感覚神経は同側の大腿二頭筋に抑制性介在ニューロンを介して支配するα運動神経を弛緩させます

図7-3　膝蓋腱反射

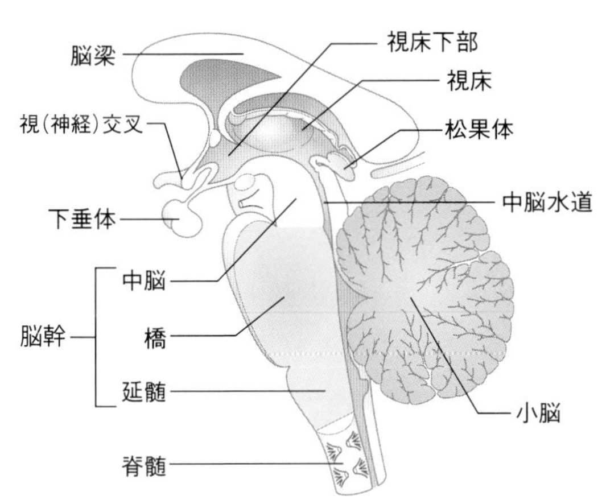

図7-4　脳幹の構造

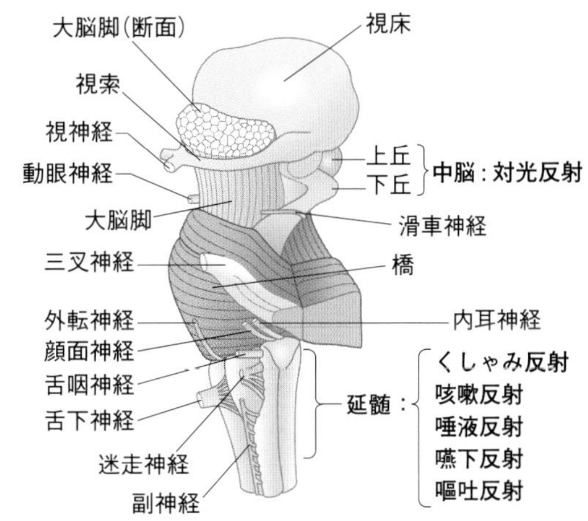

図7-5　脳幹の関係する自律神経反射

中枢は視床下部にあります。したがって、体温調節中枢は脳幹の機能ではありません(**図7-5**)。

▶問題14　大脳基底核の働きはどれか。

1．運動を調節する　　2．光を感知する
3．言語を理解する　　4．音を感知する
5．味覚を感知する

解答　1

解説　大脳基底核とは、狭義では主に被殻、淡蒼球、尾状核の3つを指します(**図7-6**)。広義では視床下核と中脳の黒質を含めます。大脳基底核の働きをひと言でいうと運動を調節することです。運動命令は大脳皮質の一次運動野(体性運動野)で発せられますが、この運動のとおり運動が行われているかを体性感覚の情報をとらえて、それをもとに大脳の一次運動野に運動の修正命令を送り、運動がスムーズに行われるように調整をかけるのが、大脳基底核と小脳の働きです。どちらかというと大脳基底核のほうが大雑把な運動の調整(運動計画や運動プログラムの作成に関与)を小脳は精緻な運動の調

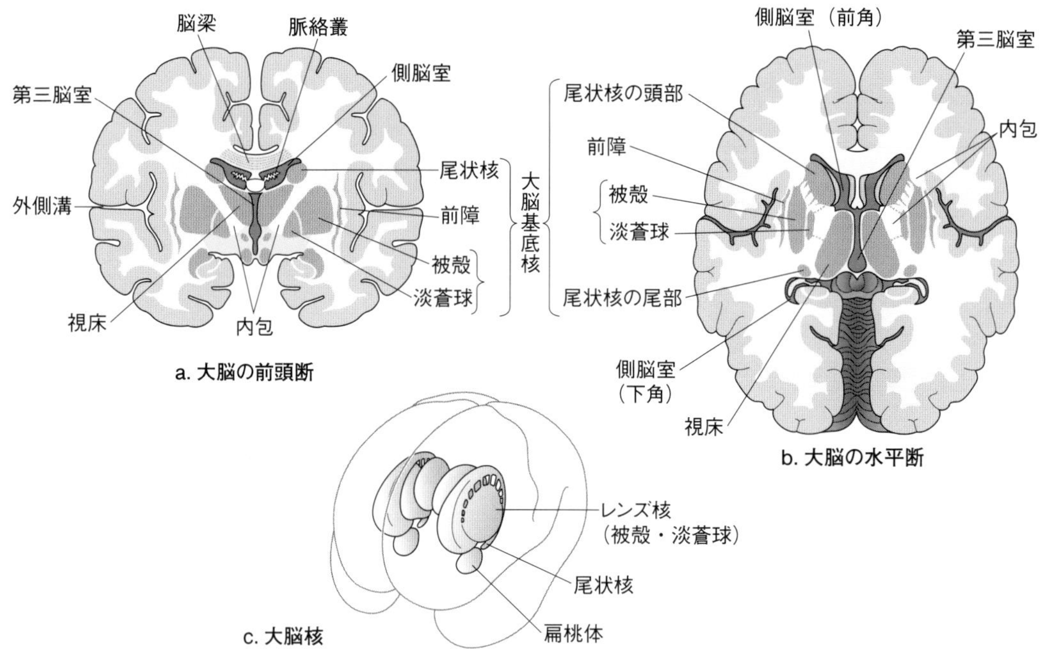

図7-6　大脳基底核の構造

整を行います。

▶**問題15**　パーキンソン病の原因となる場所はどれか。

1．脊髄　　2．延髄
3．小脳　　4．橋
5．大脳基底核

解答　5

解説　健常者の脳では、広義で**大脳基底核**を構成する1つである黒質にある神経細胞から被殻に神経線維が伸び、シナプス結合しています。そして、その神経終末からドーパミン（ドパミン）が神経伝達物質として分泌されて、運動の調節にかかわっています。この神経細胞が変性や脱落すると、黒質から被殻へドーパミン分泌がなくなり、被殻の関係する機能（複合運動の企画）に障害が生じます。歩行障害、すなわち歩行のときに前傾・前屈姿勢になります。これがパーキンソン病の症状です。

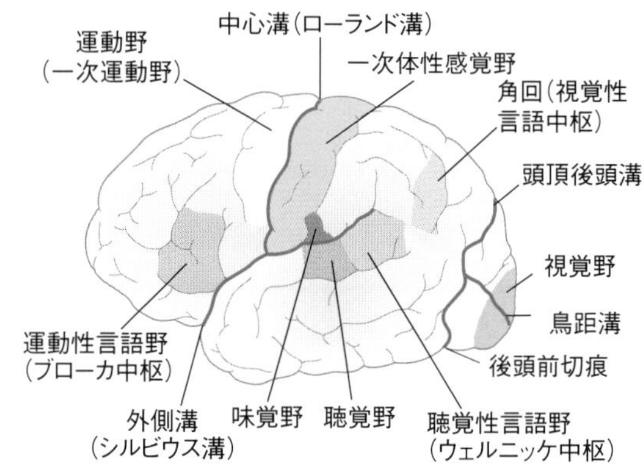

図7-7　大脳の機能局在

▶**問題16**　脳神経のうち、胃・小腸などの内臓に広く分布している神経はどれか。

1．舌下神経（ぜっか）　　2．迷走神経（めいそう）
3．副神経　　4．顔面神経

解答　2

解説　**迷走神経**の支配領域は広範で、咽頭や喉頭を含め、横行結腸の遠位1/3におよぶ胸部と腹部内臓のすべてを支配しています（**表7-3**）。舌下神経は舌の運動に関する骨格筋を、副神経は胸鎖乳突筋と僧帽筋を、顔面神経は表情筋を支配しています。

▶問題17　8～13Hzの脳波を示す状態はどれか。

1．うとうとしている　　2．深い睡眠

3．覚醒(かくせい)(開眼)　　4．安静(閉眼)

解答　4

解説　脳波は、ヒトの大脳の神経活動の結果生じる電位変化が頭蓋骨から漏れて頭皮上現れた電位変化を連続的に記録したものです。非常に低い電位変化で単位は数十μVです。このため、骨格筋の活動電位の影響を受けないように一般に安静閉眼で仰臥位で記録します。この脳波を観察することでヒトがどのような睡眠か覚醒状態にいるのか、脳のどの部位が活動しているかが推定されます。加えて、脳腫瘍や脳損傷や脳出血の状態と部位をある程度把握できます。とくにてんかんの診断に有効です。てんかんとは、脳の神経細胞が過剰に活動電位を発生することによって、けいれんや意識障害などの特徴的な症状を表わす発作性慢性疾患です。脳波は、成人健常者の頭皮上に現れる脳波の周波数によって、覚醒時：β波(14～30Hz)、安静：α波(8～13.9Hz)、うとうとしている：θ(シータ)波(4～7.9Hz)、深い睡眠：δ(デルタ)波(0.5～3.9Hz)の4つに分類されます(**図7-8**)。脳波の周波数は、脳が活動していないほど減少します。

▶問題18　まどろみ状態のときの脳波はどれか。

1．θ波　　2．δ波

3．β波　　4．α波

解答　1

解説　まどろみ状態とは、うとうとするとか、軽く眠っている状態です。このときの脳波は、θ波(4～7.9Hz)です(**図7-8**参照)。

▶問題19　意味記憶とかかわっているのはどれか。

1．大脳　　2．側頭葉と間脳

3．小脳　　4．脊髄

解答　2

解説　記憶とは過去の体験したことを脳内に残しておき、必要なときに思い出せる働きです。そのなかでも意味記憶とは言葉の使用に必要な記憶を意味します。言葉を理解するのはウエルニッケ中枢(ウエルニッケ野ともいう)です。そして、意味記憶には**側頭葉**や**間脳**がかかわっているといわれています(**図7-9**)。

▶問題20　摂食行動や性行動などの本能行動を調節するのはどれか。2つ選べ。

1．大脳　　2．大脳辺縁系

3．視床下部(ししょうかぶ)　　4．下垂体(かすいたい)

5．松果体(しょうかたい)

解答　2、3

解説　**大脳辺縁系**は、生命維持に必要な本能的な行動と情動行動の機能を司っています。摂食行動は血糖値の調節と結びつくと、**視床下部**

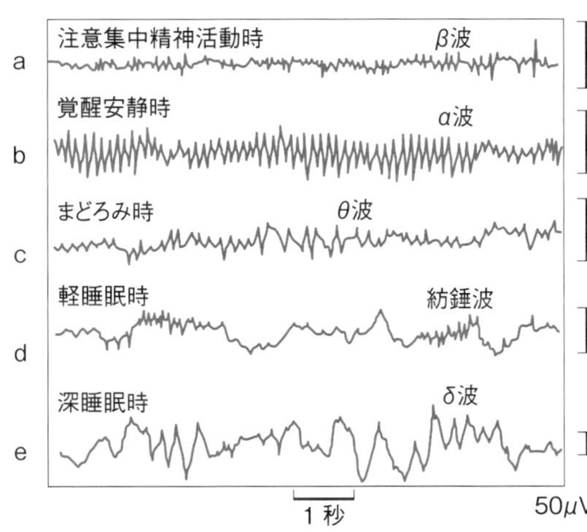

図7-8　脳波と意識の関係

(増田敦子：ステップアップ生理学ノート、p.80、サイオ出版、2015)

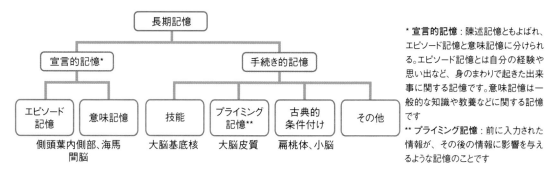

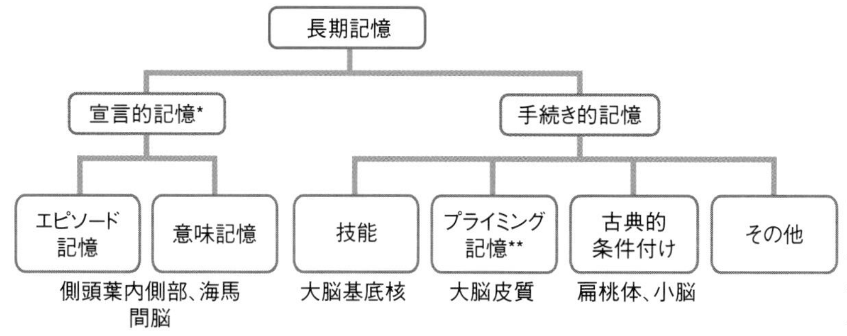

* **宣言的記憶**：陳述記憶ともよばれ、エピソード記憶と意味記憶に分けられる。エピソード記憶とは自分の経験や思い出など、身のまわりで起きた出来事に関する記憶です。意味記憶は一般的な知識や教養などに関する記憶です

** **プライミング記憶**：前に入力された情報が、その後の情報に影響を与えるような記憶のことです

図7-9　長期記憶の種類

が関係すると推測できます。性行動も本能行動に関係するので視床下部と覚えていると、答えられます。

▶問題21　意識レベルが最も低い状態はどれか。

1．昏睡（こんすい）　2．昏迷（こんめい）

3．意識混濁（こんだく）　4．意識清明

解答　1

解説　言葉の意味から推測して昏睡にたどり着けます。意識レベルは**表7-4**のように分類されます。さらに、意識レベルを数量的に評価するために日本ではジャパン・コーマ・スケール（JCS、**表7-5**）、国際的にはグラスゴー・コーマ・スケール（GCS、**表7-6**）が用いられています。

▶問題22　一次運動野から四肢の下位運動ニューロンへの出力路はどれか。

1．錐体路（すいたいろ）　2．錐体外路（すいたいがいろ）

3．脊髄視床路　4．皮質延髄路

解答　1

解説　この問題は大脳の機能局在、とくに運動命令を出す中枢に関係する問題です。中心溝の前（中心前回）に、一次運動野があります。ここから運動命令が延髄の錐体を通って脊髄を下行して四肢の筋を支配する脊髄の前角に存在する下位運動ニューロンにシナプス結合します。この経路は錐体路（皮質脊髄路ともいう）とよばれます（**図7-10**）。さらに錐体路は、外側皮質脊髄路と前皮質脊髄路に分類されます。

表7-4　意識レベル

意識レベル	状態
意識清明	全く正常
意識混濁	覚醒度が経度に低下
混迷	強い刺激を加えないと覚醒できない
昏睡	呼びかけにまったく反応しない

表7-5　ジャパン・コーマ・スケール（JCS）

Ⅲ．刺激をしても覚醒しない状態（3桁の点数で表現）
300．痛み刺激に全く反応しない
200．痛み刺激で少し手足を動かしたり顔をしかめる
100．痛み刺激に対し、払いのけるような動作をする
Ⅱ．刺激すると覚醒する状態（2桁の点数で表現）
30．痛み刺激を加えつつ呼びかけを繰り返すとかろうじて開眼する
20．大きな声または身体を揺さぶることにより開眼する
10．普通の呼びかけで容易に開眼する
Ⅰ．刺激しないでも覚醒している状態（1桁の点数で表現）
3．自分の名前、生年月日が言えない
2．見当識障害がある
1．意識清明とは言えない

（太田富雄、和賀志郎、半田肇ほか：急性期意識障害の新しいgradingとその表現法（いわゆる3-3-9度方式）、第3回脳卒中の外科研究会講演集、p.61〜69、1975）

表7-6　グラスゴー・コーマ・スケール（GCS）

1．開眼（eye opening、E）	E
自発的に開眼	4
呼びかけにより開眼	3
痛み刺激により開眼	2
2．最良言語反応（best verbal response、V）	V
見当識あり	5
混乱した会話	4
不適当な発語	3
理解不明の音声	2
なし	1
3．最良運動反応（best motor response、M）	M
命令に応じて可	6
疼痛部へ	5
逃避反応として	4
異常な屈曲運動	3
伸展反応（除脳姿勢）	2
なし	1

正常ではE、V、Mの合計が15点、深昏睡では3点となる。

（Teasdale G, Jennett B. Assessment of coma and impaired consciousness. A practical scale. Lancet, 2：81-84, 1974）

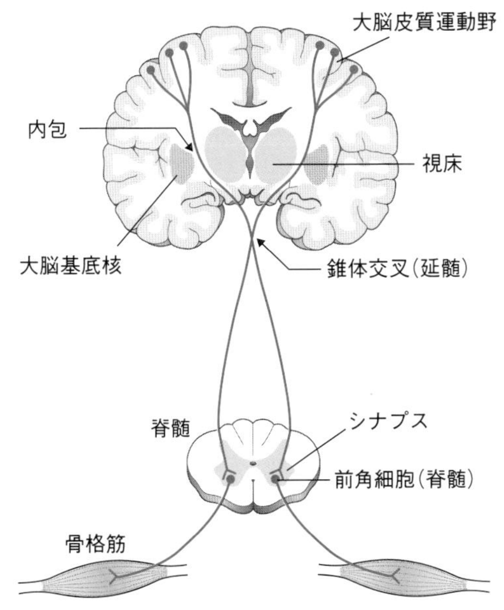

図7-10　錐体路

▶問題23　軸索初節やランビエの絞輪に存在するイオンチャネルはどれか。

1．電位依存性イオンチャネル
2．リガンド依存性イオンチャネル
3．機械刺激依存性イオンチャネル
4．漏洩(ろうえい)イオンチャネル

解答　1

解説　イオンチャネルには電位依存性イオンチャネル、リガンド依存性イオンチャネル、機械刺激依存性イオンチャネル、漏洩イオンチャネルなどがあります。なかでも**電位依存性イオンチャネル**は活動電位発生に必須なイオンチャネルで、活動電位の発生する場所は**軸索初節**(じくさく)や**ランビエの絞輪**(こうりん)、**神経終末の付近**に存在します。さらに神経筋接合部の近傍にも存在します。一方、リガンド依存性イオンチャネルは、シナプス後膜に存在します。機械刺激依存性イオンチャネルは、聴覚や平衡感覚に関係する有毛細胞に存在します。漏洩イオンチャネルは軸索初節に存在し、静止膜電位の発生に関係するK^+チャネルです。

▶問題24　自律神経の節前線維の末端から放出される伝達物質はどれか。

1．アドレナリン
2．ノルアドレナリン
3．ドーパミン(ドパミン)
4．セロトニン
5．アセチルコリン

解答　5

解説　アドレナリンは副腎髄質から分泌されるホルモンです。副腎髄質からはノルアドレナリンも分泌されます。ノルアドレナリンは交感神経節後線維から分泌される神経伝達物質です。また、中枢でも神経伝達物質として働いています。ドーパミン(ドパミン)は、ドーパミン作動性神経から分泌される神経伝達物質です。ドーパミン作動性神経は黒質から大脳基底核の被殻(ひかく)に投射している神経細胞です。セロトニンは、中枢ではセロトニン作動性神経があります。**アセチルコリン**は交感神経と副交感神経の両方の自律神経の節前線維の末端と副交感神経の節後線維の末端から分泌されます。さらに脳内でもコリン作動性神経の末端から神経伝達物質として分泌されます。アドレナリン、ノルアドレナリン、それにドーパミンをまとめてカテコールアミンとよぶこともあります。

▶問題25　α運動神経細胞の神経線維はどれか。

1．Aα　　2．Aδ
3．Aγ　　4．Aβ
5．B

解答　1

解説　α運動神経とは、脊髄の前角に細胞体をもち、筋肉の筋紡錘以外の筋線維(より正確には、錘外筋線維)に接続している神経です(図7-11)。一方、筋紡錘内に存在する筋線維を錘内筋線維といいます。錘外筋線維は一般の骨格筋の筋線維です。この筋線維が骨格筋の力の発生の元です。神経線維は大きく3つにA、B、Cと太いほうから分類されます。さらに神経線維Aは太いほうからα、β、γ、δの4種に細分化されます。α運動神経は骨格筋に命令して迅速に筋を収縮・弛緩(しかん)させます。速い動きができないと、生命の危険にかかわります。そのためにα運動神経の神経線維はAαタイプです。

7 神経系

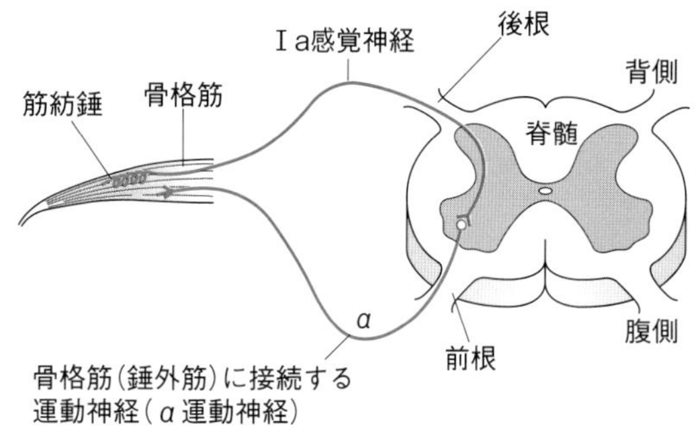

図7-11　α運動神経(細胞)の構造

表7-7　グリア細胞の種類と働き

種類	働き
オリゴデンドロサイト	中枢の髄鞘形成細胞
シュワン細胞	末梢の髄鞘形成細胞
ミクログリア	不要な細胞を処理する細胞
上衣細胞	脳脊髄液産生細胞
アストロサイト	中枢の神経細胞の保護・支持

▶問題26　脳脊髄液産生に関係する細胞はどれか。

1．神経細胞
2．オリゴデンドロサイト
3．シュワン細胞
4．ミクログリア
5．上衣細胞

解答　5

解説　脳脊髄液は脈絡叢(みゃくらくそう)で血液が濾過(ろか)されて産生されます。１日におよそ400〜600mL産生されます。側脳室や第三脳室や中脳水道や第四脳室や中心管に流れ込み循環してクモ膜絨毛(じゅうもう)またはクモ膜顆粒から静脈血中に吸収されます。脳脊髄液を産生する細胞はグリア細胞の一種の**上衣細胞**です(**表7-7**)。脳脊髄液の働きは、脳や脊髄の中枢組織を浮かべることで外部から衝撃から守ります。また、脳底はそのままでは自重により脳全体から圧迫を受けますが、脳脊髄液に脳が浮いていることにより脳底の組織が保護されます。さらに脈絡叢は血液由来な成分で脳や脊髄に有害な成分をブロックする機能(血液髄液関門という)があります。それゆえ、脳脊髄液の成分はある程度一定に保たれて、神経系細胞の機能維持に貢献しています。

▶問題27　神経筋接合部を構成しないのはどれか。

1．神経終末
2．電位依存性カルシウムチャネル
3．アセチルコリン受容体
4．軸索初節(じくさく)
5．シナプス小胞

解答　4

解説　神経筋接合の構造と働きは**図7-12**をみてください。この図には神経終末、シナプス小胞、アセチルコリン、アセチルコリン受容体など含まれます。ここにはない構造は**軸索初節**です(p.8、**図1-4**)。それゆえ、正解は4です。

▶問題28　痛みについて正しいのはどれか。

1．足の痛みを伝える神経は後索を通って体性感覚野に伝わる。
2．四肢の痛みを伝える求心性神経はすべて有髄神経である。
3．痛みの受容器は自由神経終末である。
4．歯の痛みは顔面神経が脳に伝える。

解答　3

解説　痛みの受容器は**自由神経終末**ですので、すなわち、正解は3です。

頸から下の四肢および体幹の痛み(痛覚)を伝える求心性神経の経路は脊髄に後角に入ると、シナプスして2次ニューロンに連絡し、続いて2次ニューロンは対側に交叉し、側索を上行して視床で3次ニューロンにシナプスします。3次ニューロンは中心後回の体性感覚野(一次体性感覚野ともいう)に至ります。この経路を**脊髄視床路**といいます。この経路は後索を通りません。したがって1は誤りです。四肢の痛みを伝える求心性神経は有髄神経線維(Aδ)と無髄神経線維(C)の2つのタイプがあります。歯の痛みは三叉神経が担当しています。

▶問題29　高齢者の睡眠で正しいのはどれか。2つ選べ。　(第112回)

1．単相性の睡眠になる。
2．浅い眠りが少なくなる。
3．総睡眠時間が延長する。

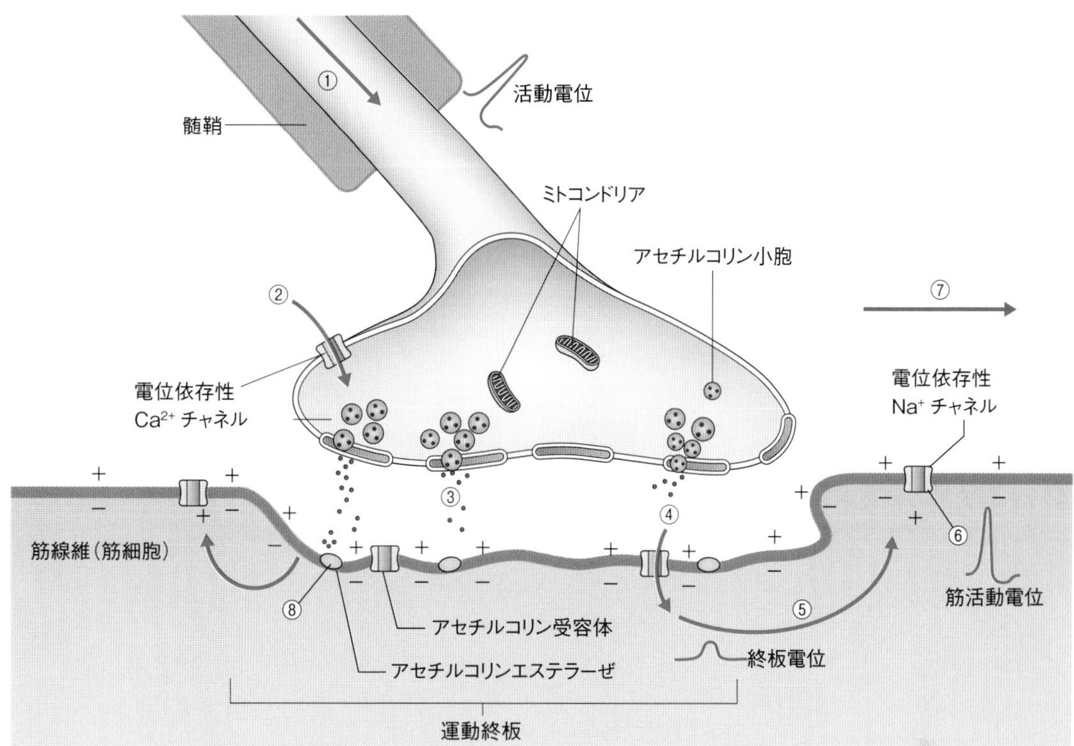

①運動ニューロンの神経終末に活動電位が到着することにより、②電位依存性Ca^{2+}チャネルが開きます。その結果、流入したCa^{2+}により、アセチルコリン（ACh）を含んだシナプス小胞のエキソサイトーシス（シナプス前膜とシナプス小胞の融合）が引き起こされます。③AChはシナプス間隙に放出・拡散し、運動終板に分布するアセチルコリン受容体に結合する。④その結果、リガンド依存性陽イオンチャネルが開いてNa^{+}が細胞内に流入して終板電位を形成します。⑤この局所的な電流の流れ込みにより、終板近傍の形質膜に存在する電依存性Na^{+}チャネルが閾値（閾膜電位）に達して脱分極し、活動電位が発生する。⑥ここにおいて筋活動電位が発生します。⑦筋線維に沿って活動電位が伝導し、筋の収縮を促します。⑧シナプス間隙のAChは、アセチルコリンエステラーゼによって分解・除去されます

図7-12　神経筋接合部の構造と働き

（Widmaier,E., Raff,H., Strang,K.：Vader's human physiology, 14th ed., McGraw-Hill, 2016より改変）

4．中途覚醒の回数が増加する。

5．入眠するまでに時間がかかる。

解答　4、5

解説　高齢になるほど、さまざまな睡眠障害が起こります。すなわち、入眠しにくく、深い睡眠を得にくく、途中覚醒しやすくなります。その結果、総睡眠時間は減少します。また、朝起きて夜眠るという単相性睡眠ではなく、赤ん坊のような寝ては起きてを繰り返す多相性睡眠になる傾向があります。それゆえ、正解は4と5です。

▶問題30　脳の外側面を左右から見た模式図を示す。右利きの健常成人のBroca〈ブローカ〉の運動性言語中枢はどれか。　（第111回）

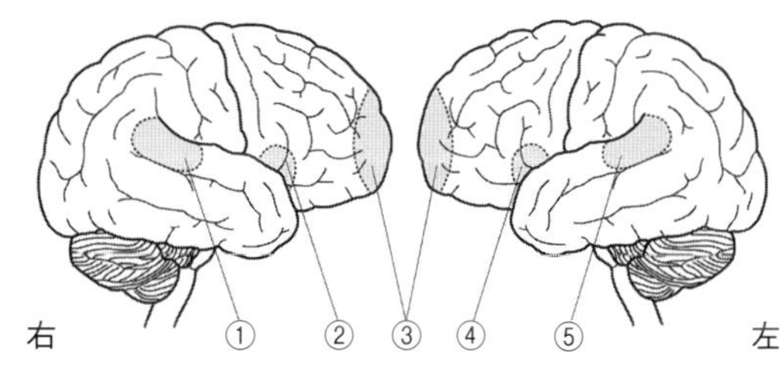

1．①　　2．②

3．③　　4．④

5．⑤

解答　4

解説　**運動性言語中枢**は、言葉を聞いて理解し、適切な音声で発語することを担当している

中枢領域と考えられています。運動性失語になると言葉を発することが難しくなります。右利きの健常成人の言語中枢はふつう左脳にあり、運動性言語中枢は前頭葉の側面に位置しています。大脳の機能局在は**図7-7**に示してあります。1861年、フランスの外科医ブローカが、発語が障害されている患者の左大脳半球の前頭葉後部に梗塞があったことを報告して以来、この場所が発語の中枢と考えられるようになりました。一方、Wernicke<ウェルニッケ>の感覚性言語中枢に障害を受けると感覚性失語(流暢に話せるが内容は意味不明)になります(**図7-7**)。

▶問題31 副交感神経を含む脳神経はどれか。2つ選べ。 (第110回)

1．動眼神経　2．三叉神経
3．内耳神経　4．迷走神経
5．舌下神経

解答 2、4

解説 副交感神経を含む脳神経は舌咽神経(Ⅸ)、動眼神経(Ⅲ)、顔面神経(Ⅶ)、迷走神経(Ⅹ)の4つです。のど(舌咽)→どうがん(動眼)→がんめん(顔面)→めいそう(迷走)、と覚えましょう。舌咽神経と顔面神経と迷走神経の3つは運動神経、感覚神経、副交感神経の全てを含んでいます。動眼神経は運動神経と副交感神経を含んでいます。また、運動神経や感覚神経だけの脳神経はあります(視神経や滑車神経など)が、副交感神経だけの脳神経はありません。

▶問題32 後頭葉にあるのはどれか。 (第110回)

1．嗅覚野　2．視覚野
3．聴覚野　4．体性感覚野

解答 2

解説 **図7-7**に図示したように後頭葉には視覚野(一次視覚野)があります。嗅覚野は古皮質(辺縁系)にあるため、嗅覚は原始的な感覚です。聴覚野は側頭葉にあります。体性感覚野(一次体性感覚野)は頭頂葉の中心後回にあります。

▶問題33 成人の睡眠で正しいのはどれか。 (第109回)

1．レム睡眠中は骨格筋が弛緩する。
2．入眠前の喫煙は睡眠導入時間を短くする。
3．ノンレム睡眠中はエネルギー代謝が亢進する。
4．睡眠周期は90分のレム睡眠と数分のノンレム睡眠を繰り返す。

解答 1

解説 レム睡眠中は骨格筋の活動は完全に消失します。それゆえ、正解は1です。

タバコの主成分にニコチンがありますが、ニコチンには覚醒作用があります。入眠前の喫煙は睡眠導入時間を長くします。ノンレム睡眠およびレム睡眠においてエネルギー代謝は低下します。睡眠周期は平均70～80分のノンレム睡眠(徐波睡眠ともいう)と平均10～20分のレム睡眠からなります。

▶問題34 交感神経の作用はどれか。2つ選べ。 (第109回)

1．散瞳　2．精神性発汗
3．腸蠕動の促進　4．排尿筋の収縮
5．グリコーゲン合成の促進

解答 1、2

解説 交感神経系の興奮(優位状態)は「さあ、頑張るぞ」という状況にあったように各器官に対して働きかけます。

散瞳は虹彩にある瞳孔散大筋を支配する交感神経が興奮しておきます。また、精神性発汗は、“さあ頑張るぞ”＝緊張という際に出る汗です。それゆえ、正解は1と2です。汗腺の場合、交感神経の末端(節後線維)からアセチルコリンが分泌されます。一般に交感神経の末端からはノルアドレナリンですが、汗腺は例外ですので、注意しましょう。

腸蠕動は交感神経の興奮によって抑制されるます。排尿筋の収縮は副交感神経(骨盤神経の成分)の興奮によります。グリコーゲンの合成は副交感神経の興奮時(食事またはリラックスしている)です。

▶**問題35**　三叉神経の機能はどれか。　（第109回）

1．視覚　2．眼球の運動
3．顔面の知覚　4．表情筋の運動

解答　3

解説　顔面の知覚（触覚・痛覚・温度感覚）は三叉神経の担当です。それゆえ、正解は3です。

視覚は視神経の働きです。眼球の運動は、動眼神経（上直筋、内側直筋、下直筋、下斜筋）、外転神経（外側直筋）、滑車神経（上斜筋）が支配します。なお、動眼神経は上眼瞼挙筋も支配しています。表情筋の運動は顔面神経が担当しています。顔面神経の命令で表情をつくる顔面の骨格筋が収縮します。

脳神経の覚え方を知っていますか？「嗅いで視る動く車の三つの外は、顔聴く舌の迷う副舌」です。嗅いで＝嗅神経、視る＝視神経、動く＝動眼神経、車＝滑車神経、三つ＝三叉神経、外は＝外転神経、顔＝顔面神経、聴く＝内耳神経（聴神経）、舌の＝舌咽神経、迷う＝迷走神経、副＝副神経、舌＝舌下神経。

▶**問題36**　意識レベルを評価するスケールはどれか。　（第109回）

1．Borg〈ボルグ〉スケール
2．フェイススケール
3．ブリストルスケール
4．グラスゴー・コーマ・スケール〈GCS〉

解答　4

解説　意識レベルの評価は、ジャパン・コーマ・スケール（JCS）あるいはグラスゴー・コーマ・スケール（GCS）によって評価されるので、正解は4です（**表7-6**）。

ボルグスケールとは、呼吸困難の評価に使用されるスケールのことです。ファイススケールは痛みを意味した顔の表情を絵で何段階か用意してスケール化したものです。ブリストルスケールとは便の性状分類を表したスケールのことです。

▶**問題37**　体温のセットポイントが突然高く設定されたときに起こるのはどれか。　（第109回）

1．立毛　2．発汗
3．代謝抑制　4．皮膚血管拡張

解答　1

解説　体温のセットポイントが突然高く設定されると、視床下部は身体のいろいろなところから上がってくる温度受容器の情報から現在の体温が低いと判断します。その結果、体温を上げるために、視床下部は骨格筋のふるえを起こし、さらに衣類を着るという行動を起こし、体表面から熱が失われるのを防ぐため、体表面の血管の収縮および**立毛筋の収縮**を起こします。それゆえ、正解は1です。

発汗は体温がセットポイントより高いときに起きる生理現象です。低体温になったとき、すべての細胞で代謝抑制が起こります。皮膚血管拡張は、体温がセットポイントより高くなったときに視床下部の**体温調節中枢の働き**で起こる身体から熱を放散させるために起こる生理的反応です。

▶**問題38**　三叉神経を求心路として起こるのはどれか。　（第108回）

1．瞬目反射　2．対光反射
3．追跡運動　4．輻輳反射

解答　1

解説　三叉神経の第1枝は、眼神経です。眼神経は鼻毛様体神経という枝を出しますが、さらにその枝は長毛様体神経という枝を出して、強膜・脈絡膜・角膜に分布します。

瞬目反射は眼瞼が閉じる反射運動で、次のような種々の条件下で起こります。すなわち、①角膜、結膜、まゆ毛、眼輪筋などの三叉神経末梢枝への刺激、②突発的な大きな音刺激、③外耳や鼓膜への刺激、④眼前に突然物体が近づいたとき、⑤閃光などの強い光刺激、⑥くしゃみ、せき、嘔吐などがあげられます。それらの条件のなかで、**三叉神経**を求心路として起こるのは、①の角膜反射です。この場合、三叉神経の末梢枝の角膜刺激受容器に刺激が加わり、それによってそこからのインパルスが三叉神経求心路を介して三叉神経主知覚核に伝えられ、この核でニューロンを替えて、角膜反射の求心路として顔面神経核に達します。そして反射的に顔面神経核から両側の運動ニューロンが遠心路として両側の眼輪筋に収縮命令を伝えて眼輪筋が収縮します。それゆえ、正解は1です。

対光反射は、強い光が網膜に入った場合、視神経を求心路にもつ、縮瞳を起こす反射です。この反射回路では、片側の網膜から入った光の情報が動眼神経の求心路を介しての視蓋前域核に行き、そこから左右の動眼神経副核（エディンゲル・ウエストファル核ともいう）に行きます。そして遠心路として動眼神経の副交感神経成分を介して両眼の瞳孔括約筋を収縮させます。

追跡運動（追従眼球運動あるいは滑動性眼球運動ともいう）では、運動の全過程で見ている物の位置を検出する視覚系回路が正確に働く必要があります。さらに物体の速度を検知する求心路も必須で、**眼と頭の運動を協調**させる必要があります。さらにそれらのシステムが円滑に行われているかを確認する神経回路（小脳）が必要です。それゆえ、求心路は視覚系や前庭感覚系です。遠心路は眼筋を動かす神経である、動眼神経、滑車神経、外転神経が関係します。それゆえ、眼球運動は三叉神経の働きではないので該当しません。

輻輳（ふくそう）反射は近見反射又は固視反射ともいいます。近くの物を見ようとするとき、網膜の情報は視床の外側膝状体を介して後頭葉の視覚野に達すると同時に、網膜からの光情報の一部は視蓋前域核を経由して両側のエディンガー-ウエストファル核（動眼神経副核）に達し、網膜に達する光量が多い場合、瞳孔括約筋を収縮させます。また、網膜からの光情報は脳幹の網様体の注視中枢（左右の眼球の協調的な動きを可能にする中枢）を興奮させます。注視中枢の輻輳細胞は眼球を動かす内側直筋ニューロン（下位運動ニューロン）に命令し、網膜の中心窩に物体の像を固定して投影させます。よって輻輳反射の求心路は視神経で、遠心路は動眼神経の副交感神経と注視中枢からの運動ニューロンです。それゆえ、三叉神経が求心路に該当しません。

▶問題39　指鼻指試験で評価する項目はどれか。

（第108回）

1．小脳機能　　2．表在反射
3．深部知覚　　4．複合知覚

解答　1

解説　指鼻指試験は鼻指鼻試験ともいい、**上肢の協調運動**を検査する試験です。患者の示指で、患者の鼻先と検者の指先を交互に触れさせます。検者は1回ごとに指の位置を変えていきます。患者の示指の動き方、振戦の出現、患者の鼻先・検者の指先に正確に到達できるか、などを観察するものです。**小脳機能**をみる試験です。それゆえ、正解は1です。

表在反射とは、表在（皮膚や粘膜）に刺激が加わって起こる反射のこと。角膜反射も表在反射の1つです。

深部知覚とは固有感覚ともいい、位置覚や振動覚など意識できる深部感覚と、筋肉の長さや筋にかかる力の情報など意識できない深部感覚があります。意識できる深部感覚は後索路（後索—内側毛帯路ともいう）を通り、一次体性感覚野に至ります。

複合知覚とは、一次体性感覚野に集まった感覚情報が統合され、物の性質・形態などを認識することです。例として立体認知や2点識別覚があります。

▶問題40　アセチルコリンで収縮するのはどれか。2つ選べ。

（第108回）

1．心筋　　2．排尿筋
3．腓腹筋　　4．立毛筋
5．瞳孔散大筋

解答　2、3

解説　骨盤神経の副交感神経の節後線維末端からアセチルコリンが放出されると、排尿筋は収縮します。また、骨格筋である腓腹筋の筋線維とその筋線維を支配する運動ニューロンとの接合部、つまり神経筋接合で運動ニューロンの神経終末からアセチルコリンがシナプス後膜のアセチルコリン受容体に向かって放出され、結合すると、筋線維に筋活動電位が発生した後、腓腹筋の収縮が起こります。それゆえ、正解は2と3です。

▶問題41　運動性言語中枢はどれか。　(第108回)

1．中心後回
2．大脳基底核
3．Brocaブローカ野
4．Wernicke〈ウェルニッケ〉野

解答　3

解説　この問題は脳の機能局在を理解しているかを問う問題です。**運動性言語中枢**(運動性言語野ともいう)は**ブローカ中枢**(ブローカ野ともいう)といわれ、前頭葉にあります(**図7-7**)。それゆえ、正解は3です。

中心後回には一次体性感覚野があります。大脳基底核は被殻、淡蒼球、尾状核からなります。広い意味では大脳基底核は黒質や視床下核を含みます。**ウェルニッケ野**(ウェルニッケ中枢ともいう)は**聴覚性言語野**ともいい、側頭葉の聴覚野の近くにあります。

▶問題42　ジャパン・コーマ・スケール〈JCS〉のⅢ〈3桁〉で表現される意識レベルはどれか。　(第108回)

1．意識清明の状態
2．刺激すると覚醒する状態
3．刺激しても覚醒しない状態
4．刺激しなくても覚醒している状態

解答　3

解説　ジャパン・コーマ・スケール(JCS)Ⅲは「刺激しても覚醒しない状態」です(**表7-5**)。それゆえ、正解は3です。

▶問題43　体温調節中枢があるのはどれか。　(第108回)

1．橋　　2．延髄
3．小脳　　4．大脳皮質
5．視床下部

解答　5

解説　体温調節中枢は**視床下部**にあります。それゆえ、正解は5です。

橋には呼吸調節中枢があります。延髄には呼吸中枢や心臓血管中枢があります。小脳は複数の筋肉の協調運動に重要です。大脳皮質には聴覚野、視覚野、一次体性感覚野、一次運動野などがあります。

▶問題44　嗅覚の一次中枢はどれか。　(第108回)

1．嗅球　　2．嗅上皮
3．後頭葉　　4．上鼻甲介

解答　1

解説　**嗅上皮**に存在する嗅細胞の嗅線毛の化学受容体が鼻腔の粘液に溶けた揮発性のにおいの原因である化学物質をとらえ、神経インパルスとして、その情報を脳内のニューロンに伝えます。その最初のニューロンが集まっている**嗅球**、すなわち嗅覚中枢を嗅覚の一次中枢といいます。それゆえ、正解は1です。最終的に嗅覚情報は側頭葉の一次嗅覚野に伝わります。さらにその情報は視床を介して前頭葉の眼窩前頭皮質にも伝わります。側頭葉には視覚野があります。

▶問題45　副交感神経を含む脳神経はどれか。2つ選べ。　(第108回)

1．嗅神経　　2．視神経
3．動眼神経　　4．三叉神経
5．迷走神経

解答　3、5

解説　副交感神経を含む神経は**動眼神経**(Ⅲ)、**顔面神経**(Ⅶ)、**舌咽神経**(Ⅸ)、**迷走神経**(Ⅹ)の4つです。ここ問題では動眼神経と迷走神経が副交感神経を含みます。動眼神経の成分である副交感神経は瞳孔括約筋と毛様体筋を支配しています。迷走神経の成分である副交感神経は心臓を支配しています。それゆえ、正解は3と5です。

▶問題46　嚥下に関わる脳神経はどれか。

(第107回)

1．嗅神経　　2．外転神経
3．滑車神経　　4．迷走神経

解答　4

解説　嚥下にかかわる咽頭・喉頭の筋(骨格筋)を支配している運動神経は**迷走神経**の成分です(**表7-3**参照)。それゆえ、正解は4です。

嗅神経は嗅覚の情報を脳に伝える求心性神経です。外転神経は眼球に付着する外側直筋を支配し、滑車神経は上斜筋を支配しています。

▶問題47　頭部CTを示す。論理的思考を制御する領域はどれか。

(第107回)

1．A
2．B
3．C
4．D
5．E

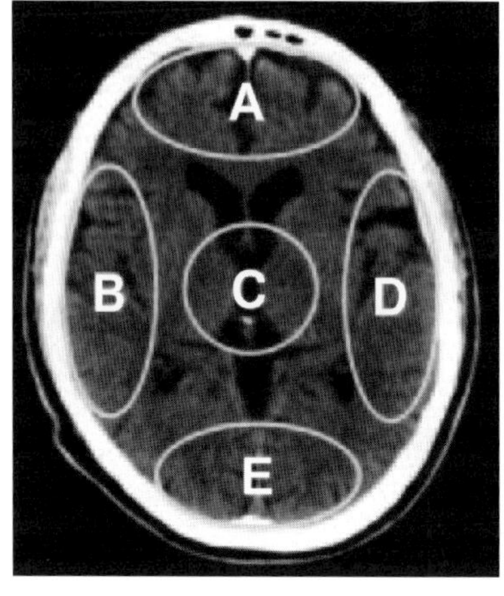

解答　1

解説　論理的思考を制御する領域は**前頭葉の前頭前野**です。Aの領域には大脳縦裂がみられ、その底面には脳梁があります。脳梁の下には左右側脳室前頭がみられます。正中には透明中隔および脳弓がみられます。Cの領域には左右の視床がみられ、その間に第3脳室がみられます。以上よりこの頭部CTは脳の水平断面です。また、大脳縦裂には大脳鎌が入り込み、前後に上矢状静脈洞がみられます。それゆえ、正解は1です。

▶問題48　死の三徴候に基づいて観察するのはどれか。

(第107回)

1．腹壁反射　　2．輻輳反射
3．対光反射　　4．深部腱反射

解答　3

解説　死の三徴候とは、①**心臓停止**、②**呼吸停止**、③**瞳孔散大および対光反射の消失**をいいます。①心臓停止と②呼吸停止は脳幹の延髄が機能していない、つまり延髄の死を意味します。③瞳孔散大および対光反射の消失は網膜、中脳、動眼神経がかかわる反射経路が機能していない、つまり中脳の死です。延髄や中脳は脳幹の一部です。脳幹は心臓や肺という生命維持に必須な臓器を不随意に調節しているので、生命維持装置ともいわれます。すなわち、正解は3です。

▶問題49　ノンレム睡眠中の状態で正しいのはどれか。

(第107回)

1．骨格筋が弛緩している。
2．夢をみていることが多い。
3．大脳皮質の活動が低下している。
4．組織の新陳代謝が低下している。

解答　3

解説　この問題は、**問題32**に類似しています。脳波は大脳皮質が活動すると、低振幅速波が現れます。一方、大脳皮質の活動が低下している場合、高振幅で低周波の脳波が現れます。以上より、**ノンレム睡眠**中の状態では、徐波になるので、大脳皮質の活動は低下しています。それゆえ、正解は3です。

レム睡眠とは睡眠中に急速眼球運動(rapid eye movement：REM)が観察されることからのREM(レム)睡眠という名称がつきました。その脳波の特徴は寝ているのに覚醒しているような低振幅速波がみられることです。

▶問題50　統合失調症の幻覚や妄想に最も関係する神経伝達物質はどれか。

(第107回)

1．ドパミン　　2．セロトニン
3．アセチルコリン　　4．ノルアドレナリン

解答　1

解説　統合失調症の原因は明らかになっていませんが、統合失調症の治療薬はドパミン(ドーパミンともいう)拮抗作用があることから、ドパミンの機能異常が存在すると考えられています。それゆえ、正解は1です。

▶問題51　神経伝達物質と効果器の組合せで正しいのはどれか。　(第107回)

1．γ-アミノ酪酸GABA――――気管
2．アセチルコリン――――――瞳孔散大筋
3．アドレナリン―――――――血管
4．セロトニン――――――――心筋
5．ドパミン―――――――――汗腺

解答　3

解説　血管は交感神経単独支配です。交感神経の節後ニューロンの神経伝達物質はノルアドレナリンですので、節後ニューロンはアドレナリン作動性ニューロンです。それゆえ、正解は3です。

▶問題52　Aさん(52歳、女性)。自宅で突然激しい頭痛と悪心が出現し、自力で救急車を要請し、搬送された。ジャパン・コーマ・スケール〈JCS〉Ⅰ-2で頭痛を訴えており、発汗著明であった。瞳孔径は両側 3.0mm。上下肢の麻痺はない。Aさんは頭部CTでくも膜下出血と診断され、ICUに入室した。入室時のバイタルサインは、体温 36.8℃、呼吸数24/分、脈拍92/分、血圧156/98mmHg、経皮的動脈血酸素飽和度〈SpO_2〉95％であった。

ICU入室から24時間以内に注意すべきAさんの症状や徴候はどれか。　(第107回)

1．Kussmaul〈クスマウル〉呼吸
2．膝蓋腱反射の低下
3．企図振戦
4．瞳孔散大

解答　4

解説　くも膜下出血が認められるので、出血による頭蓋内圧迫による脳ヘルニアのリスクが高まります。そこで、心肺機能をつかさどる脳幹(中脳、橋、延髄)に圧がかかることによる脳幹の機能不全が起こることがあります。瞳孔調節は脳幹の一部である中脳の働きですので、中脳の障害による**瞳孔散大**がないかを注意する必要があります。それゆえ、正解は4です。

ここでの重要な点は、瞳孔調節の中枢は**脳幹**の一部である中脳であるということです。脳幹は心肺機能を支配しているので生命維持中枢です。選択肢のなかから脳幹の機能を選ぶとすると、4になります。クスマウル呼吸は糖尿病などの代謝性アシドーシスにより起こります。企図振戦は多発性硬化症や小脳の障害が原因として考えられます。

▶問題53　小脳失調でみられるのはどれか。　(第106回)

1．下肢の麻痺が認められる。
2．姿勢保持が困難になる。
3．血圧が不安定になる。
4．体がこわばる。

解答　2

解説　小脳は固有感覚受容器や前庭感覚受容器や網膜からの情報など絶えず意識にのぼらない情報を受け取っています。小脳は複雑な運動にかかわる骨格筋の収縮の協調を行い、円滑に運動が起こるようにしています。その結果、姿勢やバランスを調節し、熟練を要する運動において働いています。**小脳失調**とは、明らかな麻痺がないにもかかわらず、随意運動や姿勢を正常に保つための**協調運動**ができない状態を意味します。それゆえ、正解は2です。

▶問題54　角加速度を感知するのはどれか。　(第106回)

1．耳管　　2．前庭
3．耳小骨　　4．半規管

解答　4

解説　内耳には**重力**(直線加速度)を感知する**前庭**(卵形嚢と球形嚢)と**角加速度**(回転加速度)を感知する**半規管**があります。角加速度とは物体が一様でない回転運動をするときの、単位時間当たりの角速度の変化です。角速度とは、物体が回転運動をするときの回転の速さを、単位時間の回転角で表したもの。角加速度とは回転加速ともいいます。それゆえ、正解は4です。

▶問題55　起立性低血圧について正しいのはどれか。（第106回）

1．脱水との関連はない。
2．高齢者には起こりにくい。
3．塩分の過剰摂取によって起こる。
4．脳血流の一時的な増加によって生じる。
5．自律神経障害を起こす疾患で生じやすい。

解答　5

解説　自律神経が正常に働いている場合、臥位から立位に体位を変えると、血液が腹部、下肢に移動し、心拍出量が減少します。その結果、頸動脈洞と大動脈弓の血圧受容器が血圧低下を感知して、**舌咽神経**と**迷走神経**を介して**延髄**の心臓血管（循環）中枢に連絡します。そしてその中枢は血圧を正常に戻すため、交感神経を興奮させます。交感神経は心拍数を増加させ、さらに全身の末梢血管を収縮させます。その結果、血圧がすぐに正常に戻ります。しかしながら、自律神経障害などがあると、立位時の血圧低下に自律神経系が反応できないため**起立性低血圧**が起きます。それゆえ、正解は５です。

脱水により血液量が減少することは起立性低血圧の主な原因です。

高齢者は加齢が原因で自律神経機能の低下や脱水等や反射の低下が起こっているので、起立性低血圧が起こりやすくなります。

塩分の過剰摂取は飲水、血液量の増加により血圧を上げる要因ですので、起立性低血圧の原因ではありません。起立性低血圧は脳への血流を調節する機能が落ちることが原因なので、脳血流の一時的な増加は直接には関係がないと考えられます。

▶問題56　神経伝達物質はどれか。（第106回）

1．アルブミン　　2．フィブリン
3．アセチルコリン　　4．エリスロポエチン

解答　3

解説　アセチルコリンは下位運動ニューロンの神経伝達物質であり、自律神経節前線維の神経伝達物質です。また、副交感神経節後線維の神経伝達物質です。

アルブミンは肝臓で産生される血漿タンパク質です。フィブリンは肝臓で産生される血液凝固因子フィブリノゲンから誘導される物質です。エリスロポエチンは腎臓で産生される赤血球数を増加させるホルモンです。

▶問題57　ジャパン・コーマ・スケール〈JCS〉で「刺激しても覚醒せず痛み刺激に対して払いのけるような動作をする」と定義されるのはどれか。（第106回）

1．Ⅰ-3　　2．Ⅱ-20
3．Ⅲ-100　　4．Ⅲ-300

解答　3

解説　ジャパン・コーマ・スケール（JCS）をみると（**表7-5**）、正解は３です。数字が大きくなるほど意識は低くなります。

▶問題58　臓器の移植に関する法律における脳死の判定基準に含まれるのはどれか。（第105回）

1．低体温　　2．心停止
3．平坦脳波　　4．下顎呼吸

解答　3

解説　臓器の移植に関する法律における脳死の判定基準の項目は①深い昏睡、②瞳孔の散大と固定、③脳幹反射の消失、④平坦な脳波、⑤

表7-8　脳死の判定基準

判定基準
（1）深昏睡：JCSで300、GCSで３
（2）瞳孔の固定・瞳孔径が左右とも４mm以上
（3）脳幹反射の消失 ・対光反射、角膜反射、毛様脊髄反射、眼球頭反射、前庭反射、咽頭反射、咳反射
（4）脳波平坦（少なくとも４導出で30分間以上）
（5）自発呼吸の消失（無呼吸テスト）：（1）～（4）がすべて終了した後に行う
観察期間
２回目の検査は、第１回目の検査終了時から６時間以上経過した時点において行う

自発呼吸の停止、⑥6時間以上経過した後の同じ一連の検査です(**表7-8**)。それゆえ、正解は3です。

▶問題59 立ち直り反射に関与するのはどれか。2つ選べ。 (第105回)

1．視細胞　2．コルチ器
3．圧受容器　4．化学受容器
5．頸筋の筋紡錘

解答 1、5

解説 **立ち直り反射**は脳幹を中枢とする反射で、前庭器官(頭部への直線加速度は卵形嚢と球形嚢にある耳石器で検出)、体性感覚器(頸筋の伸展を頸筋の筋紡錘が検出)や網膜(視覚刺激は網膜が検出)などの刺激で起こります。反応として、身体が鉛直(重力が作用する方向)方向に対して傾いたとき、頭部と体幹を正常な位置に立て直す反射が起きます。視細胞は網膜の光を感じる細胞です。それゆえ、正解は1と5です。コルチ器は音を感知する感覚器です。

▶問題60 Aさん(80歳、男性)は、脳梗塞 *cerebral infarction* の治療のために入院した。Aさんは多弁であり「めがねをとってください」のことを「めとねをとってください」などと話す様子が観察される。Aさんの症状で正しいのはどれか。 (第105回)

1．錯語　2．感情失禁
3．喚語困難　4．運動性失語

解答 1

解説 Aさんは他人が言った「めがねをとってください」のことを「めとねをとってください」などと話す様子が観察されます。このことからAさんは音の一部を誤る音韻性錯誤の症状が認められるので、正解は1です(参考：病気がみえるVol.7、脳・神経、第2版、p.162、メディックメディア)。

▶問題61 体温に影響しないのはどれか。 (第105回)

1．運動　2．食事
3．ふるえ　4．不感蒸泄
5．精神性発汗

解答 5

解説 **精神性発汗**とは、体温調節性発汗とは対照的に、まず手掌、足底、腋窩に生じ、ついで身体の他の部分に広がります。精神的発汗で汗が出る汗腺は**アポクリン汗腺**で、体温調節のために汗を出す**エクリン汗腺**とは違い、体温調節性発汗の際には機能しません。それゆえ、体温に影響しない現象ですので、正解は5です。

運動は筋収縮の結果、大量の熱が発生するので、体温を上げます。食事は食べたものを消化・吸収するため、熱が発生し、体温を上げます(特異動的作用)。体温調節中枢である視床下部が体表面にある温度受容器からの情報を受け、身体が寒いと判断すると、骨格筋を反復的に収縮させて、いわゆる、ふるえを起こして熱を産生させます。

不感蒸泄(散)とは、身体から意識することなく、失われる水分のことで、呼気から300mL、皮膚から400mLの合計700mLの水分が意識することなく、毎日失われます。1mLの水が蒸発するときに0.58kcalの熱が身体から失われます。1日に約400kcalの熱が身体から不感蒸泄というかたちで失われています。

▶問題62 流動性知能はどれか。 (第104回)

1．新聞を読む。
2．町内会の役員を務める。
3．結婚式のマナーを知っている。
4．携帯電話に電話番号を登録する。

解答 4

解説 **流動性知能**とは新しい場面への適応に必要な能力を意味し、具体的には、推論する力、思考力、暗記力、計算力などがあげられています。それゆえ、正解は4です。

▶問題63 閉眼に関与する神経はどれか。 (第104回)

1．動眼神経　2．滑車神経
3．三叉神経　4．外転神経

5．顔面神経

解答 5

解説 表情筋を支配しているのは**顔面神経**です。閉眼運動は表情の1つで、眼輪筋が担当し、それを両側性支配しているのは顔面神経です。それゆえ、正解は5です。

動眼神経、滑車神経、外転神経は動眼筋(眼球を動かす筋)です。三叉神経は顔面・頭部の感覚を支配しています。

▶問題64 体温を調節しているのはどれか。 (第104回)

1．橋　　2．小脳
3．中脳　　4．視床下部

解答 4

解説 体温調節中枢は**視床下部**にあります。視床下部は間脳の一部です。それゆえ、正解は4です。

▶問題65 小脳の機能はどれか。**2**つ選べ。 (第104回)

1．関節角度の知覚　　2．振動感覚の中継
3．姿勢反射の調節　　4．随意運動の制御
5．下行性の疼痛抑制

解答 3、4

解説 小脳は随意運動において大脳皮質の運動野を大脳基底核とともに、円滑に行われるように調節しています。とくに精緻な運動には小脳が行ういろいろな筋肉の協調運動が重要です。その際の**姿勢制御**にとくに小脳の働きは重要で、小脳は内耳の前庭器官からの情報を取り入れ、眼球運動や**随意運動**の際の姿勢制御を行っています。それゆえ、正解は3と4です。

関節角度の知覚は大脳皮質の一次感覚野が担当しています。振動感覚は固有感覚の1つで大脳皮質の一次感覚野が担当しています。下行性の疼痛抑制は一次感覚野、脳幹、後角を介する疼痛調節神経路です。

▶問題66 前頭葉の障害に伴う症状で正しいのはどれか。**2**つ選べ。 (第104回)

1．人格の変化　　2．感覚性失語
3．自発性の欠乏　　4．平衡機能障害
5．左右識別障害

解答 1、3

解説 前頭葉は判断、思考、計画、企画、創造、注意、抑制、コミュニケーションなど人が人たる行動をする際、重要な中枢です。積極的な動機もここから生まれると考えられています。したがって前頭葉は**人格にかかわる中枢**であり、**自発的思考、判断、企画**などの中枢でもあります。それゆえ、正解は選択肢1と3です。

感覚性失語は側頭葉のウェルニッケ野が障害されたときに起こります。平衡機能障害は小脳や脳幹の前庭経路が障害されたときに起こります。左右識別障害はゲルストマン(Gerstmann)症候群の1つの症状で、左角回の障害によります。ゲルストマン症候群とは手指失認(自分の指がなに指かわからない)、左右失認(自分にとってどちらが右か左かわからない)、失書(文字が書けない)、失算(計算ができない)の4つの徴候を呈するものを意味します。

▶問題67 脳神経とその機能の組み合わせで正しいのはどれか。 (第103回)

1．顔面神経──顔の感覚
2．舌下神経──舌の運動
3．動眼神経──眼球の外転
4．三叉(さんさ)神経──額のしわ寄せ

解答 2

解説 脳神経を感覚、運動、副交感の神経線維の成分に分けると、**表7-3**のとおりです。それゆえ、舌下神経の働きである舌の運動が正解となります。味覚と脳神経の関係はよく試験に出ます。

▶問題68 呼吸中枢の存在する部位はどれか。 (第103回)

1．大脳　　2．小脳
3．延髄(えんずい)　　4．脊髄

解答 3

解説 呼吸中枢は延髄に存在します。延髄は個々の臓器や組織の働きを調節する中枢がいくつもあります。**図7-5**に示すように延髄にはほかに嚥下反射や嘔吐反射の中枢もあります。

▶問題69 運動神経の刺激の伝達経路を図に示す。Guillain-Barré〈ギラン-バレー〉症候群で主に障害される部位はどれか。 (第103回)

1．ア
2．イ
3．ウ
4．エ

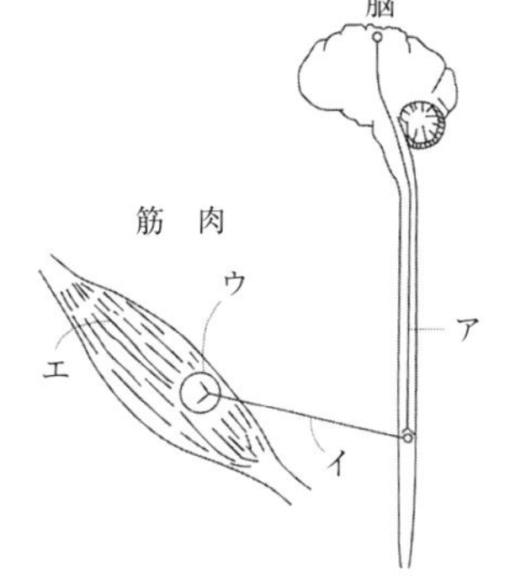

解答 2

解説 ギラン-バレー症候群は、ウイルスや細菌の先行感染が認められ、急性発症の末梢神経障害をきたす疾患です。主に末梢神経の軸索変性や脱髄が起こり、神経伝導が障害されます。

▶問題70 視床下部の機能で正しいのはどれか。2つ選べ。 (第103回)

1．感覚系上行路の中継核
2．長期記憶の形成
3．摂食行動の調節
4．飲水行動の調節
5．姿勢の調節

解答 3、4

解説 視床下部の機能は、大きく分けて2つです。1つは自律神経機能で体温調節や体液の浸透圧調節(**飲水行動**)、血糖値調節(**摂食行動**)、本能行動などです。もう1つは内分泌機能で、下垂体前葉から分泌されるホルモン(成長ホルモン、副腎皮質刺激ホルモン、性腺刺激ホルモン、甲状腺刺激ホルモン、プロラクチン)の分泌調節です。それゆえ、摂食行動や飲水行動は、視床下部の働きです。

▶問題71 麻痺をすると猿手を生じるのはどれか。 (第102回)

1．総腓骨神経　2．橈骨神経
3．尺骨神経　4．正中神経

解答 4

解説 総腓骨神経は、下腿や足背の伸筋群を支配しています。

橈骨神経は、筋枝上腕の伸筋群、深枝は前腕の伸筋群を支配しています(**図7-13**)。それゆえ、前腕が麻痺すると手首が垂れて、手関節の伸展が困難になります。これを下垂手といいます。

尺骨神経は、筋枝は前腕屈筋群の一部(尺側手根屈筋と深指屈筋の一部)、小指球筋群を支配しています。また、皮枝は掌側では尺側の1と1/2指、背側では尺側の2と1/2指の皮膚を支配しています。それゆえ、尺骨神経が麻痺すると、骨間筋が萎縮するとともに指節関節が屈曲してわしづかみのようなになります(鷲手)。

正中神経は母指球筋を支配しているので、その神経が麻痺すると、母指球筋は萎縮して母指が内転位をとります。すなわち猿手のようになります。それゆえ、正解は4です。

▶問題72 副交感神経の作用はどれか。**2つ選べ。** (第102回)

1．瞳孔の散大　2．発汗の促進
3．心拍数の低下　4．気管支の拡張
5．消化液の分泌亢進

解答 3、5

解説 瞳孔の散大は瞳孔散大筋の働きでこれを支配している神経は交感神経です。発汗の促進は、汗腺を支配する交感神経の働きです。心拍数の低下は副交感神経の働きです。気管支の拡張は、交感神経の働きです。消化液の分泌亢進は、副交感神経の働きです。交感神経は、身体を使って積極的に物事に対処するときに適切な臓器の機能を活発にする命令を出します。一方、副交感神経は、食後やリラックスしている間、休息してエネルギーを体内に貯蔵するように働くように命令する神経です。自律神経系の

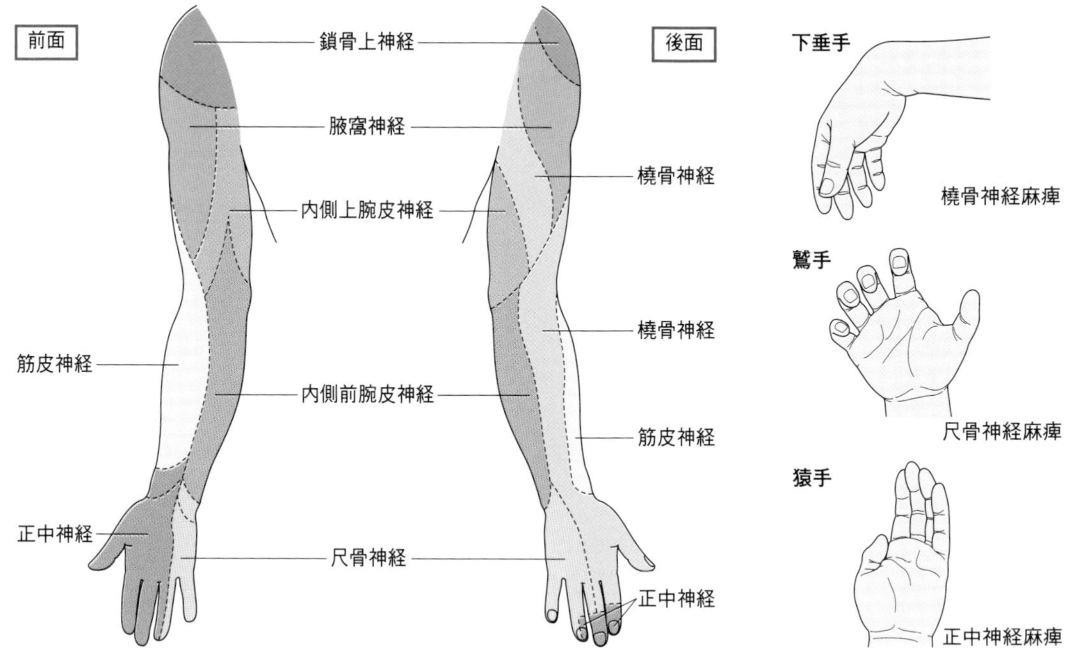

図7-13　上肢の神経支配と神経麻痺にみられる特徴的な手の変形

各部位への作用は、**図7-14**と**表7-8**のとおりです。

▶問題73　副交感神経の作用はどれか。2つ選べ。

（第100回）

1．瞳孔の収縮　　2．発汗の促進
3．気管支の拡張　　4．唾液分泌の亢進
5．消化管運動の抑制

解答　1、4

解説　この問題も**問題71**とほぼ同じ設問です。自律神経は、よく出題されるのでその働きをしっかり覚えましょう。**瞳孔の収縮**は瞳孔括約筋によるもので、瞳孔括約筋は平滑筋で動眼神経の成分である副交感神経が支配しています。発汗の促進は汗腺を支配する交感神経の作用によるものです。汗腺の場合、例外的に交感神経の節後線維の末端からアセチルコリンが分泌されます。気管支の拡張は、交感神経の作用によるものです。活発に身体を動かすには、酸素をたくさん取り入れなくてはならないので、気管支の拡張は交感神経活動の結果と考えるのは理にかなっています。**唾液分泌の亢進**は、主に副交感神経の作用によります。消化管運動の抑制は、交感神経の活動が活発になり、副交感神経活動が抑制された結果です。

▶問題74　副交感神経の作用はどれか。2つ選べ。

（第99回）

1．発汗　　2．縮瞳
3．尿量減少　　4．心拍数減少
5．消化管運動抑制

解答　2、4

解説　発汗は、汗腺を支配する交感神経の働きによります。**縮瞳**は、瞳孔を小さくする瞳孔括約筋の作用で、瞳孔括約筋に収縮命令を出しているのが副交感神経です。尿量減少は、抗利尿ホルモンの働きによります。副交感神経が興奮した場合（リラックス状態）、膀胱の平滑筋が収縮して排尿が起こります（**表7-8**参照）。消化管運動抑制は、副交感神経の活動の低下、すなわち交感神経活動の活発化の結果です。

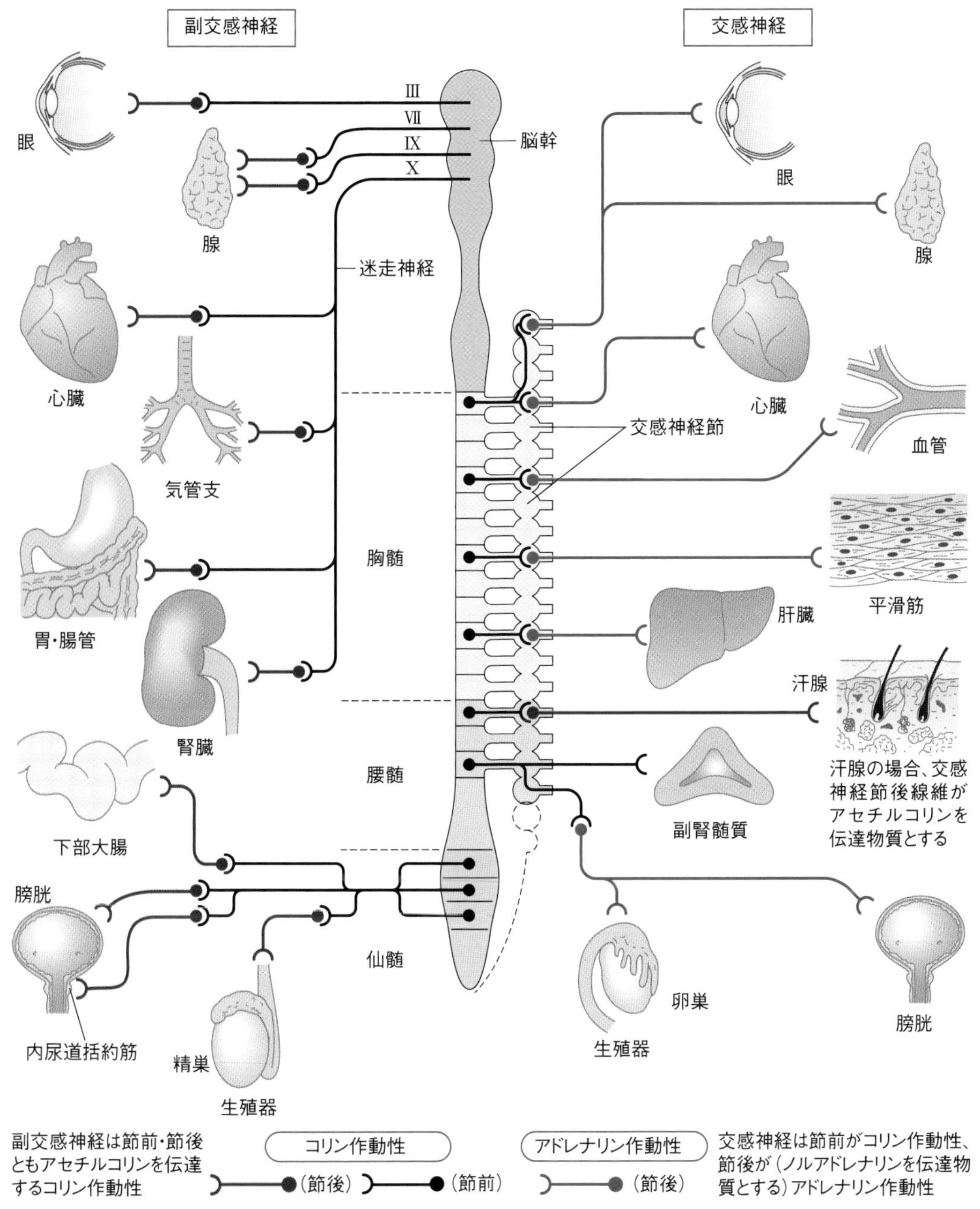

図7-14　自律神経(交感神経・副交感神経)の働き

表7-8　自律神経の働き

	交感神経	副交感神経
瞳孔	散大	縮瞳
心臓の機能	心拍数の増大	心拍数の減少
血管：心臓	拡張	収縮
骨格筋	拡張	—
気管支	拡張	収縮
消化管	運動抑制	運動亢進
消化腺	分泌抑制	分泌亢進
唾液腺	分泌抑制	分泌亢進
膀胱	弛緩	収縮
内尿道括約筋	収縮	弛緩
男性生殖器	射精	勃起

▶問題75　**運動神経の神経伝達物質はどれか。**

（第99回）

1．ドーパミン（ドパミン）
2．ヒスタミン
3．セロトニン
4．アドレナリン
5．アセチルコリン

解答　5

解説　運動神経と骨格筋の接続部すなわち神経筋接続部に運動神経の神経終末からは、**アセチルコリン**が分泌されます。それゆえ、正解は5です。アセチルコリン分泌は筋活動電位を発生させ、筋収縮を起こします。ドーパミン（ドパミン）は中脳黒質にある神経細胞の神経線維末端より放出されます。ヒスタミンはアレルギーや炎症に関係する肥満細胞から分泌されます。セロトニンは脳幹の縫線核に細胞体をもつ神経細胞から放出されます。アドレナリンは副腎髄質からホルモンとして血中に分泌されます。

▶問題76　**神経伝達物質でカテコールアミンはどれか。**

（第98回）

1．ドーパミン（ドパミン）
2．セロトニン
3．γ-アミノ酪酸
4．アセチルコリン

解答　1

解説　カテコールアミンとは、**ドーパミン（ドパミン）**、**アドレナリン**、それに**ノルアドレナリン**を総称してよぶ物質名です。

▶問題77　**交感神経系の緊張で弛緩するのはどれか。**

（第98回）

1．立毛筋　　2．瞳孔散大筋
3．膀胱括約筋　　4．気管支平滑筋

解答　4

解説　交感神経系の緊張、すなわち興奮（作用）で弛緩する筋は、副交感神経の作用で収縮する筋を意味しています（自律神経の拮抗作用）。したがって、弛緩するのは**気管支平滑筋**です。それゆえ、正解は4です。他に副交感神経の働きで収縮するのは虹彩の瞳孔括約筋や膀胱の平滑筋（排尿筋ともいいます）、眼の毛様体筋などです。立毛筋（平滑筋）や瞳孔散大筋は交感神経の興奮で収縮します。

▶問題78　**末梢神経とその作用の組合わせで正しいのはどれか。**

（第97回）

1．橈骨神経――母指の屈曲
2．尺骨神経――手関節の背屈
3．坐骨神経――大腿の伸展
4．腓骨神経――足の背屈

解答　4

解説　母指の屈曲は、ほとんどが**正中神経**で、その他は**尺骨神経**支配です。手関節の背屈は**橈骨神経**支配です。大腿の伸展は**大腿神経**支配です。足の背屈は**腓骨神経**支配です。それゆえ、正解は4です。

▶問題79　**交感神経の興奮によって起こる眼の反応はどれか。**

（第94回）

1．明順応　　2．散瞳
3．流涙　　4．視野狭窄

解答　2

解説　明順応は暗いところから急に明るいところに出た際、網膜から入った光量の情報が視蓋前域を介して中脳の動眼神経副核に達します。動眼神経副核は副交感神経を興奮させ、毛様体神経節を介して瞳孔括約筋を収縮させ、瞳孔が収縮します。その結果、適切な光量が網膜に入ってきます。一方、明るいところにいて急に暗くなると、瞳孔の瞳孔散大筋の収縮が起こり、瞳孔が大きくなります（**散瞳**）。瞳孔散大筋を支配しているのは中脳から脊髄を下行してくる自律神経系で胸髄から上頸神経節を介して瞳孔散大筋に接続している交感神経です。流涙は涙腺を支配している副交感神経の働きです。視野狭窄は求心性視神経の障害で起きます。それゆえ、正解は2です。

8 感覚器系

▶**問題1**　皮膚にあるマイスネル小体はどれか。

1．温度受容器　　2．侵害受容器
3．機械受容器　　4．光受容器
5．化学受容器

解答　3

解説　図8-1で示しているようにマイスネル小体は機械受容器の一種で、手掌や足底に多く分布します。そして、繊細な変形を感知する触覚受容器です。神経線維はＡβタイプです。皮膚の他の感覚受容器には、皮膚の変形を感知するメルケル盤や、皮膚の伸展を感知するルフィニ小体などがあります。

▶**問題2**　錐体(細胞)が密集しており、注視した対象物が結像するところで、網膜上で最も視力の高いのはどれか。

1．黄斑(おうはん)　　2．中心窩(ちゅうしんか)
3．盲点(もうてん)　　4．杆体(かんたい)

解答　2

解説　**中心窩**は錐体(すいたい)(細胞)が密に集まっている場所で、人は注視するときに注視する対象の像を中心窩に結ぶようにしています。また、中心窩の周囲の網膜は黄色の部分は**黄斑**とよばれ、ここに錐体(細胞)が密に存在します。盲点は視神経が存在しない網膜部分で、視神経乳頭ともよばれます。

▶**問題3**　ロドプシンの構成要素となるビタミンはどれか。

1．ビタミンC　　2．ビタミンD
3．ビタミンA　　4．ビタミンK
5．ビタミンE

解答　3

解説　ビタミンAの誘導体(ビタミンAのアルデヒド型)は光感受性タンパク質のオプシンと結合し、杆体(細胞)ではロドプシン、錐体(細胞)ではヨードプシンになります。杆体を例にとると、ロドプシンは、オプシンというアポタンパク質とビタミンA(レチノール)よりなります。杆体に光が当たるとレチナールが異性化し、その結

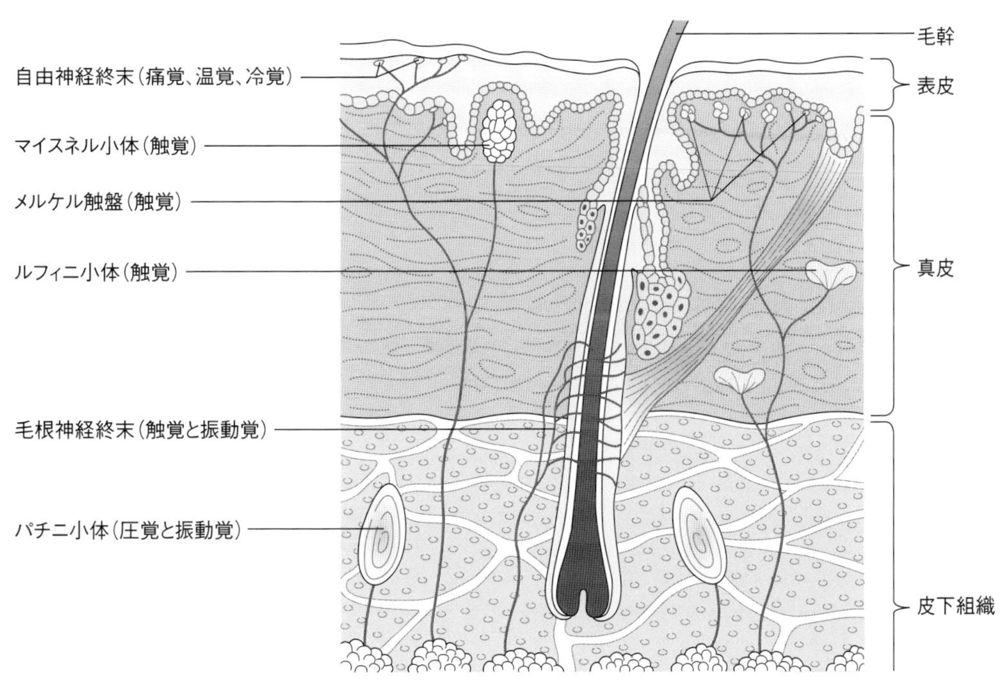

図8-1　皮膚の感覚受容器

果、オプシンの構造変化が起こり、メタロドプシンに変わります。活性型ロドプシンであるメタロドプシンになると、双極(そうきょく)細胞に情報が伝わります。その後、メタロドプシンは、リン酸化されてレチナールを放出し、オプシンになります。それからオプシンは11-シス-レチナールと結合してロドプシンに再合成されます(**図8-2**)。

▶問題4　瞳孔散大筋を支配する自律神経の節前ニューロンの細胞体のある場所はどこか。

1．視床下部　　2．中脳
3．橋　　4．延髄

解答　2

解説　眼球にある虹彩(こうさい)は、光を感知する網膜(もうまく)に入る光の量を調節する器官です。虹彩には瞳孔括約筋と瞳孔散大筋があり、どちらも平滑筋で、それぞれ副交感神経と交感神経に支配されています。網膜に入った光は神経インパルスとして視床を経由して後頭葉の視覚野に達しますが、一部の神経インパルスは、**中脳**の視蓋前域に達します。網膜に入る光量が多い場合、片側の**視蓋前域**(核)に入った情報(神経インパルス)は両側の**動眼神経副核**(エディンガー・ウエストファル核)に入り、続いて動眼神経の副交感神経成分の節前ニューロンに伝えられ、さらに節前ニューロンは毛様体神経節で、節後ニューロンにシナプスし、節後ニューロンは瞳孔括約筋を収縮させ、縮瞳(瞳孔が小さくなること)が起きます(**図8-3**)。それゆえ、瞳孔括約筋を支配する自律神経の節前ニューロンの細胞体は中脳にありますので、正解は2です。

▶問題5　聴覚の視床での中継核のある場所はどれか。

1．上頸神経節　　2．内側膝状体(ないそくしつじょうたい)
3．外側膝状体(がいそくしつじょうたい)　　4．前角
5．蝸牛(かぎゅう)神経核

解答　2

解説　視床にはいろいろな感覚情報を大脳皮質に伝える中継核が存在します。蝸牛(かぎゅう)でとらえ

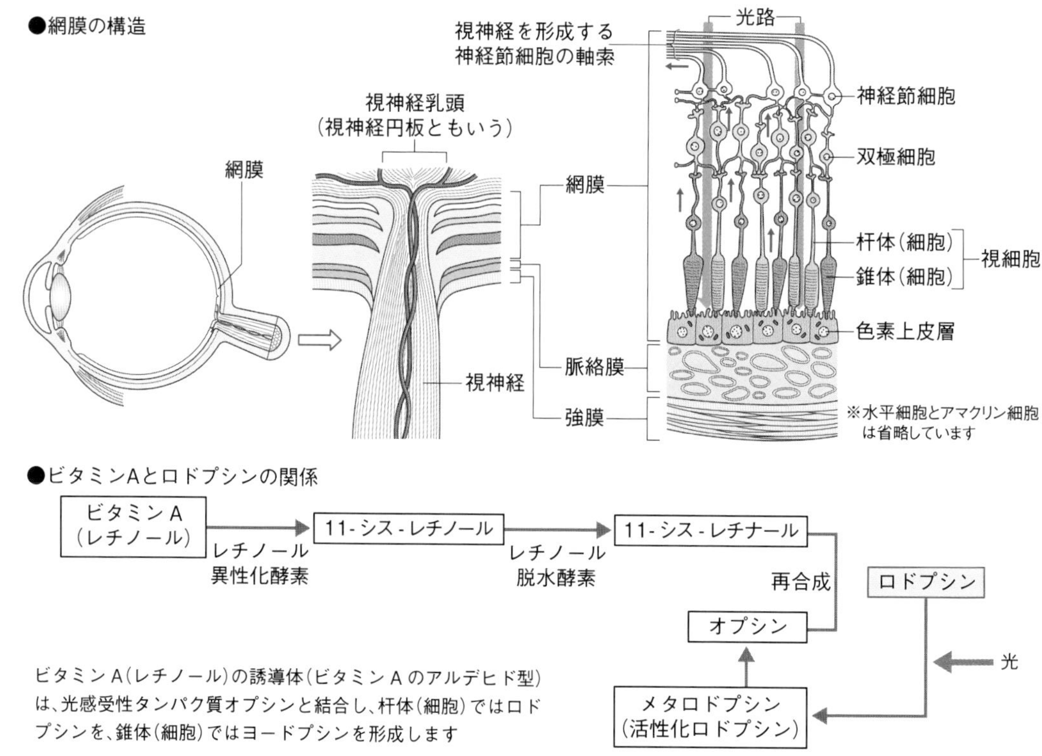

図8-2　網膜の構造、ビタミンAとロドプシンの関係

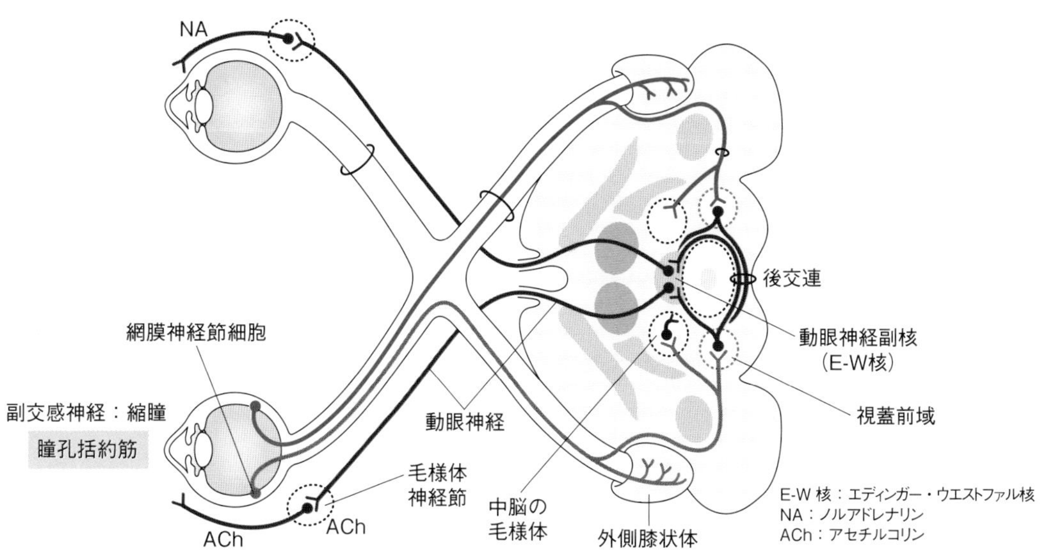

図8-3　対光反射の神経路

られた音の情報は、延髄の蝸牛神経核、橋の上オリーブ複合体、中脳の下丘、視床の**内側膝状体**を通って大脳の一次聴覚野に伝えられます（**図8-4**）。一方、外側膝状体は視覚路の中継核です。

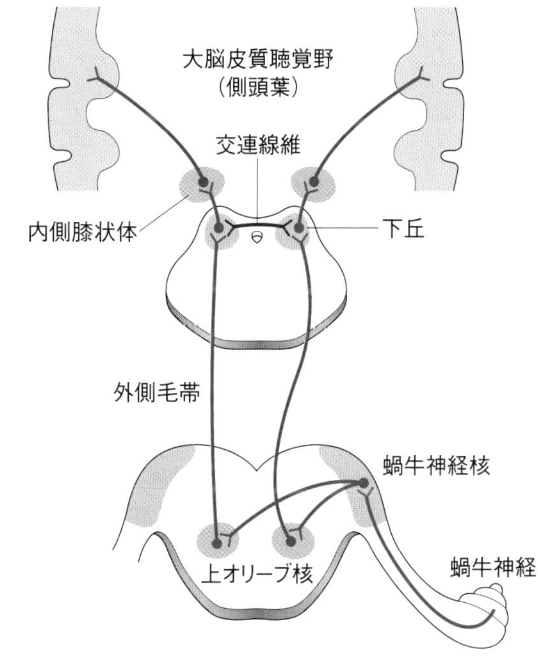

図8-4　聴覚伝導路

▶問題6　対光反射（縮瞳反射）に関係する中枢はどれか。

1．小脳　　2．視床下部
3．中脳　　4．橋
5．延髄

解答　3

解説　光量調節に関する反射の中枢は、**中脳**にあります（**図8-3**参照）。

▶問題7　耳について誤っているのはどれか。

1．加齢により高い音が聞き取りにくくなる。
2．蝸牛は音を脳へ伝える装置である。
3．半規管は直線加速度をとらえる感覚器である。
4．鼓膜に付いた耳小骨はツチ骨である。

解答　3

解説　半規管は回転加速度をとらえる感覚器であるので、3は誤りです。

老化によって高い音は聞き取りにくくなります。蝸牛のコルチ器で蝸牛に伝わった音は電位変化として側頭葉の聴覚野に伝えられます。耳小骨（ツチ骨、キヌタ骨、アブミ骨）のうち、鼓膜に付くのはツチ骨です。

▶問題8　音を感知するラセン器〈Corti〈コルチ〉器〉があるのはどれか。（第112回）

1．蝸牛管　　2．半規管
3．鼓室　　4．鼓膜
5．前庭

解答　1

解説　音を感知する**ラセン器**（コルチ器）は蝸牛管の中にあります（**図8-5**）。基底膜が振動することで有毛細胞の不動毛が曲げられて活動電位が発生し、蝸牛神経を介して脳へ音情報を伝達します。**半規管**は頭の回転運動（回転加速度）を感知します。**鼓室**は中耳の空洞部分です。**鼓膜**は外耳と中耳を隔てる膜で、その膜は空気の振動（音）で揺らされ、その振動（音情報）が耳小骨を揺らし、その後、蝸牛へと伝えられます。**前庭**は卵形嚢と球形嚢からなり、垂直運動（垂直加速度）を感知します。

▶問題9　眼の遠近調節を行う筋はどれか。（第111回）

1．下斜筋　　2．下直筋
3．毛様体筋　　4．上眼瞼挙筋
5．瞳孔括約筋

解答　3

解説　**毛様体筋**が弛緩すると**毛様体小帯**（チン小帯）が引っ張られ、水晶体が薄くなることで焦点が遠くに合います。一方、**毛様体筋**が収縮すると**毛様体小帯**（チン小帯）が弛み、水晶体が厚くなることで焦点が近くに合います（**図8-6**）。水晶体の弾性力低下によって近くに焦点を合わせにくくなるのが老視（老眼）です。**下斜筋**や**下直筋**は眼球を動かす外眼筋です。**上眼瞼挙筋**は上眼瞼をあげる（まぶたを開く）筋です。**瞳孔括約筋**は縮瞳するときに収縮する筋で副交感神経支配です。**瞳孔散大筋**は散瞳するときに

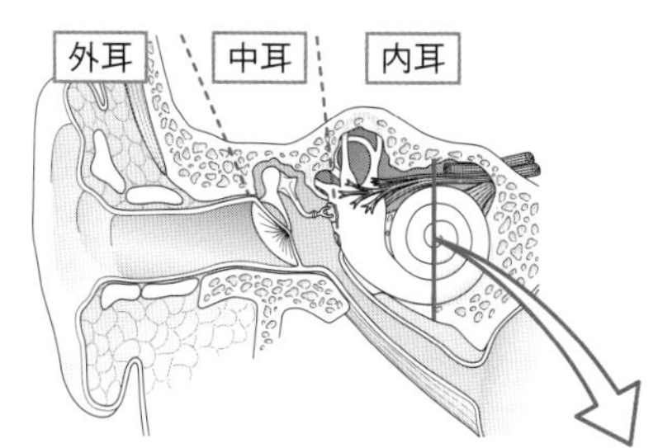

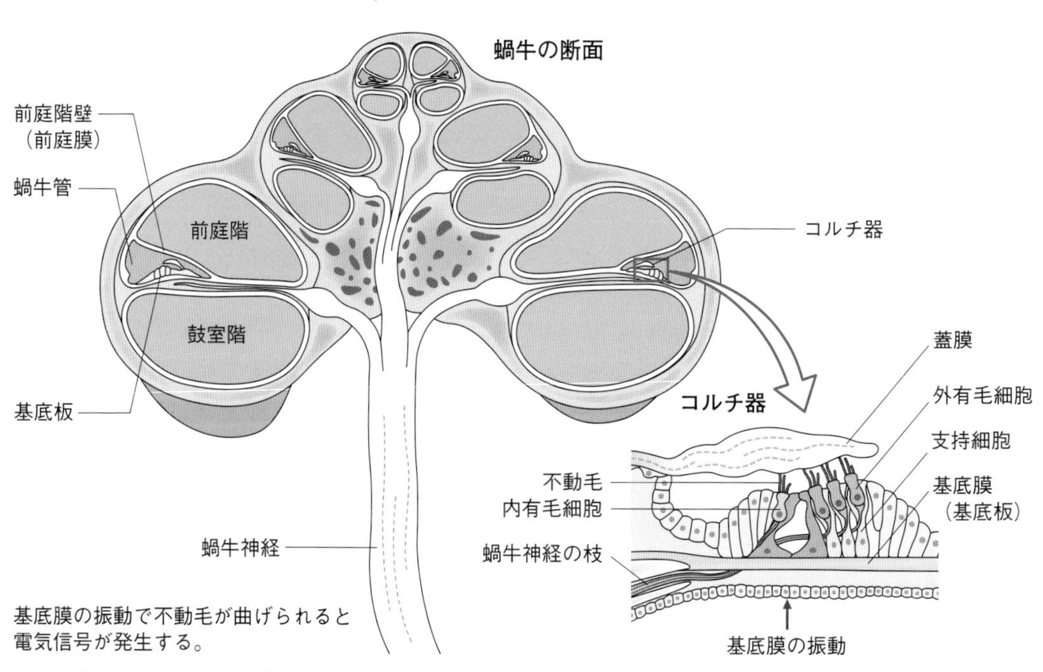

図8-5　蝸牛、蝸牛管、ラセン器　（橋本尚詞、鯉渕典之：人体の構造と機能① 解剖生理学、第4版、メジカルフレンド社、2022より改変）

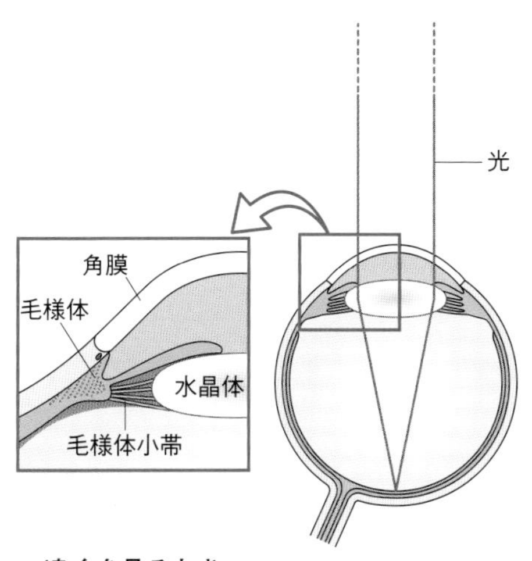

a. 遠くを見るとき
毛様体筋が弛緩することで毛様体小帯の緊張が強まり、水晶体が薄くなる。屈折力が小さいため、遠くの物に焦点が合う。

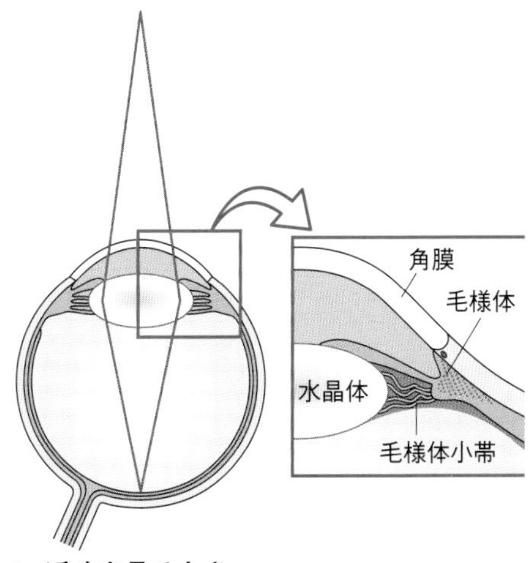

b. 近くを見るとき
毛様体筋が収縮することで毛様体小帯の緊張が緩み、水晶体が厚くなる。屈折力が大きいため、近くの物に焦点が合う。

図8-6 遠近調節のしくみ
（坂井建雄、岡田隆夫、宇賀貴紀：解剖生理学、第11版、系統看護学講座-専門基礎分野、人体の構造と機能〔1〕、p.405、医学書院、2022より改変）

収縮する筋で交感神経支配です。

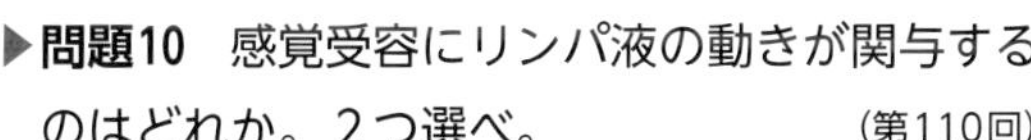

▶問題10 感覚受容にリンパ液の動きが関与するのはどれか。２つ選べ。（第110回）

1．嗅覚　　2．聴覚
3．味覚　　4．振動感覚
5．平衡感覚

解答 2、5

解説 聴覚を感知する蝸牛管の中はリンパ液で満たされており、その中にあるラセン器(コルチ器)を構成する有毛細胞が音の振動を活動電位に変換し、脳へ音情報を送っています。平衡感覚は半規管と前庭で感知します。回転運動(回転加速度)を感知する半規管の中はリンパ液で満たされており、頭が回転するとリンパ液も回転し、半規管膨大部にあるクプラが揺れることで有毛細胞の不動毛が曲げられ、活動電位が発生します。前庭には卵形嚢と球形嚢があり、両者とも耳石が乗っている平衡斑が傾くことで垂直運動(垂直加速度)を感知します。嗅覚においては、化学物質が嗅粘膜に付着することで匂いを感知します。味覚は味蕾にある味細胞がイオンや糖、アミノ酸などを感知します。振動感覚は皮膚にあるパチニ小体やマイスネル小体などが感知します。

▶問題11 眼球に入る光の量を調節するのはどれか。（第109回）

1．角膜　　2．虹彩
3．瞳孔　　4．水晶体
5．毛様体

解答 2

解説 虹彩の主な働きは虹彩中央の孔である瞳孔で眼球に入る光の量を調節することです。輪状筋(副交感神経支配)である瞳孔括約筋を収縮させることによって瞳孔は小さくなり、さらに放射状筋(交感神経支配)である瞳孔散大筋を収縮させることによって瞳孔は大きくなります。それゆえ、正解は２です。

角膜は眼球に入る光の量を調節しているのではなく、彎曲(わんきょく)しているので光を屈折させ、網膜上に像の焦点をあわせるのに役立っています。

瞳孔は虹彩の働きによって生じる孔です。眼球に向かう光が通る孔ですので、調節した結果できた構造と考えてください。

水晶体は角膜から入って瞳孔を通過した光がさらに網膜へ向かって通る部分で、網膜に焦点を合わさるようにその形をかえている透明なクリスタリンとよばれるタンパク質と水からなる屈折媒体です。水晶体は毛様体小帯によって毛様体筋とつながっています。水晶体を輪状に取り囲む毛様体筋が収縮すると、自重とその弾性によって水晶体は厚くなります。レンズである水晶体は厚くなると屈折率が高くなり、近くのものがよく見えます。逆に毛様体筋が弛緩すると、毛様体小帯が水晶体をひっぱり水晶体は薄くなります。その結果、遠くのものがよく見えます。したがって水晶体は光の進路を変える働きを行っています。

毛様体はメラノサイトを含み、毛様体突起と毛様体筋も含むので、眼球に入る光の量の調節には関係しません。

▶問題12　内臓の痛みを引き起こすのはどれか。2つ選べ。（第108回）

1．虚血
2．氷水の摂取
3．48℃の白湯の摂取
4．平滑筋の過度の収縮
5．内視鏡によるポリープの切除

解答　1、4

解説　内臓の痛みは腹腔臓器の平滑筋の強い収縮（伸展・攣縮などの刺激）によります。その強い収縮の原因としては、局所の**虚血**とそれに伴う組織液の酸性化、カリウム（K^+）の放出、発痛物質の蓄積などです。それゆえ、正解は1と4です。

▶問題13　関節や神経叢の周辺に限局して起こる感覚障害の原因はどれか。（第107回）

1．脊髄障害　　2．物理的圧迫
3．脳血管障害　4．糖尿病の合併症

解答　2

解説　関節とは骨の**滑膜性連結**ともいいます。骨の連結の強さと柔軟性は、骨の連結の構造によって決まります。神経叢とは脊髄神経が椎間孔から出て、隣接した神経と合流してつくる網状の構造のことです。

末梢神経や神経叢よりも中枢部分を障害する脊髄障害は同時に複数の神経機能が障害されます。**物理的圧迫**によって関節や神経叢の周辺に限局して感覚障害が生じることがあります。神経叢の損傷は、主に**腫瘍や物理的な圧迫**によって起こります。交通事故や、柔道などの激しいスポーツなどで神経叢に物理的な強い衝撃が加わる、または無理な体制で神経に大きな負荷がかかると、神経叢が麻痺し、運動障害が出現します。それゆえ、正解は2です。

末梢神経や神経叢よりも中枢部分を障害する脳血管障害は血管が複数の神経を栄養していることから複数の神経機能を侵します。糖尿病の合併症では広範囲な障害が現れるので、限局した末梢神経や神経叢を侵すわけではありません。

▶問題14　味覚について正しいのはどれか。（第107回）

1．基本味は５つである。
2．外転神経が支配する。
3．冷たい物ほど味が濃いと感じる。
4．１つの味蕾は１種類の基本味を知覚する。

解答　1

解説　味物質を感じる受容体は、**味蕾**（みらい）の味細胞の尖端にある微絨毛に存在します。味蕾は有郭乳頭、茸状乳頭、葉状乳頭に存在し、糸状乳頭には存在しません。各味蕾には約50個の味細胞が存在します。基本味は甘味、酸味、苦味、塩味、うま味の５つです。それゆえ、正解は1です。

味覚は舌では**舌の前方2/3は顔面神経**が支配し、**舌の後方1/3を舌咽神経**が支配し、舌以外の場所（軟口蓋、咽頭、喉頭蓋）の味覚は**迷走神経**が支配しています。

冷たい物ほど味が薄く感じられます。１つの味蕾には５つの基本味すべての味物質に対する味細胞をもっています。

▶問題15　最も順応しにくいのはどれか。（第106回）

1．視覚　　2．嗅覚
3．味覚　　4．触覚
5．痛覚

解答　5

解説　順応とは受容器に一定の刺激を持続的

に与えていると、感覚神経からの神経インパルスの発射頻度が次第に減少する現象のことです。もう少し簡単にいうと、多くの感覚受容器は長時間の刺激を受けている間に感覚が減弱するという現象がみられますが、この現象を意味します。これが起こりにくい感覚は**痛覚**や体液および血液の化学成分に関する化学受容器刺激は順応しにくい感覚です。それゆえ、正解は５です。

▶問題16　眼球内での光の通路に関与するのはどれか。２つ選べ。　(第106回)

１．強膜　　２．脈絡膜
３．毛様体　　４．硝子体
５．水晶体

解答　４、５

解説　光は角膜→前眼房→瞳孔→水晶体→硝子体を通って網膜に達します。それゆえ、正解は４と５です。

▶問題17　耳の感覚器と刺激との組合せで正しいのはどれか。　(第105回)

１．蝸牛管――――頭部の回転
２．球形嚢――――頭部の傾き
３．半規管――――鼓膜の振動
４．卵形嚢――――骨の振動

解答　２

解説　**球形嚢**は頭部の傾き(直線加速度)を感知する前庭器官です。それゆえ、正解は２です。

蝸牛管は、聴覚を感知します。半規管は、回転加速度を感知します。卵形嚢は球形嚢と同じく頭部の傾き(直線加速度)を感知する前庭器官です。

▶問題18　味覚障害の原因となるのはどれか。　(第103回)

１．亜鉛欠乏　　２．リン欠乏
３．カリウム欠乏　　４．マグネシウム欠乏

解答　１

解説　味覚異常の多くは後天性で、味蕾の障害、味物質の受容障害、**亜鉛**(Zn)の欠乏などが原因で起こります。亜鉛はDNA合成やタンパク質合成に関係するので、亜鉛欠乏は味蕾に関係する細胞の再生を抑制します。その結果、味覚の感受性が低下します。また、亜鉛欠乏は皮膚障害や成長不全を起こすことが知られています。亜鉛は、アルコール脱水酵素、炭酸脱水酵素、スーパーオキシドジスムターゼなどの酵素の**補助因子**として働いています。他の金属元素も身体のなかで重要な働きに関係しています。

たとえば、鉄(Fe^{2+})はヘモグロビン分子の成分で酸素を結合する働きをしています。カルシウム(Ca^{2+})は骨をつくる成分です。また、Ca^{2+}は血液凝固因子であり、さらに筋原線維のアクチン線維とミオシン線維の結合にも重要な金属元素です。

リン(P)も骨の成分として働いています。また、リン酸基($H_2PO_4^-$)はタンパク質の活性化あるいは不活性化を調節する官能基です。このようにいろいろな金属元素が、身体のなかで必須な要素として働いています。

K^+はすべての細胞内において、細胞内液の浸透圧や血圧の調節にかかわっています。

マグネシウム(Mg^{2+})は、骨や歯、臓器、筋肉、血液中に存在し、酵素を活性化してタンパク質の合成やエネルギー代謝を行います。さらに、神経の興奮抑制、筋肉の収縮、血圧や体温の調整、血糖値の調節に関係してます。

▶問題19　光を屈折する眼の構造はどれか。　(第103回)

１．結膜　　２．角膜
３．強膜　　４．網膜

解答　２

解説　結膜や強膜は、光が網膜に達する途中にはありません。網膜は光が最終的に到達する細胞層です。光が網膜に達するまでの主な屈折面は、角膜前面、水晶体前面、水晶体後面です。それゆえ、正解は２です。

▶問題20　中耳にあるのはどれか。　(第102回)

１．前庭　　２．蝸牛
３．半規官　　４．耳小骨

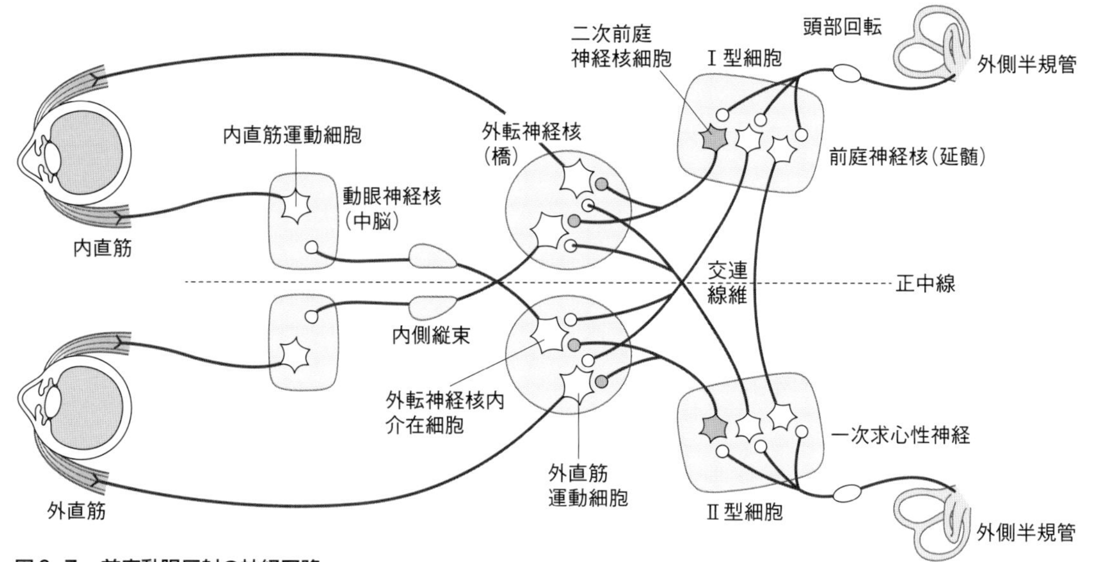

図8-7　前庭動眼反射の神経回路

解答　4

解説　耳小骨は中耳に存在します。

▶**問題21　内耳とともに平衡覚に関与するのはどれか。**（第98回）

1．聴覚　　2．嗅覚
3．視覚　　4．味覚

解答　3

解説　ここでは内耳というキーワードから半規管（はんきかん）や耳石器（じせきき）がかかわる平衡（感）覚（前庭感覚ともいう）を思い出すことが重要です。続いて前庭（ぜんてい）反射の中の**前庭動眼反射**を思い出すと、視覚が答えとしてたどり着きます。

前庭動眼反射とは、頭が動いたとき、見ている対象がぶれないように眼球を回転させ、視線を一定に維持しようという反射です。他に眼球にはものをよく見るために視運動性反応や急速眼球運動などの機構が備わっています。

平衡（感）覚とは、身体の動き（加速度）の感覚です。これをとらえているのが、内耳の卵形嚢（らんけいのう）と球形嚢（きゅうけいのう）と半規管からなり、卵形嚢と球形嚢は直線加速度を、半規管は回転加速度の感覚、あわせて平衡（感）覚（前庭感覚ともいう）をとらえています。これら器官をまとめて前庭器官ともいいます。そして、平衡（感）覚には眼や深部感覚（骨格筋や腱や関節の感覚）、体性感覚器も関与しています。なぜなら、前庭や半規管からの情報（平衡覚情報）を伝える前庭神経は延髄の前庭神経核を介して、視床中継核や脊髄の運動ニューロンや小脳、そして眼球運動調整に関係する動眼神経核（中脳被蓋（ひがい））や外転神経核（橋背側部（きょうはいそくぶ））などへ伝えられます（**図8-7**）。視床中継核から大脳へ情報は、深部感覚と統合されて身体の位置を知覚するといわれています。脊髄の運動ニューロンの情報は伸筋の活動調節にかかわっています。また、動眼神経核や外転神経核への平衡覚情報は、眼球運動調節にかかわっています。

9 内分泌系

▶**問題1**　喉頭のすぐ下にある内分泌組織はどれか。

1．松果体（しょうかたい）　2．甲状腺（こうじょうせん）
3．胸腺（きょうせん）　4．副腎（ふくじん）

解答　2

解説　喉頭の下には、甲状腺や副甲状腺、さらに下に胸腺があります（**図9-1**）。副腎は下肋部（かろくぶ）の背側よりにある臓器で、腎臓のすぐ上にあります。

▶**問題2**　膵臓内に点在してホルモンを分泌するのはどれか。

1．パイエル板　2．虫垂（ちゅうすい）
3．ランゲルハンス島　4．エクリン腺

解答　3

解説　膵臓はほとんどが膵液（消化液）をつくる組織である**外分泌腺**です。ホルモンをつくる組織、内分泌腺は、ランゲルハンス島として点在しています（**図9-2**）。内分泌腺を構成する主な細胞として、A（α（アルファ））細胞、B（β（ベータ））細胞、D（δ（デルタ））細胞があります。それらの細胞はそれぞれ**グルカゴン**、**インスリン**それに**ソマトスタチン**というホルモンを分泌します。これらのホルモンはアミノ酸からなるペプチドホルモンです。

▶**問題3**　ホルモンについて誤っているのはどれか。

1．ホルモンは一般に血液を介して標的組織あるいは細胞に運ばれる。
2．ノルアドレナリンはホルモンとして働くことはない。
3．ドーパミン（ドパミン）はホルモンとしても働く。
4．アドレナリンはカテコールアミンの1種である。
5．ホルモンが作用する細胞を標的細胞という。

解答　2

解説　ホルモンは化学物質で、**内分泌細胞**で産生・分泌されます。内分泌細胞は、ホルモンを産生し、毛細血管に向かって分泌します。ホルモンは間質を介して毛細血管から血中に入り、血流に乗ってそれが結合する受容体をもつ細胞に運ばれます。受容体にホルモンが結合すると、細胞内に変化が起き、結果として生理作用が現れます。**水溶性ホルモン**の受容体は、ホルモンが結合する細胞、つまり標的細胞の細胞膜に存在します。一方、**脂溶性ホルモン**は、標的細胞の細胞質または核に受容体が存在します。ノルアドレナリンは、副腎髄質からホルモンとして

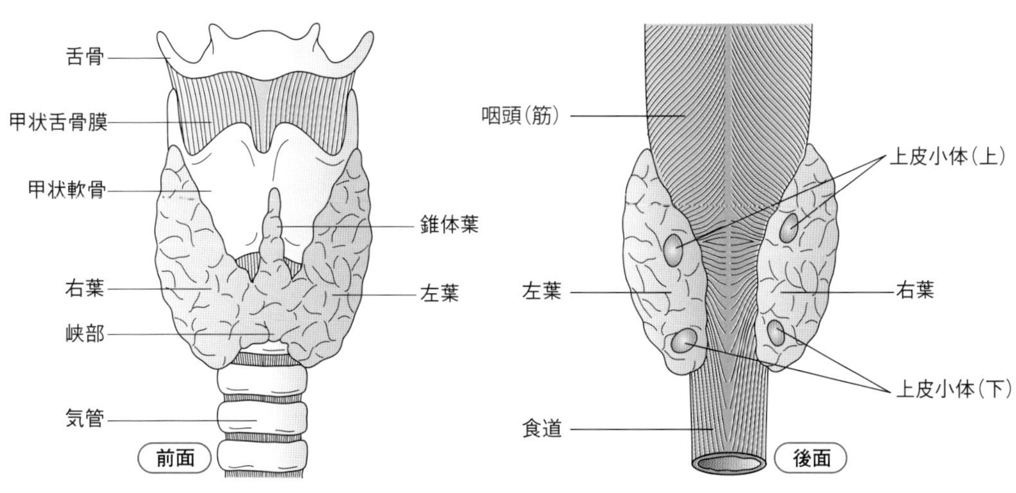

図9-1　甲状腺

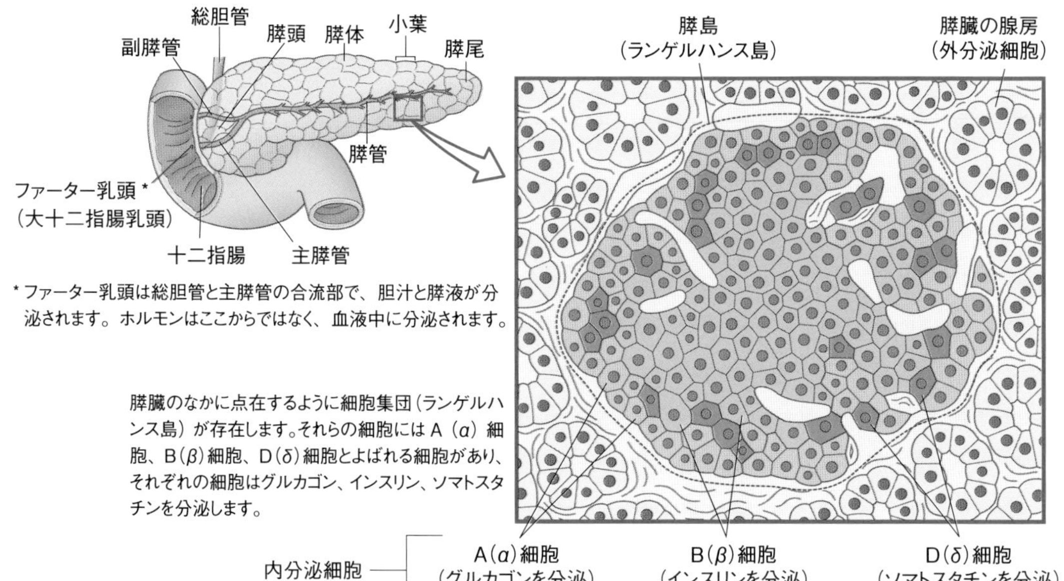

図9-2　膵臓の構造

分泌されます。ドーパミン(ドパミン)は、視床下部から下垂体に分泌されるプロラクチンの分泌を抑制するホルモンとして分泌されます。カテコールアミンとは、ドーパミン(ドパミン)、アドレナリン、ノルアドレナリンの3つ物質の総称です。その構造を**図9-3**に示しました。ホルモンが作用する細胞を**標的細胞**といいます。それゆえ、正解は2です。

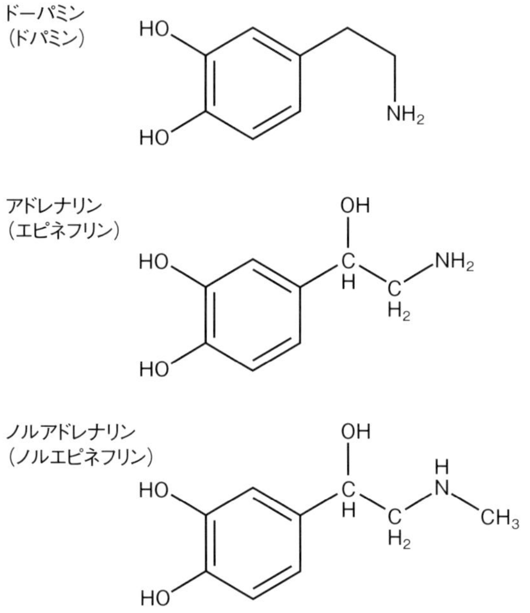

ドーパミン
(ドパミン)

HO, HO, NH_2

アドレナリン
(エピネフリン)

OH, HO, HO, C, H, C, H_2, NH_2

ノルアドレナリン
(ノルエピネフリン)

OH, HO, HO, C, H, C, H_2, H, N, CH_3

図9-3　カテコールアミンの構造式

▶問題4　ホルモンの説明で誤っているのはどれか。

1．インスリンはホルモンである。
2．ガストリンは胃の運動を亢進させる。
3．ペプシンはホルモンではない。
4．アミラーゼはホルモンではない。
5．胆汁酸はホルモンである。

解答　5

解説　インスリンは膵臓から分泌されるペプチドホルモンです。ガストリンは主に胃の幽門部付近のG細胞から分泌されるペプチドホルモンで、胃の運動を亢進させます。ペプシンは、胃の主細胞から分泌される消化酵素前駆体ペプシノゲンが、胃酸(HCl)の働きで切断され活性型酵素になったものです。アミラーゼは、唾液腺や膵臓から、それぞれ口腔と十二指腸に分泌される糖質分解酵素です。胆汁酸は、肝臓で産生され、胆嚢に蓄えられて食事中に十二指腸に分泌される胆汁の成分です。胆汁酸は脂肪の塊を脂肪分解酵素が作用しやすい小さい塊にする**乳化作用**がありますので中性脂肪の消化に非常に重要な物質です。

▶問題5　メラトニンを分泌するのはどれか。

1．視床下部　　2．中脳
3．橋　　4．松果体
5．脊髄

解答　4

解説　メラトニンは、**松果体**から分泌されるアミン型ホルモン（アミノ酸誘導体ホルモンともいう）で、メラトニンの分泌は、網膜から光刺激の入る昼間に抑制されていて、網膜に光が入らない夜間、亢進されます。メラトニンは、体内の機能を１日の明暗サイクル（約24時間周期）に同調させていること（これを**概日リズム**という）が知られています。つまり、メラトニンは身体の１日のリズムに関与しています。また、メラトニンは性腺刺激ホルモン（ゴナドトロピンともいう）の分泌を抑制する作用をもっています。

▶問題6　ステロイドホルモンはどれか。

1．黄体形成ホルモン　　2．アルドステロン
3．レニン　　4．成長ホルモン

解答　2

解説　黄体形成ホルモンは、下垂体前葉から分泌される性腺刺激ホルモン（FSH（卵胞刺激ホルモン）とLH（黄体形成ホルモン）の１つで、ペプチドホルモンです。アルドステロンはステロイドホルモンで副腎皮質から分泌される鉱質コルチコイドの主要なものです（**図9-4**と**表9-1**）。レニンは腎臓から分泌されるペプチドホルモンで、アンジオテンシノゲン（アンギオテンシノゲンともいう）分解酵素でもあります。成長ホルモンは下垂体前葉から分泌されるペプチドホルモンです。それゆえ、正解は２です。

▶問題7　脂溶性ホルモンはどれか。

1．甲状腺ホルモン　　2．インスリン
3．アドレナリン　　4．エリスロポエチン
5．成長ホルモン

解答　1

解説　脂溶性ホルモンにはステロイドホルモン、活性型ビタミンD_3と甲状腺ホルモンがあります。インスリンはペプチドホルモンで、また、膵臓のランゲルハンス島のB（β）細胞から分泌される水溶性ホルモンで、さらに唯一血糖値を下げる働きをもちます。アドレナリンは副腎髄質から分泌されるアミン型ホルモンで、かつ水溶性ホルモンで、さらに血糖値と血圧を上げる働きがあります。エリスロポエチンは腎臓から分泌される赤血球を増加させるペプチドホルモンで、かつ水溶性ホルモンです。腎動脈の血中酸素分圧が下がると、腎臓から分泌され、骨髄に作用して最終的に赤血球を増やす働きが

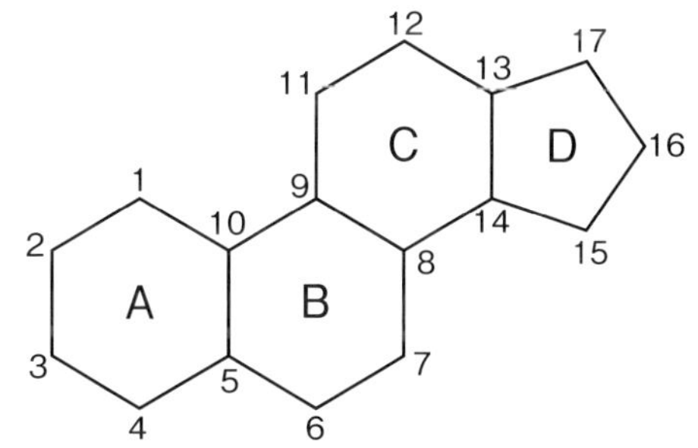

ステロイド骨格は六角形の構造と五角形の構造からなり，それぞれA環，B環，C環，D環とよばれます

図9-4　ステロイドの基本構造

表9-1　ステロイド骨格をもつホルモン一覧

分類	名称	主な産生組織または器官	働き
男性ホルモン（アンドロゲン）	テストステロン	精巣	男性化、精子形成
	デヒドロエピアンドロステロン（DHEA）	副腎皮質（網状層）	男性化
女性ホルモン	エストロゲン（エストロン、エストラジオール、エストリオールの総称）	非妊娠時、卵胞の顆粒膜細胞と莢膜細胞から、妊娠時は黄体または胎盤	女性化、子宮内膜（機能層）の増殖（肥厚）
	プロゲステロン	黄体または胎盤	子宮内膜の内膜腺からの分泌物、つまり受精卵の栄養物の分泌
電解質コルチコイド（ミネラルコルチコイド）	アンドロステロン、デオキシコルチコステロン	副腎皮質（球状層）	腎臓の集合管（細胞）でのナトリウム、水の再吸収の増加
糖質コルチコイド（グルココルチコイド）	コルチゾール、コルチコステロン	副腎皮質（束状層）	血糖値の増加作用、糖新生の促進、抗炎症作用

あります。成長ホルモンは下垂体前葉から分泌されるペプチドホルモンで、かつ水溶性ホルモンで、また血糖値を上げます。成長期には主に肝臓で産生されるインスリン様成長因子(IGF-1)と協働して筋肉や骨を成長させる働きがあります。成長ホルモンは成人になってからも分泌されています。それゆえ、正解は1です。

▶問題8　下垂体前葉ホルモンはどれか。

1．副腎皮質刺激ホルモン〈ACTH〉放出ホルモン
2．黄体形成ホルモン〈LH〉放出ホルモン
3．成長ホルモン〈GH〉抑制ホルモン
4．甲状腺刺激ホルモン〈TSH〉
5．抗利尿ホルモン〈ADH〉

解答　4

解説　下垂体前葉ホルモンは、**表9-2**に示す6種類があります。すべて水溶性ホルモンです。

▶問題9　性腺刺激ホルモンはどれか。

1．副甲状腺ホルモン
2．甲状腺刺激ホルモン
3．成長ホルモン
4．プロラクチン
5．黄体形成ホルモン

解答　5

解説　性腺とは男性の精巣と女性の卵巣のことです。性腺刺激ホルモンは、**卵胞刺激ホルモン**(FSH)と**黄体形成ホルモン**(LH)があります(**表9-2**)。これらホルモンは男女とも下垂体前葉で合成、分泌され、精巣と卵巣を刺激して性ホルモンの分泌および精子形成と卵子形成を促します。性ホルモンとは、男性ホルモンである**テストステロン**、デヒドロエピアンドロステロン(DHEA)、女性ホルモンである**エストロゲン**と**プロゲステロン**のことです。エストロゲンは卵胞や黄体から分泌され、プロゲステロンは黄体から分泌されます。妊娠している女性では胎盤からもエストロゲンとプロゲステロンが分泌されます。

▶問題10　下垂体後葉ホルモンはどれか。

1．副腎皮質刺激ホルモン
2．黄体形成ホルモン
3．卵胞刺激ホルモン
4．成長ホルモン
5．抗利尿ホルモン

解答　5

解説　下垂体後葉ホルモンとは、下垂体後葉から分泌される**抗利尿ホルモン**と**オキシトシン**のことです。抗利尿ホルモンは、**バソプレシン**あるいは**ADH**ともよばれます。抗利尿ホルモンとオキシトシンはどちらも視床下部の視索上核と室傍核のニューロンが合成し、下垂体後葉から分泌されます。また、どちらも9個のアミノ酸からなるペプチドホルモンです。**表9-3**に下垂体後葉ホルモンの働きを示しました。

▶問題11　カルシトニンを分泌するのはどれか。

1．下垂体　　2．視床下部
3．甲状腺　　4．副甲状腺

表9-2　下垂体前葉から放出されるホルモン(下垂体前葉ホルモン)

ホルモン名	英語表記	働き
甲状腺刺激ホルモン	TSH (thyroid-stimulating hormone)	甲状腺に作用し、甲状腺ホルモンを合成・分泌させる。
副腎皮質刺激ホルモン	ACTH (adrenocorticotropic hormone)	副腎皮質に作用し、主に糖質コルチコイド、アンドロゲンの合成・分泌させる。
性腺刺激ホルモン：卵胞刺激ホルモン	FSH (follicle-stimulating hormone)	女性では卵胞を成長させ、そしてエストロゲン分泌を増加させる。 男性ではセルトリ細胞に作用し、精子形成を促進させる。
性腺刺激ホルモン：黄体形成ホルモン(黄体化ホルモン)	LH (luteinizing hormone)	女性では卵巣の卵胞を成長させ、そしてエストロゲンを合成・分泌させる。 男性では精巣のライディッヒ細胞に作用してテストステロンの合成・分泌を促進させる。
成長ホルモン	GH (growth hormone)	骨や筋肉などさまざまな細胞に作用して身体の成長を促す。
プロラクチン(乳腺刺激ホルモン)	PRL (prolactin)	乳房の乳腺組織に作用して乳汁産生を促す、また排卵を抑制する。

5．胸腺

解答 3

解説 カルシトニンは、甲状腺の傍濾胞細胞から分泌されるホルモンです。甲状腺ホルモン(T_3、T_4)は、甲状腺の濾胞細胞から分泌されるホルモンです。カルシトニンは血漿カルシウム(Ca^{2+})濃度を調節するホルモンですが、甲状腺ホルモンは代謝の維持に働くホルモンです。全く別ものです。甲状腺から分泌されるホルモンが、すべて甲状腺ホルモンと覚えるのは誤りなので注意しましょう。

▶問題12　カルシトニンと逆の作用をするのはどれか。

1．バソプレシン　　2．オキシトシン
3．パラソルモン　　4．エリスロポエチン
5．メラトニン

解答 3

解説 カルシトニンはカルシウムの貯蔵庫である骨に作用して骨芽細胞の働きを活発にして血中から骨へのカルシウムの吸収を促進することでカルシウム濃度を下げるホルモンです(**図9-5と表9-4**)。バソプレシンは腎臓の集合管で水の再吸収を促進するホルモンです。パラソルモンはPTH、副甲状腺ホルモンともいわれ、骨の破骨細胞の働きを活発化、また、腎臓の集合管でカルシウムの再吸収を増加させることで血中カルシウム濃度をあげるホルモンです(**図9-5と表9-4**)。エリスロポエチンは腎動脈を流れる血液の酸素分圧が下がると、腎臓から血中に放出され、骨髄に作用して赤血球を増やすホルモンです。メラトニンは身体の日内リズムに関与し、松果体から分泌されるホルモンです。それゆえ、正解は3です。

▶問題13　アミノ酸誘導体ホルモンはどれか。

1．成長ホルモン　　2．アドレナリン
3．エリスロポエチン　　4．セクレチン
5．コレシストキニン

解答 2

解説 アミノ酸を材料とするホルモンをアミノ酸誘導体ホルモン(アミン型ホルモンともいう)といいます。これに該当するのは、ドーパミン(ドパミン)、アドレナリン、ノルアドレナリン、甲状腺ホルモン、メラトニンなどがあります。選択枝の成長ホルモン、エリスロポエチン、セクレチン、コレシストキニンはどれもペプチドホルモンです。それゆえ、正解は2です。

▶問題14　腎臓の集合管に作用して水の再吸収を促進させるホルモンはどれか。

1．成長ホルモン　　2．ノルアドレナリン
3．インスリン　　4．バソプレシン

表9-3　下垂体後葉ホルモンの働き

ホルモン名	英語表記	働き
オキシトシン	Oxytocin	子宮筋(平滑筋)を収縮させる。乳房の腺房に蓄えられた乳汁を体外に放出させる(射乳作用)。
抗利尿ホルモン(バソプレシン)	Vasopressin、ADH(anti-diuretic hormone)	腎臓の集合管の細胞に作用して水の再吸収を促進して尿量を減少させる。また、高濃度で血管平滑筋を収縮させる。

表9-4　血中カルシウム(Ca^{2+})濃度の調節ホルモン

ホルモン	血中Ca濃度
カルシトニン	下げる
副甲状腺ホルモン(パラソルモン、上皮小体ホルモン)	上げる
活性型ビタミンD_3(カルシトリオール)	上げる

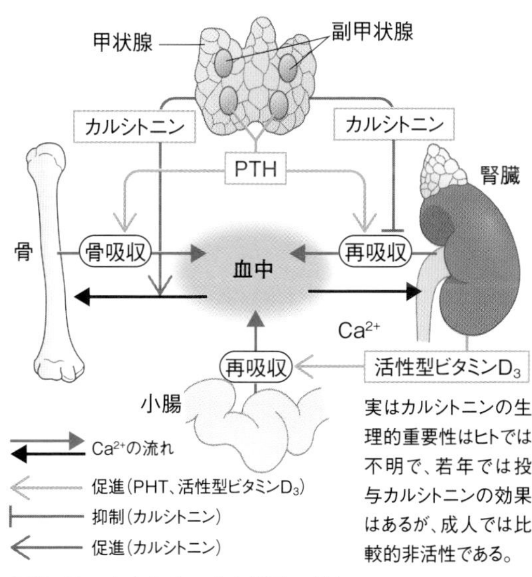

図9-5　血中カルシウム調節の流れ

9 内分泌系

5．黄体形成ホルモン

解答 4

解説 腎臓に作用して水の再吸収を促進するホルモンはバソプレシン(抗利尿ホルモン)です。成長ホルモンは成人では血糖値をあげる働きをします。ノルアドレナリンは心拍数・心収縮力を亢進し、さらに血管を収縮させて血圧を上げます。インスリンは血糖値を下げます。黄体形成ホルモンは排卵を起こさせ、また、黄体を維持します。それゆえ、正解は4です。

▶問題15　ヨウ素を構成成分にもつホルモンはどれか。

1．成長ホルモン　2．インスリン
3．グルカゴン　4．甲状腺ホルモン
5．カルシトニン

解答 4

解説 ヨウ素を構成成分にもつホルモンは、甲状腺ホルモンであるトリヨードサイロニン(T_3)とサイロキシン(T_4)です。

▶問題16　血中カルシウム濃度の調節に関係するホルモンはどれか。3つ選べ。

1．カルシトニン　2．グルカゴン
3．ソマトスタチン　4．パラソルモン
5．活性型ビタミンD_3

解答 1、4、5

解説 血中(血漿)カルシウム濃度の調節に関与するホルモンはPTH(パラソルモン)、活性型ビタミンD_3、カルシトニンの3つです。**問題15**の解説を見てください。血中カルシウム濃度を一定に保つことは極めて重要なのでよく試験に出題されます。グルカゴンは膵臓から分泌され、血糖値を上げるホルモンです。ソマトスタチンは膵臓と視床下部から分泌されるホルモンです。このホルモンは、膵臓ではインスリンとグルカゴンの分泌調節をします。一方、視床下部では成長ホルモンの分泌を抑制するホルモンとして働きます。それゆえ、正解は1、4、5です。

▶問題17　血中カルシウム濃度を増加させるホルモンはどれか。

1．インスリン
2．セクレチン
3．コレシストキニン〈CCK〉
4．カルシトニン
5．副甲状腺ホルモン

解答 5

解説 血中カルシウム濃度を増加させるのは副甲状腺ホルモンと活性型ビタミンD_3です。血中カルシウム濃度を下げるホルモンはカルシトニンです。インスリンは膵臓のB細胞から分泌され、血糖値を下げるホルモンです。セクレチンは十二指腸の粘膜から分泌される胃液分泌を抑えるホルモンです。CCKはコレシストキニンともよばれ、胃の分泌・運動を抑制し、加えて胆汁分泌を促すホルモンです。それゆえ、正解は5です。

▶問題18　副腎皮質から分泌される男性ホルモンはどれか。

1．エストロゲン
2．アルドステロン
3．コルチゾール(コルチゾル)
4．デヒドロエピアンドロステロン〈DHEA〉
5．ガストリン

解答 4

解説 副腎皮質から分泌される男性ホルモンはデヒドロエピアンドロステロン(DHEA)です。このホルモンの働きで女性に腋毛や陰毛が生えます。男性ではDHEAより強い男性ホルモンであるテストステロンが精巣のライディッヒ細胞で産生・分泌されます。エストロゲンは女性ホルモンです。また、プロゲステロンも女性ホルモンであることを忘れないでください。アルドステロンは副腎皮質ホルモンで、腎臓の集合管でのナトリウムと水の再吸収を促進します。コルチゾール(コルチゾル)は副腎皮質から分泌される糖質コルチコイドの1種で、血糖値を上げ、抗炎症作用もあります。ガストリンは胃の幽門部付近から産生・分泌され、胃の運動・

胃液分泌を促進するホルモンです。それゆえ、正解は4です。

▶**問題19**　プロゲステロンを産生するのはどれか。

1．卵巣　　2．精巣
3．下垂体　　4．視床下部

解答　1

解説　プロゲステロンは卵巣の黄体(排卵後の卵巣の一部)から産生される女性ホルモンでステロイドホルモンです。成熟女性は平均28日の性周期で排卵が起こります。排卵が卵巣で起こった後に、その排卵された卵胞の残りの部分は、黄体(組織)に変わります。黄体の細胞はエストロゲンに加えてプロゲステロンも産生します。この黄体は子宮内膜に受精卵の着床がない場合、約2週間ぐらいで退化します。プロゲステロンとエストロゲンは協働して子宮内膜を受精卵が着床しやすい状態にします。また、プロゲステロンは体温を上げます。

▶**問題20**　血糖値を下げるホルモンはどれか。

1．成長ホルモン　　2．糖質コルチコイド
3．アドレナリン　　4．インスリン
5．グルカゴン

解答　4

解説　インスリンは膵臓から分泌される血糖値を下げる唯一のホルモンです。選択肢のうち、インスリン以外は血糖値を上げるホルモンです。図9-6に血糖値調節のメカニズムを示しました。

▶**問題21**　副甲状腺から分泌されるホルモンはどれか。

1．甲状腺刺激ホルモン〈TSH〉
2．パラソルモン〈PTH〉
3．カルシトニン
4．プロラクチン〈PRL〉

解答　2

解説　副甲状腺は甲状腺と一緒に存在する組

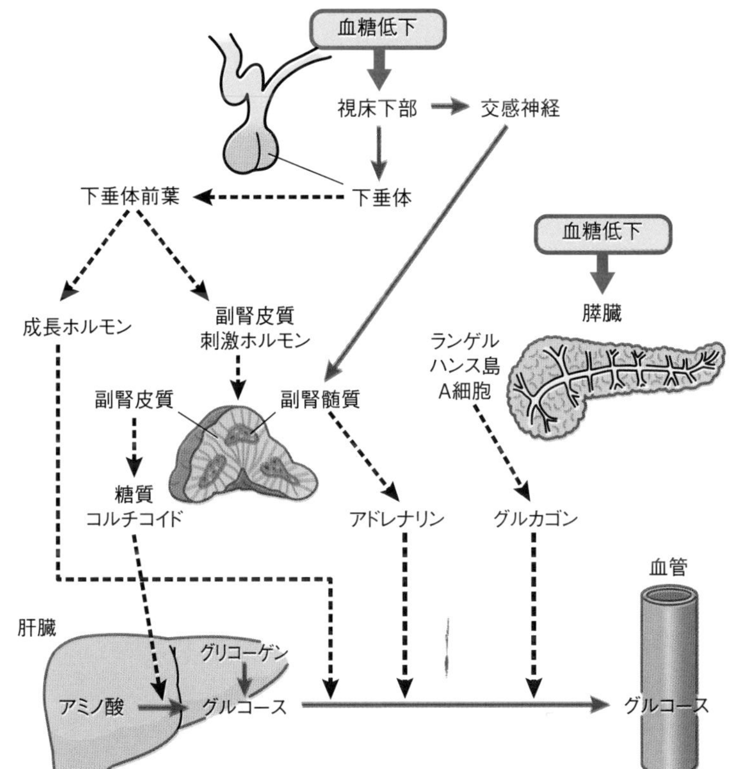

血糖値を上昇させるホルモンの働き

①肝臓では血糖値が低下すると、グルカゴンや糖質コルチコイド、アドレナリン、成長ホルモン、甲状腺ホルモンの働きで、グリコーゲンがグルコースに分解され、アミノ酸や糖以外の成分からグルコースが合成され、それらグルコースが血液中に放出されます。

②脂肪組織や骨格筋組織では、糖質コルチコイドの働きで血液中からのブドウ糖の取り込みが抑制されます。

③膵臓では、アドレナリンの働きで、A（α）細胞からのグルカゴンの分泌が増加します。

図9-6　血糖値調節のメカニズム

（増田敦子：新訂版 解剖生理学をおもしろく学ぶ、p.163、サイオ出版、2015）

織で、背側寄りに位置します。ここからは副甲状腺ホルモン(PTH、パラソルモン)が分泌されます。副甲状腺ホルモンは、破骨細胞に作用して骨(主な無機質リン酸カルシウム)を溶かし、Ca^{2+}を血中へ放出させます。その結果、血漿中のCa^{2+}濃度が上昇します。TSH(thyroid-stimulating hormone)は、甲状腺刺激ホルモンのことです。カルシトニンは、甲状腺の傍濾胞(ぼうろほう)細胞から分泌される血漿Ca^{2+}濃度を下げるホルモンです。プロラクチン(乳腺刺激ホルモン、PRL、prolactin)は、腺房(せんぼう)を刺激して乳汁産生を促すホルモンです。それゆえ、正解は2です。

▶**問題22**　精巣から分泌されるホルモンはどれか。

1．エリスロポエチン　2．エストロゲン
3．テストステロン　4．アルドステロン
5．コルチゾール(コルチゾル)

解答　3

解説　精巣のライディッヒ細胞からはテストステロンという男性ホルモンが分泌され、セルトリ細胞に作用して、精子の形成を促します。テストステロンは男性化(性欲、陰茎の増大、タンパク合成など)にも働きます。エリスロポエチンは、腎臓の尿細管の間質細胞で産生され、骨髄に作用して赤血球の前駆(ぜんく)細胞に作用して赤血球の増殖・成熟を促進します。その結果、血中の赤血球の数が増加します。エストロゲンは、卵巣の卵胞から分泌される女性ホルモンで、女性化や子宮内膜の肥厚(ひこう)を起こさます。アルドステロンは、副腎皮質から分泌され、腎臓の集合管の細胞に作用してナトリウム(Na^+)の再吸収と、それに伴う水の再吸収を促進します。このホルモンは、アンジオテンシンⅡによって副腎皮質からの分泌が促進されます。コルチゾールは、糖質コルチコイドの1種で、副腎皮質から分泌され、肝臓や骨格筋や脂肪組織に作用して血中グルコース濃度を上昇させます。また、抗炎症作用があります。

▶**問題23**　松果体から分泌されるホルモンはどれか。

1．ドーパミン(ドパミン)　2．セロトニン
3．アドレナリン　4．メラトニン
5．セクレチン

解答　4

解説　ドーパミン(ドパミン)は、視床下部(ししょうかぶ)から分泌されるプロラクチン抑制ホルモンです。セロトニンは血小板や神経細胞などから分泌される情報伝達物質です。アドレナリンは、副腎髄質から分泌されるホルモンです。メラトニンは、松果体から分泌される睡眠中に分泌が増えるホルモンです。松果体(しょうかたい)はメラトニンというアミン型ホルモンを分泌し、身体の活動をほぼ24時間周期(概日(がいじつ)リズム)に調節することに関係します。セクレチンは、酸性の食塊が十二指腸に到達すると、十二指腸の粘膜にあるS細胞から血中に分泌されるホルモンです。セクレチンは、胃酸分泌や胃の運動を抑制します。以上により、正解は4です。

▶**問題24**　男性ホルモンはどれか。

1．テストステロン　2．プロゲステロン
3．アルドステロン　4．エストロゲン
5．コルチゾール(コルチゾル)

解答　1

解説　男性ホルモン(アンドロゲン)という呼び名は総称名詞で、男性ホルモンには精巣(せいそう)のライディッヒ細胞から分泌されるテストステロンと、副腎皮質から分泌されるデヒドロエピアンドロステロン(DHEA)があります。どちらもステロイドホルモンです。テストステロンは、最も活性の強い男性ホルモンで、その活性はDHEAの約5倍です。プロゲステロンは、成熟女性の黄体(おうたい)から分泌される女性ホルモンの1種です。このホルモンは、子宮内膜に受精卵が着床できるように準備をします。さらに体温を上昇させる働きがあります。これは試験でよく問われます。アルドステロンは、副腎皮質から分泌される電解質コルチコイドの1種です。エストロゲンは、成熟女性の卵胞(らんほう)から分泌される

女性ホルモンです。このホルモンは女性化と子宮内膜の肥厚(増殖)に働きます。コルチゾールは、副腎皮質から分泌される糖質コルチコイドの1種です。このホルモンは、血糖値を上げる働きがあります。

▶問題25　デヒドロエピアンドロステロン〈DHEA〉を分泌するのはどれか。

1．松果体　　2．甲状腺
3．副腎皮質　　4．脾臓
5．精巣

解答　3

解説　DHEA (dehydroepiandrosterone) とはデヒドロエピアンドロステロンのことで、副腎皮質から分泌される男性ホルモン(アンドロゲン)の1種です。精巣から分泌されるテストステロンよりも活性が弱いホルモンです。

▶問題26　エストロゲンを分泌するのはどれか。

1．下垂体後葉　　2．下垂体前葉
3．副甲状腺　　4．精巣
5．卵巣

解答　5

解説　エストロゲンは妊娠可能な女性(成熟女性)では、卵巣の卵胞を構成する顆粒膜細胞と内莢膜細胞の共同作用によって産生・分泌されます。また、卵巣の成熟卵胞が排卵(＝破裂)して、卵巣に残った顆粒膜細胞と内莢膜細胞が黄体細胞、その集団が黄体(組織)に変わります。黄体組織となると、プロゲステロンとエストロゲンという女性ホルモンを産生・分泌します。それゆえ、正解は5です。

▶問題27　黄体から分泌されるホルモンはどれか。

1．エリスロポエチン　　2．インスリン
3．グルカゴン　　4．プロゲステロン
5．アルドステロン

解答　4

解説　黄体からは、女性ホルモンであるプロゲステロンとエストロゲンが分泌されます。

▶問題28　胎盤から分泌されるホルモンはどれか。

1．ヒト絨毛性ゴナドトロピン〈hCG〉
2．プロラクチン〈PRL〉
3．レニン
4．ガストリン
5．成長ホルモン〈GH〉

解答　1

解説　妊娠した女性の胎盤からhCG (human chorionic gonadotropin、ヒト絨毛性ゴナドトロピン)やプロゲステロン、エストロゲン、hPL (human placental lactogen、ヒト胎盤性ラクトーゲン)などが、分泌されます(**表9-5**)。hPLは、ヒト絨毛性ソマトマンモトロピン(hCS；human chorionic somatomammotropin)ともよばれます。hCGはLHと類似の作用を示します。

▶問題29　射乳に関係するホルモンはどれか。

1．プロラクチン〈PRL〉
2．甲状腺刺激ホルモン〈TSH〉
3．成長ホルモン〈GH〉
4．オキシトシン
5．バソプレシン

解答　4

解説　射乳とは、乳児が母親の乳頭を吸引することが刺激となって母乳が出る現象です。吸引刺激が感覚神経を介して視床下部のオキシトシン産生神経細胞に伝わり、そのオキシトシン産生神経細胞の神経終末のある下垂体後葉よりオキシトシンが血中に分泌されます。分泌されたオキシトシンは、血液循環を介して乳房にある乳腺の乳腺筋上皮細胞に作用して、その平滑筋の収縮を起こさせます。その結果、乳腺の腺細胞に蓄えられていた乳汁(乳脂肪を含む)が乳管内に分泌されます(射乳)。それを乳児が口で吸引します。乳腺の構造を**図9-7**に、射乳のしくみを**図9-8**に示しました。

▶問題30　ホルモンの説明で誤っているのはどれか。

1．インスリンは膵臓から分泌される。

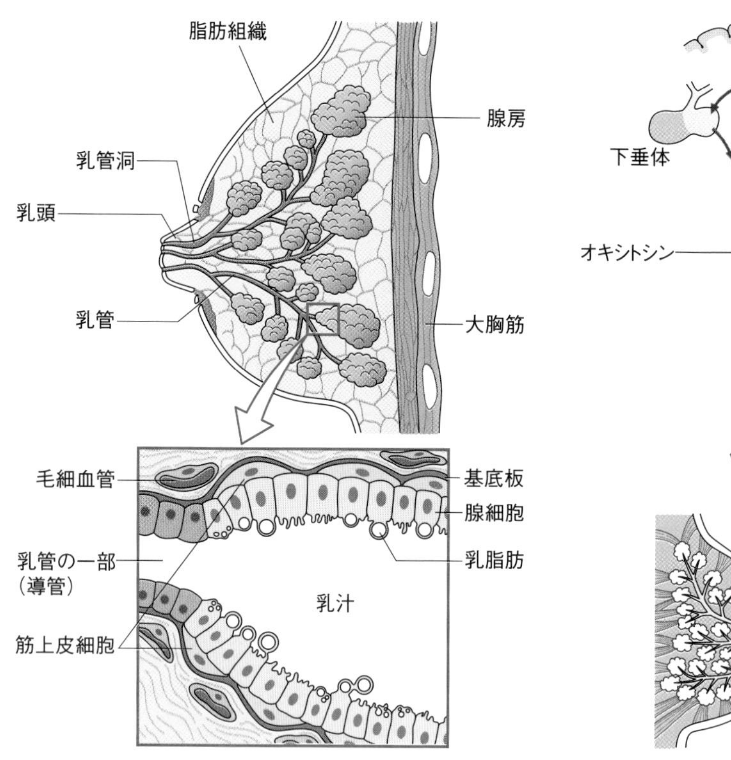

図9-7　乳腺の構造

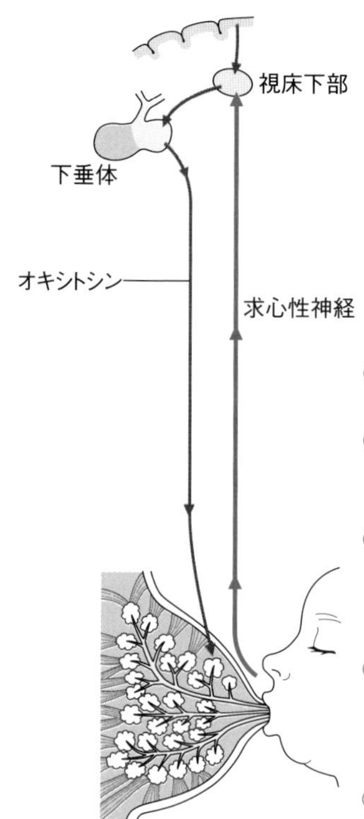

図9-8　射乳の仕組み

表9-5　胎盤から分泌される主なホルモン

ホルモン	産生部位	働き
ヒト絨毛性ゴナドトロピン(hCG)	胎盤	妊娠黄体を維持する
ヒト胎盤性ラクトーゲン(hPL)	胎盤	母体にグルコースの代替としてのエネルギー源として、母体の脂質を分解する。胎児が母体血中のブドウ糖を利用できるように働く
プロゲステロン	胎盤	妊娠の維持
エストロゲン	胎盤	妊娠の維持

2．子宮からエストロゲンが分泌される。
3．下垂体前葉からプロラクチンが分泌される。
4．松果体からはメラトニンが分泌される。

解答　2

解説　エストロゲンは卵巣や胎盤から分泌され、子宮からは分泌されません。それゆえ、誤りは2です。

インスリンは膵臓から分泌されるペプチドホルモンで、脂肪細胞や骨格筋や肝臓などに作用してグルコースをグリコーゲンあるいは中性脂肪として貯蔵します。下垂体前葉からプロラクチンが分泌され、乳腺に作用し、乳汁産生を促進します。松果体からは日内周期に関係の深いメラトニンが分泌されます。

▶問題31　排卵のある正常な月経周期で正しいのはどれか。(第112回)

1．黄体は形成後1週間で萎縮する。
2．エストロゲンの作用で子宮内膜が分泌期になる。
3．発育した卵胞の顆粒膜細胞からプロゲステロンが分泌される。
4．エストロゲンのポジティブフィードバックによって黄体形成ホルモンの分泌が増加する。

解答　4

解説　図9-9を見ながら読んでください。成熟女性(妊娠可能な女性)において月経第1日から次の月経開始までを**月経周期**といいます。

月経周期は平均28日を１周期として妊娠がない場合、ほぼ同じように繰り返します。月経周期に合わせて視床下部・下垂体、卵巣、子宮の状態が周期的に変化します。その間、体温や血中の性ホルモンの濃度が変化します。これらを総合して性周期といいます。この性周期における基礎体温（**図中A**）、下垂体から分泌される性腺刺激ホルモン（LHとFSH）の血中濃度（**図中B**）、卵巣における卵胞の状態（**図中C**）と卵巣から分泌される**女性ホルモン**（**エストロゲン**と**プロゲステロン**）の血中濃度（**図中D**）、それに子宮内膜の変化（**図中E**）を、各々、横軸に月経の始まり第１日として、次の月経開始直前の日を最後の28日として、縦軸は示された通りに体温や血中ホルモン濃度を図（**図９-９**）のように表しました。

基礎体温のグラフ（**図中A**）では排卵が起った第14日に体温の上昇が見られます。下垂体の性腺刺激ホルモンのグラフ（**図中B**）では排卵の起こる直前に性腺刺激ホルモンの濃度が一過性に最も高くなり、その結果、卵巣周期の図（**図中C**）では排卵が起こっているのがわかります。

さらに卵胞または黄体から分泌される血中女性ホルモン濃度のグラフ（**図中D**）は卵胞の成熟に伴って血中エストロゲン濃度が上昇し、そのエストロゲンの**ポジティブフィードバック**の結果、LHが一過性の大量分泌が続いて排卵が起こっています。

また、最下段の図（**図中E**）では卵胞から分泌されるエストロゲンが子宮内膜にはたらいて子宮内膜の機能層（細胞）の増殖を促していることがわかります。さらに排卵後には卵巣にできた黄体（組織）から分泌されるもう一つの女性ホルモンである**プロゲステロン**の働きで子宮内膜の機能層がより厚くなくなり、さらに螺旋動脈や分泌腺が発達している様子がわかります。

この**図中C**からわかるように黄体は約２週間持続し、その間、黄体から分泌されるエストロゲンとプロゲステロンの作用により子宮内膜は維持されます。一方排卵前の発育した卵胞からはエストロゲンのみが分泌されます（**図中C**と

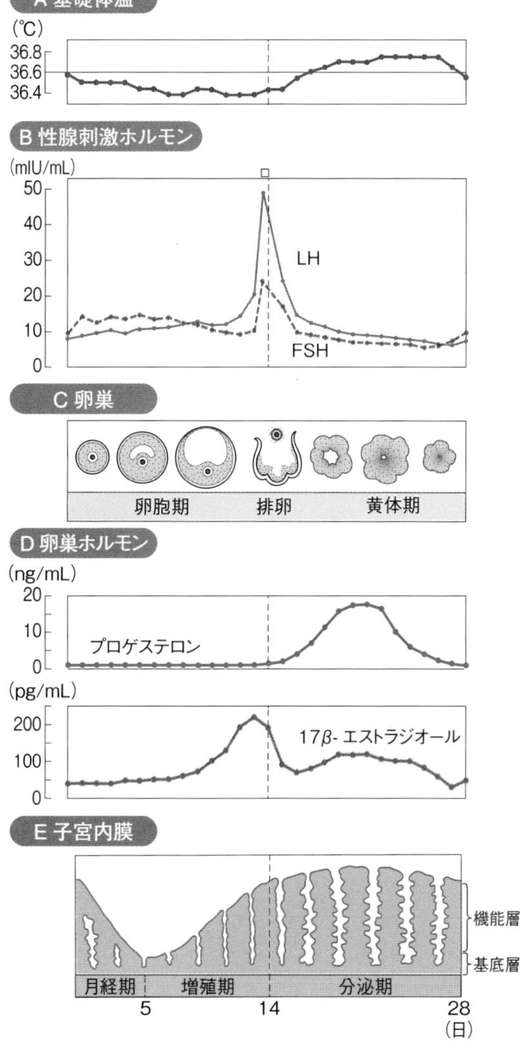

図９-９　妊娠可能な女性（成熟女性）の性周期

（坂井建雄・河原克雄総編集：人体の正常構造と機能、改訂第３版、p.37、日本医事新報、2017より改変）

D）。そして排卵直前の成熟卵胞から分泌される高濃度のエストロゲンのポジティブフィードバックによって黄体形成ホルモン（LH）の分泌が増加し、LHが成熟卵胞に作用し、その結果、排卵が起こります。以上より正解は４です。

▶**問題32**　女子の第二次性徴に最も関与するホルモンはどれか。（第112回）

１．エストロゲン　　２．オキシトシン
３．成長ホルモン　　４．甲状腺ホルモン
５．テストステロン

解答　1

解説 第一次性徴とは、生まれときに男女の性器に見られる特徴のことです。一方、**第二次性徴**は思春期(男子では10～13歳ごろ、女子では８～13歳ごろ)になって現れる男女の生物学的差で、生殖腺以外の外生殖器や乳房などに現れる身体的変化のことです。第二次性徴は男性ホルモン(主にテストステロン)または女性ホルモン(エストロゲンとプロゲステロン)によって現れます。具体的には、男子では、筋肉量が増えて男性らしい体型となり、精通が生じ、陰毛が生え、髭(ひげ)も生えてきます。女子では乳房が成長し、身長・体脂肪率が増加し、初経が生じ、陰毛が生えてきます。以上より正解は１です。

オキシトシンは下垂体後葉から分泌され、子宮筋の収縮による分娩促進作用と乳腺の筋上皮細胞の収縮による射乳作用があります。成長ホルモンは下垂体前葉から分泌され、成長期には筋肉や骨を発達させ、成人後は血糖値を上げる働きがあります。甲状腺ホルモンは全身の細胞に作用し、基礎代謝の維持に働いています。テストステロンは男性の精巣から分泌される主要な男性ホルモンで、成人では精子形成や筋肉増強作用があります。

▶問題33 血中濃度の測定にあたり食事の影響を考慮すべきホルモンはどれか。 (第111回)

１．グルカゴン　　２．メラトニン
３．コルチゾール　　４．バゾプレシン

解答 1

解説 血液中のグルコース濃度を約0.1％に維持していくことは、正常な脳の活動に極めて重要です。血中のグルコース濃度、つまり血糖値は膵臓から分泌されるインスリンとグルカゴンの働きによって主に調節されています。食事によって血中グルコース(ブドウ糖)濃度が上昇すると、それを膵臓が感知してインスリンを分泌します。逆に空腹時は、膵臓は**グルカゴン**を分泌します。グルカゴンは肝臓に作用して蓄えておいたグリコーゲンを分解してグルコースとして血中に放出します。また、インスリンが分泌されているときはグルカゴンの分泌は抑制されます。逆にグルカゴン分泌の際は、インスリン分泌は抑制されます。これに関係しているのがD(δ(デルタ))細胞から分泌されるソマトスタチンです。以上より、正解は１です。

▶問題34 性周期とホルモンについて正しいのはどれか。 (第111回)

１．増殖期は基礎体温が上昇する。
２．プロラクチンによって排卵が起こる。
３．プロゲステロンは子宮内膜の増殖を促進する。
４．排卵直前に黄体形成ホルモン<LH>値が高くなる。

解答 4

解説 **問題31**の解説と**図９-９**を見てください。増殖期には基礎体温は上昇しません。プロラクチンは乳汁産生を促しますが、排卵は起こさせません。プロゲステロンは子宮内膜をさらに肥厚させ、さらに分泌腺を発達させ、受精卵の栄養成分に富んだ分泌液を分泌させて着床の準備をします。黄体形成ホルモン(LH)は排卵を起こさせます。以上より正解は４です。

▶問題35 内分泌器官はどれか。 (第111回)

１．乳腺　　２．涙腺
３．甲状腺　　４．唾液腺

解答 3

解説 甲状腺からは**甲状腺ホルモン**と**カルシトニン**が分泌されます。甲状腺ホルモンは発達期では成長と精神の発達に非常に重要です。生下時(生まれたとき)から甲状腺機能低下症の小児はクレチン症とよばれ、小人症になり、かつ知能発達が遅れます。ただし、日本では新生児スクリーニング検査によって早期発見と治療が行われるために、目にすることはほとんどありません。小人症は成長ホルモンが分泌低下の場合も起こりますが、その場合は知能発達には影響しません。乳腺や涙腺や唾液腺からホルモンは分泌されません。以上より正解は３です。

▶問題36　体温低下を引き起こすのはどれか。
(第110回)

1．カテコラミンの分泌亢進
2．甲状腺ホルモンの分泌低下
3．副甲状腺ホルモン<PTH>の分泌低下
4．副腎皮質刺激ホルモン<ACTH>の分泌亢進

解答　2

解説　体温低下と聞いたら体温の維持、つまり**基礎代謝の維持**にはたらくホルモン、甲状腺ホルモンを思い出してください。それゆえ、正解は2です。**カテコラミン(カテコールアミンともよぶ)**とはアドレナリン、ノルアドレナリン、ドーパミンの3つの総称名です。カテコラミンは副腎髄質から分泌されるホルモンで、心拍数を増加させ、心収縮力を強くします。その結果、血圧上昇作用があります。加えて血糖値を上げます。副甲状腺ホルモン<PTH>は血中のカルシウム濃度が正常より下がったときに分泌され、血中カルシウム濃度を上げます。それゆえ、このホルモンの分泌低下は血中カルシウム濃度の低下を起こさせます。その結果、テタニー(拘縮)が起きます。副腎皮質刺激ホルモン<ACTH>の分泌亢進は糖質コルチコイドの分泌を増加させます。糖質コルコイドの代表はコルチゾール(コルチゾル)で、このホルモンの過剰はクッシング症候群という病気を引き起こします。症状としては中心性肥満、皮膚線条、骨粗鬆症、タンパク質異化亢進、糖尿病などの現れることがあります。

▶問題37　胃から分泌される消化管ホルモンはどれか。
(第110回)

1．ガストリン　　2．セクレチン
3．胃抑制ペプチド　　4．コレシストキニン

解答　1

解説　胃から分泌されるホルモンはガストリンです。**ガストリン**は胃に内容物が入ると血中に分泌され、血液を介して胃液の分泌を促進します。セクレチンとコレシストキニンは十二指腸から分泌されるホルモンです。セクレチンは酸性の粥汁が十二指腸に到達すると、血中に分泌されます。コレシストキニン(CCK-PZ)はペプチドや脂肪を含む粥汁が十二指腸に到達すると、血中に分泌されます。胃抑制ペプチド(GIP)はグルコース依存性インスリン分泌ペプチドとも言われ、栄養素の摂取に伴い、十二指腸を含む小腸からの血中に分泌され、血液を介して膵臓のインスリン分泌細胞(β細胞)に作用してインスリン分泌を促します。以上より正解は1です。

▶問題38　成人の睡眠中に分泌が増加するホルモンはどれか。
(第110回)

1．アドレナリン　　2．オキシトシン
3．成長ホルモン　　4．甲状腺ホルモン

解答　3

解説　睡眠中に分泌が増加するホルモンとして成長ホルモンが知られています。**成長ホルモンの分泌は覚醒時(起きているとき)よりも睡眠時(寝ているとき)に分泌が顕著に起こります。**成長期にはとくに必要で、不足している場合、小人症になります。成長が停止後に大量に成長ホルモンが分泌されると、先端巨大症(末端肥大症)になります。成人でも分泌されています。このことは試験で聞かれることがあります。オキシトシンは分娩時や乳児の乳首の吸引による乳汁を飲む際に働くホルモンです。分娩時は胎児の子宮頸部の伸展刺激、さらに乳児が乳汁を飲む際は、乳児による母親の乳首の吸引作用が刺激となってオキシトシン分泌が起こります(図9-8)。甲状腺ホルモンは寒冷刺激によって分泌が亢進されます。以上より正解は3です。

▶問題39　第二次性徴の発現に関与するホルモンはどれか。
(第109回)

1．抗利尿ホルモン〈ADH〉
2．黄体形成ホルモン〈LH〉
3．副甲状腺ホルモン〈PTH〉
4．甲状腺刺激ホルモン〈TSH〉

解答　2

解説　小児は、成長過程の思春期になると性

ホルモンの分泌が活発となり、その作用によって男女の性的特徴(第二次性徴)が出現し始める。第二次性徴は、女子では乳房・乳腺の増大や発育、陰唇の発育や色素沈着などが起こり、男子では陰茎の肥大や陰嚢の肥大と色素沈着などが起こります。このような第二次性徴は性ホルモンの分泌が活発になった結果、起こる性的特徴であるため、性ホルモンの分泌を活発にするのはその上位ホルモンである性腺刺激ホルモンです。選択枝には黄体形成ホルモン＜LH＞がリストされています。それゆえ、正解は2です。

抗利尿ホルモン＜ADH＞は腎臓の集合管での水の再吸収を促すホルモンです。副甲状腺ホルモン＜PTH＞は骨に作用して骨に破骨細胞の働きを強め、骨に蓄えられたリン酸カルシウムを溶かしてカルシウムを血液中に放出させます。また、副甲状腺ホルモンは腎臓の集合管に作用してカルシウムの再吸収を増加させます。

甲状腺刺激ホルモン＜TSH＞は甲状腺に作用して、甲状腺の働きを活発にし、甲状腺ホルモンの分泌を増加させ、代謝を活発せて基礎代謝量を増加させます。

▶問題40　児の吸啜刺激によって分泌が亢進し、分娩後の母体の子宮筋の収縮を促すのはどれか。

(第109回)

1．オキシトシン　　2．プロラクチン
3．テストステロン　　4．プロゲステロン

解答　1

解説　乳首へ児の**吸啜刺激**(きゅうてつ)によって、その感覚刺激は感覚(求心性)神経を介して視床下部のオキシトシン産生ニューロンに伝わります。その結果、オキシトシン産生ニューロンは下垂体後葉から**オキシトシン**を血中に分泌します。オキシトシンは血管系を介して乳腺房の筋上皮細胞に結合して収縮させます。その結果、腺細胞に蓄えられていた乳脂肪が乳管に放出されます(**図9-6**、**図9-7**を参照)。それゆえ、正解は1です。

プロラクチンは妊娠女性の乳腺に作用して乳汁産生を促します。テストステロンは男性の精巣のライディッヒ細胞(間質細胞ともいう)から分泌される男性ホルモンです。プロゲステロンは成熟女性(妊娠可能な女性)の黄体組織(黄体細胞)から分泌されるホルモンです。このホルモンは子宮内膜を受精卵が着床しやすい環境(子宮内膜の機能層を肥厚させ、分泌に富んだ状態)をつくります。

▶問題41　副腎皮質ステロイドの作用はどれか。

(第108回)

1．体重の減少　　2．血糖の低下
3．血圧の低下　　4．免疫の促進
5．炎症の抑制

解答　5

解説　副腎皮質ステロイドとは薬として使用する多くの場合、**糖質コルチコイド**を指しますので、糖質コルチコイドの作用を考えると、炎症の抑制があげられます。このホルモンの他の作用として、体重の増加、血糖の増加、血圧の上昇、免疫の抑制があげられます。それゆえ、正解は5です。

▶問題42　低血糖時の症状はどれか。　(第108回)

1．発疹　　2．徐脈
3．冷汗　　4．多幸感

解答　3

解説　低血糖とは**血糖値**が基準値範囲〔70～110mg/dL(空腹時血漿血糖値)〕未満にまで血中グルコース濃度が下がった状態のことをいいます。低血糖になると、グルコースを主なエネルギー源としている脳が障害を受けます。低血糖では血液中の栄養源となるグルコースが足りないので、単位時間あたりより多くの血液を脳に送る必要がありますので、頻脈(脈拍数が100回/分以上)になります。さらに冷汗、振戦、いらいら感などがみられ、次いで生あくびや脱力感、頭痛、意識障害、けいれんなどが起こります。それゆえ、正解は3です。

発疹や徐脈(脈拍数が60回/分未満)、多幸感は出現しません。

▶**問題43**　標的細胞の細胞膜に受容体があるのはどれか。（第108回）

1．男性ホルモン
2．甲状腺ホルモン
3．糖質コルチコイド
4．甲状腺刺激ホルモン

解答　4

解説　標的細胞の細胞膜に受容体があるホルモンは細胞内に簡単に入れないホルモン、つまり**水溶性ホルモン**です。それゆえ、正解は４です。他の選択肢のホルモンはすべて脂溶性ホルモンです。脂溶性ホルモンの受容体は細胞内にあります。

▶**問題44**　臓器と産生されるホルモンの組合せで正しいのはどれか。（第108回）

1．膵臓――――――グルカゴン
2．副腎――――――プロラクチン
3．腎臓――――――アルドステロン
4．脳下垂体――――インクレチン
5．視床下部――――テストステロン

解答　1

解説　膵臓の**α細胞（A細胞）**から**グルカゴン**が分泌されます。それゆえ、正解は１です。

副腎皮質からは糖質コルチコイド、電解質コルチコイド、男性ホルモン（DHEA）、副腎髄質からはカテコールアミンが分泌されますが、プロラクチンは分泌されません。

腎臓からはレニン、エリスロポエチン、活性型ビタミンD_3が分泌されますが、アルドステロンは分泌されません。

脳下垂体は前葉から成長ホルモン、性腺刺激ホルモン、副腎皮質刺激ホルモン、甲状腺刺激ホルモン、プロラクチンが、分泌されます。後葉からはバソプレシンとオキシトシンが分泌されます。インクレチンは小腸から分泌されます。インクレチンとはGIP（グルコース依存性インスリン分泌刺激ポリペプチド）とGLP（グルカゴン様ペプチド）の総称です。

視床下部からは成長ホルモン放出ホルモン、成長ホルモン抑制ホルモン、副腎皮質刺激ホルモン放出ホルモン、甲状腺刺激ホルモン放出ホルモン、プロラクチン抑制ホルモン、性腺刺激ホルモン放出ホルモンなどが分泌されます。テストステロンは精巣から分泌される男性ホルモンです。

▶**問題45**　甲状腺ホルモンの分泌が亢進した状態の身体所見について正しいのはどれか。**2つ選べ**。（第108回）

1．徐脈　　2．便秘
3．眼球突出　　4．皮膚乾燥
5．手指振戦

解答　3、5

解説　甲状腺ホルモンの分泌が亢進した病気が**バセドウ病**（ブレーブス病ともいう）です。バセドウ病の症状は多汗・暑がり、眼球突出、甲状腺腫大、心機能亢進・頻脈、腸蠕動亢進・下痢、月経異常、手指振戦、体重減少、代謝亢進などです。それゆえ、正解は３と５です。

▶**問題46**　ホルモンと分泌部位の組合せで正しいのはどれか。（第106回）

1．サイロキシン――――――副甲状腺
2．テストステロン―――――前立腺
3．バソプレシン――――――副腎皮質
4．プロラクチン――――――下垂体前葉

解答　4

解説

サイロキシンは甲状腺の濾胞（ろほう）細胞から分泌されるホルモンです。テストステロンは精巣のライディッヒ細胞から分泌される男性ホルモンです。バソプレシンは下垂体後葉から分泌されるホルモンです。**プロラクチン**は下垂体前葉から分泌されるホルモンです。それゆえ、正解は４です。

▶**問題47**　１型糖尿病と診断された人への説明で適切なのはどれか。（第106回）

1．自己血糖測定の試験紙の費用は医療保険の対象外である。
2．食事が摂取できないときはインスリン注射

9 内分泌系

を中止する。

3．低血糖症状には振戦などの自律神経症状がある。

4．運動は朝食前が効果的である。

解答 3

解説 1型糖尿病でインスリンが膵臓から分泌されないと血糖値が低下し、カテコールアミンが副腎髄質から分泌され、また交感神経が優位になります。低血糖症状には自律神経症状(交感神経刺激症状)として、発汗や手指の振戦、動悸、不安感などがみられることがあります。それゆえ、正解は3です。

自己血糖測定の試験紙の費用は公的医療保険の対象内です。食事を摂取できないときは、脂肪分解によるケトン体が増加し、ケトアシドーシスが生じることがあります。それゆえ自己判断でインスリン注射を中止せず、主治医に連絡する必要があります。1型糖尿病の人が朝食前に運動すると、より低血糖になるため危険です。

▶問題48 糖尿病 *diabetes mellitus* の血糖コントロールの指標となる検査値はどれか。

(第105回)

1．総ビリルビン
2．総コレステロール
3．グリコヘモグロビン
4．クレアチニンクリアランス

解答 3

解説 糖尿病は、インスリンの完全な欠乏または不足などによって筋細胞や脂肪細胞や肝細胞などがグルコースを取り込めない障害で、食後高血糖状態が一定期間持続します。糖尿病を無処置で放置すると、血中のグルコース濃度が高いので、間質の細胞外タンパク質やグルコースをインスリンと関係なく取り込む細胞などの細胞内のさまざまな分子にグルコースが結合します(糖化)。その結果、それらの糖化タンパク質の機能障害により組織障害が起こり、とくに全身の血管が傷害され、動脈硬化が進み、さまざまな合併症を生じます。これを防ぐために血糖のコントロールは非常に重要です。

グルコースは赤血球に取り込まれると、ヘモグロビンのアミノ末端とリジン(リシン)残基のε(イプシロン)アミノ基に結合します。この糖化ヘモグロビン(グリコヘモグロビン)は健常者ではヘモグロビン全体の約5％ですが、その割合は血糖に比例します。赤血球の半減期が60日なので、グリコヘモグロビン、つまり成人でのHbA1c(＝グリコヘモグロビン)の割合(％)は最近6～8週(約60日間)の平均血糖を反映します。したがってHbA1cは血糖コントロールの指標となる検査値です。それゆえ、正解は3です。

▶問題49 患者が自己採血で簡単に測定できるのはどれか。

(第105回)

1．血糖　　2．カリウム
3．カルシウム　　4．アルブミン

解答 1

解説 血糖は血糖値測定器を使用して、自己採血で測定できます。それゆえ、正解は1です。カリウム(K^+)、Ca^{2+}、アルブミンは、病院では採血して血液を院内で分析するか、検査会社に分析依頼します。

▶問題50 一次脱水でみられるのはどれか。

(第105回)

1．尿量の減少
2．血漿浸透圧の低下
3．バソプレシンの分泌の抑制
4．血漿ナトリウムイオン濃度の低下

解答 1

解説 一次脱水とは水が欠乏した**高張性脱水**で、血漿浸透圧が上昇するために視床下部の浸透圧感受性ニューロンが興奮して抗利尿ホルモン分泌細胞にインパルスを送ります。その結果、下垂体後葉から**抗利尿ホルモン(バソプレシン)**が分泌されます。抗利尿ホルモンは腎臓の集合管と一部の遠位尿細管に作用して水の再吸収を促進し、尿量を減少させます。それゆえ、正解は1です。

一次脱水では血漿浸透圧の上昇が起こり、血漿浸透圧の低下は起こりません。一次脱水によってバソプレシンの分泌は促進され、血漿ナトリウム(Na^+)濃度は変化しません。

▶**問題51**　膵臓から分泌されるのはどれか。

(第105回)

1．ガストリン　　2．カルシトニン
3．アルドステロン　　4．ソマトスタチン

解答　4

解説　膵臓から分泌されるホルモンはソマトスタチンです。ソマトスタチンは膵臓のD(デルタ δ)細胞から分泌されます(**図9-2**)。それゆえ、正解は4です。

ガストリンは胃の幽門付近のG細胞から分泌されます。カルシトニンは甲状腺の傍濾胞細胞から分泌されます。アルドステロンは副腎皮質から分泌されます。

▶**問題52**　Aさん(37歳、女性)は、月経異常で病院を受診し、糖尿病 *diabetes mellitus* および高血圧症 *hypertension* と診断された。また、満月様顔貌や中心性肥満の身体所見がみられたため検査が行われ、ホルモン分泌異常と診断された。

原因となるホルモンを分泌している臓器はどれか。　(第105回)

1．副甲状腺　　2．甲状腺
3．副腎　　4．卵巣

解答　3

解説　糖尿病および高血圧症の症状、満月様顔貌や中心性肥満の身体所見がみられた。これらの症状および身体初見は糖質コルチコイド過剰の病態(クッシング症候群)に見られます。糖質コルチコイドは副腎皮質で産生・分泌されます。それゆえ正解は3です。

▶**問題53**　ホルモンとその組み合わせで正しいのはどれか。　(第104回)

1．バソプレシン――――利尿の促進
2．オキシトシン――――乳汁産生の促進
3．テストステロン―――タンパク合成の促進
4．アルドステロン―――ナトリウムイオン排泄の促進

解答　3

解説　バソプレシンは下垂体後葉から分泌され、腎臓の集合管での水の再吸収を促進するので、抗利尿作用を及ぼします。オキシトシンは下垂体後葉から分泌され、乳腺の筋上皮細胞を収縮させて射乳を起こさせます。乳汁産生の促進は下垂体前葉から分泌されるプロラクチンの働きです。テストステロンは精巣から分泌される男性ホルモンでタンパク合成を促進します。

アルドステロンはアンギオテンシンⅡの作用で副腎皮質から分泌される電解質コルチコイドで腎臓の集合管に作用してナトリウムと水の再吸収を促進します。それゆえ、正解は3です。

▶**問題54**　Aさん(39歳、男性、会社員)は、最近口渇が強く、飲水量が増えた。毎日5L以上の水のような薄い排尿があり、夜間に何回も排尿に起きるようになったため病院を受診しホルモン分泌異常を指摘された。

原因と考えられるホルモンが分泌される部位はどれか。　(第104回)

1．視床下部　　2．下垂体後葉
3．甲状腺　　4．副腎皮質

解答　2

解説　健康なヒトの場合、下垂体後葉から抗利尿ホルモン(バソプレシン)が分泌されます。バソプレシンは腎臓の集合管(の細胞)に作用して水の再吸収を促進します。その結果、通常ヒトは1日に1L～1.5Lの尿を排泄します。しかしバソプレシンの分泌が低下あるいはほとんど分泌されないと集合管での水の再吸収がないので、多量の尿(2L以上)が排泄されます。この病気を尿崩症といいます。Aさんは「毎日5Lもの排尿が起きている」のでバソプレシン分泌の低下または欠乏が原因と考えられ、それゆえ、正解は2です。

▶**問題55**　低体温が起こるのはどれか。(第104回)

1．尿崩症

2．褐色細胞腫
3．甲状腺機能低下症
4．Cushing〈クッシング〉症候群

解答　3

解説　甲状腺機能が低下すると、基礎代謝率(基礎代謝量)が低下して体温が下がります。それゆえ、正解は3です。

尿崩症は抗利尿ホルモンの分泌低下または欠乏が原因です。褐色細胞腫は副腎髄質ホルモン(アドレナリンやノルアドレナリン)の過剰分泌を起こし、それらによって頻脈や高血圧が出現します。Cushing〈クッシング〉症候群は副腎皮質の糖質コルチコイドの分泌過剰あるいは治療による過剰投与によって起きます。四肢の筋のタンパク質分解が進み、手足が細くなる一方、脂肪が体幹部に蓄積し、満月様顔貌を呈するのが特徴です。

▶問題56　ホルモンとその産生部位の組み合わせで正しいのはどれか。　(第104回)

1．エリスロポエチン―――膵臓
2．アドレナリン――――副腎皮質
3．成長ホルモン――――視床下部
4．レニン――――――――腎臓

解答　4

解説　エリスロポエチンは腎動脈を流れる動脈血の酸素分圧が低下すると、腎臓はエリスロポエチンを分泌します。エリスロポエチンは造血部位である骨髄に作用して赤血球の元の細胞、赤芽球の産生を増加させます。アドレナリンは交感神経が優位になると、副腎髄質は交感神経節前線維から神経インパルスを受けて、血中に分泌されるホルモンです。アドレナリンは副腎髄質から分泌されるカテコールアミン(アドレナリンとノルアドレナリン)の1つで、血糖値を上げ、さらに心拍数と心収縮を増加させて血圧を上げます。成長ホルモンは下垂体前葉から分泌されます。成長ホルモンは肝臓から分泌されるIGF-I(インスリン様成長因子-I)と協働して成長期には骨や筋肉の発育を促します。レニンは出血や低血圧などの刺激で腎臓から分泌されます。レニンはレニン-アンギオテンシン-アルドステロン系というシステムを介して下がった血圧を上げる働きをします。それゆえ、正解は4です。

▶問題57　下垂体ホルモンの分泌低下により生じるのはどれか。2つ選べ。　(第104回)

1．性早熟症
2．低身長症
3．先端巨大症
4．Sheehan〈シーハン〉症候群
5．Cushing〈クッシング〉症候群

解答　2、4

解説　下垂体前葉からの成長ホルモンの分泌低下あるいは欠乏が起こると、**低身長症**を引き起こします。また、**Sheehan〈シーハン〉症候群**は下垂体の壊死による下垂体機能低下を特徴とする疾患です。その結果、下垂体ホルモンの分泌低下が生じます。それゆえ、2と4は正解です。

性早熟症(思春期早発症ともいう)は、通常よりも早い時期・年齢に思春期が発来し、二次性徴が出現してしまう疾患です。これは下垂体ホルモンの早期の分泌亢進によるものと考えられています。先端巨大症は成人以降に成長ホルモンの分泌過剰によって起こる疾患です。Cushing〈クッシング〉症候群は副腎皮質刺激ホルモンが下垂体前葉から過剰分泌された結果、副腎皮質から糖質コルチコイドが過剰に分泌されたことで起こる症候群です。いずれも下垂体ホルモンの分泌低下ではありません。

▶問題58　閉経前と比べて閉経後に低下するホルモンはどれか。　(第103回)

1．卵胞(らんほう)ホルモン
2．黄体(おうたい)形成ホルモン〈LH〉
3．卵胞刺激ホルモン〈FSH〉
4．副腎皮質刺激ホルモン〈ACTH〉

解答　1

解説　閉経とは卵巣の機能低下により性周期がなくなり、月経がない状態が続くことです。

閉経(月経周期の停止)は、平均50.5歳で起きます。性周期は、ヒトでは平均28日で、卵胞が成熟して排卵が起こり、受精が起こらなければ、**月経**(子宮内膜が剥がれ落ちて出血が起こること)が起こります。閉経の主な原因は、卵巣の原始卵胞がなくなることと考えられています。原始卵胞がなければ、下垂体前葉からいくら性腺刺激ホルモン(**卵胞刺激ホルモン**と**黄体形成ホルモン**)が分泌されても卵胞の成熟は起こりません。当然排卵は起こりません。原始卵胞が成熟しないと、**卵胞ホルモン(エストロゲン)**が産生されません。卵胞ホルモンは主に成熟中の卵胞の顆粒膜細胞でつくられます。また、卵胞がなければ当然排卵も起こらないので、黄体もできず黄体ホルモン(プロゲステロン)も分泌されません。それゆえ、正解は1です。

▶問題59　血圧を上げる作用をもつのはどれか。2つ選べ。 (第103回)

1．レニン　　2．インスリン
3．カルシトニン　　4．ソマトスタチン
5．ノルアドレナリン

解答　1、5

解説　血圧を上げる働きの物質としてレニン-アンジオテンシン(アンギオテンシン)-アルドステロン系のレニンやカテコールアミン(アドレナリンやノルアドレナリン)やトロンボキサンA$_2$やエンドセリンなどがあります。それゆえ、正解は1、5です。

● **レニン-アンジオテンシン-アルドステロン系**

レニンは腎臓の**傍糸球体細胞(顆粒細胞**ともいう)から分泌される物質で、腎臓を流れる動脈の血圧低下や、出血や細動脈の収縮などにより血流量減少が刺激となって血中に放出され、すでに血中に存在するアンジオテンシノゲンをアンジオテンシンⅠに変換します。アンジオテンシンⅠは、肺へ流れて行って肺毛細血管内腔に存在するアンジオテンシン変換酵素(ACE)によってアンジオテンシンⅡに変換されます。アンジオテンシンⅡは2つの働きをします。

すなわち、①全身の血管を収縮させて血圧を上昇させます。また、②副腎皮質に作用してアルドステロンを分泌させます。血中に分泌されたアルドステロンは、腎臓に作用してNa^+の再吸収とそれに伴う水の再吸収を促進します。その結果、循環血液量が増えて、血圧が上昇します。①と②の働きによって正常より下がった血圧が上がって正常になります。するとレニンの分泌は止まります(**図9-10**)。

● **カテコールアミン(アドレナリンとノルアドレナリン)の作用**

交感神経系が興奮すると、交感神経の節前線維は副腎髄質に接続しているので、副腎髄質からアドレナリンとノルアドレナリンが、分泌さ

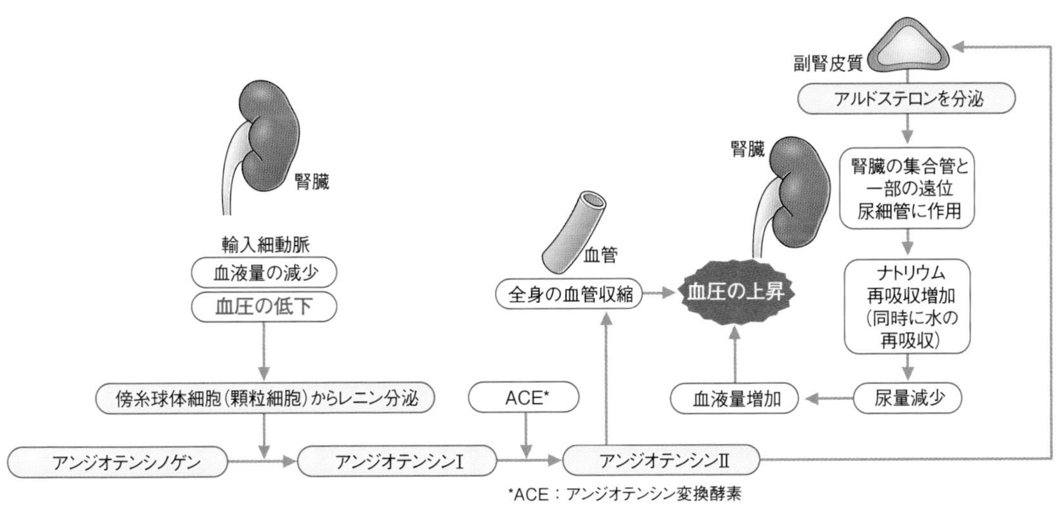

図9-10　血圧調節

9 内分泌系

れ、全身の血管(平滑筋)を収縮させ、さらに心臓の働きを強め、その結果血圧が上昇します。また、腎臓を支配する交感神経(ノルアドレナリン性)が刺激されると、レニンの分泌が亢進します。その結果、Na^+の再吸収量の増加、循環血液量の増加により、血圧が上がります。

● **トロンボキサンA_2**

トロンボキサンA_2は、血管が損傷して血小板が壊れると、血小板から放出される物質で、血管の平滑筋に作用で血管を攣縮(れんしゅく)させます。その結果、血圧が上がります。

● **エンドセリン**

エンドセリンは、血管内皮細胞が産生・分泌し、健常者の生理的条件では機能が不明ですが、疾患の際には高濃度に存在し、血管平滑筋を収縮させて血圧上昇を起こします。いままで知られた血管収縮物質のなかで、最も強力で持続的収縮作用をもつことが明らかになっています。

*

インスリンは食後に膵臓から分泌されるホルモンで、血糖値が上昇したときに分泌されます。主に肝臓、骨格筋や脂肪組織の細胞に作用してそれらの細胞のグルコース取り込みを促進します。その結果、血糖値が正常に戻ります。

カルシトニンは、甲状腺の傍濾胞(ぼうろほう)細胞から分泌されるホルモンで、血漿Ca^{2+}濃度が正常より高くなったとき、甲状腺から分泌され、血漿Ca^{2+}濃度を下げます。カルシトニンは、骨の破骨細胞の働きを抑制することで血漿Ca^{2+}濃度を下げます。ソマトスタチンは、膵臓のD(δ(デルタ))細胞から分泌されるホルモンで、同じ膵臓内のランゲルハンス島のインスリン分泌細胞やグルカゴン分泌細胞の働きを調節します。さらに視床下部からも分泌されますが、ここから分泌されたソマトスタチンは、下垂体前葉の成長ホルモン分泌細胞に作用して成長ホルモンの分泌を抑制します。

▶**問題60** 思春期に分泌が増加するホルモンはどれか。 (第103回)

1．グルカゴン　2．オキシトシン
3．カルシトニン　4．アンドロゲン

解答 4

解説 思春期(ふつうは12～17歳ごろで、小児期から性成熟期への移行期)には女性では月経が始まるように、男性は男性化が始まり、男性ホルモンの分泌が増加します。つまり思春期とは男女の性的特徴(二次性徴)が出現し始め、完成する期間です。アンドロゲンは、男性ホルモンの英語での呼び名です。男性ホルモンには、副腎皮質から分泌されるデヒドロエピアンドロステロン(DHEA)と精巣から分泌されるテストステロンがあります。テストステロンは思春期から分泌が盛んになります。グルカゴンは血糖を上げる働きの膵臓のA(α)細胞から分泌されるホルモンです。オキシトシンは、視床下部で合成され、下垂体後葉から分泌されるホルモンで、分娩の際や乳幼児による母親の乳腺の吸引刺激の際に血中に分泌され、オキシトシン受容体が存在する平滑筋をもつ子宮や乳腺の筋上皮細胞を収縮させます。それらの結果、それぞれ、分娩促進や射乳(図9-8参照)が起こります。カルシトニンは、甲状腺の傍濾胞細胞から分泌される血漿Ca^{2+}濃度を下げるホルモンです。

▶**問題61** Aさん(57歳、男性)は、肺癌で放射線治療後、放射線肺炎を発症し、1か月半前から副腎皮質ステロイドにより治療中である。2日前から38℃の発熱と頭痛が出現し、検査の結果、前頭葉に膿瘍が認められた。現在のAさんの血液検査データは、白血球12,000/μL、空腹時血糖101mg/dL、HbA1c5.9%、CRP4.6mg/dLである。

腫瘍の発症に関与した副腎皮質ステロイドの副作用はどれか。 (第103回)

1．糖尿病　2．易感染
3．高血圧症　4．創傷治癒遷延

解答 2

解説 Aさんは、白血球が基準値(3,500～9,000/μL)より高く、平熱より高い38℃の熱が出ているため、感染あるいは炎症が起こっていると考えられます。一般に副腎皮質ステロイドとは糖質コルチコイド(コルチゾール)のことです。副腎ステロイドには**抗炎症作用**があります。すなわち、副腎皮質ステロイドは免疫や炎症に関係するリンパ球の働きを抑制します。それゆえ、副腎皮質ステロイドの副作用として易感染(感染しやすくなること)になることがあります。前頭葉にできた膿瘍は、副腎皮質ステロイドの副作用として感染あるいは炎症が起こった結果と考えられます。

HbA1cは糖尿病の指標で、基準値は4.7〜6.2%です。AさんのHbA1cの値は5.9%なので基準値内です。

CRP(C-reactive protein)は、肺炎球菌のC多糖体と免疫反応を示すタンパク質のことで、0.3mg/dL以下が基準値です。この値が基準値より高くなると何らかの炎症が示唆されます。Aさんは4.6mg/dLと高いので炎症が起こっていると考えられます。以上より副腎皮質ステロイドの治療により**易感染**になり、感染・炎症が起こっていると推察されます。それゆえ、正解は2です。

▶問題62　血中カルシウム濃度を上昇させるホルモンを分泌する器官はどれか。　(第102回)

1．副甲状腺　　2．甲状腺(こうじょうせん)
3．下垂体(かすいたい)　　4．副腎

解答　1

解説　血中Ca^{2+}濃度を上昇させるホルモンは、副甲状腺から分泌される**副甲状腺ホルモン**(パラソルモン)と、腎臓から分泌される**活性型ビタミンD_3**です。一方、血中Ca^{2+}濃度を下げるホルモンは、甲状腺の傍濾胞細胞から分泌されるカルシトニンです。それゆえ、正解は1です。

▶問題63　抗利尿ホルモン〈ADH〉について正しいのはどれか。　(第101回)

1．尿細管における水分の再吸収を抑制する。
2．血漿浸透圧によって分泌が調節される。
3．飲酒によって分泌が増加する。

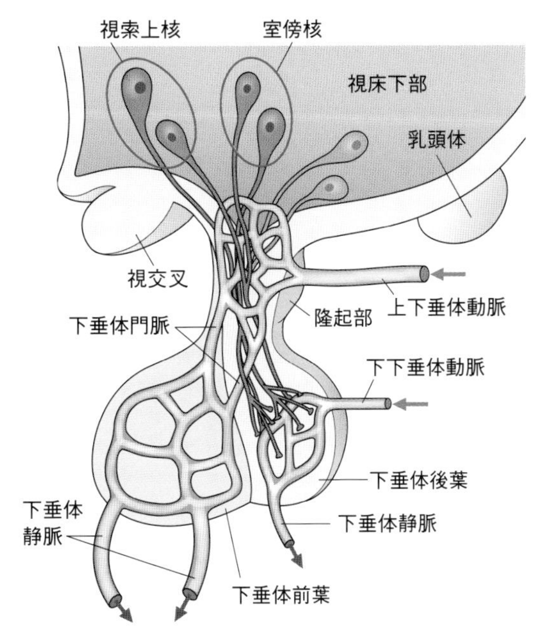

図9-11　下垂体の構造

4．下垂体前葉から分泌される。

解答　2

解説　抗利尿(こうりにょう)ホルモンは、バソプレシン、ADH(anti-diuretic hormone)ともよばれます。抗利尿ホルモンはペプチドホルモンで、視床下部の**室傍核**(しつぼうかく)と**視索上核**(しさくじょうかく)の神経細胞で合成され、**下垂体後葉**から分泌されます。ここの解剖学的構造(形態)は重要なので**図9-11**で確認してください。視床下部(ししょうかぶ)を流れる血漿浸透圧の上昇や血液量の減少を感知して下垂体後葉から抗利尿ホルモンは血中へ分泌されます。分泌された抗利尿ホルモンは、主に腎臓の集合管の細胞や一部の遠位尿細管に作用して水の再吸収を促進します。飲酒によって抗利尿ホルモンの分泌は抑制されます。それゆえ、正解は2です。

▶問題64　AはBの分泌を刺激するホルモンであると仮定する。ネガティブ・フィードバック機構を表わすのはどれか。　(第101回)

1．Bの増加によってAの分泌が増加する。
2．Bの増加によってAの分泌が減少する。
3．Bの減少によってAの分泌が減少する。
4．Bの変化はAの分泌に影響を及ぼさない。

解答　2

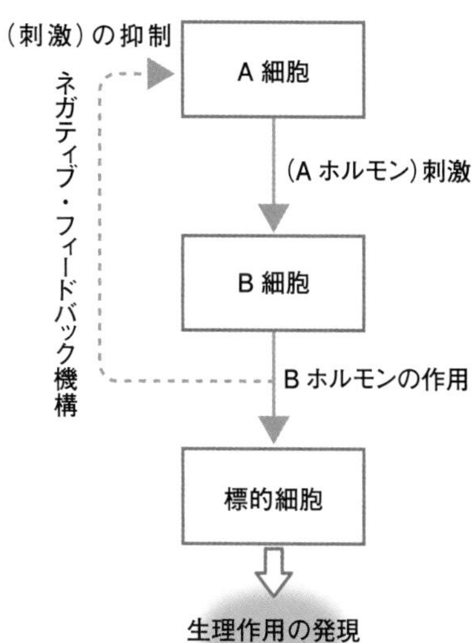

図9-12　ネガティブ・フィードバック機構

解説　ネガティブフィードバック機構とはAはBの分泌を刺激するホルモンであると仮定すると、Aホルモンの刺激(＝Bホルモンの分泌命令)によってBホルモンの分泌量が増加し、その増加したBホルモンが血液を介してAホルモンの分泌を抑制する機構(＝しくみ)のことです(図9-12)。

▶問題65　ホルモンと産生部位の組み合わせで正しいのはどれか。　(第101回)

1．エリスロポエチン――腎臓
2．アドレナリン――――副腎皮質
3．成長ホルモン――――視床下部
4．レニン――――――――膵臓

解答　1

解説　エリスロポエチンは、腎臓が腎動脈の血液の酸素分圧の低下を感知して腎臓の尿細管の間質細胞から分泌されるホルモンです。副腎髄質には、交感神経の節前線維が接続しているので、交感神経系の興奮によって副腎髄質からアドレナリンやノルアドレナリンが分泌されます。成長ホルモンは、血糖値が低下したときやストレスや睡眠中に下垂体前葉から分泌されるホルモンです。レニンは、腎臓から血圧低下や血流低下のときに分泌される酵素でホルモンです。

▶問題66　ホルモンとその作用の組み合わせで正しいのはどれか。　(第100回)

1．成長ホルモン――――血糖値の上昇
2．バソプレシン――――尿量の増加
3．コルチゾール――――血中カリウム値の上昇
4．アンジオテンシンⅡ――血管の拡張

解答　1

解説　成長ホルモンの働きは成長期では、身体の成長が主です。成人になってからは分泌量は減少しますが、分泌されていて血糖値を上げる働きなどしています。バソプレシン(抗利尿ホルモン)は、血液の浸透圧が上昇したときに下垂体後葉から分泌されます。合成は視床下部です。分泌されると、腎臓の集合管の細胞に主に作用して水の再吸収量を増やします。それゆえ、尿量は減少します。コルチゾール(コルチゾルともいう)は、副腎皮質から分泌される糖質コルチコイドです。糖新生を引き起こし、その結果、血糖値を上昇させます。加えて抗炎症作用があります。アンジオテンシンⅡは、血管平滑筋に作用して血管収縮を起こさせます。その結果、血圧上昇が起きます。また、アンジオテンシンⅡは副腎皮質に作用してアルドステロンを分泌させて、腎臓の集合管でのNa^+と水の再吸収を促進して、血圧を上昇させます。

▶問題67　卵巣から分泌されるホルモンはどれか。2つ選べ。　(第99回)

1．エストロゲン
2．プロラクチン
3．プロゲステロン
4．黄体(おうたい)化ホルモン〈LH〉
5．卵胞(らんほう)刺激ホルモン〈FSH〉

解答　1、3

解説　卵巣から分泌されるホルモンは、性周期によって変わります。排卵前は卵胞からエストロゲンが、排卵後は黄体からプロゲステロンとエストロゲンが分泌されます。プロラクチン

は下垂体前葉から分泌される乳汁産生を促すホルモンです。黄体化ホルモン＜LH＞は黄体形成ホルモンといわれ、妊娠可能な女性では排卵を起こさせ、黄体を維持する働きがあります。黄体化ホルモン＜LH＞は成人男性では、精巣のライディッヒ細胞に作用してテストステロンの分泌を促進します。卵胞刺激ホルモン＜FSH＞は卵胞の成熟を促すホルモンです。それゆえ、正解は1と3です。

▶問題68　状態とそれによって分泌が促進されるホルモンの組み合わせで正しいのはどれか。

（第99回）

1. 血糖値上昇――――――――成長ホルモン
2. 血清カルシウム値低下――カルシトニン
3. ヨード摂取過剰―――――甲状腺ホルモン
4. ナトリウム摂取不足―――アルドステロン

解答　4

解説　血糖値上昇は血糖値を下げるインスリンの分泌を促します。血清カルシウム値低下は血清カルシウム値上昇を促すPTH（パラソルモン）や活性型ビタミンD_3の分泌を促します。ヨードは甲状腺ホルモンの材料ですが、摂取過剰すると、甲状腺内のヨード有機化が抑制され、甲状腺ホルモン合成が低下します（Wiff-Chaikoff効果）。しかしこの現象が長く続くことはなく、エスケープとよばれる適応現象のため甲状腺機能低下症にはならないといわれています（引用元：www.ryudai2nai.com/doc/jim2011_12_25.pdf）。ナトリウム摂取不足は、まず低ナトリウム血漿で血漿浸透圧が下がります。その結果、抗利尿ホルモンの分泌が低下します。抗利尿ホルモンの分泌低下は腎臓に流れ込む動脈の血圧を下げます。その結果、レニン-アンジオテンシン-アルドステロン系が動きだします（**図9-10**）。レニンが腎臓から分泌され、血漿中のアンジオテンシノゲンがレニンによってアンジオテンシンⅠに変換されます。アンジオテンシンⅠは肺の毛細血管を流れる間、その管腔内あるアンジオテンシン変換酵素（ACE）によってアンジオテンシンⅡに変換されます。生じたアンジオテンシンⅡは、全身の血管を収縮させ、加えて副腎皮質からアルドステロンを分泌させます。アルドステロンは腎臓の集合管でのナトリウムと水の再吸収を促進し、循環血液量が増え、血圧は正常になります。以上より正解は4です。

▶問題69　脂肪の合成を促進するのはどれか。

（第98回）

1. インスリン
2. グルカゴン
3. アドレナリン
4. テストステロン

解答　1

解説　血糖値の調節に関与するホルモンのうち、唯一血糖値を下げるホルモンであるインスリンは、脂肪組織の細胞でグルコースの取り込みを盛んにし、さらに取り込まれたグルコースを用いて脂肪の合成を促進します。

10 筋骨格系

▶**問題1**　全身の骨の数に最も近いのはどれか。

1．120個　　2．150個
3．200個　　4．250個

解答　3

解説　ヒトの骨格は206個の骨で構成されています。

▶**問題2**　大腿四頭筋を構成する筋でないのはどれか。

1．大腿直筋　　2．外側広筋
3．縫工筋（ほうこう）　　4．内側広筋

解答　3

解説　**大腿四頭筋**は、**大腿直筋**、**中間広筋**、**外側広筋**、**内側広筋**からなります。大腿四頭筋の収縮は、膝を伸展させます。膝関節の伸展のときに働く筋群です。縫工筋は膝関節を屈曲させる筋です。

▶**問題3**　大腿部の筋でないのはどれか。

1．長内転筋　　2．縫工筋
3．半腱様筋（はんけんよう）　　4．腓腹筋（ひふく）

解答　4

解説　**腓腹筋**は下腿の筋です。大腿部には膝を伸展させる**大腿四頭筋**、それに膝を屈曲させる筋として**大腿二頭筋**、**半膜様筋**、**半腱様筋**、**縫工筋**、それに**膝窩筋**（しっか）があります。

▶**問題4**　素足で歩いていて右足でガラスの破片を踏んで、反射的に右足を引っ込めた。収縮している筋はどれか。2つ選べ。

1．右大腿四頭筋　　2．右大腿二頭筋
3．左大腿四頭筋　　4．左大腿二頭筋

解答　2、3

解説　素足で歩いていて右足でガラスの破片を踏むと、ガラスの破片を踏んだ右足の屈曲反射と左足の交叉性伸展反射が起きます。この現象が起こす原因となる筋を考えると答えは割と理解できますが、その仕組みは以下のように難解です（**図10-1**）。

右足の屈曲反射に関して：ガラスの破片による痛み刺激に反応して、足は即座に引っ込められます。このような反射は屈曲反射（屈筋反射とも）または逃避反射とよばれます。ガラスの破片を踏みつけると、痛みを感じる一次感覚ニューロンの受容器が刺激され、この感覚ニューロンに活動電位（神経インパルス）が発生します。一次感覚ニューロン（細胞体は脊髄神経節にあります）は脊髄内（**A**）で複数の神経線維に別れ、1つは神経インパルスの痛覚情報は後角で二次ニューロンに伝えられ、続いて視床で3次ニューロンを介して脳の頭頂葉にある一次体性感覚野に伝えます（この経路、脊髄視床路は省略してあります）。一方、一次感覚ニューロンの枝分かれした別の神経線維は複数の介在ニューロン（**A**）を興奮させます。それら介在ニューロンは脊髄の数髄節にわたって軸索を出し、同側の屈筋（大腿二頭筋）を支配する運動ニューロンを興奮させます（**B**）。介在ニューロンから神経インパルスを受けた運動ニューロン（**B1**、**B2**、**B3**）は神経終末からアセチルコリンを放出し、大腿の屈筋を収縮させて下肢が引っ込められます。つまり右大腿の屈筋の収縮によってガラスの破片から下肢を遠ざけられます（図の左下）。また、この際に脊髄の介在ニューロンは同側の大腿四頭筋（伸筋）に収縮しないように抑制命令を出します（回路省略）。

左足の交叉性伸展反射に関して：ガラスの破片を踏んだ足が屈曲すると、身体の重心が片方の足に移るためにバランスが崩れるのを防ぐために、左足が伸展するのが交叉性伸展反射です（図の右側の神経回路）。その機構は以下のとおりです。右足でガラスの破片を踏むと、その痛覚を伝える一次感覚ニューロンがシナプスをつくる介在ニューロンに神経インパルスを送ります（**A**）。続いて介在ニューロンは数髄節に及ぶ脊髄の左足の伸筋（大腿四頭筋）を支配する運動

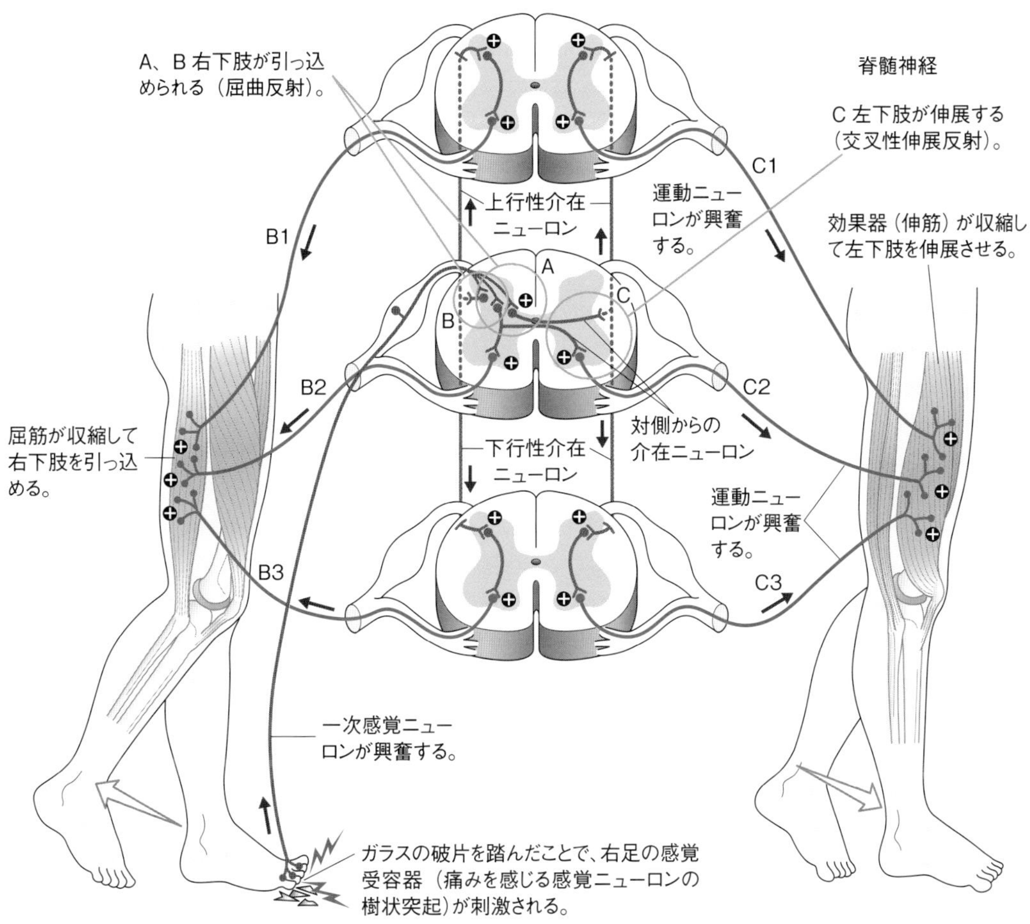
A、B 右下肢が引っ込められる（屈曲反射）。
脊髄神経
C 左下肢が伸展する（交叉性伸展反射）。
C1
運動ニューロンが興奮する。
上行性介在ニューロン
B1
効果器（伸筋）が収縮して左下肢を伸展させる。
A
B
C
B2
C2
対側からの介在ニューロン
屈筋が収縮して右下肢を引っ込める。
下行性介在ニューロン
運動ニューロンが興奮する。
B3
C3
一次感覚ニューロンが興奮する。
ガラスの破片を踏んだことで、右足の感覚受容器（痛みを感じる感覚ニューロンの樹状突起）が刺激される。

図10-1　屈曲反射と交叉性伸展反射の仕組み

（桑木共之、黒澤美枝子、髙橋研一、細谷安彦編訳：トートラ人体の構造と機能、第５版、p.489、丸善出版、2019より改変）

ニューロン(C1、C2、C3)に神経インパルスを送ります(C)。その結果、左側の大腿四頭筋は収縮し、左足は伸展します。その結果、ガラスの破片を踏んでいない左足が体重を支えます(図の左)。このとき左足の大腿二頭筋には介在ニューロンから屈筋を支配する運動ニューロンに収縮を抑制するインパルスが送られます(回路省略)。この**図10-1**は運動の反射回路を強調しています。

▶問題5　咀嚼筋でないのはどれか。

1．咬筋　　2．後頭筋

3．外側翼突筋　　4．内側翼突筋

解答　2

解説　咀嚼筋は、**咬筋**、**側頭筋**、**外側翼突筋**、**内側翼突筋**からなります(**図10-2**)。

▶問題6　股関節を屈曲させる筋はどれか。2つ選べ。

1．大腰筋　　2．腹直筋

3．大腿四頭筋　　4．腸骨筋

解答　1、4

解説　股関節を屈曲させる筋は**腸腰筋**とよばれ、**腸骨筋**、**大腰筋**、**小腰筋**から構成されています(**図10-3**)。それゆえ、正解は1、4です。

▶問題7　筋線維の収縮の開始に必要なアクチン線維とミオシン線維の結合が起こるために筋小胞体から放出される分子はどれか。

1．ATP　　2．カルシウム

3．トロポニン　　4．アセチルコリン

5．アドレナリン

解答　2

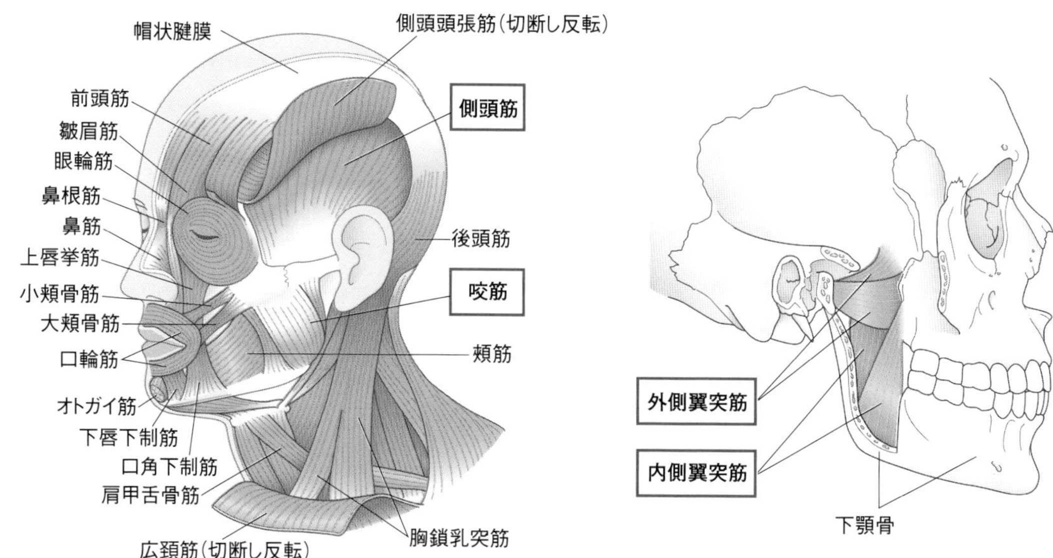

図10-2　咀嚼筋の構造

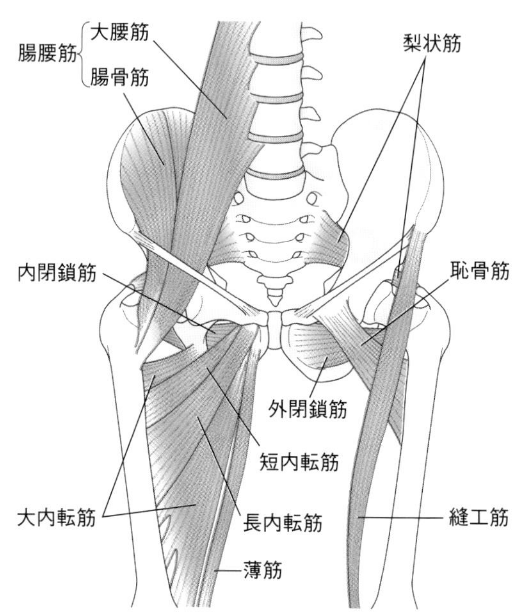

図10-3　腸腰筋の構造

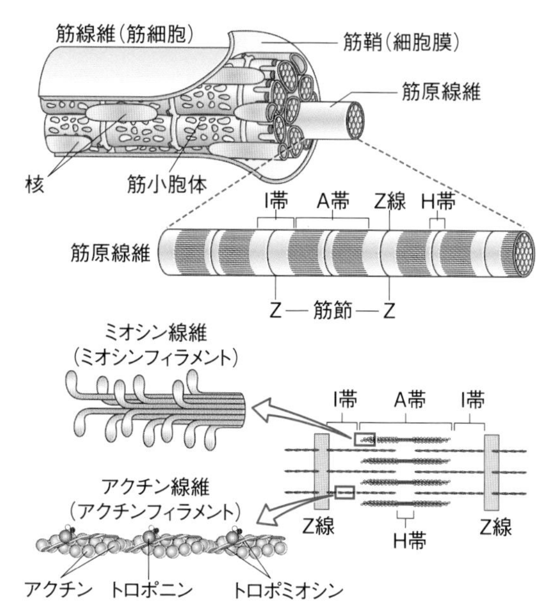

図10-4　筋原線維の構造

解説　筋線維には筋原線維がぎっしり詰まっています(**図10-4**)。筋原線維は**アクチン線維**(アクチンフィラメント)と**ミオシン線維**(ミオシンフィラメント)からなります。さらにアクチン線維は、**アクチン**と**トロポミオシン**それに**トロポニン**という分子からなっています。筋線維に筋活動電位が発生してT管(横行小管ともいう)を伝わってきた電位変化によって筋小胞体からカルシウム(Ca^{2+})が細胞質に放出されます。放出されたCa^{2+}は細胞質の筋原線維を構成するトロポニンに結合して初めてアクチン線維とミオシン線維の結合が可能になります。それゆえ、正解は2です。

▶問題8　**脊髄で下位運動ニューロンの細胞体がある場所はどれか。**

1．前角　　2．後角
3．側角　　4．前索

5．後索

解答 1

解説 脊髄の灰白質は、腹側から**前角**、**側角**、**後角**と分けられますが、前角に上肢や下肢の骨格筋に接続する運動ニューロンの細胞体があります。また、側角には自律神経の細胞体があります。さらに後角には感覚神経の細胞体があります(**図7-1**参照)。

▶問題9　下図は骨格筋の神経筋接合部の図です。図中の括弧(A)内に入る語句はどれか。

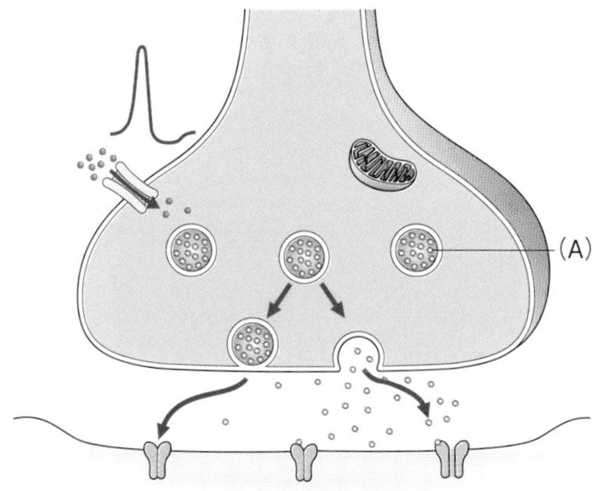

1．アドレナリン
2．ノルアドレナリン
3．γ-アミノ酪酸(GABA)
4．ドーパミン(ドパミン)
5．アセチルコリン

解答 5

解説 神経筋接合部における神経伝達物質は**アセチルコリン**です。神経筋接合部では運動神経より活動電位が神経終末に到達すると、電位依存性Ca^{2+}チャネルが開いて、その結果、シナプス小胞がシナプス前膜に融合してシナプス小胞中のアセチルコリンがシナプス間隙(かんげき)に放出されます(**図7-12**参照)。放出されたアセチルコリンはシナプス後膜のアセチルコリン受容体に結合します。**アセチルコリン受容体**はアセチルコリンの結合によってナトリウム(Na^+)を通し、終板電位が発生します。シナプス後細胞が筋線維の場合、ここで発生する電位を終板電位といいます。終板電位がシナプス近傍に存在する**電位依存性Na^+チャネル**を開口させた結果、筋活動電位が発生します。

▶問題10　筋について誤っているのはどれか。

1．運動ニューロンへの命令は運動野から始まる。
2．骨格筋は随意筋である。
3．平滑筋は不随意筋である。
4．平滑筋と骨格筋の筋線維は単核である。
5．骨格筋と心筋には横紋がある。

解答 4

解説 骨格筋の筋線維は、筋芽(きんが)細胞が多数融合した細胞なので**多核**です。筋には、心筋、骨格筋、平滑筋があります。それらの特徴は**表10-1**のとおりです。

▶問題11　骨格筋線維の型について誤っているのはどれか。

1．外眼筋にはタイプⅡb線維が多く含まれている。
2．タイプⅡb線維はタイプⅠ線維より毛細血管が発達していない。
3．タイプⅡb線維はミトコンドリアを多く含んでいる。
4．タイプⅠ線維は持久的な運動トレーニングを続けると、肥大する。
5．マグロの筋はヒラメの筋よりミオグロビンが多く含む。

解答 3

解説 骨格筋のタイプⅠ線維は、**遅筋**あるい

表10-1　筋の分類と特性

	平滑筋	心筋	骨格筋
核	単核	単核	多核
ギャップジャンクション	あり*	あり	なし
活動電位の発生時間	数10ミリ秒	200～300ミリ秒	10ミリ秒以内
疲労	起こりにくい	起こりにくい	起こりやすい

*平滑筋には単ユニット平滑筋と多ユニット平滑筋があり、ギャップ結合をもつのは単ユニット平滑筋のみです。

はST線維ともいわれます。この筋線維の特徴は、ミトコンドリアの働きと強く関係します。つまり、ミトコンドリアに富み、ミトコンドリアで利用する酸素を供給するためにこの線維への毛細血管は発達しています。さらにこの筋線維はミオグロビンを多く含みます。ミオグロビンはミトコンドリアで利用する酸素をしっかり確保します。それゆえ、大量のエネルギーを効率よく産生するので、筋線維が、疲れにくい性質があります。一方、タイプⅡb線維は、速筋あるいはFT線維ともいわれます。ミトコンドリアは少なく、嫌気性(けんきせい)解糖(ブドウ糖から乳酸へ分解)によって得られるATPを主に利用して筋線維が収縮します。嫌気性解糖は、速いATP産生を可能にしていますが、ブドウ糖が枯渇しやすいので、持続的な運動には適しません。それゆえ、疲れやすい筋線維です。タイプⅡaは、中間型の特徴をもつ筋線維で、FTb線維ともいわれます。**表10-2**に3つのタイプの特徴を表にしているので確認してください。以上より正解は3です。

▶問題12　タンパク質同化作用のあるホルモンはどれか。

1．女性ホルモン　　2．男性ホルモン
3．アルドステロン　　4．カルシトニン
5．ANP

解答　2

解説　タンパク質同化作用とは、アミノ酸からタンパク質を合成することをいいます。タンパク質合成を盛んにするホルモンは男性ホルモンです。男性ホルモンは、主に2種(テストステロン、デヒドロエピアンドロステロン)あり、最も強力なものは、男性の精巣(せいそう)から分泌されるテストステロンです。次に強い作用をもつ男性ホルモンは副腎皮質から分泌されるデヒドロエピアンドロステロン(DHEA)です。

▶問題13　骨からカルシウムを血液中に放出させる細胞はどれか。

1．好中球　　2．骨芽(こつが)細胞
3．破骨(はこつ)細胞　　4．血管内皮細胞
5．赤血球

解答　3

解説　骨に破骨細胞と骨細胞それに骨細胞の前駆細胞である骨芽細胞が常在します。破骨細胞は、副甲状腺ホルモンの働きで活発化して酸を分泌して骨を溶かします。その結果、血中にCa^{2+}が放出されます。

▶問題14　筋について誤っているのはどれか。

1．心筋にはギャップ結合が存在する。
2．虹彩(こうさい)の筋は平滑筋からなる。
3．心臓の洞房結節の筋は特殊心筋からなる。
4．心筋の活動電位は200msほど続く。
5．心筋は強縮(きょうしゅく)を生じる。

解答　5

解説　筋は3種類あり、骨格筋、平滑筋それに心筋です。心筋は収縮・弛緩して血液を全身や肺に送り出しています。強縮という収縮したままの状態が続いたら血流が止まり、動脈血圧が0mmHgになってしまいます。圧が0mmHgだと血液がうまくスムーズに送れません。それゆえ、健康な心拍動では強縮は起こりません。3種類の筋の特性は**表10-1**を参照してください。

表10-2　骨格筋線維のサブタイプ

	収縮が遅い酸化型筋線維	収縮が速く酸化・解糖型筋線維	収縮が速い解糖型筋線維
別名	ST(slow twitch)　タイプⅠ	FTa(fast twitch)　タイプⅡa	FTb(fast twitch)　タイプⅡb
筋線維の大きさ	最も小さい	中ぐらい	最も大きい
ミトコンドリア量	多い	多い	少ない
ミオグロビン量	多い	多い	少ない
毛細血管の数	多い	多い	少ない
色	赤	赤ピンク	白
ATP産生能	高い	中ぐらい	低い
疲労性	疲労しにくい	中ぐらい	疲労しやすい
存在する部位	姿勢を維持する筋	大腿部の筋	外眼筋や手指の筋

▶問題15　平滑筋について誤っているのはどれか。

1．細胞核は1つである。
2．収縮速度は骨格筋より速い。
3．子宮の壁を構成している。
4．血管平滑筋はノルアドレナリンによって収縮する。
5．平滑筋の筋線維はトロポニンの代わりにカルモジュリンをもっている。

解答　2

解説　平滑筋の活動電位の発生時間は、心筋の次に長く、50ミリ秒ほどで、収縮速度は骨格筋より遅いです。心筋の活動電位の発生時間は約300ミリ秒です（**表10-1**）。平滑筋には、心筋や骨格筋のように明瞭な横紋（おうもん）構造がなく、疲労しにくいのが特徴な筋です。また、平滑筋の活動を支配している神経は、自律神経です。

▶問題16　Ⅰa感覚神経が支配しているのはどれか。

1．筋紡錘（きんぼうすい）
2．腱器官
3．骨髄
4．膝蓋腱

解答　1

解説　Ⅰa感覚神経は、骨格筋の筋紡錘内の錘内筋線維に接続して筋線維が伸ばされると、筋が伸びたという情報を活動電位を発生して脊髄へ伝えている神経です。筋紡錘には他にⅡ感覚神経が錘内筋線維に接続しています。筋紡錘を支配する神経の構造を**図10-5**に示します。

▶問題17　骨格筋線維について誤っているのはどれか。

1．速筋線維は遅筋線維に比べてミトコンドリアを多く含む。
2．ミオグロビンは骨格筋線維に存在する。
3．トロポニンにカルシウムが結合する。
4．運動ニューロンは複数の筋線維を支配する。

解答　1

解説　速筋線維は収縮エネルギーをグルコースの嫌気性解糖（非有酸素解糖）によってATPを得ています。一方、遅筋は酸素を必要としない解糖と好気性解糖（有酸素呼吸）で、すなわちミトコンドリアでグルコースの分解産物であるピルビン酸を出発原料としてさらに二酸化炭素と水にまで酸素を使って分解することで多量のATPを得て筋収縮に利用しています（**表10-2**参照）。それゆえ、1の説明は誤りです。

ミオグロビンは骨格筋線維（筋細胞）に含まれる酸素を結合する分子で、ヘモグロビンより酸素親和性が高く、遅筋線維に多量に存在します。トロポニンにCa^{2+}が結合することでミオシン頭部がアクチンと結合できるようになります。1つの運動ニューロンは複数の同じ型の筋線維に接続しています。

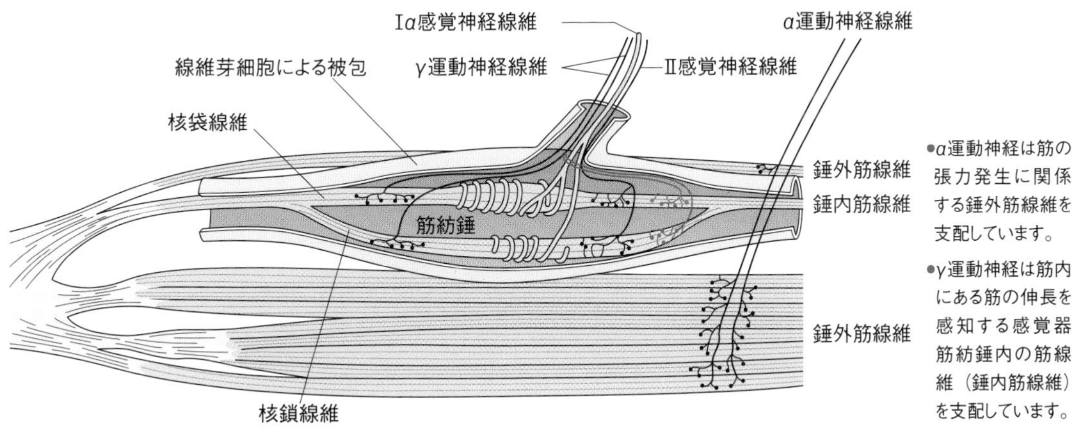

図10-5　骨格筋内に出入りする神経線維
（大地陸男：生理学テキスト、第7版、p.94、文光堂、2013より改変）

▶**問題18**　上肢の運動を図に示す。肩関節の屈曲の可動域測定で正しいのはどれか。　(第112回)

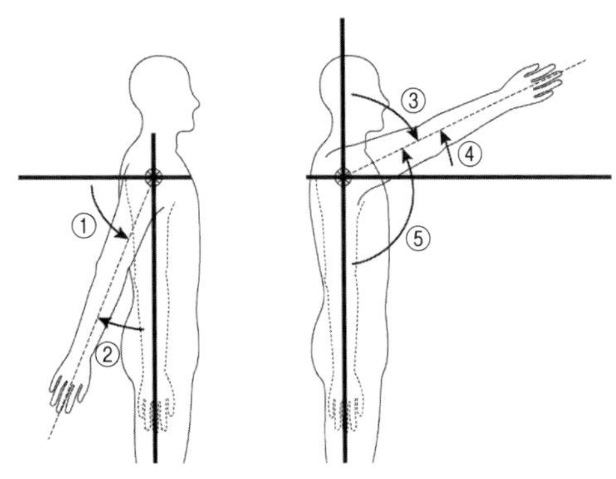

1．①　　2．②
3．③　　4．④
5．⑤

解答　5

解説　解剖学では、運動は関節を介して起こり、関節運動とよばれます。基本肢位(自然起立位：すなわち気をつけの状態)で体幹・四肢の各関節がとる角度を0度とした際の生理的な運動範囲を**関節可動域**といいます。屈曲・関節は矢状面上の運動で、関節の角度を小さくする運動を**屈曲**、関節の角度を大きくする運動を**伸展**とよびます。ただし、肩関節・脊柱、股関節では、前方への動きが屈曲、後方への動きが伸展とされますが、脊柱の屈曲はとくに**前屈**、伸展はとくに**後屈**とよばれます。肩関節の屈曲の可動域測定は身体の側面に手を真っ直ぐにつけた形を0度として腕が前方にどれだけ屈曲したかで測定します(**図10-6**)。以上より正解は5です。

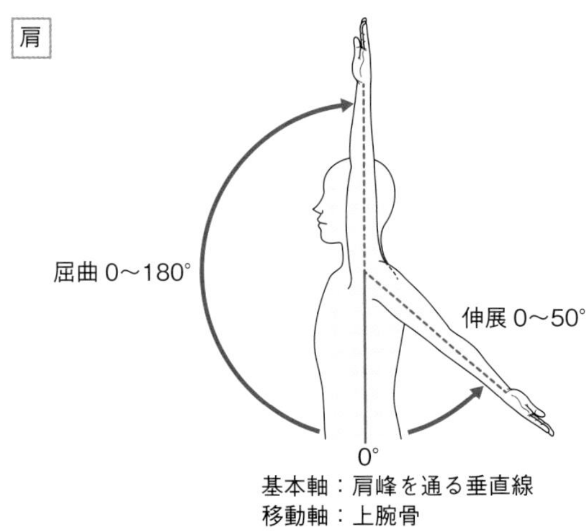

図10-6　肩関節の可動域測定

▶**問題19**　肩峰があるのはどれか。　(第111回)

1．鎖骨　　2．胸骨柄
3．肩甲棘　　4．上腕骨
5．烏口突起

解答　3

解説　肩甲骨の肩甲棘の外側端は次第に大きくなり肩峰を形成するので、正解は3です。鎖骨、胸骨柄、上腕骨、烏口突起を**図10-7**で確認してください。

▶**問題20**　股関節を屈曲させるのはどれか。　(第111回)

1．大腿二頭筋　　2．大殿筋
3．中殿筋　　4．小殿筋
5．腸腰筋

解答　5

解説　大腰筋と腸骨筋はどちらも小転子に停止し、合わせて腸腰筋とよばれています(**図10-8**)。それらの筋の働きは股関節屈曲です。以上より正解は5です。

▶**問題21**　複数の筋腹が腱で直列につながっている筋はどれか。　(第110回)

1．咬筋　　2．上腕二頭筋
3．腹直筋　　4．大腿四頭筋

解答　3

解説　多くの骨格筋は骨に腱とよばれる結合組織を介して結合しています。筋が収縮しても動かないほうの付着部は起始、動かされるほうの付着部は停止とよばれています。また、起始に近いほうの筋の部分を筋頭、中央の太い部分を筋腹、停止に近いほうの部分を筋尾といいます(**図10-9**)。腱にもいろいろあり、膜状に広がっている場合は腱膜とよばれ、2つの筋腹の間にある腱は中間腱、さらに中間腱が筋腹を横切って幅広く線状になっている場合は腱画とよばれます(**図10-10**)。腱画をもつ筋、すなわち

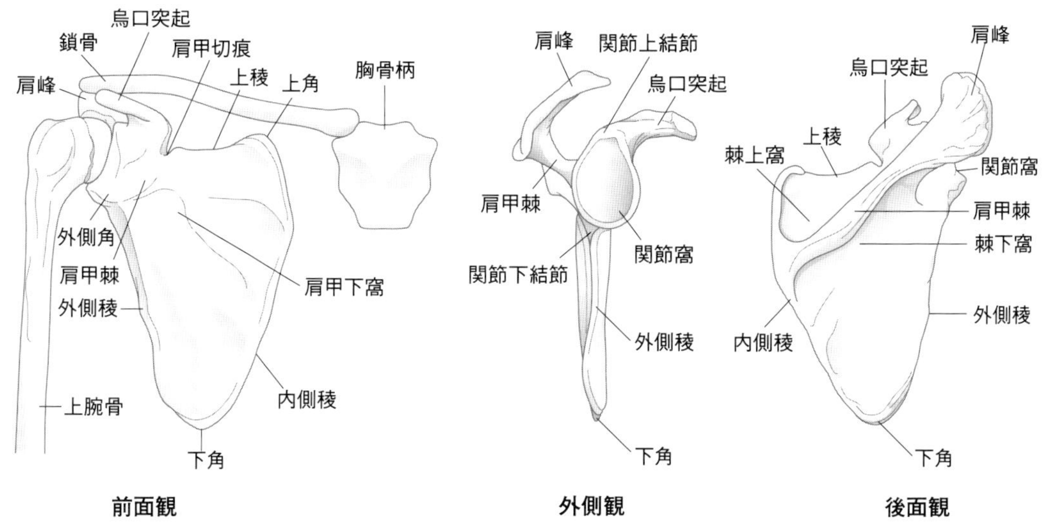

図10-7　上肢帯の構成

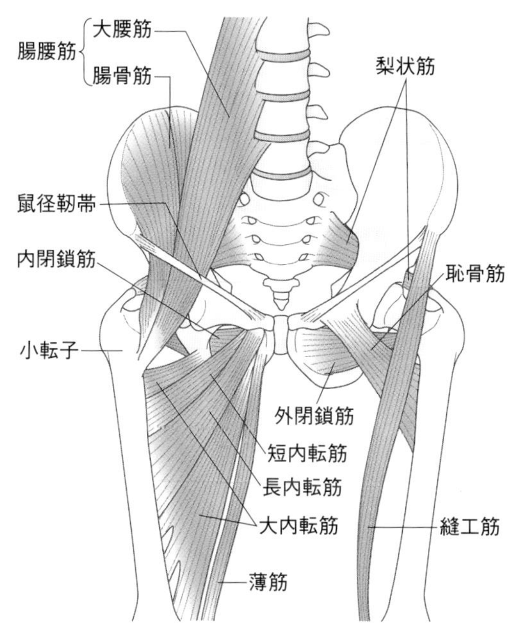

図10-8　下肢帯

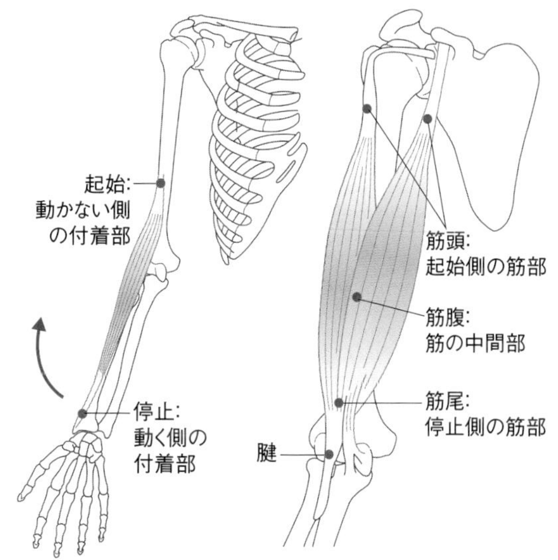

図10-9　筋の起始と停止

腹直筋では、複数の筋腹が腱で直列につながっています。以上より正解は3です。咬筋は長四角形の筋で外層と内層の2層からなっています上腕二頭筋と大腿四頭筋は筋頭が複数あるので多頭筋です。

▶問題22　球関節はどれか。　(第109回)

1．肩関節　　2．膝関節
3．下橈尺関節　　4．手根中手関節

解答　1

解説　関節について**図10-11**をみてください。肩関節は**球関節**に該当します。球関節では、一方の骨の関節面が球状で、他方の骨のカップ状に窪んだ部分にはまり込んだ構造になった関節のことです。球関節は3つの軸の運動が可能です。それゆえ、正解は1です。

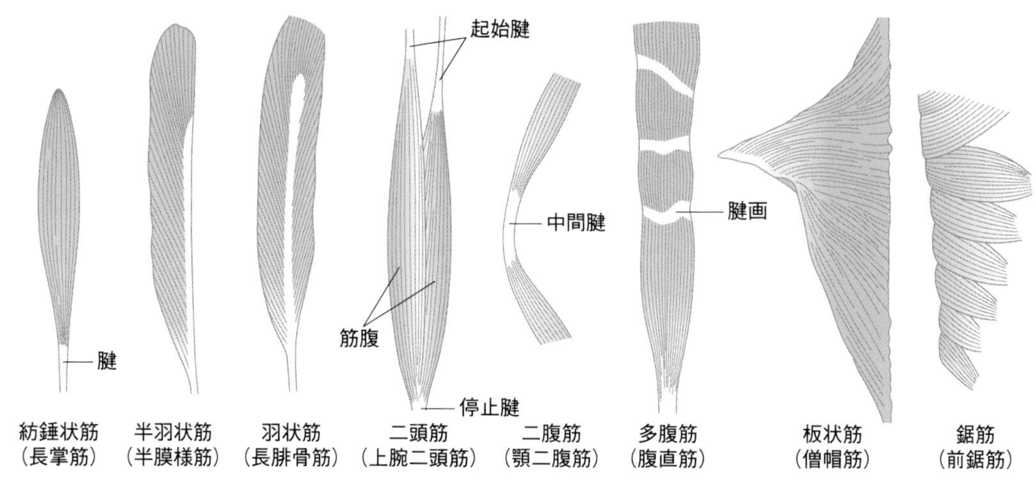

図10-10　骨格筋の形状

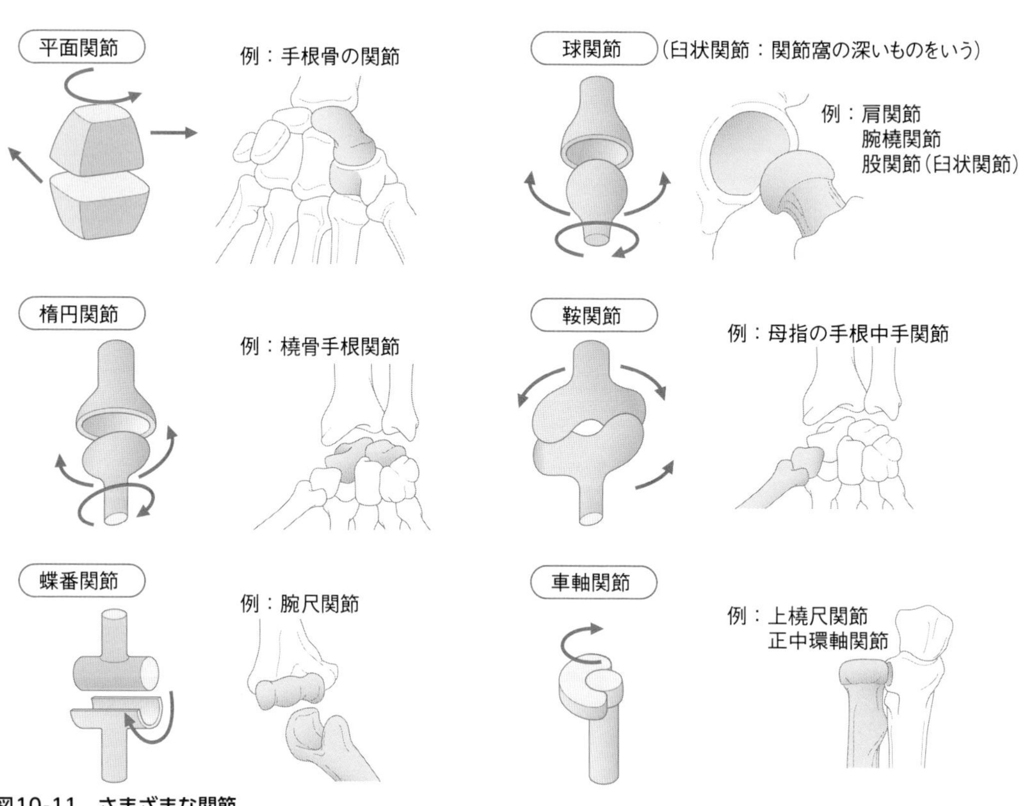

図10-11　さまざまな関節

膝関節は**蝶番関節**の変型ですので、球関節ではありません。蝶番関節は一方の骨の凸面が他方の骨の凹面にはまり込む構造をしていて、その構造は蝶番があるドアの開閉のような角運動を可能にします。ほとんどの場合、片方の骨は固定された状態を保持し、もう一方の骨が軸の周りを回転します。蝶番関節には肘関節、足首の距腿関節、指節間関節、膝関節があります。

下橈尺関節は**車軸関節**なので球関節ではありません。車軸関節では、一方の骨の円柱状あるいは円錐状の表面が、もう一方の骨と靱帯から構成される環状構造と関節をつくります（**図10-11**参照）。車軸関節はその長軸の周囲の回旋だけを可能にするので、一軸性の関節です。

手根中手関節は鞍関節ですので、球関節ではありません。鞍関節は、片方の骨の関節面が馬につける鞍(くら)のような形をしていて、もう一方の骨の関節面は騎手が鞍に座るようなかたちで関節をつくります。鞍関節は二軸性(屈曲・伸展と外転・内転)で、狭い範囲で円運動もできます。母指の手根中手関節がその例としてあげられます。手根中手関節は、母指以外平面関節で母指のみ鞍関節です。

▶問題23 成人の骨格で線維軟骨結合があるのはどれか。 (第109回)

1．頭蓋冠　2．脊柱
3．寛骨　4．仙骨

解答 2

解説 頭蓋冠は脳を取り囲む脳頭蓋のうちの上半分、すなわち前頭骨・頭頂骨・後頭骨・側頭骨からなります。これらの骨は縫合とよばれる特殊な骨の連結からなります。脊柱は椎骨から構成され、上下の椎骨間に関節と線維軟骨結合があります。寛骨は元来、恥骨、坐骨、腸骨とよばれる3つの骨が骨結合によって結合したものです。仙骨は元来、5個の仙椎が骨結合したものです。それゆえ、正解は2です。

▶問題24 咀嚼筋はどれか。 (第109回)

1．頬筋　2．咬筋
3．口輪筋　4．胸鎖乳突筋

解答 2

解説 咀嚼(そしゃく)筋は下顎骨を動かす筋です。咀嚼筋は咬(こう)筋、側頭筋、内側翼突筋、外側翼突筋の4つです(図10-2)。咬筋、側頭筋、内側翼突筋は噛むときの強さを調節しています。咬筋は咀嚼筋のなかで最強とされています。内側翼突筋と外側翼突筋は食塊を砕くのに働いています。それゆえ、正解は2です。

▶問題25 成人で、骨髄が脂肪組織になっているのはどれか。 (第108回)

1．寛骨　2．胸骨
3．大腿骨の骨幹　4．椎骨の椎体
5．肋骨

解答 3

解説 成人では体肢の骨(長管骨)は、骨髄が黄色骨髄になります。大腿骨ではほぼ成人で、血球をつくっている赤色骨髄は脂肪組織に置き換わった黄色骨髄になります。それゆえ、正解は3です。しかし寛骨、胸骨、椎骨の椎体、肋骨では成人後も造血を行っているので、赤色骨髄です。

▶問題26 車軸関節はどれか。2つ選べ。 (第107回)

1．正中環軸関節　2．腕尺関節
3．上橈尺関節　4．指節間関節
5．顎関節

解答 1、3

解説 一方の骨の円柱状あるいは円錐状の表面が、もう一方の骨と靱帯からなる環状の構造と関節する場合、その関節を車軸関節といいます(図10-11参照)。それゆえ、正解は1と3です。

正中環軸関節は環椎前弓の歯突起窩、環椎横靭帯、それに軸椎歯突起の前後関節面との間の関節です。両椎骨を連結し、同時に軸椎の歯突起の周りに頭蓋を回転させる働きをする車軸関節です。上橈尺関節は、橈骨頭とその周縁のみに関節面をもち、その関節面の形に対応して関節窩が凹んでいます。その関節窩の中を橈骨頭が車軸のように回転するようになっている関節です。

▶問題27 縦隔に含まれるのはどれか。(第106回)

1．肺　2．胸腺
3．副腎　4．甲状腺

解答 2

解説 縦隔とは左右の肺に挟まれた胸腔の中央部を指し、前後は胸骨から脊柱までの間で、上下は第1肋骨から横隔膜までの間の空間です。中には心臓、胸腺、食道、気管、数本の大血管が存在します。それゆえ、正解は2です。

▶**問題28** 運動習慣が身体機能に与える影響で正しいのはどれか。（第105回）

1．筋肉量の減少
2．体脂肪率の増加
3．最大換気量の減少
4．基礎代謝量の増加

解答 4

解説 運動することで、筋肉量が増加するので、基礎代謝量は増加します。それゆえ、正解は4です。運動によって、筋肉量は増加し、体脂肪率は減少します。また、最大換気量は増加します。

▶**問題29** 筋収縮で正しいのはどれか。（第105回）

1．筋収縮はミオシンの短縮である。
2．アクチンにATP分解酵素が存在する。
3．α運動ニューロンは筋紡錘を興奮させる。
4．筋小胞体からカルシウムイオンが放出される。

解答 4

解説 筋収縮の前に筋小胞体からCa^{2+}が筋線維の細胞質に放出され、トロポニンに結合した後、アクチン線維とミオシン線維の結合が起こります。それゆえ、正解は4です。

筋収縮はミオシン線維の間にアクチン線維が滑り込んで筋節が狭まることで、起こります。ミオシン頭部はATP分解酵素の働きをもっています。α運動ニューロンの興奮は錘外筋線維を収縮させます。筋紡錘を興奮させるのはγ運動ニューロンです（**図10-5**）。

▶**問題30** 不随意筋はどれか。（第105回）

1．心筋　　2．僧帽筋
3．大殿筋　　4．ヒラメ筋

解答 1

解説 心筋は自律神経支配の不随意筋です。それゆえ、正解は1です。他の筋肉は骨格筋、随意筋です。

▶**問題31** 伸張反射の構成要素はどれか。2つ選べ。（第104回）

1．骨膜　　2．筋紡錘
3．腱紡錘　　4．脊髄側角
5．運動神経

解答 2、5

解説 伸張反射は筋紡錘に接続するIa感覚神経と筋紡錘と同一な筋を支配するα運動ニューロンから構成される単シナプス反射です（**図7-11**参照）。代表的な例は膝蓋腱反射です。それゆえ、正解は2と5です。

骨膜は骨の周囲を囲む結合組織で、伸張反射の構成要素には該当しません。

腱紡錘はゴルジ腱器官ともいい、Ib感覚神経が接続しています。この受容器は筋の張力の強さを感知していて、筋が断裂するような強い張力がかかると、神経インパルス（活動電位）を発生してその筋を支配するα運動ニューロンの活動を抑制します（自原性抑制といいます）。脊髄側角には自律神経ニューロンの細胞体があり、自律神経系の働きに関与します（**図7-1**参照）。

▶**問題32** 骨格筋の収縮について正しいのはどれか。（第103回）

1．筋収縮のエネルギー源はADPである。
2．収縮力は関節が伸展した状態で最大となる。
3．骨格筋は副交感神経の指令を受けて収縮する。
4．アクチンがミオシン上を滑走して筋収縮が起こる。

解答 4

解説 骨格筋の収縮は、①運動ニューロンからの神経インパルスが、神経筋接合部で筋活動電位を発生する過程、②筋活動電位が、筋小胞体からCa^{2+}を放出させ、Ca^{2+}がトロポニンに結合するまでの過程、③アクチン線維とミオシン線維の結合が起こり、続いてATPとミオシン線維との結合によるATPの分解、ミオシン線維の首振り運動による筋節の短縮（アクチン線維がミオシン線維の上を滑走すること）による骨格筋の収縮という最終過程からなります。

▶**問題33** 骨について正しいのはどれか。 （第103回）

1．リンの貯蔵場所である。
2．骨髄で骨の形成が行われる。
3．骨芽（こつが）細胞によって骨の吸収が行われる。
4．カルシトニンによって骨からカルシウムが放出される。

解答 1

解説 骨はコラーゲン線維と無機質（リン酸カルシウム）からなっています。それゆえ骨はカルシウムとリンの貯蔵庫です。体内のCa^{2+}の99％とP（リン）の85～90％は骨にあります。骨髄は骨の中心にある組織で、血球をつくる働きをする場所です。骨の形成は骨膜直下に存在する**骨芽細胞**が行います。**破骨（はこつ）細胞**が骨吸収を行います。**カルシトニン**は甲状腺の傍濾胞（ぼうろほう）細胞から分泌されるホルモンで、骨では破骨細胞の働きを抑制して骨吸収、すなわち骨からのCa^{2+}の放出を抑えます。

▶**問題34** 筋の神経支配の組み合わせで正しいのはどれか。 （第103回）

1．僧帽筋――――横隔神経
2．上腕三頭筋――――橈骨（とうこつ）神経
3．横隔膜――――肋間（ろっかん）神経
4．腓腹（ひふく）筋――――坐骨（ざこつ）神経

解答 2

解説 僧帽筋は**副神経**支配です。上腕三頭筋は**橈骨神経**支配です。横隔膜は**横隔神経**支配です。腓腹筋は**脛骨神経**支配です。それゆえ、正解は2です。

▶**問題35** 前腕の図を示す。矢印で示す骨がどれか。 （第99回）

1．腓骨
2．橈骨
3．脛骨
4．尺骨

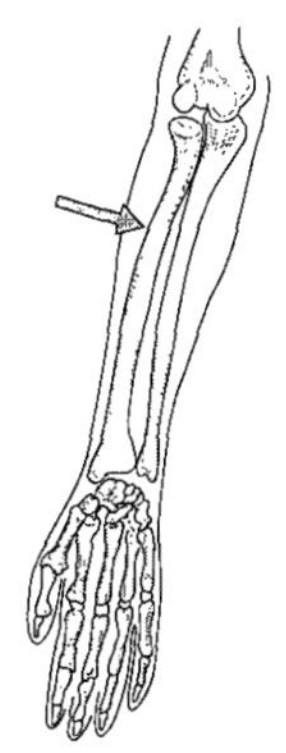

解答 2

解説 矢印は母指に近い骨、橈骨を指しています。それゆえ、正解は2です。

▶**問題36** 関節軟骨を構成する成分で最も多いのはどれか。 （第98回）

1．アクチン　　2．ミオシン
3．ケラチン　　4．コラーゲン
5．グリコゲン

解答 4

解説 アクチンとミオシンは筋細胞、とくに骨格筋細胞に多く、筋原線維構成タンパク質です。ケラチンは毛や爪の構成成分です。**コラーゲン**は結合組織の膠原線維の主な構成タンパク質で、支持性結合組織の関節軟骨の構成成分です。グリコゲンは、グルコース（ブドウ糖）の重合体です。それゆえ、正解は4です。

▶**問題37** 脊柱で椎骨が5個なのはどれか。 （第96回）

1．頸椎　　2．胸椎
3．腰椎　　4．尾骨

解答 3

解説 成人では脊柱は、上から頸椎7個、胸椎12個、腰椎5個、仙骨1個、尾骨1個の連結よりなります。それゆえ、正解は3です。

▶**問題38** 骨で正しいのはどれか。 （第96回）

1．骨芽細胞は骨の吸収を行う。
2．カルシトニンは骨破壊を促す。

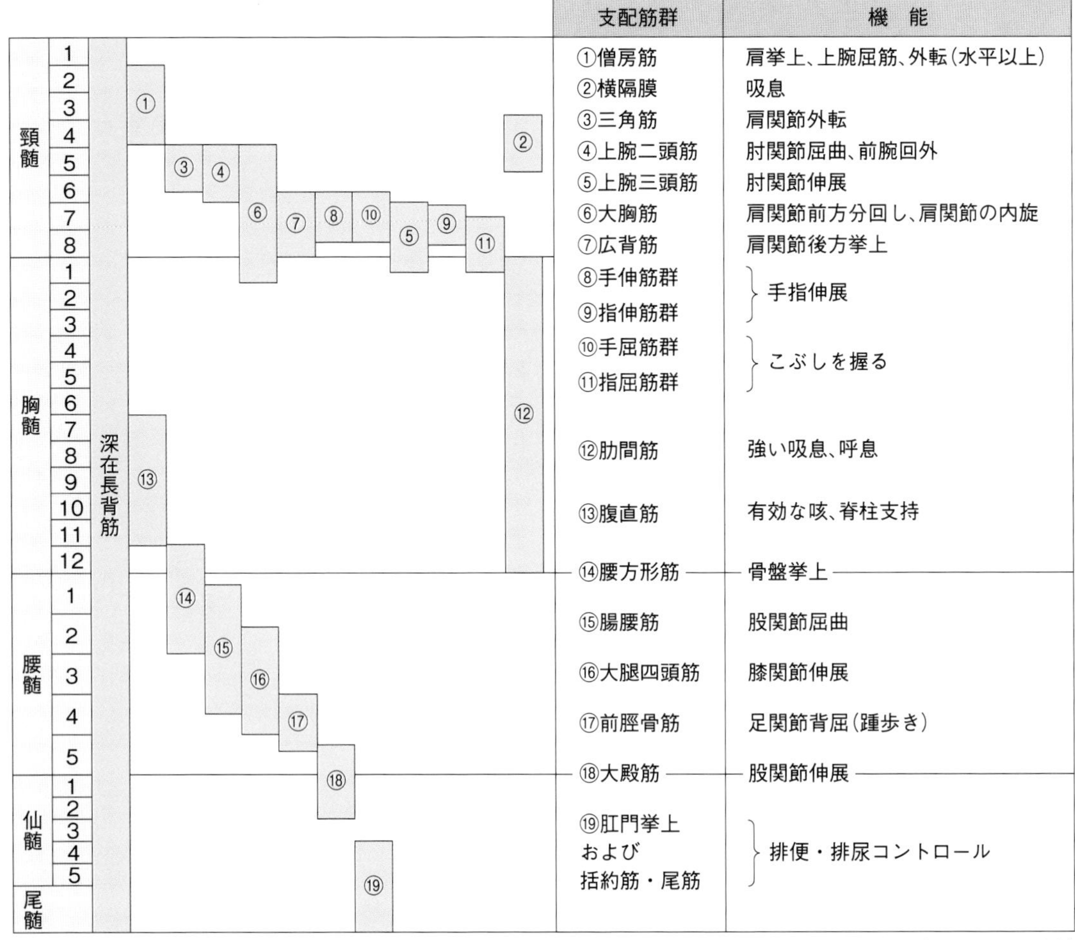

支配筋群	機　能
①僧房筋	肩挙上、上腕屈筋、外転（水平以上）
②横隔膜	吸息
③三角筋	肩関節外転
④上腕二頭筋	肘関節屈曲、前腕回外
⑤上腕三頭筋	肘関節伸展
⑥大胸筋	肩関節前方分回し、肩関節の内旋
⑦広背筋	肩関節後方挙上
⑧手伸筋群 ⑨指伸筋群	手指伸展
⑩手屈筋群 ⑪指屈筋群	こぶしを握る
⑫肋間筋	強い吸息、呼息
⑬腹直筋	有効な咳、脊柱支持
⑭腰方形筋	骨盤挙上
⑮腸腰筋	股関節屈曲
⑯大腿四頭筋	膝関節伸展
⑰前脛骨筋	足関節背屈（踵歩き）
⑱大殿筋	股関節伸展
⑲肛門挙上 および 括約筋・尾筋	排便・排尿コントロール

（服部一郎：リハビリテーション技術全書、第2版、p.877、医学書院、1984より改変）

図10-12　脊髄神経の筋支配と日常生活動作

3．長管骨の成長は骨膜で行われる。

4．血清カルシウム値の調節に関わる。

解答　4

解説　骨芽細胞は骨の吸収を抑制します。カルシトニンは造骨を促進します。長管骨の成長は骨端線で起こります。骨は体内で最大のCa^{2+}の貯蔵庫で、99％が骨にあります。血清Ca^{2+}値は、骨にカルシトニン、パラソルモン、活性型ビタミンD_3が作用して骨からCa^{2+}を放出（骨吸収）させたり、骨にCa^{2+}を取り込ませたりすることによって、調節されています。

▶問題39　上腕を外転させる筋肉はどれか。

（第96回）

1．大胸筋　　2．三角筋

3．上腕二頭筋　　4．上腕三頭筋

解答　2

解説　大胸筋は、上腕の内転、前方挙上、それに内旋を行います。三角筋は、肩関節を包み、上腕を外転させる働きをします。上腕二頭筋は、肘を曲げる働きや、前腕を回外する働きをします。上腕三頭筋は、肘の関節を伸展させる働きをします。**図10-12**に筋肉と支配する運動神経の関係をあげていますので、参考にしてください。

11 呼吸器系

▶**問題1**　呼吸器について正しいのはどれか。

1．左肺は右肺より大きい。
2．上気道は鼻腔から喉頭までをいう。
3．気管は第６胸椎の高さで左右気管支に分岐する。
4．左右の肺はそれぞれ３葉からなる。

解答　2

解説　胸郭の左側よりに心臓があるので、左肺は右肺より小さいのです。上気道は鼻腔から喉頭までを指します。気管は**第５胸椎**の高さで左右気管支に分かれます。右肺は**３葉**、左肺は**２葉**からなります(**図11-1**)。

▶**問題2**　肺について正しいのはどれか。

1．肺の組織を養っているのは気管支動・静脈である。
2．肺胞(はいほう)は直径１mmほどである。
3．肺尖(はいせん)は鎖骨より２cmほど下である。
4．細気管支の壁には横紋(おうもん)筋が発達している。

解答　1

解説　肺の気管支組織に栄養を与えているのは、**気管支動・静脈**です。肺胞はおよそ直径0.2～0.3mmほどです。肺尖は鎖骨より２cmほど上に突き出しています。細気管支の壁には平滑筋が、発達しています。

▶**問題3**　血中濃度が増加したときに呼吸を促進するのはどれか。

1．水素イオン　　2．塩化物イオン
3．カルシウムイオン　　4．ナトリウムイオン

解答　1

解説　呼吸〔外呼吸(p.166、**図11-16**)〕は酸素を取り入れて二酸化炭素を排出するために行います。酸素はミトコンドリアでATPを合成するために必須です。細胞がエネルギーを得るためグルコースを完全に分解して生じた老廃物が水と二酸化炭素です。二酸化炭素は血液中では、水と反応して多くは炭酸(H_2CO_3)あるいは重炭酸イオン(HCO_3^-)のかたちになります。このとき**水素イオン**(H^+)もつくられるので身

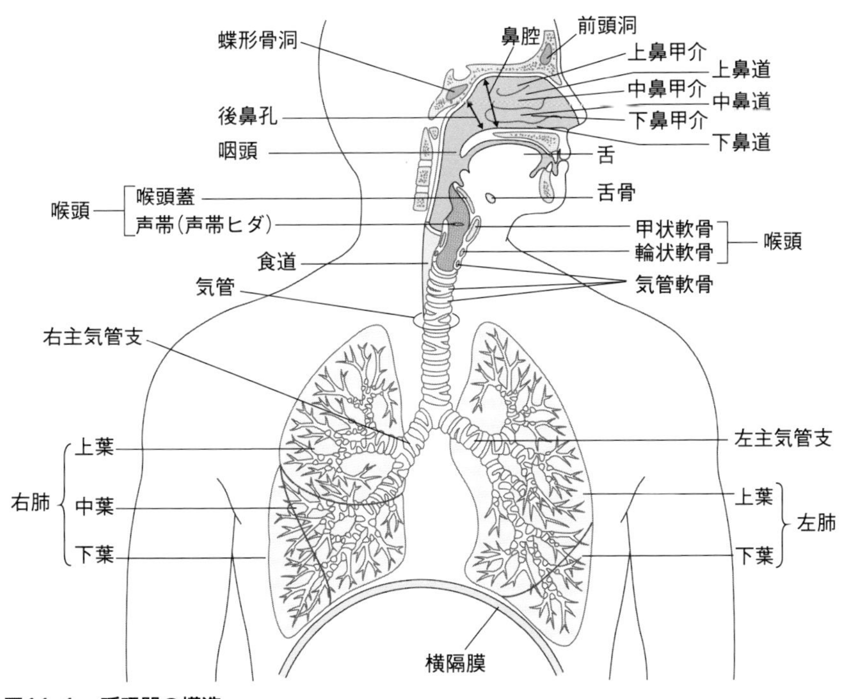

図11-1　呼吸器の構造

体の外に捨てないと、身体は酸性に傾いてしまいます。それゆえ、呼吸運動に影響する化学物質は、酸素と二酸化炭素、それにH^+です。それらは血中では、それぞれ、**動脈血酸素分圧**(PaO_2)、**二酸化炭素分圧**($PaCO_2$)、それに**水素イオン濃度**(pH)として表現されます。H^+の血中濃度が増加したとき、過剰なH^+を処理するために呼吸が促進されます(反応を左に進めてH^+を減らします)。

$$CO_2 + H_2O \rightleftarrows H_2CO_3 \rightleftarrows HCO_3^- + H^+$$

▶問題4　安静時の呼吸筋はどれか。2つ選べ。

1．胸鎖乳突筋　2．内肋間筋
3．外肋間筋　4．横隔膜

解答　3、4

解説　安静時の呼吸筋は**外肋間筋**と**横隔膜**です。横隔膜は横紋筋の付いた膜で、運動神経である横紋神経に支配されています。同様に外肋間筋は横紋筋で、肋間神経に支配されています。

▶問題5　空気中の酸素の割合に最も近いはどれか。

1．10%　2．15%
3．20%　4．30%

解答　3

解説　空気に占める各気体(ガス)の割合は、窒素ガスがおよそ80%で、酸素ガスが20%です。正確には酸素ガスは21%です。

▶問題6　動脈血の酸素分圧はどれか。

1．96mmHg　2．90mmHg
3．85mmHg　4．80mmHg

解答　1

解説　空気中の酸素の割合は約21%です。したがって、酸素分圧は760mmHg×0.21＝160mmHgです。肺胞内は飽和水蒸気(飽和水蒸気圧＝47mmHg)で満たされているので、その影響で酸素分圧は、100mmHgとなります。さらに肺静脈(動脈血を運んでいる血管)に気管支静脈(静脈血を運んでいる血管)が合流して左心室に流れ込むので、左心室血の酸素分圧は**96mmHg**(この値は教科書によって少し異なることがありますが、96〜100mmHgの範囲です)に下がります。それゆえ大動脈(全身の血液を送る血管)の酸素分圧は96mmHgになります。この値は加齢とともに下がることが知られていて、80歳では平均80mmHgといわれいます。

▶問題7　動脈血の二酸化炭素分圧はどれか。

1．60mmHg　2．46mmHg
3．40mmHg　4．20mmHg

解答　3

解説　動脈血の二酸化炭素分圧は、安静時**40mmHg**です。それゆえ、運動すればこの値は、上がります。

▶問題8　肺の栄養血管はどれか。

1．肺動脈　2．肺静脈
3．気管支動・静脈　4．門脈

解答　3

解説　肺の栄養血管とは、肺組織(気管支)を養っている血管を指します。それゆえ、肺の栄養血管は、肺に栄養を渡して、かつ老廃物を運び去ってくれる血管である**気管支動・静脈**のことです。

▶問題9　1気圧はどれか。

1．350mmHg　2．460mmHg
3．760mmHg　4．1000mmHg

解答　3

解説　地球の表面は、大気(だいたい窒素と酸素)によっておおわれています。海からの高さを考えると、界面では、大気も物質であるため、重さがあり、約1cm^2あたり約1kgの圧力がかかっています。この界面での大気圧を1として1気圧として通常用いられます。厳密には、海水の温度や風によって気圧は変化します。しかし、一般に1気圧は海面で1cm^2あたりにかかる重さを水銀柱にして、約760mmなので、1気圧は760mmHgと表されます。また、1mmHg＝1Torr(トールと読む)とも表します。

▶問題10　動脈血が流れているのはどれか。

1．肺動脈　　2．肺静脈
3．気管支静脈　　4．門脈

解答　2

解説　肺を通った血液は、酸素で充分に飽和されたヘモグロビンをもつ赤血球を含む血液なので**動脈血**とよびます。それゆえ、ここでは肺静脈が動脈血を含む血管に相当します（**図11-2**）。

▶問題11　気道の機能でないのはどれか。

1．加温作用　　2．加湿作用
3．防御作用　　4．体温調節

解答　4

解説　気道とは呼吸器の一部で、空気を取り込んで肺へ運ぶ通路のことです。気道の機能には、主に**加温作用**、**加湿作用**、**防御作用**があります。体温調節は視床下部の働きです。

①**加温作用**：吸い込んだ空気を体温付近まで加温して、それが肺組織を刺激しないようにします。

②**加湿作用**：細気管支や肺胞は、乾燥すると、それらを構成する細胞が障害されるので、気道で加湿されます。

③**防御作用**：空気と一緒に吸い込まれる塵埃(じんあい)や、病原体を除くために、気道の途中には粘液を分泌する杯(さかづき)細胞や、口腔側に波打つように線毛が動いている線毛細胞が存在し、塵埃や病原体が肺の奥深く入るのを防いでいます。

▶問題12　図中の肺の構造Aはどれか。

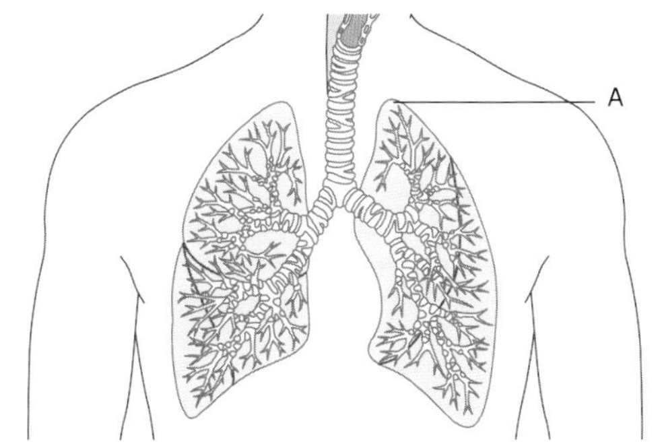

1．左上葉　　2．右上葉
3．肺底　　4．肺尖

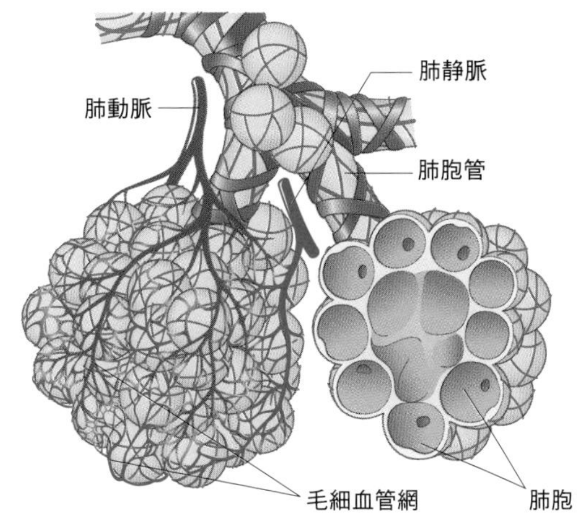

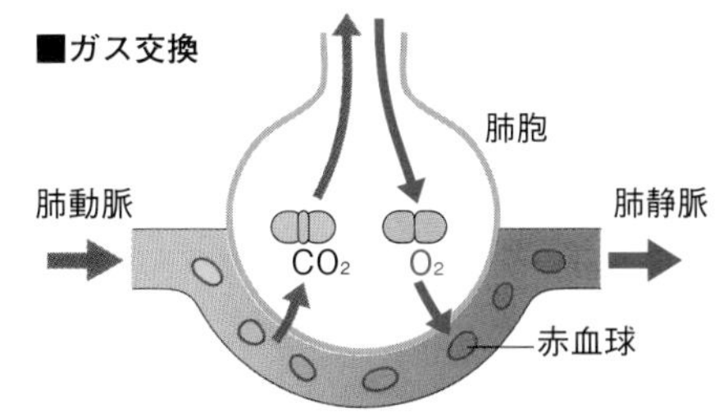

肺胞に血液を送る動脈は、肺胞で無数の毛細血管に枝分かれして、肺内のガス（O_2 と CO_2）と毛細血管中の血液のガス（O_2 と CO_2）の濃度差によってガス交換が行われています。これによって、酸素飽和した赤血球を含む血液（動脈血）が肺静脈を介して、左心房へ流れ込みます。

図11-2　肺胞の構造とガス交換

解答　4

解説　**図11-1**のように肺の構造上、鎖骨より上にある部分で肺の尖端ですから**肺尖**といいます。

▶問題13　図中の構造Xはどれか。

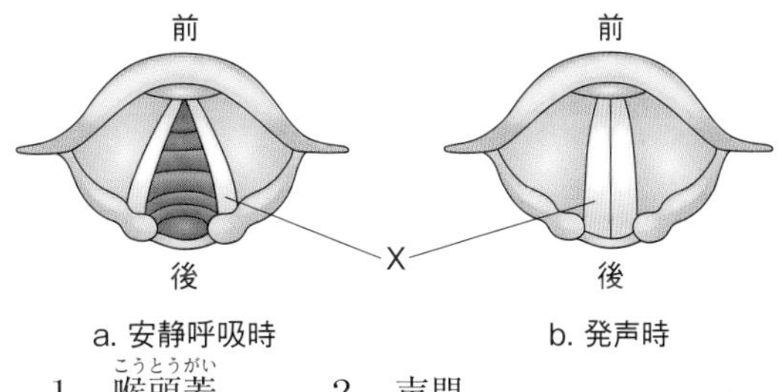

1．喉頭蓋(こうとうがい)　　2．声門
3．声帯ヒダ　　4．前庭(ぜんてい)ヒダ

解答　3

解説　左右の声帯ヒダに挟まれた隙間(すきま)を声門裂とよび、発生時には閉鎖され、その隙間に空気を通すことで声帯ヒダを振動させて音声を発

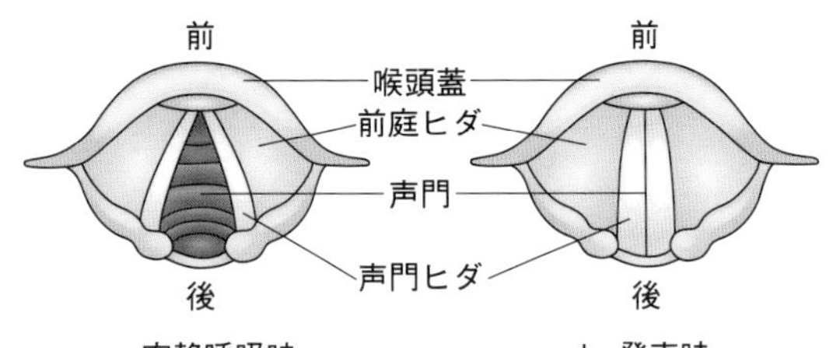

図11-3　声帯の構造

します（図11-3）。

▶問題14　肺胞はきわめて薄い袋で表面張力が袋を押しつぶす傾向がある。これに対応するためにⅡ型肺胞上皮細胞が分泌しているのはどれか。

1．ムチン　　2．水
3．サーファクタント　　4．リゾチーム

解答　3

解説　Ⅱ型肺胞上皮細胞からは肺胞の表面張力を下げるサーファクタントが分泌されています。サーファクタントの主成分は、リン脂質です。肺胞上皮を構成する細胞は２種類があり、ほとんどはⅠ型肺胞上皮細胞で全体の約95％を占めます。残りの約５％はⅡ型肺胞上皮細胞です。

▶問題15　正常な１秒率はどれか。

1．60％以上　　2．70％以上
3．80％以上　　4．90％以上

解答　2

解説　最大限に息を吸った状態から最大の速度で最大限に息を吐き出したとき呼出される空気の量を努力肺活量という。この息を吐き出す最初の１秒間に吐き出される空気の量を１秒量といいます。１秒量の努力肺活量に対する割合を１秒率といいます。１秒率は正常では70％以上です。

▶問題16　成人の１回換気量はどれか。

1．200mL　　2．300mL
3．400mL　　4．500mL

解答　4

解説　１回換気量とは、１回の呼吸で吸い込むあるいは、吐き出す空気の量をいいます。成人男性では平均およそ500mLです。肺の容量の区分を図11-4に示します。

▶問題17　成人の死腔量はどれか。

1．50mL　　2．150mL
3．250mL　　4．350mL

解答　2

解説　呼吸において、吸い込まれた空気は肺胞や細気管支に届き、肺の毛細血管との間でガス交換に参加します。しかし、鼻腔や気管や気管支にとどまった空気はガス交換に参加できません。それらのガス交換に関係しない気道部分を死腔といいます。成人では、死腔（量）は平均でおよそ150mLです。

▶問題18　血液中で重炭酸イオンとなって移動する二酸化炭素の割合はどれか。

1．40％　　2．50％
3．60％　　4．80％

解答　4

解説　身体をつくるすべての細胞は代謝の結果、二酸化炭素と水を老廃物として排出します。

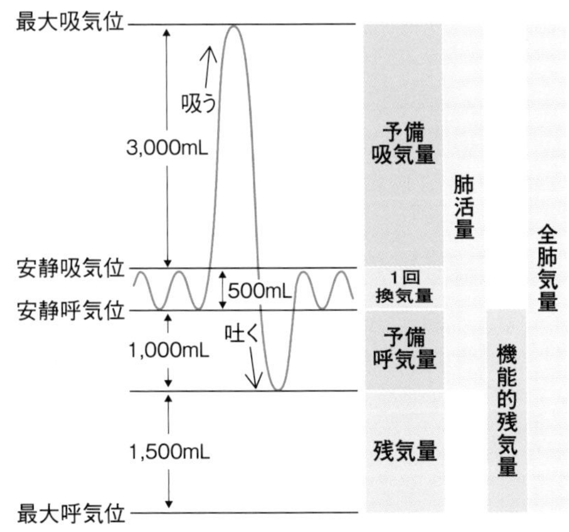

肺活量：１回換気量＋予備吸気量＋予備呼気量
成人男性：3,000～4,000mL、成人女性：2,000～3,000mL
肺胞換気量：１回換気量－死腔量
死腔とはガス交換していない空間（鼻、口、咽頭、喉頭、気管、気管支、細気管支）のことで、その容積を死腔量（約150mL）とよびます。

図11-4　肺気量分画（スパイログラム）

二酸化炭素は、間質を経て血液に入ると、赤血球に存在する炭酸脱水酵素(CA、carbonic anhydrase)の働きで、炭酸(H_2CO_3)に変えられ、さらに炭酸は水中で一部が、水素イオン(H^+)と炭酸水素イオン(HCO_3^-)に分離します。このように二酸化炭素のおよそ80(70～90)%はHCO_3^-のかたちになり、血液中を移動します(**図11-5**)。

▶問題19　成人の呼吸数はどれか。

1．5～8回/分　2．12～15回/分
3．20～25回/分　4．30～40回/分

解答　2

解説　呼吸数とは、1分間における呼吸の回数です。成人ではおよそ12～15回/分です。また、1回の呼吸でガス交換に関係する空気の量、すなわち肺胞換気量は、平均350mLです。これらの値は基準値として覚えておきましょう。

肺胞換気量＝1回換気量－死腔

▶問題20　肺活量を測定するのはどれか。

1．心電計　2．スパイロメータ
3．筋電計　4．オシロスコープ

解答　2

解説　心電計は、心臓の電気活動を記録する機械です。脳波計は脳の神経活動の結果、頭皮上に漏れてくる微弱な電位変化を記録する機械です。スパイロメータは、呼吸の際にみられる呼吸器への空気の出し入れの量を記録する機械です(**図11-6**)。筋電計は筋肉の電気活動を記録する機械です。オシロスコープは、電気信号を視覚的にみる機械です。

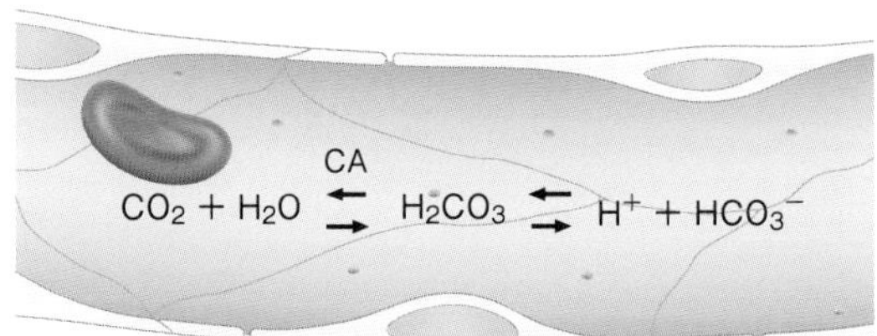

CO_2：二酸化炭素、H_2O：酸素、H_2CO_3：炭酸、
HCO_3^-：重炭酸イオン、H^+：水素イオン、CA：炭酸脱水酵素

活動している細胞は、主にエネルギー源であるブドウ糖を分解して、老廃物としてCO_2とH_2Oを間質に放出します。放出されたCO_2は毛細血管内に入り、赤血球内に存在するCAの働きでH_2CO_3に変わります。H_2CO_3はただちに$H^+ + HCO_3^-$に分解します。このようにCO_2の多く(70～90%)は、HCO_3^-のかたちで血液中(正確には血漿中)に存在します。

図11-5　二酸化炭素(CO_2)の血液中での状態

▶問題21　補助呼吸筋はどれか。

1．外肋間筋(ろっかん)　2．内肋間筋
3．横隔膜(おうかくまく)　4．大腿四頭筋

解答　2

解説　呼吸は肺の自発的な収縮・弛緩(しかん)によるものではなく、肺を拡張あるいは収縮させる筋が行っています。呼吸筋は、肺を支持する肋骨と横隔膜に付着した筋で、安静時は、外肋間筋と横隔膜(筋性の膜)が行っています。安静時は息を吸い込むときだけ、筋の収縮補助が必要です。息を吸い込むときに、肺は拡張します。外肋間筋や横隔膜の筋が弛緩すると、肺は自然に収縮し、肺内の空気が呼出されます。激しい運動のときは、安静時よりも速く肺が拡張・収縮することで、1分間あたり、酸素が速くたくさん肺胞に取り入れられます。その際、補助呼吸筋が、肺のより速い拡張・収縮を助けます。実際、吸息のときには、補助呼吸筋として斜角筋(しゃかく)や胸鎖乳突筋(きょうさにゅうとつ)、肩甲挙筋(けんこうきょ)、大胸筋が働きます。呼息時には補助呼吸筋として、内肋間筋や腹直筋などが働きます(**図11-7**)。

▶問題22　酸素分圧が最も高いのはどれか。

1．吸気　2．呼気
3．肺胞気　4．動脈血

解答　1

解説　空気中の酸素が気道に取り入れられる

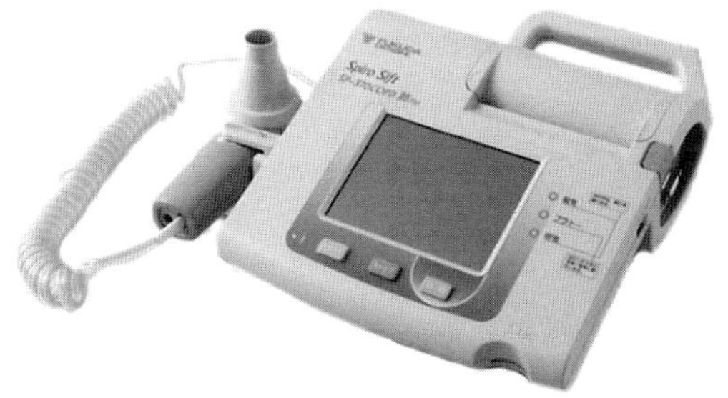

(写真提供：フクダ電子)

図11-6　スパイロメータ

11 呼吸器系

と、気道の飽和水蒸気圧(47mmHg)の影響で、酸素分圧は158mmHg(大気中)から100mmHgに低下します。すなわち身体のなかに入って肺胞に向かっていくと酸素分圧は低下します。それゆえ、吸気の酸素分圧がいちばん高いのです。大気中から気道に入っていく空気の酸素分圧や二酸化炭素分圧の組成は、**表11-1**のように変化します。

▶問題23　赤血球内にあり、二酸化炭素を水と反応させ、炭酸を生じさせる酵素はどれか。

1．アミラーゼ
2．炭酸脱水酵素(CA)
3．タンパク質分解酵素
4．リボヌクレアーゼ

解答　2

解説　二酸化炭素を水と反応させ、炭酸に変える酵素を**炭酸脱水酵素**(CA)といいます。CAとは、carbonic anhydraseの略です。

表11-1　ガス分圧の変化(mmHg)

	吸気	呼気	肺胞気	動脈血	静脈血
酸素(O_2)	158	116	100	95	40
二酸化炭素(CO_2)	0.3	32	40	40	46
窒素(N_2)	596	565	573	573	573
水蒸気(H_2O)	5.7	47	47	—	—
総和	761	760	760	—	—

(坂井建雄、岡田隆夫：系統看護学講座専門基礎1　人体の構造と機能1　解剖生理学、第7版、p.116、医学書院、2005より改変)

▶問題24　成人の肺胞換気量はどれか。

1．250mL　　2．350mL
3．450mL　　4．550mL

解答　2

解説　**肺胞換気量**とは、1回換気量から死腔量を引いた値です。これは1回の吸息で、実際に肺胞でガス交換される空気の量を指します。平均1回換気量は500mLで、死腔量は150mLです。それゆえ、肺胞換気量＝500mL－150mL＝**350mL**です。

▶問題25　呼吸運動の調節にかかわる末梢化学受容器があるのはどれか。

1．大動脈　　2．肺動脈
3．肺静脈　　4．下大静脈

解答　1

解説　呼吸調節にかかわる末梢化学受容器は、頸動脈小体(頸動脈体ともいう)、大動脈小体(大動脈体ともいう)とよばれ、それぞれ頸動脈洞と大動脈のところに存在します(**図11-8**)。末梢化学受容器は、主に動脈血のPO_2の低下に反応します。また、中枢化学受容器は延髄の呼吸中枢の近傍に存在し、動脈血の二酸化炭素分圧(PCO_2)の上昇や脳脊髄液のpHの低下に反応します。

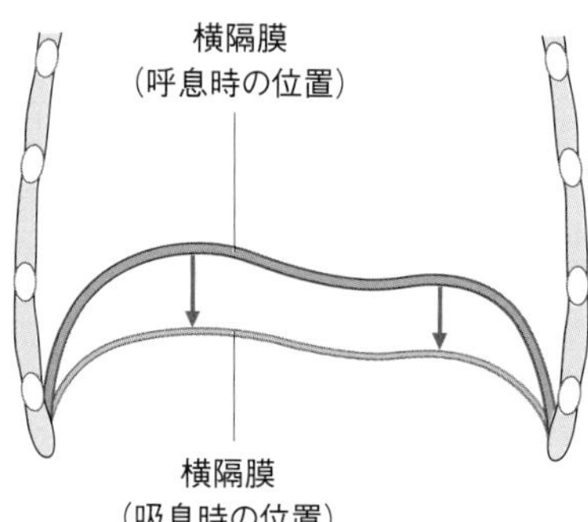

安静時呼吸時に使う筋肉
・吸息：外肋間筋、横隔膜
・呼息：なし

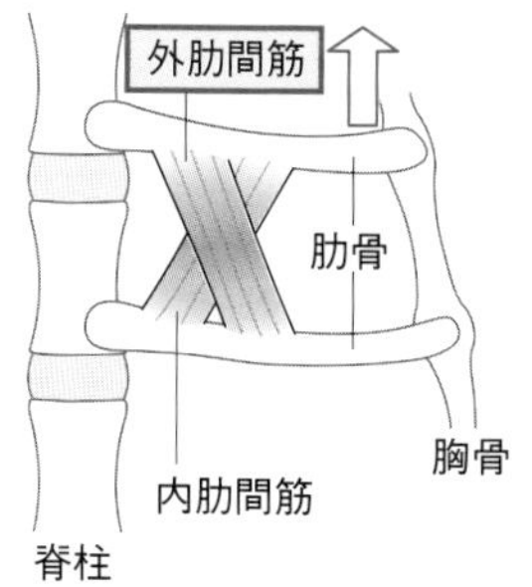

外肋間筋の収縮により肋骨は挙上し、横隔膜の収縮により、横隔膜は下がります

努力呼吸時の補助筋
・吸息：斜角筋、胸鎖乳突筋
・呼息：内肋間筋、腹筋群(腹横筋、外腹斜筋、内腹斜筋)

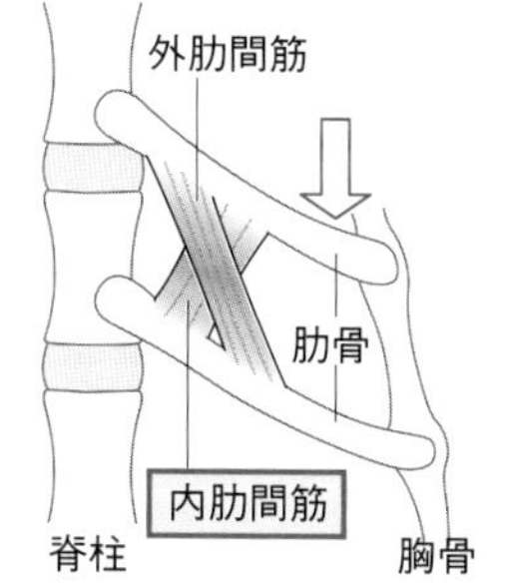

内肋間筋の収縮により肋骨は下がり、胸郭内容積は減少します

図11-7　呼吸筋

なったときに呼出される空気量のことを**肺活量**といいます(**図11-4**参照)。

▶問題29　最大限の吸息位から最大の速度で最大限の呼息を行う。このとき呼出される空気量はどれか。

1．予備呼気量　　2．予備吸気量
3．努力肺活量　　4．機能的残気量

解答　3

解説　最大限の吸息位から最大の速度で最大限の呼息を行うときに呼出される空気の量のことを**努力肺活量**とよびます。

▶問題30　成人の動脈血中のヘモグロビンの酸素飽和度(%)はどれか。

1．約98%　　2．約88%
3．約78%　　4．約65%

解答　1

解説　動脈血中のヘモグロビンの酸素飽和度(%)はおよそ98%です。年齢を経るにつれて酸素飽和度は下がる傾向にあります。

▶問題31　呼吸中枢はどれか。

1．脊髄(せきずい)　　2．小脳
3．延髄(えんずい)　　4．大脳

解答　3

解説　呼吸中枢は**延髄**です。呼吸調節中枢は橋です(**図11-9**)。

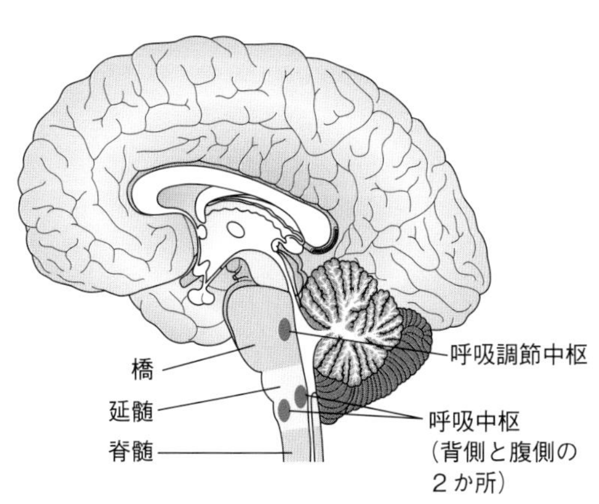

図11-9　呼吸中枢と呼吸調節中枢

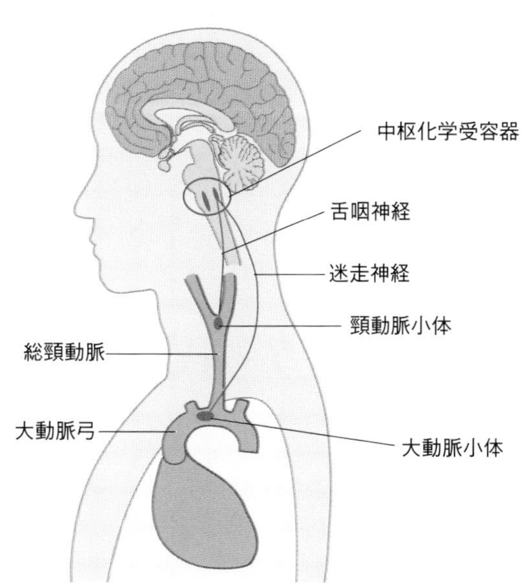

図11-8　化学受容器の存在部位

▶問題26　1gのヘモグロビンと結合することができる酸素量はどれか。

1．1.24mL　　2．1.3mL
3．1.34mL　　4．1.40mL

解答　3

解説　1gのヘモグロビンは、常温で**1.34mL**の酸素を結合できます。

▶問題27　ヘモグロビン濃度が15g/dLのとき、1dLの血液が運べる酸素量はどれか。

1．15mL　　2．20mL
3．25mL　　4．30mL

解答　2

解説　ヘモグロビン1gは1.34mLの酸素を運ぶことができ、1dL(100mL)の血液中には15gのヘモグロビンが含まれているので、1.34×15=20.1となります。それゆえ、1dL(100mL)の血液はおよそ20mLの酸素を運ぶことができます。

▶問題28　最大限の吸息位から最大限の呼息を行なったときに呼出される空気量はどれか。

1．1回換気量　　2．努力肺活量
3．肺活量　　4．機能的残気量

解答　3

解説　最大限の吸息位から最大限の呼息を行

▶問題32　呼吸運動にかかわる中枢化学受容器があるのはどれか。

1．脊髄　　2．小脳
3．延髄　　4．大脳

解答　3

解説　呼吸運動にかかわる中枢化学受容器は、延髄に存在します(**図11-8**参照)。この化学受容器は、動脈血のPCO_2の上昇や脳脊髄液の水素イオン濃度の指標であるpHの低下に反応します。

▶問題33　1回換気量が増減・漸減する呼吸パターンを示すのはどれか。

1．睡眠時無呼吸症候群
2．チェーン-ストークス呼吸
3．ビオー呼吸
4．クスマウル呼吸

解答　2

解説　チェーン-ストークス呼吸は、無呼吸が数秒から数十秒続き、その後、徐々に浅い呼吸から深い呼吸になります。そして、再び徐々に浅い呼吸になり、その後に再び無呼吸になるパターンを繰り返す呼吸です。このタイプの呼吸は、中枢神経系の傷害や心不全時などにみられます。

▶問題34　拘束性換気障害の%肺活量はどれか。

1．60%未満　　2．70%未満
3．80%未満　　4．90%未満

解答　3

解説　拘束性換気障害とは、肺胞が膨らみにくいために起こる換気障害です。閉塞性換気障害は、胸郭内の気道が呼出するとき、狭くなる病態です(**図11-10**)。狭くなると呼出に時間がかかります。閉塞性換気障害の場合、1秒率の低下がこの症状の指標になります(**図11-11**)。

▶問題35　閉塞性換気障害はどれか。2つ選べ。

1．肺線維症　　2．重症筋無力症
3．気管支喘息　　4．肺気腫

解答　3、4

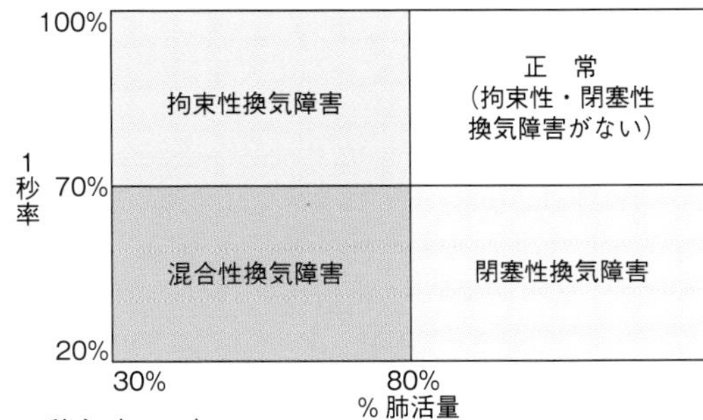

1秒率（$FEV_{1.0}$）
最大限の吸息位から最大の速度で最大限の呼息を行います。このとき呼出される空気の量を努力肺活量といい、このうち呼出を開始してから最初の1秒間に呼出される空気量を1秒量といい、1秒量の努力肺活量に対する百分率を1秒率といいます。
→70%以上が正常

%肺活量（%VC）
計測された個人の肺活量が予測値の何%かで表します。予測値とは以下のとおりです。
[女性]肺活量(mL)=0.032×身長(cm)−0.018×年齢−1.178
[男性]肺活量(mL)=0.045×身長(cm)−0.023×年齢−2.258
→80%以上が正常

図11-10　換気障害

解説　閉塞性換気障害とは、気道の閉塞や狭窄によって起こる換気障害を意味します。気管支喘息や肺気腫が、閉塞性換気障害に該当します。

▶問題36　肺の伸展受容器が興奮したとき、その情報を呼吸中枢に伝えるのはどれか。

1．運動神経　　2．坐骨神経
3．迷走神経　　4．視神経

解答　3

解説　肺が空気を吸い込み伸展すると、気管支や細気管支の平滑筋に存在する伸展受容器が伸展を感知して、迷走神経の感覚神経成分(求心性神経)を介して神経インパルス(興奮)を呼吸中枢(延髄)に送ります(**図11-12**)。

▶問題37　中枢化学受容器が呼吸の深さや回数を促進させる要因はどれか。

1．窒素分圧の上昇
2．水蒸気分圧の上昇
3．アルゴン分圧の上昇
4．二酸化炭素分圧($PaCO_2$)の上昇

解答　4

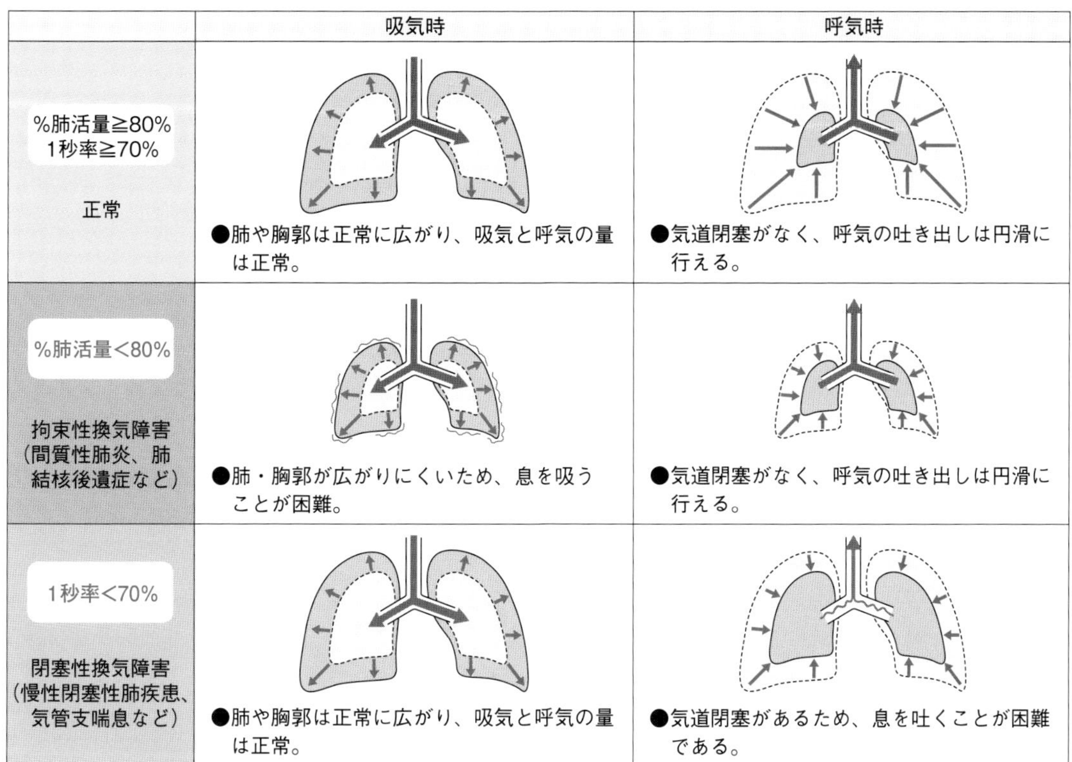

	吸気時	呼気時
%肺活量≧80% 1秒率≧70% 正常	●肺や胸郭は正常に広がり、吸気と呼気の量は正常。	●気道閉塞がなく、呼気の吐き出しは円滑に行える。
%肺活量<80% 拘束性換気障害 (間質性肺炎、肺結核後遺症など)	●肺・胸郭が広がりにくいため、息を吸うことが困難。	●気道閉塞がなく、呼気の吐き出しは円滑に行える。
1秒率<70% 閉塞性換気障害 (慢性閉塞性肺疾患、気管支喘息など)	●肺や胸郭は正常に広がり、吸気と呼気の量は正常。	●気道閉塞があるため、息を吐くことが困難である。

図11-11　拘束性換気障害と閉塞性換気障害の病態

(病気がみえるvol.4、呼吸器、メディックメディア、2007より改変)

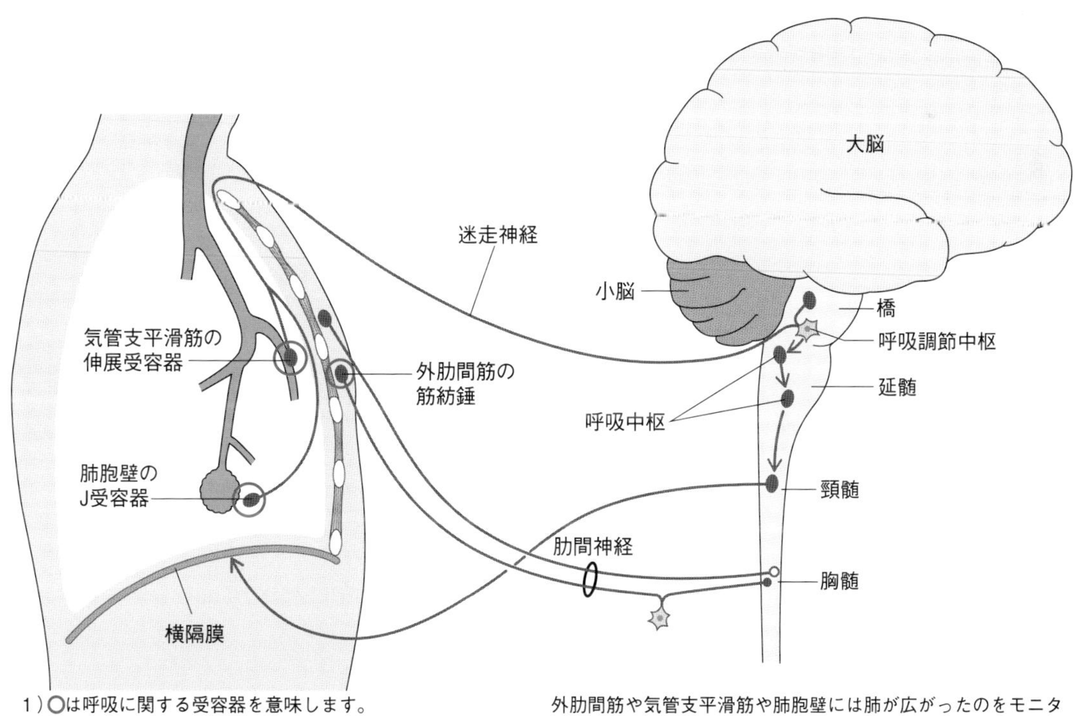

1）○は呼吸に関する受容器を意味します。
2）J受容器（juxtapulmonary capillary receptor）は、間質液の量をモニタリングしています。

外肋間筋や気管支平滑筋や肺胞壁には肺が広がったのをモニタリングする受容器が存在して、それらの変化はただちに呼吸中枢に伝えられ、肺の拡張(吸息)、収縮(呼息)を調節しています。

図11-12　気管支伸展をモニターする神経構造

解説 中枢化学受容器は、動脈血の**二酸化炭素分圧**の上昇あるいは脳脊髄液中の**水素イオン濃度**の指標であるpHの低下に主に反応します。CO_2の動脈血中濃度が上がると、

$$CO_2 + H_2O \rightleftarrows H_2CO_3 \rightleftarrows HCO_3^- + H^+$$

の右方向への反応が進み、脳脊髄液中の水素イオン濃度が上昇します。$pH = -\log[H^+]$なので、pHの値は低下します。

▶問題38 呼吸の末梢化学受容器に直接影響を及ぼさないのはどれか。

1．PaO_2　　2．$PaCO_2$
3．pH　　4．血漿アルブミン濃度

解答 4

解説 呼吸の末梢化学受容器(**頸動脈小体**と**大動脈小体**、**図11-8**参照)に影響を及ぼす化学要因は、主に動脈血の酸素分圧(PaO_2)の低下です。末梢の化学受容器は主にPaO_2のセンサーですが、$PaCO_2$やpHによっても影響を受けます。

▶問題39 呼吸について誤っているはどれか。

1．酸素を運ぶのは赤血球である。
2．肺胞でガス交換が行われる。
3．二酸化炭素は主に血液中をそのままの形で溶けて移動する。
4．過呼吸になると血液はアルカリ(塩基性)側に傾く。

解答 3

解説 二酸化炭素は細胞で代謝の結果生じる老廃物で、間質から毛細血管に入ると、赤血球に入り、赤血球内で**炭酸脱水酵素**(CA)の働きで、炭酸さらにH^+とHCO_3^-になります。二酸化炭素の約70～90％が血液中でHCO_3^-のかたちになります。それゆえ、誤りは3です。血液中を移動する二酸化炭素のうちで、二酸化炭素のままで溶けているのは血液中の二酸化炭素の5％です。

酸素を運ぶには赤血球です。肺胞で酸素と二酸化炭素のガス交換が行われます。過呼吸になると、血液中に溶けている二酸化炭素は呼出されて血液中の二酸化炭素の量は減少します。その結果、炭酸(H_2CO_3)が減少し、さらにH_2CO_3の減少によってそれが解離して生じるH^+も減少するので、血液はアルカリ(塩基)性となります。

▶問題40 呼吸中枢があるのはどれか。(第111回)

1．間脳　　2．小脳
3．大脳　　4．脳幹

解答 4

解説 呼吸は、**脳幹**のとくに**延髄**で制御されています。しかし、呼吸パターンは延髄の上の橋からの制御を受けています(**図11-9**)。この場所を**呼吸調節中枢**とよびます。

▶問題41 胸膜腔に存在するのはどれか。

(第110回)

1．滑液　　2．空気
3．血液　　4．漿液
5．粘液

解答 4

解説 肺(気管支や肺動静脈などが出入りする肺門以外の部分)は**肺胸膜**に、胸壁の内側は**壁側胸膜**におおわれています。肺胸膜と壁側胸膜は肺門のところでつながり、**胸膜腔**というすきま状の空間を形成します(**図11-13**)。この胸膜腔には、**漿液**が入っています。肺胸膜と壁側胸膜の間に胸膜腔(漿液の層)が存在することになり、呼吸運動などの肺の自由な動きを可能にしているといわれています。

▶問題42 健康な成人の1回換気量はどれか。

(第109回)

1．約150mL　　2．約350mL
3．約500mL　　4．約1,000mL

解答 3

解説 安静時、健康成人は1分間に平均12回の呼吸をし、1回の吸息と呼息の間で約500mLの空気が肺を出入りします。この値が1回換気量です。基準値、すなわち正常値ともいいますが、基準値は健常者の生理機能に関係する値ですので、覚えておくと、検査値を見たときに、

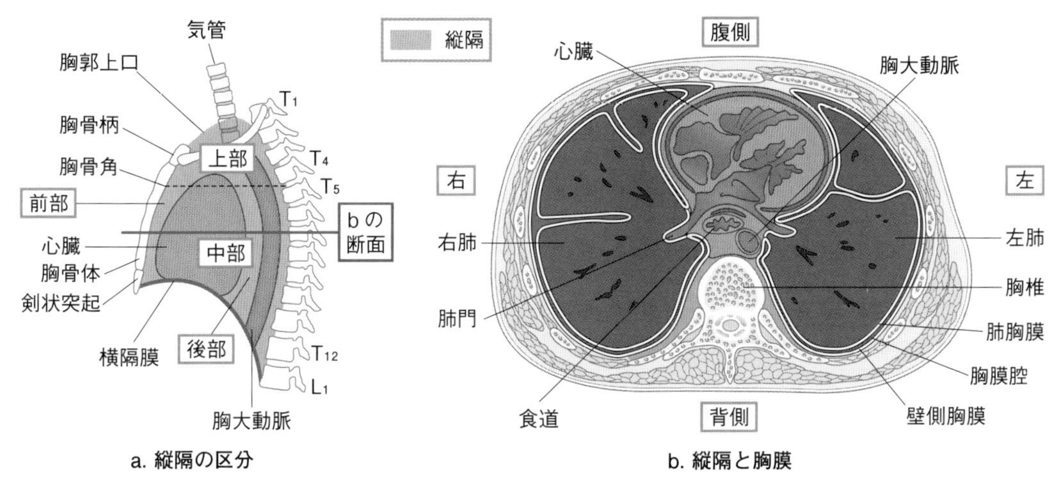

a. 縦隔の区分　　b. 縦隔と胸膜

図11-13　胸膜腔

（坂井建雄、岡田隆夫、宇賀貴紀：解剖生理学、第11版、系統看護学講座-専門基礎分野、人体の構造と機能〔1〕、p.195、医学書院、2022より改変）

すぐに何が異常なのか気がつき、病気の原因をより早く適切に絞り込みことができるので、重要です。この問題は基準値を覚えていると答えられる問題なので、基準値を覚えましょう（**表11-2**、**表11-3**参照）。

▶問題43　気管で正しいのはどれか。２つ選べ。（第109回）

1．軟骨は筒状である。
2．胸骨角の高さで分岐する。
3．交感神経の働きで収縮する。
4．吸息相の気管内圧は陰圧である。
5．頸部では食道の背側に位置する。

表11-2　肺気量の基準値（およそ）

予備吸気量	3.0L
１回換気量	0.5L
予備呼気量	1.0L
残気量	1.5L
肺活量	4.5L
死腔量	0.15L
安静時（成人）呼吸数（回/分）	12～15回/分

解答　2、4

解説　気管は、**第５胸椎の上端部**あるいは**胸骨角**の高さで左右の気管支に分岐します。吸息相の気管内圧は胸郭の拡大に伴い、周囲の組織に引かれて気管が拡張し**陰圧**となり、大気を吸い込みます。それゆえ、正解は２と４です。

気管の軟骨は16～20個のC字形の不完全な輪状軟骨からなります。交感神経の働きで気管の平滑筋は弛緩（拡張）します。頸部では気管は食道の腹側に位置します。

▶問題44　過呼吸で正しいのはどれか。（第109回）

1．吸気時に下顎が動く。
2．１回換気量が増加する。
3．呼吸数が24/分以上になる。
4．呼吸リズムが不規則になる。

解答　2

解説　**過呼吸**とは呼吸の深さが増加した呼吸のことなので、１回換気量が増大します。それゆえ、正解は２です。

表11-3　各部位におけるPO_2とPCO_2

	肺胞	動脈血	静脈血	末梢組織の細胞
PO_2	100mmHg	96mmHg	40mmHg	PO_2＜40mmHg
PCO_2	40mmHg	40mmHg	46mmHg	PCO_2＞46mmHg
%HbO_2（ヘモグロビン酸素飽度）	97.5	97	75	＜75

酸素分圧が100mmHgでは、ヘモグロビン１gは1.34mLのO_2を結合できる
動脈血のPO_2の値は、教科書によって少し変動します

▶**問題45**　「安静時呼吸」、「深呼吸」、「徐々に深くなっていく呼吸」に伴う肺容量の変化を図に示す。肺活量を示すのはどれか。　(第109回)

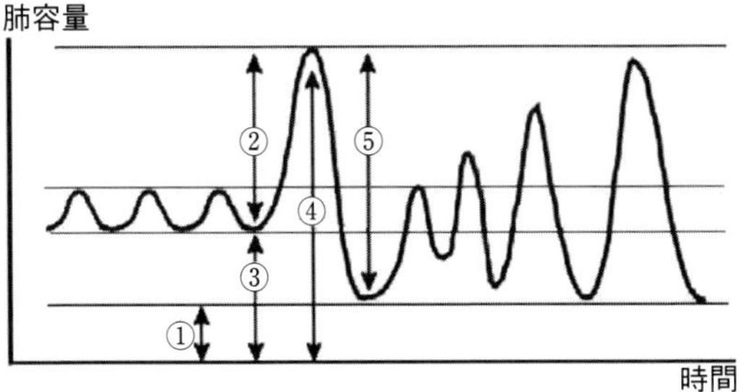

1．①　　2．②
3．③　　4．④
5．⑤

解答　5

解説　肺活量は最大限まで大きく息を吸ってから、呼息できる最大限の肺気量のことです。それゆえ、正解は5です(**図11-4参照**)。

▶**問題46**　チアノーゼで増加しているのはどれか。　(第108回)

1．血中酸素分圧　　2．還元ヘモグロビン
3．酸化ヘモグロビン　　4．血中二酸化炭素分圧

解答　2

解説　チアノーゼとは、血液中に還元ヘモグロビン(脱酸素化ヘモグロビンあるいはデオキシヘモグロビンともいう)が5g/100mL以上になり、皮膚や粘膜が青紫色にみえるようになった状態を示します。それゆえ、正解は2です。

チアノーゼには動脈血の酸素分圧低下による中枢性チアノーゼと循環障害により末梢血の還元ヘモグロビンが増加する末梢性チアノーゼに大別されます。貧血患者は全ヘモグロビン量が少ないため、チアノーゼにはなりにくいのです。ちなみにヘモグロビン1gは100mmHgの酸素分圧において、最大1.34mLの酸素を運ぶことができます。

▶**問題47**　自発呼吸時の胸腔内圧を示す曲線はどれか。　(第107回)

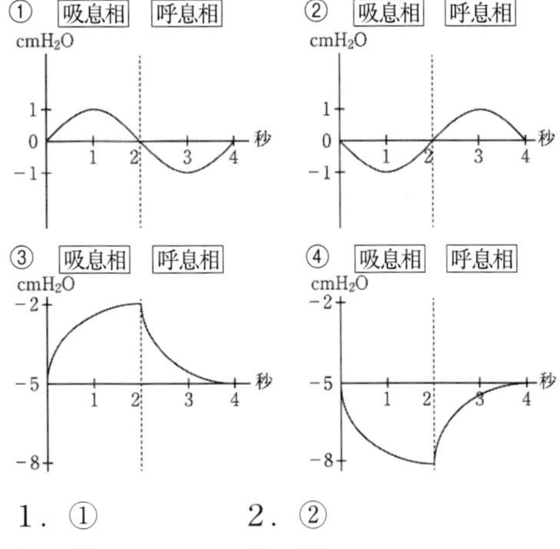

1．①　　2．②
3．③　　4．④

解答　4

解説　胸腔内圧は吸息時および呼息時とも陰圧です。吸息時、吸い込みの始めより徐々に陰圧が高くなり、呼息が始まると陰圧が小さくなります。したがって、吸息時のほうが呼息時よりより胸腔内圧は陰圧になります。それゆえ、正解は4です。

▶**問題48**　過換気でみられるのはどれか。　(第107回)

1．骨格筋の弛緩
2．血中酸素分圧の低下
3．体循環系の血管の収縮
4．代謝性アルカローシス
5．血中二酸化炭素分圧の上昇

解答　3

解説　過換気によって血液はアルカリ性に傾きます。そのような状態を呼吸性アルカローシスといいます。アルカローシスでは、体循環系の血管の収縮が起こります。それゆえ、正解は3です。

▶**問題49**　喀血が起こる出血部位で正しいのはどれか。　(第106回)

1．頭蓋内　　2．気道
3．食道　　4．胆道

解答　2

解説 喀血とは肺や気管支などの血管から漏れ出た血液を咳とともに吐き出す症状を指します。それゆえ、正解は2です。

▶**問題50** 慢性閉塞性肺疾患 *chronic obstructive pulmonary disease* について正しいのはどれか。 (第106回)

1．残気量は減少する。
2．%肺活量の低下が著明である。
3．肺コンプライアンスは上昇する。
4．可逆性の気流閉塞が特徴である。

解答 3

解説 慢性閉塞性肺疾患は、主にタバコなどの有害物質を長期間にわたり、吸入することで肺に炎症と破壊が生じる病気で、不可逆性の気流閉塞(気流制限)が特徴として認められる疾患です。肺の破壊、つまり肺の弾性収縮力の原因となっている肺胞壁の破壊が起こっています。その結果、肺の弾性収縮力が低下し、肺が膨らみす過ぎた(コンプライアンスの上昇した)状態になり、呼気の流速も低下し、気道が狭窄し、または閉塞しやすくなり、息をうまく吐き出すことができません。それゆえ、残気量が増加し、%肺活量も低下します。それゆえ、正解は3です。

▶**問題51** 肺血流量が最も減少する体位はどれか。 (第104回)

1．立位　2．座位
3．仰臥位　4．Fowler〈ファウラー〉位

解答 1

解説 Fowler〈ファウラー〉位とは仰臥位で下肢を水平にしたまま上半身を45度程度上げた半座位のことです。立位は、座位、仰臥位、Fowler〈ファウラー〉位と比べて下肢に重力の影響よって血液が留まりやすいので、肺血流量が最も減少します。

▶**問題52** 吸息時に収縮する筋はどれか。2つ選べ。 (第104回)

1．腹直筋　2．腹横筋
3．横隔膜　4．外肋間筋
5．内肋間筋

解答 3、4

解説 吸息時に横隔膜が収縮することで胸郭は下に広がり、外肋間筋が収縮することで胸郭は前方に広がります。それゆえ、正解は3と4です。

▶**問題53** チアノーゼが出現するのはどれか。 (第104回)

1．血清鉄の増加
2．血中酸素分圧の上昇
3．血中二酸化炭素分圧の上昇
4．血中還元ヘモグロビンの増加

解答 4

解説 チアノーゼとは低酸素状態や血液循環障害などで還元ヘモグロビン量が5 g/dL以上になると、皮膚や粘膜(口唇など)が青くみえる状態になることを意味します。それゆえ、正解は4です。

▶**問題54** 呼吸困難がある患者の安楽な体位はどれか。 (第103回)

1．起坐位　2．仰臥位
3．砕石位　4．骨盤高位

解答 1

解説 起坐位は呼吸筋である横隔膜への内臓の圧迫がなく、呼吸が楽な体位です(**図11-14**)。

▶**問題55** 気管内吸引の時間が長いと低下しやすいのはどれか。 (第103回)

1．血圧　2．体温
3．血糖　4．動脈血酸素飽和度〈SaO_2〉

解答 4

解説 気管内吸引中、呼吸ができないので、気道内の空気の酸素分圧は下がります。それゆえ、ガス交換される酸素の割合も減少し、動脈血酸素飽和度(SaO_2)が低下します。

▶**問題56**　全肺気量の計算式を示す。

肺活量＋□＝全肺気量

□に入るのはどれか。（第101回）

1．残気量　　2．予備吸気量

3．１回換気量　　4．予備呼気量

解答　1

解説　言葉の定義を考えると正解にたどり着けます。**残気量**とは、最大限に息を吐き出しても肺内に残っている空気の量のことをいい、これと肺活量を合わせたのが全肺気量（肺内に入る最大の空気量）です。予備吸気量とは、通常の息を吸い込んだ状態からさらにあとどのくらい空気を吸い込めるかの量を予備吸気量といいます。１回換気量とは、１回の呼吸で通常吸い込まれる空気の量のことです。予備呼気量とは、通常の息を吐き出す状態からさらにどのくらい空気を吐き出せるか、その量をいいます（**図11-4**）。

▶**問題57**　貧血がなく、体温36.5度、血液pH7.4の場合、動脈血酸素飽和度〈SaO_2〉90%のときの動脈血酸素分圧は〈PaO_2〉はどれか。（第101回）

1．50Torr　　2．60Torr

3．70Torr　　4．80Torr

解答　2

解説　動脈血酸素分圧（PaO_2）とは、動脈血にどのくらい酸素が溶け込んでいるかという濃度の意味で使われる値です。動脈血酸素分圧の基準値は80～100Torr（mmHg）です。**酸素解離曲線**とは動脈血酸素飽和度（SaO_2）と動脈血酸素分圧（PaO_2）の関係を示す（**図11-15**）もので、脈血酸素飽和度（SaO_2）90％は動脈血酸素分圧（PaO_2）60Torr（mmHg）に相当します。酸素化ヘモグロビンは、酸素分圧が60Torr（mmHg）まで下がっても酸素をあまり離しません。しかし、動脈血酸素分圧が60Torr（mmHg）より下がると、酸素飽和度が大きく変動します。動脈血酸素分圧が60Torr（mmHg）＝動脈血酸素飽和度90％であり、この状態は肺に十分酸素が入ってこないので、呼吸不全とよばれます。それゆえ、酸素解離曲線を理解することは重要で

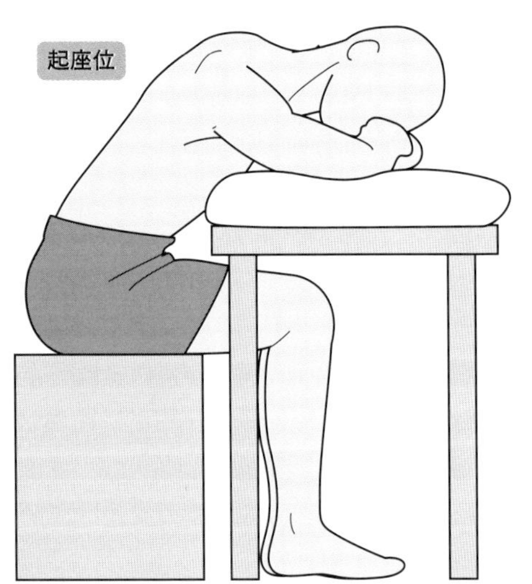

この状態を起座呼吸とよびます。肺活量の増加に加えて、座位では下肢や腹部の静脈に血液がたまり、心臓に戻ってくる血液（静脈還流）が減少するので、肺うっ血が軽減され、呼吸が楽になります。

図11-14　呼吸を楽にする体位

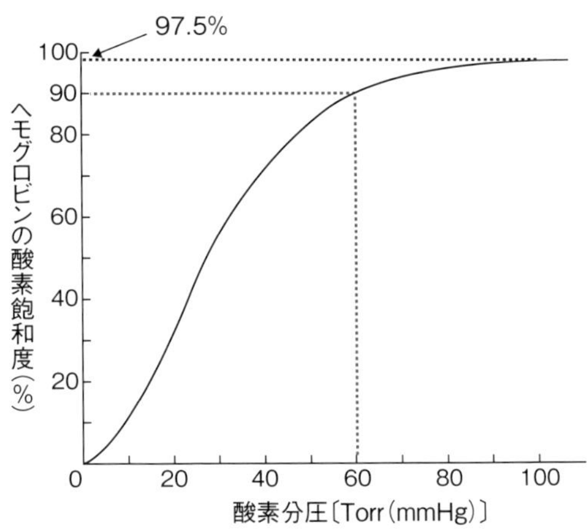

肺胞の酸素分圧（PO_2）は100Torr（mmHg）なので、ヘモグロビン（Hb）の酸素飽和度は酸素解離曲線より97.5％であることがわかります。動脈血酸素飽和度（SaO_2）90％は、つまりヘモグロビンの酸素飽和度が90％ということを意味しますので、動脈血酸素分圧（PaO_2）は60Torrとなります。酸素分圧が100～60Torrまでは曲線の傾きが緩やか、つまり酸素の保持能力はあまり変化しません。しかし、酸素分圧が60Torr未満になると酸素を離しやすくなります（傾きが急になる）。

図11-15　酸素解離曲線

す(図11-15)。

▶**問題58　呼吸性アシドーシスをきたすのはどれか。**　(第101回)

1．飢餓　2．過換気
3．敗血症　4．CO_2ナルコーシス
5．乳酸アシドーシス

解答　4

解説　CO_2ナルコーシスとは、高二酸化炭素血症〔$PaCO_2$が45Torr (mmHg) 以上の状態〕、すなわち体内への二酸化炭素(CO_2)蓄積によって**呼吸性アシドーシス**、意識障害(傾眠、昏睡、けいれん)、自発呼吸の低下を3つの徴候とする中枢神経症状のことを指します。それゆえ、正解は4です。CO_2ナルコーシスは、慢性Ⅱ型呼吸不全の患者で高濃度酸素投与時に起こる場合があります。慢性Ⅱ型呼吸不全とは、室内で空気呼吸器時に動脈血酸素分圧(PaO_2)が60Torr以下となる状態を呼吸不全といいますが、このうち$PaCO_2$が45Torrを越えるものをⅡ型とよびます。ナルコ—シスとはラテン語で麻酔を意味します。$PaCO_2$が45Torr以下は、Ⅰ型呼吸不全といいます。

過換気では、CO_2が過剰に失われるので呼吸性アルカローシスになります。二酸化炭素は、体内では血中でCA (炭酸脱水酵素) の働きでH_2Oと反応して炭酸(H_2CO_3)になり、その後H^+とHCO_3^-(重炭酸イオン)に解離します。それゆえ、CO_2は体内で酸として作用します。飢餓(きが)は脂肪を分解してエネルギー源とするため、身体は脂肪分解の結果、ケトン体(アセト酢酸、3-ヒドロキシ酪酸、アセトンの総称)が増えてケトーシスになります。ケトーシスとは、血液中にケトン体が増えた状態であり、酸性物質(ケトン体のうち、アセト酢酸と3-ヒドロキシ酪酸)が増えた状態になっています。この場合、代謝性アシドーシスが起こる場合があります。ケトシースはブドウ糖をエネルギー源として利用できない糖尿病などのとき起こることがあります。敗血症では、動脈血二酸化炭素分圧($PaCO_2$)は、32Torr未満なので、呼吸性アシドーシスには当てはまりません。また、乳酸アシドーシスは、血中乳酸値が上がって**代謝性アシドーシス**を引き起こした状態です。

▶**問題59　気管支の構造で正しいのはどれか。**　(第100回)

1．左葉には3本の葉気管支がある。
2．右気管支は左気管支よりも長い。
3．右気管支は左気管支よりも直径が大きい。
4．右気管支は左気管支よりも分岐角度が大きい。

解答　3

解説　左葉には2本の葉気管支が存在します。右気管支は左気管支より太く短く、しかも傾斜が急です。それゆえ、正解は3です。

▶**問題60　呼吸で正しいのはどれか。2つ選べ。**　(第99回)

1．内呼吸は肺で行われる。
2．呼気ではCO_2濃度がO_2濃度よりも高い。
3．吸気時には外肋間筋(ろっかん)と横隔膜筋(おうかくまく)とが収縮する。
4．呼吸を調節する神経中枢は橋(きょう)と延髄(えんずい)とにある。
5．呼吸の中枢化学受容体は主に動脈血酸素分圧に反応する。

解答　3、4

解説　**内呼吸**は、酸素を運んできた動脈血側の毛細血管と細胞との間のガス交換のことです。一方、**外呼吸**とは、肺で酸素の少ない血液がガス交換によって酸素の多い動脈血になることです(図11-16参照)。呼気でも二酸化炭素(CO_2)濃度(32mmHg)は酸素(O_2)濃度(116mmHg)よりは低いです。吸気時には外肋間筋と横隔膜とが収縮します。呼吸を制御する神経中枢は橋と延髄にあります。呼吸の中枢化学受容体は、主に動脈血二酸化炭素分圧($PaCO_2$)に反応します。

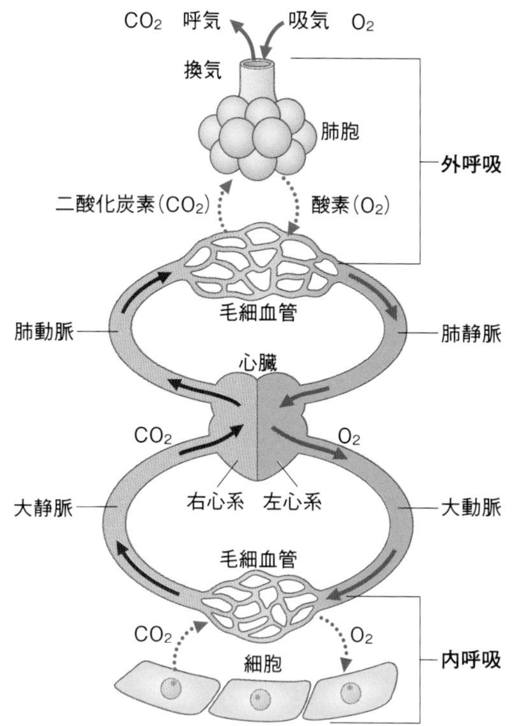

図11-16 内呼吸と外呼吸

▶問題61 呼吸で正しいのはどれか。 (第97回)

1. 横隔膜は吸気時に収縮する。
2. 睡眠時に呼吸は随意運動である。
3. 最大呼気時の機能的残気量は0になる。
4. 動脈血酸素分圧は肺胞内酸素分圧に等しい。

解答 1

解説 横隔膜は吸気時に収縮することによって横隔膜は下がり、胸郭が広がり、肺胞内圧が陰圧になり、肺胞に大気が吸い込まれます。それゆえ、正解は1です。睡眠時は、呼吸は不随意に呼吸中枢によって制御されています。最大呼気時の機能的残気量は約1Lです。動脈血酸素分圧は肺静脈へ気管支静脈の合流があるため酸素分圧が下がるので肺胞内酸素分圧より低くなります。

▶問題62 成人の呼吸運動で正しいのはどれか。 (第96回)

1. 胸腔内圧は呼気時に陽圧となる。
2. 呼吸筋は主に吸気に用いられる。
3. 腹式呼吸は胸式呼吸より呼吸容積が大きい。
4. 動脈血二酸化炭素分圧の低下は呼吸運動を促進する。

解答 2

解説 胸腔内圧は常時陰圧です。呼吸筋とは、**横隔膜**と**外肋間筋**のことです。これらの筋が収縮して胸郭は広がります。すなわち吸気のときに呼吸筋が働きます。腹式呼吸は胸式呼吸より呼吸容積は小さくなります。動脈血二酸化炭素分圧の低下は、呼吸運動を抑制します。

▶問題63 肺拡散能に影響を与えるのはどれか。 (第95回)

1. 肺胞表面積　2. 気道抵抗
3. 死腔換気量　4. 残気量

解答 1

解説 肺胞と毛細血管の間でガス交換(外呼吸)が行われるためには、肺胞を構成する細胞(**肺胞上皮細胞**)、肺胞を取り巻いている**間質**、血管壁の細胞(**血管内皮細胞**)などを酸素や二酸化炭素は通り抜けて、移動する必要があります。この通り抜ける能力を**肺拡散能**とよびます。肺胞の表面積が大きいほど酸素や二酸化炭素の拡散能は上がります。それゆえ、正解は1です。他は直接には影響しません。

▶問題64 内圧が陽圧になるのはどれか。 (第94回)

1. 吸息時の肺胞　2. 呼息時の肺胞
3. 吸息時の胸膜腔　4. 呼息時の胸膜腔

解答 2

解説 吸息時の肺胞が陰圧のために大気が肺胞に吸い込まれます。一方、呼息時は内圧が陽圧となるため、肺胞内のガスは呼出されます。それゆえ、内圧が陽圧になるのは呼息時の肺胞です。それゆえ、正解は2です。吸息時および呼息時ともに胸膜腔は陰圧です。胸膜腔が陽圧になったら肺胞は虚脱し、つぶれてしまいます。

▶問題65 ガス交換の運搬で正しいのはどれか。 (第94回)

1. 肺でのガス交換は拡散によって行われる。

2. 酸素は炭酸ガスよりも血漿中に溶解しやすい。
3. 酸素分圧の低下でヘモグロビンと酸素は解離しにくくなる。
4. 静脈血中に酸素はほとんど含まれない。

解答 1

解説 肺でのガス交換(酸素と炭酸ガスの交換)はガスの**拡散**が原動力です。それゆえ、正解は1です。炭酸ガス(二酸化炭素ともいう)は、ガスの移動のしやすさに関して酸素の20〜30倍です。酸素は炭酸ガスよりも血漿中に溶解しにくいです。酸素分圧が低下すると、ヘモグロビンは酸素を解離しやすくなります。静脈血の酸素分圧はおよそ40mmHgなので、ある程度の酸素は含まれています。

▶問題66　呼吸数を増加させるのはどれか。

(第93回)

1. 脳圧亢進
2. 体温上昇
3. 動脈血pHの上昇
4. 動脈血酸素分圧(PaO_2)の上昇

解答 2

解説 脳圧亢進では、頸動脈の血圧が上がり、頸動脈反射に起きます。頸動脈反射は拍動を抑制します。また、副交感神経の興奮によって呼吸中枢が抑制され、呼吸数の減少が起きます。体温上昇は、基礎代謝レベルを上げるので、呼吸数が増加します。動脈血pHの上昇(水素イオン濃度の減少)は酸の排出抑制のため、二酸化炭素の排出を減少させるために呼吸抑制が起きます。動脈血酸素分圧(PaO_2)の上昇も呼吸数の抑制に働きます。それゆえ、正解は2です。

▶問題67　動脈血中の酸素で正しいのはどれか。

(第93回)

1. 多くはそのままの形で血漿中に溶解している。
2. 貧血では酸素含量は低下する。
3. 酸素飽和度85%は正常範囲である。
4. 橈骨(とうこつ)動脈の酸素分圧は大腿動脈に比べ高い。

解答 2

解説 動脈血中の酸素のおよそ93%がヘモグロビンに結合して運ばれます。100mLの血液(動脈血)に約20mLの酸素がヘモグロビンに結合しています。ガスとして酸素は、1.4mL/100mL血液の割合で溶けています。貧血では酸素を運ぶ赤血球(ヘモグロビン)が少ないので、動脈血中の酸素も少なくなります。ヘモグロビンの酸素飽和度は正常では約98%です。橈骨動脈の酸素分圧は大腿動脈の酸素分圧と同一です。それゆえ、正解は2です。

▶問題68　血液による二酸化炭素の運搬で最も多いのはどれか。

(第92回)

1. そのままの形で血漿中に溶解する。
2. 赤血球のヘモグロビンと結合する。
3. 重炭酸イオンになり血漿中に溶解する。
4. 炭酸水素ナトリウムになり血漿中に溶解する。

解答 3

解説 二酸化炭素は血液中では、主に**重炭酸イオン**(炭酸水素イオン)のかたち(全体の約80%)で存在します。次にヘモグロビン(全体の約5%)に結合しています。あるいは血中に物理的に(全体の約5%)溶けています。それゆえ、正解は3です。

12 腎・泌尿器系

▶**問題1**　腎臓について正しいのはどれか。

1．胸郭内に存在する。
2．糸球体は主に髄質にある。
3．左腎臓のほうが右腎臓よりも上にある。
4．腎臓に流れ込む血液は心拍出量の30%である。

解答　3

解説　腎臓は左右1対存在し、**後腹膜器官**です。右腎臓はすぐ上に肝臓があるので、左腎臓よりも下に位置します（図12-1）。一方、左腎臓は多くの場合、右腎臓よりも大きい傾向があります。腎臓に流れ込む血液は心拍出量の20〜25%です。糸球体は主に**皮質**にあります。

▶**問題2**　膀胱の神経支配について正しいのはどれか。

1．交感神経は下腹神経の構成成分である。
2．排尿反射の中枢は仙髄にある。
3．内尿道括約筋は陰部神経支配である。
4．外尿道括約筋は骨盤神経支配である。

解答　1

解説　排尿に関係する神経支配に関して、**下腹神経**は腰髄から交感神経（成分）を膀胱に連絡し、**骨盤神経**は仙髄から副交感神経（成分）を膀胱に連絡します。**陰部神経**は仙髄から運動神経（成分）を外尿道括約筋（骨格筋）に連絡します。

▶**問題3**　腎臓の働きでないのはどれか。

1．体液量の調節
2．赤血球の産生を促進させるホルモンの分泌
3．アルドステロンの分泌
4．レニンの分泌

解答　3

解説　アルドステロンは**副腎皮質**から分泌されます。視床下部（ししょうかぶ）の浸透圧受容器（細胞）が体液の浸透圧の亢進を感知すると、下垂体（かすいたい）後葉から**抗利尿ホルモン**が血液中に分泌されます。抗利尿ホルモンは腎臓の集合管の細胞に作用して、集合管での水の再吸収を促進させます。すなわち体液量の調節は、腎臓によって行われています。腎動脈血中の酸素分圧が低下すると、腎臓の線維芽（せんいが）細胞からエリスロポエチンが血液中に分泌されて、骨髄の赤血球の前駆細胞に作用して赤血球数を増やします。腎臓は傍糸球体装置で血液量を監視していて、血液量が減少したり、血圧が低下すると、腎臓の傍糸球体（ぼうしきゅうたい）細胞（顆粒細胞ともいう）から**レニン**が血液中に分泌されます。レニンは、血液中のアンジオテンシノゲンをアンジオテンシンⅠに変えます。アンジオテンシンⅠは、主に肺の毛細血管腔内でアンジ

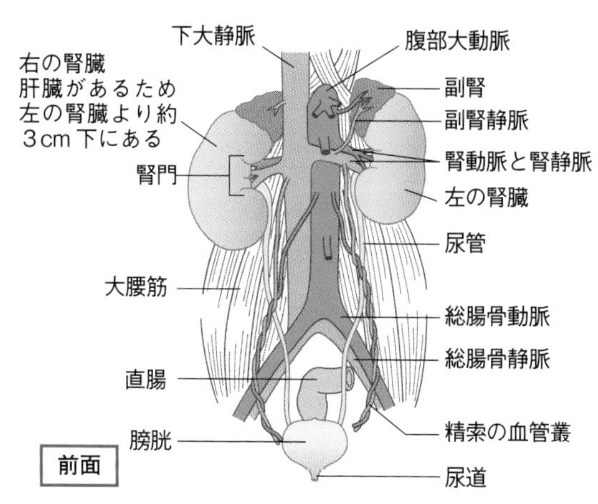

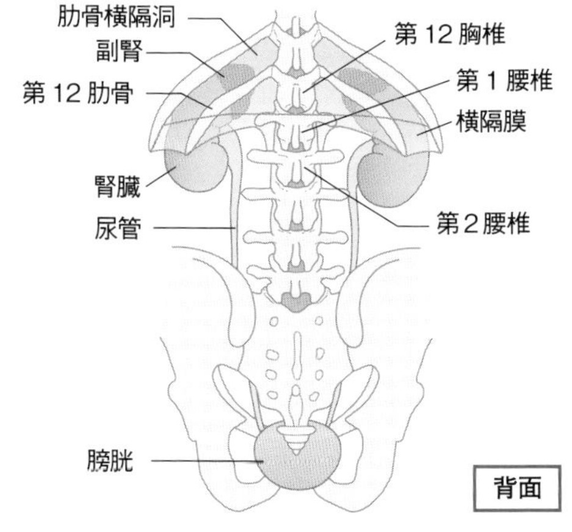

図12-1　腎臓の位置

オテンシン変換酵素(ACE)の働きでアンジオテンシンⅡに変換されます。アンジオテンシンⅡは全身の血管を収縮させ血圧を上げたり、副腎皮質からアルドステロンを分泌させます。アルドステロンは腎臓の主に集合管の細胞に作用してナトリウム(Na^+)と水の再吸収を促進し、その結果、血液量が増えて血圧が上がります。このようにレニンの働きで、下流のホルモンが働き、血圧を上げます(**図12-2**)。

▶問題4　糸球体でほとんど濾過されないのはどれか。

1．水　　2．アミノ酸
3．グルコース　　4．アルブミン

解答　4

解説　腎臓の糸球体では、アルブミン(分子量は66,000)よりも小さい分子量のものが濾過(ろか)されます。アルブミンはほとんど濾過されません。アルブミンが尿に出現したらタンパク尿(尿中にタンパク質が出現する病態)といいます。

▶問題5　尿細管で再吸収されない物質はどれか。

1．ブドウ糖　　2．パラアミノ馬尿酸
3．ビタミン　　4．アミノ酸

解答　2

解説　パラアミノ馬尿酸(PAH：para-aminohipuric acid)は糸球体で濾過された後、再吸収されません。また、輸出細動脈は尿細管周囲の毛細血管となって流れていく過程で、血漿中のパラアミノ馬尿酸は主に近位尿細管に分泌されて排泄されます。したがって、生体内に注射するとイヌリンなどと比較してはるかに迅速に尿中に排泄されます。それゆえ腎血漿流量(RPF)や腎血液流量(RBF)の評価に利用されます。腎臓では、身体に必要な物質(栄養素)は再吸収されます。不要な物質(老廃物や有害物質)は、濾過されればそのまま尿として捨てられます。

▶問題6　グルコースの血漿濃度が[　　　]を越えると、尿中にグルコースが排泄される。[　　　]に当てはまるのはどれか。

1．140mg/100mL　　2．160mg/100mL
3．180mg/100mL　　4．200mg/100mL

解答　4

解説　血漿に溶けているグルコース(ブドウ糖)は、身体の細胞に必要な最も利用しやすい栄養素です。糸球体で濾過された後、尿細管を

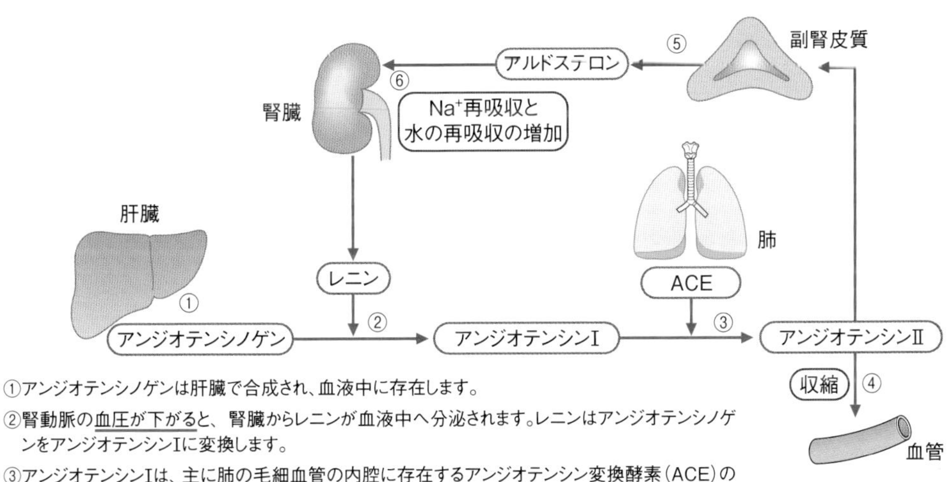

副腎皮質
⑤
アルドステロン
⑥
腎臓
Na⁺再吸収と
水の再吸収の増加
肝臓
肺
レニン
ACE
①
②
③
アンジオテンシノゲン
アンジオテンシンⅠ
アンジオテンシンⅡ
収縮
④
血管
①アンジオテンシノゲンは肝臓で合成され、血液中に存在します。
②腎動脈の血圧が下がると、腎臓からレニンが血液中へ分泌されます。レニンはアンジオテンシノゲンをアンジオテンシンⅠに変換します。
③アンジオテンシンⅠは、主に肺の毛細血管の内腔に存在するアンジオテンシン変換酵素(ACE)の作用で、アンジオテンシンⅡに変換されます。
④アンジオテンシンⅡは全身の血管を収縮させ、血圧を上昇させます。
⑤アンジオテンシンⅡは、副腎に作用してアルドステロンを血液中に分泌させます。
⑥アルドステロンは腎臓の集合管や遠位尿細管の一部に作用し、Na⁺ の再吸収と水の再吸収を増加させます。その結果、血液量が増えて正常の値まで上がります。

図12-2　レニン-アンジオテンシン-アルドステロン系

構成している細胞に存在するグルコース輸送体によって血液中へ再吸収されます。しかしながら、輸送体の数にも限度があるので、グルコースの血漿濃度がある値を越えると尿中に出現します。一般には、血漿グルコース濃度が200〜250mg/100mLを越えると尿中にグルコースが出現します。それゆえ、正解は４です。

▶問題７　アルドステロンの受容体があるのはどれか。

１．細胞膜　　２．細胞質
３．核内　　４．ミトコンドリア内

解答　2

解説　アルドステロンは副腎皮質から分泌されるステロイドホルモンです。ホルモンには脂溶性ホルモンと水溶性ホルモンがあり、それぞれのホルモンの受容体はそれぞれ細胞内、細胞膜上にあります。アルドステロンは脂溶性ホルモンなので、その受容体は細胞質にあります。

▶問題８　レニンはどれか。

１．糖質　　２．脂肪酸
３．リン脂質　　４．タンパク質

解答　4

解説　ホルモンは化学構造からアミン型ホルモン、ペプチドホルモン（タンパク質もペプチドに含まれる）、それにステロイドホルモンの３種に分けられます。レニンは340個のアミノ酸からなるタンパク質で、酵素です。

▶問題９　レニンが作用する物質はどれか。

１．アルドステロン
２．コレシストキニン
３．アンジオテンシンⅡ
４．アンジオテンシノゲン

解答　4

解説　レニンは、腎臓を流れる腎動脈の血圧が下がると腎臓から分泌されるホルモンで、肝臓で合成・分泌され、血液中に溶けているアンジオテンシノゲンに作用してアンジオテンシンⅠに変換します。アンジオテンシンⅠはさらに肺を流れていく間に肺毛細血管に存在するアンジオテンシン変換酵素（ACE）の働きで、アンジオテンシンⅡに変換されます。アンジオテンシンⅡは、２つの働きをします。１つは全身の血管（細動脈）を収縮させて血圧を上げます。また、アンジオテンシンⅡは副腎皮質に作用してアルドステロンを分泌させ、分泌されたアルドステロンは、遠位尿細管の一部と集合管に作用してナトリウム（Na^+）の再吸収と同時に水の再吸収を増加させ、結局血液量を増加させて血圧を上げます（**図12-２**）。結局、レニンは血圧が下がったとき、正常な血圧に戻すホルモンです。

▶問題10　アンジオテンシンⅠをアンジオテンシンⅡに変換する酵素はどれか。

１．ANP　　２．ACE
３．ペプシン　　４．レニン
５．セクレチン

解答　2

解説　ANP（atrial natriuretic peptide）とは、心房性ナトリウム利尿ペプチドのことです。**図12-２**のレニン-アンジオテンシン-アルドステロン系にあるようにアンジオテンシンⅠは、アンジオテンシンⅡに主に肺の毛細血管の血管内皮細胞の管腔側表面に存在するアンジオテンシン変換酵素（angiotensin-converting enzyme：ACE）によって変換されます。それゆえ、正解は２です。ペプシンは胃の主細胞から分泌されるタンパク質分解酵素です。セクレチンは十二指腸から血中に分泌されるペプチドホルモンです。セクレチンは膵液の分泌を促し、胃液の分泌を抑制します。

▶問題11　アンジオテンシン変換酵素（ACE）があるのはどれか。

１．尿細管　　２．肝細胞の表面
３．血管内皮細胞表面　　４．膵臓

解答　3

解説　この問題も**図12-２**を参照するとわかります。ACEは、主に肺の毛細血管の血管内皮細胞の管腔側表面に存在します。

▶問題12　心房性ナトリウム利尿ペプチド〈ANP〉を分泌するのはどれか。

1．肝臓　　2．心臓
3．腎臓　　4．副腎
5．胸腺

解答　2

解説　心房性ナトリウム利尿ペプチド(ANP：atrial natriuretic peptide)とは、**右心房で合成・貯蔵され、血液中に分泌されるホルモン**です。循環血液量が増加し、右心房が還流してくる血液によって右心房が過度に伸展すると、それが刺激となって、血液中にANPが分泌されます。ANPは血液を介して腎臓の集合管に作用してNa^+と水をより排泄させます。また、ANPは腎臓の糸球体に作用して糸球体濾過量(GFR)を増やします。

▶問題13　バソプレシンを分泌させるのはどれか。

1．血漿浸透圧の上昇　　2．尿量の増加
3．血漿浸透圧の減少　　4．赤血球数の減少
5．尿量の減少

解答　1

解説　バソプレシン(抗利尿ホルモン)は、血漿浸透圧の上昇や血圧低下が刺激となって**下垂体後葉**から分泌されます。

▶問題14　バソプレシンが作用するのはどれか。

1．糸球体　　2．近位尿細管
3．ヘンレループ　　4．集合管

解答　4

解説　バソプレシンの別名は**抗利尿ホルモン**(ADH)です。視床下部(ししょうかぶ)を流れる血漿浸透圧が、高くなると、それを視床下部の浸透圧受容器(神経細胞)が感知してバソプレシン分泌神経細胞に連絡します。その結果、**下垂体後葉**からバソプレシンが血液中に分泌されます。バソプレシンは、腎臓の集合管の細胞に主に作用して**水の再吸収を促進**します。バソプレシンは9個のアミノ酸からなるペプチドホルモンです。

▶問題15　アルドステロンを分泌するのはどれか。

1．副腎髄質　　2．下垂体前葉
3．副腎皮質　　4．下垂体後葉

解答　3

解説　この問題も**図12-2**を参照してください。アルドステロンは、**副腎皮質**から分泌されます。腎臓の動脈の血圧が低下すると、**腎臓の傍糸球体細胞**(ぼうしきゅうたい)(顆粒細胞ともいう)からレニンが血中に分泌されます。レニンは、肝臓から分泌されたアンジオテンシノゲンをアンジオテンシンⅠに酵素的に切断します。アンジオテンシンⅠは、**図12-2**にあるようにACEの働きでアンジオテンシンⅡに変換されます。そしてアンジオテンシンⅡは、副腎皮質に作用してアルドステロンを分泌させます。アルドステロンは腎臓の集合管や一部の遠位尿細管に作用してNa^+と水の再吸収を促します。また、アンジオテンシンⅡは全身の血管を収縮させます。その結果、血液量は増え、血圧が上がります。

▶問題16　アルドステロンの化学構造はどれか。

1．ペプチド　　2．ステロイド
3．トリグリセリド　　4．アミン

解答　2

解説　アルドステロンは、副腎皮質から分泌される**ステロイド**骨格をもつホルモンです。ホルモンは、化学構造から大きく3つに分類されます(**表12-1**)。1つはステロイド骨格をもつステロイドホルモン、2つ目はアミノ酸からなるペプチドホルモンで、3つ目はアミノ基をもつ低分子なアミン型ホルモンです。ステロイドホルモンには、他に男性ホルモンや女性ホルモンがあります。

表12-1　ホルモンの化学構造による分類

ステロイドホルモン	テストステロン、エストロゲン、プロゲステロン、アルドステロン、コルチゾールなど
ペプチドホルモン	成長ホルモン、黄体形成ホルモン、インスリン、グルカゴンなど
アミン型ホルモン	ドパーミン(ドパミン)、アドレナリン、ノルアドレナリン

▶問題17　バソプレシンの化学構造はどれか。

1．ペプチド　　2．ステロイド
3．トリグリセリド　　4．アミン

解答　1

解説　バソプレシンは、**ペプチドホルモン**です。オキシトシンはバソプレシンと化学構造が非常に似ています。どちらも9個のアミノ酸からなるペプチドホルモンです。

▶問題18　クリアランスが0mL/分であるのはどれか。

1．グルコース　　2．クレアチニン
3．パラアミノ馬尿酸　　4．イヌリン

解答　1

解説　クリアランスとは、腎臓において血漿中に溶けているある物質が1分間に何mLの血漿から除かれているかということです。血漿は成人男性では、糸状体で1分間に110mL以上濾過(ろか)されています。もしある物質が糸球体で濾過されて再吸収されないなら、その物質は1分間に血漿110mL除かれているはずです。全然除かれない、すなわちクリアランスが0mLな物質とは、糸球体で濾過されたあと、すべて**再吸収**されているということです。このような物質は**グルコース**や**アミノ酸**、**ビタミン**などの栄養素です。再吸収されるものは、身体に必要なも物質です。クレアチニンは不要な物質で糸球体で濾過された後、再吸収も分泌もされないので、クリアランスは約110mL/分です。

▶問題19　排尿または蓄尿の機序に関係ない神経はどれか。

1．下腹神経
2．骨盤神経(骨盤内臓神経)
3．陰部神経
4．肋間神経

解答　4

解説　蓄尿には下腹神経が関与します。排尿においては副交感神経が優位で、主に**骨盤神経**(副交感神経成分)と膀胱(平滑筋)、内尿道括約筋(平滑筋)、外尿道括約筋(横紋筋)、**陰部神経**(運動神経)が関係しています(**図12-3、図12-4**)。肋間神経は体幹を支配する神経です。

▶問題20　頻繁の嘔吐(おうと)によって血漿の酸塩基平衡が異常になった状態はどれか。

1．呼吸性アルカローシス
2．呼吸性アシドーシス
3．代謝性アルカローシス
4．代謝性アシドーシス

解答　3

解説　血液のpHを一定に保つことはきわめて重要なことです。このことは主に肺と腎臓が行っています。頻繁の嘔吐があると、胃酸を含む胃液が失われるため身体から酸が失われます。その結果、血液はアルカリ性に傾きます。このような状態を**代謝性アルカローシス**といいます。

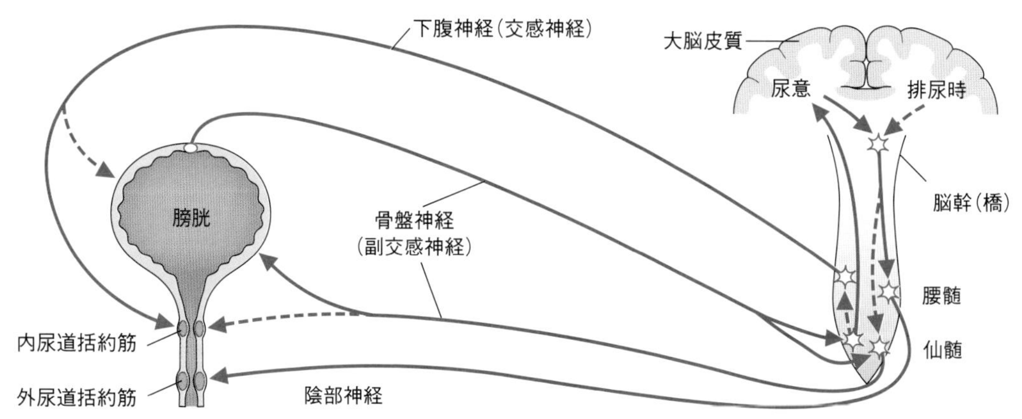

図12-3　膀胱および尿道の神経支配

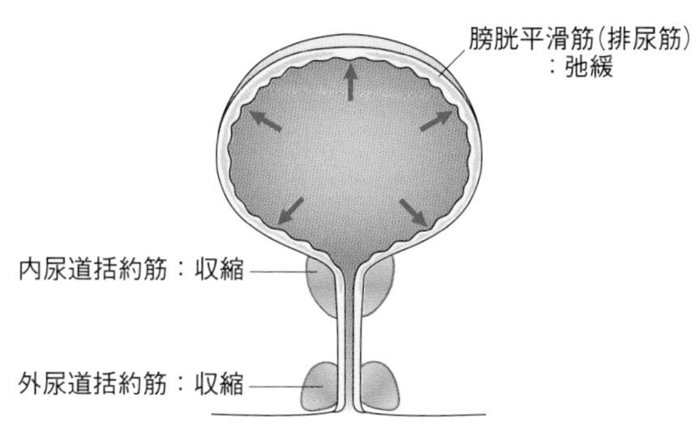

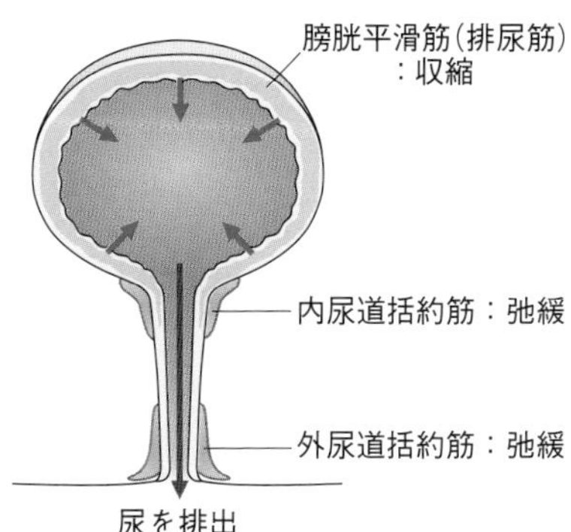

- 排尿時には，自律神経のなかで副交感神経が優位に働き、交感神経の働きは抑制されます。
- 骨盤神経（骨盤内臓神経）の副交感神経成分が興奮すると、膀胱壁（膀胱平滑筋＝排尿筋）が収縮し，内尿道括約筋（平滑筋）が弛緩します。また，排尿を意識することによって，大脳の運動野からの命令で腹筋を収縮させ、また、陰部神経の運動神経成分の興奮が抑制されて外尿道括約筋（骨格筋）が弛緩します。その結果，膀胱にたまっていた尿が尿道を通って体外に排泄されます。
- 蓄尿時には、逆に下腹神経の交感神経成分の働きで膀胱壁が弛緩し、内尿道括約筋と外尿道括約筋の収縮が起きて、膀胱に尿が蓄えられます。

図12-4　蓄尿時と排尿時の膀胱・尿道の状態

（深井喜代子：尿失禁．菱沼典子編：ケーススタディ看護形態機能学、p.53、南江堂、2003より改変）

▶問題21　心房性ナトリウム利尿ペプチド〈ANP〉はどれか。

1．ポリペプチド　　2．ステロイド
3．カテコールアミン　　4．脂肪

解答　1

解説　ANPとはatrial natriuretic peptideの省略名で、28個のアミノ酸からなる**心房性ナトリウム利尿ペプチド**のことです。心臓に還流される血液量が増加すると、右心房が伸展され、その刺激で心房から血液中に分泌され、腎臓の集合管の細胞に作用してNa^+と水の再吸収を抑制します（**図12-5**）。その結果、Na^+を含んだ尿が排泄されます。

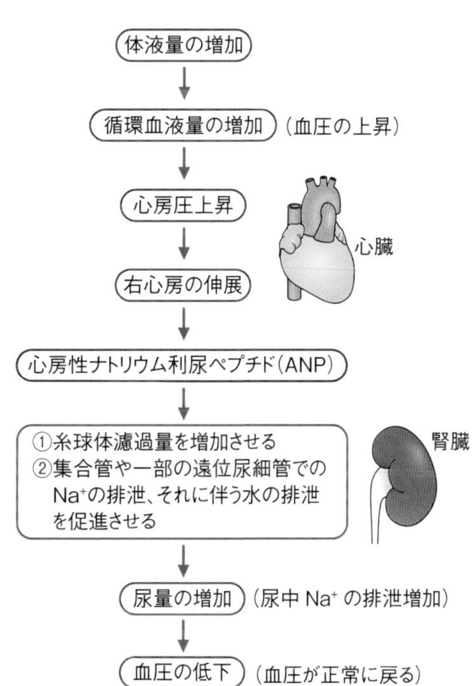

図12-5　心房性ナトリウム利尿ペプチド（ANP）の働き

▶問題22　心房性ナトリウム利尿ペプチド〈ANP〉の標的器官はどれか。

1．心臓　　2．肝臓
3．腎臓　　4．膵臓

解答　3

解説　**図12-5**にあるように腎臓の**糸球体**と**集合管**や一部の**遠位尿細管**に作用します。

▶問題23　腎臓での水の吸収調節に関して、ホルモンの影響を受ける部位はどれか。

1．近位尿細管　　2．ヘンレループ
3．糸球体　　4．集合管

解答　4

解説 腎臓でホルモンの影響を受ける水の吸収調節にかかわる部位は、集合管と一部の遠位尿細管です。糸球体はホルモンの影響を受けますが、直接に水の吸収調節には関与していません。

▶**問題24 集合管でナトリウムの再吸収を促進するホルモンはどれか。**

1．心房性ナトリウム利尿ペプチド
2．エリスロポエチン
3．アルドステロン
4．アンジオテンシノゲン
5．アドレナリン

解答 3

解説 アルドステロンは集合管(主細胞)に作用してNa^+の再吸収を促進します。水も再吸収されます。もう少し詳細に説明すると、アルドステロンは集合管の主細胞内に存在する受容体に結合して複合体となり、いくつかのタンパク質の遺伝子を活性化して転写・翻訳を行わせ、その結果、管腔側にNa^+チャネルを増加させ、また、ナトリウム-カリウムポンプ(Na^+-K^+ATPaseともいう)の合成を盛んにし、さらにミトコンドリアでのATP産生も促進します。それらの結果、集合管でのNa^+の再吸収が上がります(**図12-6**)。

▶**問題25 基準値から外れている血漿のpHはどれか。**

1．pH7.32　2．pH7.36
3．pH7.42　4．pH7.44

解答 1

解説 血漿のpHの基準値は、7.35〜7.45(7.40±0.05)です。この値は重要なので覚えておきましょう。

▶**問題26 腎臓について正しいのはどれか。**

1．腎臓は血圧に関係なく尿をつくる。
2．腎臓から造血ホルモンが分泌される。
3．血圧調節に腎臓は無関係である。
4．集合管で主にグルコースは再吸収される。

解答 2

解説 腎臓からは造血ホルモンであるエリスロポエチンが分泌されます。それゆえ、正解は2です。

腎臓はネフロンの糸球体で主に血圧によって血漿由来水分を濾過してボーマン嚢へ濾過液を

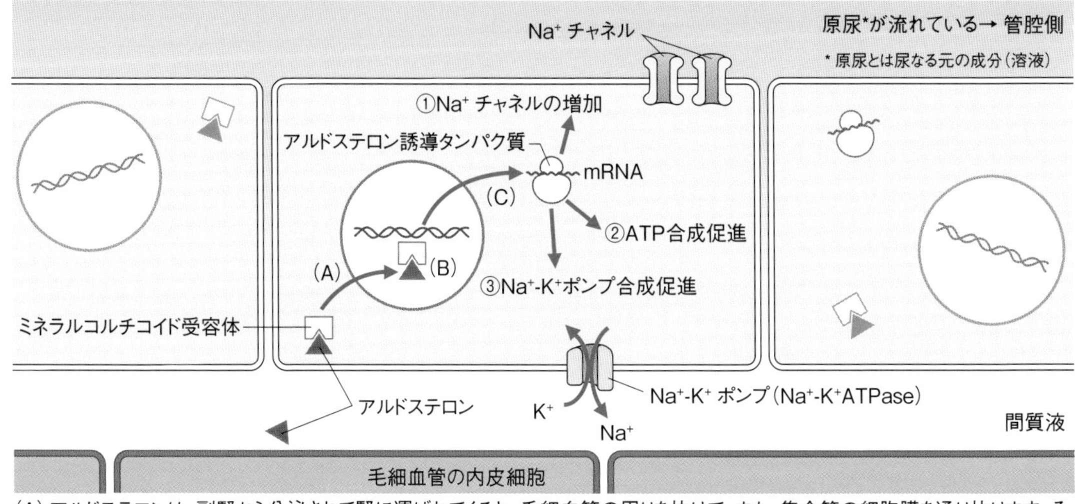

(A) アルドステロンは、副腎から分泌されて腎に運ばれてくると、毛細血管の周りを抜けて、また、集合管の細胞膜を通り抜けます。そして、細胞内に存在する受容体に結合して一緒になって核内に入ります。
(B) 核内に入ったアルドステロン - 受容体複合体は、標的遺伝子に結合して転写を開始させます。
(C) その結果、できたmRNAは核外のリボソームに行き、翻訳を開始します。翻訳の結果、管腔側に①Na^+チャネルが増えたり、②ミトコンドリアでATP合成が盛んになります。また、③Na^+-K^+ポンプ(Na^+-K^+ATPase)の合成も盛んになります。さらに、管腔側(原尿成分がある側)から毛細血管のある間質側へのNa^+の移動が増加します(Na^+の再吸収)。

図12-6 アルドステロンの作用

排出します。それゆえ、平均60mmHg以上の血圧がないと尿をつくることができません。

腎臓に流れ込む血液の血圧が下がると、腎臓の傍糸球体細胞(顆粒細胞ともいう)からレニンが分泌され、血圧を上げます(**図12-2**参照)。

グルコース(ブドウ糖)は身体の細胞にとってきわめて重要な栄養素なので、糸球体で濾過された後に近位尿細管でほとんど100%がただちに再吸収されます。

▶問題27　正常な糸球体で濾過される物質はどれか。 (第112回)

1．フィブリノゲン　2．ミオグロビン
3．アルブミン　4．血小板
5．赤血球

解答　2

解説　**問題4**の関連問題です。糸球体で濾過されるかどうかは、原則として分子や粒子、細胞の大きさによって決まります。分子量64500、分子の大きさ2.25nmのヘモグロビンは、糸球体で濾過できるかどうかの境界に位置しています(**表12-2**)。フィブリノゲンは血液凝固に関わるタンパク質です。フィブリノゲンの分子量は340000と大きいため、糸球体で濾過されません。ミオグロビンは骨格筋などに含まれる酸素運搬にかかわるタンパク質です。ミオグロビンの分子量は16000と比較的小さいため、ある程度糸球体を透過することができます。アルブミンは血漿タンパクの1つであり、膠質浸透圧(タンパク質によって生じる浸透圧)の発生にかかわります。アルブミンの分子量は66000と大きいため、ほとんど濾過されません。血小板は造血幹細胞から分化した巨核球が崩壊してできた細胞のかけらであり、血小板血栓(一次血栓)の形成にかかわります。血小板は直径2～5μmの巨大な細胞であり、糸球体で濾過されません。赤血球は血液中に存在し、酸素を運ぶという重要な役割を担っています。赤血球は直径7～8μmほどの細胞であり、糸球体で濾過されません。

表12-2　物質の大きさと糸球体での透過性

物質	分子量	分子の大きさ(nm)	透過性(濾液/血漿濃度比)
水	18	0.10	1.0
尿素	60	0.16	1.0
グルコース	180	0.36	1.0
スクロール	342	0.44	1.0
イヌリン	5,500	1.48	0.98
ヘモグロビン	64,500	3.25	0.03
アルブミン	66,000	3.55	<0.01

(坂井建雄、岡田隆夫、宇賀貴紀：解剖生理学、第11版、系統看護学講座-専門基礎分野、人体の構造と機能〔1〕、p.216、医学書院、2022より改変)

▶問題28　膀胱の蓄尿と排尿反射で正しいのはどれか。 (第112回)

1．排尿中枢はホルモンによって制御される。
2．排尿反射は交感神経を介して起こる。
3．蓄尿時に内尿道括約筋は収縮する。
4．排尿時に外尿道括約筋は収縮する。
5．蓄尿時に排尿筋は収縮する。

解答　3

解説　**問題19**の関連問題です。畜尿および排尿のメカニズムは**図12-3**および**図12-4**に示しているので、確認してください。**腰髄・仙髄の排尿中枢**は、神経支配です。排尿反射は、**副交感神経〔骨盤神経(骨盤内蔵神経)〕**を介して起こります。畜尿時には、**内尿道括約筋**は収縮します。排尿時には、**外尿道括約筋**は弛緩します。畜尿時には**排尿筋**は弛緩し、排尿時には収縮します。

▶問題29　健康な成人における1日の平均尿量はどれか。 (第110回)

1．100mL　2．500mL
3．1,500mL　4．2,500mL

解答　3

解説　通常、尿量は1～1.5L(1000～1500mL)/日です。全く尿がつくれなくなった状態(臨床的には100mL/日以下の場合)を**無尿**、400mL/日以下となった状態を**乏尿**、2～3L(2000～3000L)/日以上になった場合を**多尿**といいます。

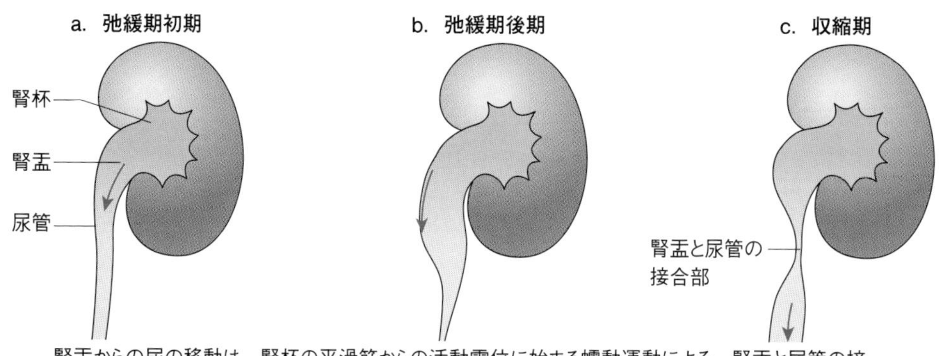

腎盂からの尿の移動は、腎杯の平滑筋からの活動電位に始まる蠕動運動による。腎盂と尿管の接合部が収縮して尿が下降する。

図12-7　腎盂と尿管で見られる蠕動運動

（坂井建雄、岡田隆夫、宇賀貴紀：解剖生理学、第11版、系統看護学講座-専門基礎分野、人体の構造と機能〔1〕、p.227、医学書院、2022より改変

▶問題30　蠕動運動がみられるのはどれか。2つ選べ。（第110回）

1．腎動脈　2．腎盂
3．尿管　4．膀胱
5．尿道

解答　2、3

解説　腎臓でつくられた尿は腎杯を通って腎盂に流入します。腎盂から**尿管**への尿の移動は、蠕動運動によって起こります。腎盂と尿管の接合部が収縮し、尿が下降します。その後、尿は**膀胱**で一時的に貯留され、**尿道**を通って体外に排泄されます。

▶問題31　排尿時に収縮するのはどれか。（第109回）

1．尿管　2．尿道
3．膀胱平滑筋　4．内尿道括約筋
5．外尿道括約筋

解答　3

解説　**膀胱の平滑筋**は骨盤神経の成分である**副交感神経支配**で、排尿時、副交感神経が優位となり、膀胱の平滑筋（排尿筋ともいう）は収縮し、内尿道括約筋は弛緩します。同時に意識的に陰部神経の成分である運動神経支配の外尿道括約筋が弛緩して排尿を助けます。腹筋も意識的に収縮させて排尿を助けます。それゆえ、正解は3です。

尿管は平滑筋をもちますが、排尿時に平滑筋はとくに収縮はしません。尿管は蠕動運動によって膀胱に向かって尿を押し出させます。

尿道は尿を膀胱から体外に排出する細い管です。平滑筋をもちますが、排尿時にとくに収縮はしません。内尿道括約筋と外尿道括約筋は、排尿時は弛緩（拡張）します。

▶問題32　成人で1日の尿量が100 mL以下の状態を示すのはどれか。（第109回）

1．希尿　2．頻尿
3．乏尿　4．無尿

解答　4

解説　**無尿**とは、1日の尿量が50～100mL以下となった場合です。それゆえ、正解は4です。

希尿とは1日の排尿の回数が1～2回と極端に少ない場合で、**頻尿**とは朝起きてから就寝までの排尿回数が7～8回以上の場合です。**乏尿**とは1日の尿量が400mL以下の状態です。成人の正常な1日の尿量は、約1,000～1,500mLです。ちなみに、1日の尿量が3,000mL以上の場合を**多尿**といいます。これらの尿量の値は教科書によって多少の差があります。

▶問題33　腎機能を示す血液検査項目はどれか。（第108回）

1．中性脂肪　2．ビリルビン
3．AST〈GOT〉　4．クレアチニン
5．LDLコレステロール

解答 4

解説 クレアチニンは筋肉において、非可逆的、非酵素的脱水とリン酸の除去によってクレアチンリン酸から生成される筋組織の代謝産物です。クレアチニンの24時間の尿中排泄量は筋肉量に比例します。また、クレアチニンは糸球体で濾過された後、再吸収や分泌をほとんどされません(厳密には濾過量の10%程度が尿細管より分泌されます)。それゆえ、原尿のクレアチニン濃度は血漿中のクレアチニン濃度と同一であるため、1分間に糸球体で濾過された血漿量〔=**糸球体濾過量(GFR)**〕と原尿の量とは同一です。それゆえ、1分間の尿量とその中のクレアチン濃度を求め、それから1分間のクレアチニン量が求められ、それを血漿中のクレアチニン濃度の基準値で割ると、1分間に糸球体で濾過される糸球体濾過量が求められます。腎機能が正常な場合、糸球体で血液中のクレアチニンは絶えず濾過されて排泄されているので、健康な成人の血液中の基準値は低く、**成人男性では0.61〜1.04mg/dL、成人女性では0.47〜0.79mg/dL**です。糸球体機能が低下、つまり腎機能が低下すると、筋収縮の結果生じる筋肉の代謝産物であるクレアチニンがうまく排泄されないので、血中のクレアチニンの数値は高くなります。高いほど腎機能が低下しています。それゆえ、被験者の糸球体機能=腎臓の機能がわかります。したがって、正解は4です。

中性脂肪は動脈硬化や心筋梗塞などのリスクにつながる要因です。

ビリルビンは肝機能を示す指標で、グルクロン酸に抱合され、水溶性になった間接型ビリルビンと不溶性でアルブミンに結合して血液中を運ばれる直接型ビリルビンがあります。

AST〈GOT〉は本来、肝細胞に存在する酵素で、アスパラギン酸アミノトランスフェラーゼ〈グルタミン酸オキサロ酢酸トランスアミナーゼ〉という酵素です。肝細胞が壊れると血液中に漏れ出てくる酵素です。

LDLコレステロールは悪玉コレステロールといわれる脂肪で、これが増えると心筋梗塞や動脈硬化の発症リスクが上がります。循環器系機能を検査する目的で検査します。

▶問題34 無尿の定義となる1日の尿量はどれか。

(第106回)

1. 0mL　　2. 100mL未満
3. 400mL未満　　4. 700mL未満

解答 2

解説 この問題は、**問題29**と類似しています。尿量が1日に3,000mL以上になった場合を**多尿**といいます。逆に1日に尿量が500mL未満の場合を**乏尿**といい、さらに尿量が50〜100mL以下の状態を**無尿**といいます。それゆえ、正解は2です。

▶問題35 アルドステロンで正しいのはどれか。

(第106回)

1. 近位尿細管に作用する。
2. 副腎髄質から分泌される。
3. ナトリウムの再吸収を促進する。
4. アンジオテンシンⅠによって分泌が促進される。

解答 3

解説 アルドステロンは、血圧を上げる働きのシステムであるレニン-アンジオテンシン-アルドステロン系の構成要素です。この系は正常より血圧が下がったとき、血圧を正常に戻すシステムです。**図9-10**からわかるように血圧が下がる、または血液量が減少すると、レニンが血中に分泌されて、血液中のアンジオテンシノゲン(肝臓で産生されます)をアンジオテンシンⅠに変えます。続いてアンジオテンシンⅠは主に肺の毛細血管の内腔に存在するACE(アンジオテンシン変換酵素)によってアンジオテンシンⅡに変換されます。アンジオテンシンⅡは副腎皮質に作用してアルドステロンを血液中に分泌させます。アルドステロンは腎臓の遠位尿細管の一部と集合管の細胞に作用してNa^+とそれに伴い水の再吸収を促進します。その結果、血液量が増えて下がっていた血圧が上がります。さらにアンジオテンシンⅡは全身の血管に作用して、血管を収縮させます。その結果、下がっていた血圧が正常にまで上がります。それゆえ、正解は3です。

▶問題36 慢性腎不全 *chronic renal failure* によって起こるのはどれか。**2つ選べ。** (第105回)

1．低血圧　2．低リン血症
3．低カリウム血症　4．低カルシウム血症
5．代謝性アシドーシス

解答 4、5

解説 慢性腎不全とは長期にわたって腎不全が続いている状態を意味します。ネフロンが徐々に減少していく状態で、一般に腎機能は回復しません。腎臓の機能は体液の電解質バランス(Na^+を再吸収し、K^+を分泌しています)や酸塩基平衡〔代謝で生じる水素イオン(H^+)の排泄など〕の維持です。さらに腎臓は正常ではカルシウム(Ca^{2+})を再吸収しています。

腎臓の機能が低下するとH^+やK^+の排泄が低下し、Ca^{2+}が十分に再吸収されません。身体は代謝性アシドーシスとなります。また、ビタミンDの働きが障害され、尿中へのCa^{2+}の排泄量が増加し、低カルシウム血症が起こります。それゆえ、正解は4と5です。

▶問題37 成人の膀胱の平均容量はどれか。 (第105回)

1．100mL　2．500mL
3．1,000mL　4．1,500mL

解答 2

解説 膀胱の通常の容積は通常350～400mLで、最大700～800mLといわれています。それゆえ、正解は2です。

▶問題38 腎臓について正しいのはどれか。 (第105回)

1．腹腔内にある。
2．左右の腎臓は同じ高さにある。
3．腎静脈は下大静脈に合流する。
4．腎動脈は腹腔動脈から分かれる。

解答 3

解説 腎静脈は下大静脈に合流します。それゆえ、正解は3です。

腎臓は**後腹膜器官**で腹腔内にはありません。肝臓が上にあるので右腎は左腎よりもやや下にあります。腎動脈は腹大動脈より分かれます。

▶問題39 膀胱で正しいのはどれか。 (第104回)

1．漿膜で覆われている。
2．直腸の後方に存在する。
3．粘膜は移行上皮である。
4．筋層は2層構造である。

解答 3

解説 粘膜は移行上皮です。それゆえ、正解は3です。

膀胱は上面だけを腹膜がおおっていて、この腹膜によって支持されています。膀胱は直腸の前方に存在します。筋層は内側から**内縦層**、**中輪層**、**外縦層**の3層の平滑筋からなり、**副交感神経の興奮**によって収縮し、交感神経の興奮によって弛緩します。

▶問題40 尿の回数が異常に多い状態を表すのはどれか。 (第103回)

1．頻尿(ひんにょう)　2．乏尿(ぼうにょう)
3．尿閉(にょうへい)　4．尿失禁(にょうしっきん)

解答 1

解説 この問題は、**問題29**と類似しています。尿の回数が異常に多い(1日8回以上)のを**頻尿**といいます。逆に非常に少ない(1日1～2回)のを**希尿**といいます。尿閉とは尿が出なくなることです。尿失禁とは尿が意志と無関係に漏れることです。それゆえ、正解は1です。

▶問題41 Aちゃん(生後1か月、男児)は、2日前から嘔吐があり、昨日は噴水様嘔吐が5回あったため外来を受診し入院した。Aちゃんは体重4,200g、体温36.8℃、呼吸数36回/分、心拍数120回/分である。眼球結膜に黄染を認めない。上腹部に腫瘤を触知する。Aちゃんの血液検査データは、赤血球540万/μL、Ht 45%、白血球10,100/μL、血小板58.6万/μL、

アルブミン4.4g/dL、Na 140mEq/L、K 3.5mEq/L、Cl 92 mEq/L、動脈血pH 7.48であった。Aちゃんは入院時にも胃液様の嘔吐がみられた。

Aちゃんの現在の状態で考えられるのはどれか。 (第103回)

1．代謝性アシドーシス
2．呼吸性アシドーシス
3．代謝性アルカローシス
4．呼吸性アルカローシス

解答 3

解説 Aちゃんの血液検査データのうち、動脈血pH7.48で、基準値pH7.35～7.45をアルカリ側に超えています。Cl^-の値が基準値(96～108mEq/L)より少し低くなっています。また、Aちゃんは頻回の嘔吐が認められます。頻回の嘔吐(おうと)は胃酸を含む胃液を失うため身体から酸を失うことになり、体液はアルカリ性に向かいます(代謝性アルカローシス)。脱水もあります。原因は呼吸とは無関係なので、Aちゃんの状態は**代謝性アルカローシス**です。したがって、正解は3です。

▶問題42 頻回の嘔吐で起こりやすいのはどれか。 (第103回)

1．脱水　2．貧血
3．発熱　4．血尿

解答 1

解説 頻回の嘔吐によって胃液や唾液が失われ、**脱水傾向**、しかも代謝性アルカローシスに向かいます。**問題20**と類似しています。それゆえ、正解は1です。

▶問題43 成人の1日の平均尿量はどれか。 (第103回)

1．100mL以下
2．200mL～400mL
3．1,000mL～1,500mL
4．3,000mL以上

解答 3

解説 尿量は飲んだ水分の量に大きく左右されますが、通常は1日あたり1～1.5Lです。それゆえ、正解は3です。全く尿が出なくなった状態を**無尿**、1日の尿量が500mL未満を**乏尿**といい、逆に1日あたり2～3L以上に増えた状態を**多尿**といいます。

▶問題44 ナトリウムイオンが再吸収される主な部位はどれか。 (第102回)

1．近位尿細管
2．Henle〈ヘンレ〉のループ〈係蹄〉下行脚
3．Henle〈ヘンレ〉のループ〈係蹄〉上行脚
4．遠位尿細管
5．集合管

解答 1

解説 ナトリウムイオン(Na^+)は細胞外液に最も多い陽イオンで、身体にとってきわめて重要なイオンで、再吸収される主な部位は**近位尿細管**です。Na^+は体液のなかで最も多い電解質です。身体に必要な物質であるため、多量に再吸収されます。

▶問題45 抗利尿ホルモン＜ADH＞について正しいのはどれか。 (第101回)

1．尿細管における水分の再吸収を抑制する。
2．血漿浸透圧によって分泌が調節される。
3．飲酒によって分泌が増加する。
4．下垂体前葉から分泌される。

解答 2

解説 視床下部(ししょうかぶ)を流れる血液の血漿浸透圧が上がったり、血圧が下がったりすると、それらが刺激となり、視床下部の浸透圧受容器(神経細胞)が興奮して抗利尿ホルモン分泌神経細胞(視索上核(しさくじょうかく)や室傍核(しつぼうかく)に存在)に連絡して**下垂体(かすいたい)後葉**から抗利尿ホルモンが分泌されます。飲酒によって抗利尿ホルモンの分泌は抑制されます。

▶問題46 レニンが分泌される臓器はどれか。 (第100回)

1．下垂体(かすいたい)　2．心房
3．副腎　4．腎臓
5．肝臓

解答 4

解説 レニンは、腎臓を流れる血液が減少して血圧低下が起こると、**腎臓の傍糸球体細胞**(顆粒細胞ともいいます)から血液中に分泌されます(**図12-8**)。その結果、最終的には血圧上昇が起きます(**図12-2**参照)。

▶問題47 水・電解質の調節で正しいのはどれか。(第99回)

1. 循環血漿量の減少はレニンの分泌を増加させる。
2. 抗利尿ホルモン〈ADH〉は尿浸透圧を低下させる。
3. 過剰な飲水は血中ナトリウム濃度を上昇させる。
4. アルドステロンは腎からのカリウム排泄を減少させる。

解答 1

解説 レニンは腎臓を流れる血液量の低下あるいは血圧低下を腎臓の傍糸球体装置が感知して分泌します。抗利尿ホルモン(ADH)が下垂体後葉から分泌されると、尿量が減少します。その結果、尿中に排泄される老廃物は濃縮されるので、尿浸透圧は増加します。過剰な飲水は血液量を一時的に増加させるので、血中Na^+濃度は下がります。そして血漿浸透圧を低下させ、下垂体後葉からの抗利尿ホルモンの分泌を低下させます。その結果、尿量が増加します。アルドステロンは腎臓でNa^+の再吸収を増加させますが、その際、K^+を排泄します。**傍糸球体装置**は、**緻密斑**(細胞)、**糸球体外メサンギウム細胞**、**傍糸球体細胞**(顆粒細胞)、**平滑筋細胞**からなります(**図12-8**参照)。

▶問題48 アンジオテンシンⅡの作用はどれか。(第98回)

1. 細動脈を収縮させる。
2. 毛細血管を拡張させる。
3. レニン分泌を促進する。
4. アルドステロン分泌を抑制する。

解答 1

解説 アンジオテンシンⅡの受容体は平滑筋の血管や尿細管や副腎皮質にあります。それゆえ、「細動脈を収縮させる」が、正解です。毛細血管を拡張させる働きはありません。毛細血管が拡張したら血圧は下がります。それゆえ、アンジオテンシンⅡは血圧を上げる働きをするレニン-アンジオテンシン-アルドステロン系の構成要素です。アンジオテンシンⅡが分泌されて血圧が上がるとレニンの分泌は低下します。レニンの分泌は、血圧の低下によって起きるのです。アルドステロン分泌はアンジオテンシンⅡによって促進されます(**図12-2**も参照)。

▶問題49 腎臓でのナトリウムの再吸収を促進するのはどれか。(第95回)

1. バソプレシン
2. アルドステロン
3. レニン
4. 心房性ナトリウム利尿ペプチド

解答 2

解説 バソプレシンは下垂体後葉から分泌されるホルモンで、腎臓の遠位尿細管の一部や集合管に作用して水の再吸収を促進します。**アルドステロン**は副腎皮質から分泌されるホルモンで、腎臓の遠位尿細管の一部や集合管に作用してNa^+と水の再吸収を促します。それゆえ、正解は2です。

レニンは腎臓を流れる血流量が減少したときに、腎臓の傍糸球体細胞(顆粒細胞)から分泌されて血漿中に存在するアンジオテンシノゲンをアンジオテンシンⅠに変える酵素です。最終的には、レニンの分泌は血圧上昇を引き起こします(**図12-2**)。

心房性ナトリム利尿ペプチド(ANP)は右心房に流入する血液量が正常より増えて心房圧が上昇すると、それが刺激となって右心房より血中にANPが分泌されます。その結果、ANPは腎臓の遠位尿細管の一部や集合管に作用してNa^+と水の排泄を促します。また、ANPは糸球体濾過量を増加させ、尿量を増やします。

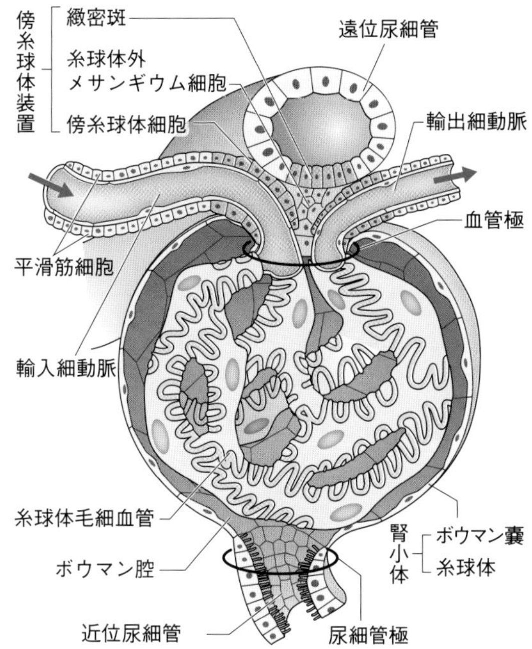

図12-8　腎小体の構造

▶**問題50**　循環血液量を増加させるのはどれか。

(第94回)

1．プロスタグランジン
2．ブラジキニン
3．カリクレイン
4．アルドステロン

解答　4

解説　プロスタグランジン(PGE$_2$)は血管拡張物質で、腎臓で産生され、腎血流と糸球体濾過量(GFR)を増加させます。その結果、尿細管でのNa^+の再吸収が低下します。そして、循環血液量が減少します。

ブラジキニンは傷害された部位から放出される血管拡張性ペプチドです。カリクレインはプロテアーゼで高分子キニノーゲンに作用してブラジキンを産生します。

アルドステロンは副腎皮質からアンジオテンシンⅡの作用で血中に分泌され、腎臓の遠位尿細管や集合管に作用してNa^+と水の再吸収を増やして循環血液量を増加させます。その結果、血圧が上がります。それゆえ、正解は4です。

13 生殖器系

▶**問題1**　生殖器について正しいのはどれか。

1．女性の尿道は男性のそれより長い。
2．腟は産道も兼ねる。
3．子宮は閉じた袋である。
4．女性の外尿道口は腟口と肛門の間にある。

解答　2

解説　女性の尿道は男性より短いです。腟は産道も兼ねます。子宮は卵管から卵管采を経て、腹腔につながっているので開いた袋です。女性の外尿道口は腟口より腹側にあります。

▶**問題2**　精巣に特異的でない細胞はどれか。

1．精細胞　　2．セルトリ細胞
3．ライディッヒ細胞　　4．血管内皮細胞

解答　4

解説　精巣の特徴的な細胞には、**精細胞**と**セルトリ細胞**と**ライディッヒ細胞**があります。精細胞は、精子になるもとの細胞です。セルトリ細胞は精子を養い、育てる細胞です。ライディッヒ細胞（間質細胞ともいいます）は**テストステロン**（男性ホルモンの一種）を合成・分泌する内分泌細胞です（**図13-1**）。

▶**問題3**　テストステロンを分泌する細胞はどれか。

1．血管内皮細胞　　2．精細胞
3．セルトリ細胞　　4．ライディッヒ細胞
5．顆粒細胞

解答　4

解説　テストステロンは男性ホルモンの中で最も強力な作用をもち、**ライディッヒ細胞**が分泌します。他の男性ホルモンとして、副腎皮質の網状帯の細胞からデヒドロエピアンドロステロン（DHEA）という男性ホルモン（アンドロゲンともいう）が分泌されます。

▶**問題4**　誤っている組み合わせはどれか。

1．勃　起――副交感神経
2．射　出――交感神経
3．射　精――運動神経
4．精巣上体――精子成熟
5．前立腺――精子形成

解答　5

解説　**勃起**は以下の機構で起こります。すなわち、性的刺激が骨盤神経の感覚神経を介して仙髄の勃起中枢に伝えられると、骨盤神経の**副交感神経**が興奮して陰茎海綿体組織の**非アドレナリン非コリン作動性神経**（NANC）を興奮さ

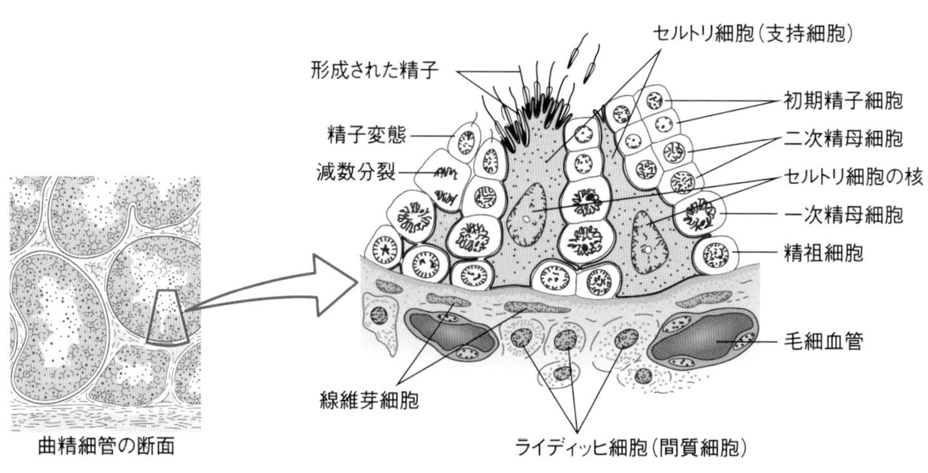

図13-1　曲精細管

せます。NANCは一酸化窒素(NO)を神経伝達物質としており、その興奮により神経終末からNOが遊離し、海綿体組織に浸透します。NOは陰茎海綿体(小体とラセン動脈)の平滑筋を弛緩させます。その結果、ラセン動脈は拡張し、動脈血が海綿体に貯留し、血液の流出路である深陰茎背動脈は、膨張した海綿体と白膜とで圧迫され、動脈から流れ込む血液が海綿体洞に充満し、陰茎は硬く伸張します。すなわち、勃起です。交感神経の活動である射精が起こると勃起は消失します。

射精は精細管の精子を陰茎から受精のために体外へ送り出す現象で、精液の後部尿道への射出と、後部尿道から体外への射精という2段階の現象からなります。

射出の際、陰茎亀頭部への感覚刺激が腰髄の射出中枢へ伝えられると、反射的に交感神経が興奮して、精管および付属腺の平滑筋と内尿道括約筋を収縮させます。内尿道括約筋の収縮によって内尿道口が閉じ、膀胱への精液の逆流は防止されます。そして精液は後部尿道へ送られます。

続いて、後部尿道口が精液で満たされると、それが刺激となってその情報が仙髄の射精中枢に送られ、反射的に仙髄から陰部神経の成分である運動神経に神経インパルスが送られ、陰部神経支配の球海綿体筋(骨格筋)と坐骨海綿体筋(骨格筋)に律動的収縮が起こり、精液が体外へ排出されます(射精)。

精巣上体は精巣の精細管で生まれた精子が成熟する場です。

前立腺は精液をつくる男性生殖器に関する付属器官の1つで、精子形成の場でなく、精液の約20%をつくる外分泌腺です。それゆえ、正解は5です。他の腺として精嚢と尿道球腺があります。精嚢は、フルクトース(精子のエネルギー源)を豊富に含み、粘稠な黄色の液体を産生する腺で、精液の約70%をつくります。尿道球腺は尿道の内宮は亀頭の表面を潤滑にする液を分泌します。

▶問題5　精液に含まれる主要な糖質はどれか。

1. グリコーゲン　　2. グルコース
3. フルクトース　　4. ガラクトース
5. ショ糖

解答　3

解説　フルクトース(果糖)は精子の運動エネルギー源です。精液は1回の射精で約3mL放出されます。精子は約1億/mLの割合で含まれています。**問題4**の解説も参考にしてください。

▶問題6　正常な受精部位はどれか。

1. 腟　　2. 子宮腔
3. 卵管峡部(きょうぶ)　　4. 卵管膨大部(ぼうだいぶ)
5. 卵管采(らんかんさい)

解答　4

解説　卵子は卵巣(らんそう)から腹腔に排卵されると、取り巻きの細胞(顆粒細胞)と一緒に腹腔内から卵管采を通って卵管に入ってきます。通常、卵管膨大部というところで、腟内に射精された精子と出会い、融合します。これが受精です。着床とは卵管で融合した精子と卵子すなわち、受精卵が子宮内膜に接着し、さらに埋没するまでの過程を意味します。着床が完了して妊娠の成立です。正常な場合、子宮内膜に受精卵が着床します。子宮外妊娠とは、受精卵が子宮腔外に着床することを指します。

▶問題7　卵子の染色体の数はどれか。

1. 12本　　2. 16本
3. 18本　　4. 21本
5. 23本

解答　5

解説　卵子は配偶子で、染色体の数は体細胞の半分で23本です。精子の染色体数も23本です。

▶問題8　正常な着床部位はどれか。

1. 腟　　2. 子宮内膜
3. 卵管峡部　　4. 卵管膨大部
5. 卵巣

解答　2

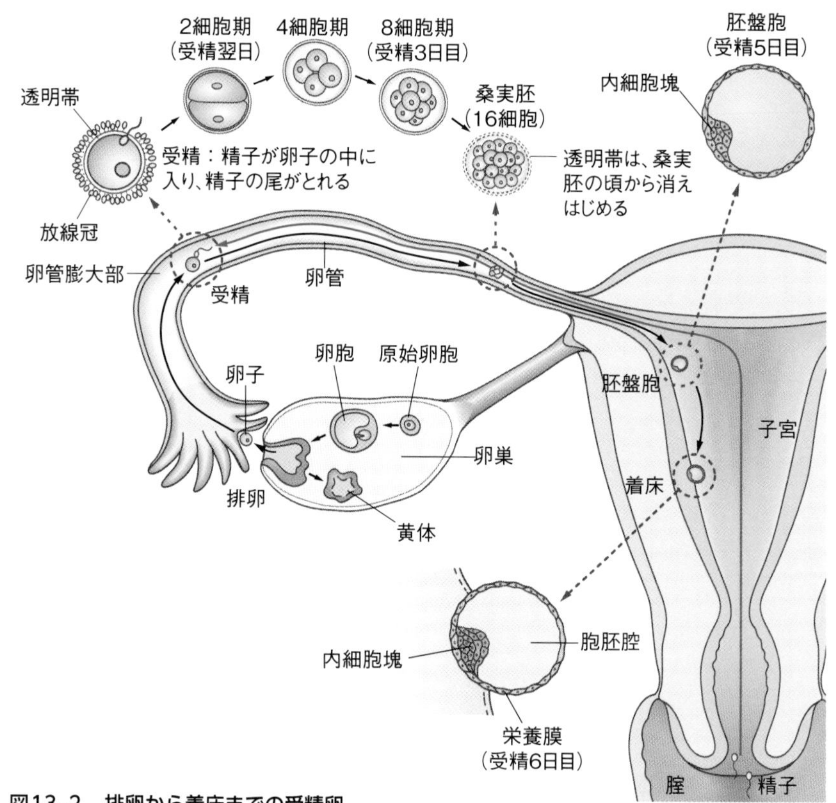

図13-2　排卵から着床までの受精卵

解説　卵管膨大部で行われた精子と卵子の融合物である受精卵は、細胞分裂を続けながら卵管を子宮内に向かって下り、最終的に**子宮内膜**に埋没して胎盤形成へと向かいます。これが着床です（**図13-2**）。**問題6**の解説も参考にしてください。

▶問題9　分娩の際、子宮収縮を起こさせる物質はどれか。

1．プロラクチン　　2．オキシトシン
3．バソプレシン　　4．レニン
5．アンジオテンシン

解答　2

解説　分娩の際、**オキシトシン**や**プロスタグランジン**が子宮収縮に関与しています。オキシトシンは下垂体（かすいたい）後葉から分泌されるホルモンで、プロスタグランジンは子宮から分泌されます。

▶問題10　妊娠中の母体変化について誤っているのはどれか。

1．妊娠中の生理的体重増加は８～10kgである。
2．インスリン抵抗性の上昇
3．Hb濃度の上昇
4．心拍出量の増加

解答　3

解説　妊娠中は、胎児にも酸素と栄養を与えるために循環血液量が増加します。そのため心臓に戻ってくる血液量が増えるので当然、心拍出量が増加します。赤血球数の増加よりも血漿量の増加のほうが大きいので、相対的にRBC（赤血球数）、Ht（ヘマトクリット）、Hb（ヘモグロビン濃度）が下がります。見かけは貧血にみえます（これを水血症という）。また、分娩時の胎盤剥離（はくり）の際の出血に備えて、凝固系がより活性化しています。胎盤（たいばん）からはヒト絨毛性（じゅうもうせい）ソマトマンモトロピン（hCS）が分泌されて、母体は胎児に血中のブドウ糖を供給するために、母体側は脂肪をエネルギー源とします。それゆえ、母体はインスリンの分泌が起こっても血糖値が下がらないインスリン抵抗性の上昇が起きます。胎盤から分泌されるホルモンに関しては、**表9-5**(p.124)を参照してください。

▶問題11　黄体から分泌されるホルモンでないのはどれか。2つ選べ。

1．プロゲステロン　2．エストロゲン
3．テストステロン　4．アルドステロン

解答　3、4

解説　黄体(おうたい)から2種類の女性ホルモンが分泌されます。すなわち、**プロゲステロンとエストロゲン**です。エストロゲンはエストロン、エストリオール、エストラジオールの総称名です。プロゲステロンは黄体のみから分泌されます。それゆえプロゲステロンの分泌があるということは、排卵が起こったことを意味します。

テストステロンは、精巣から分泌される男性ホルモンです。アルドステロンは、副腎皮質から分泌されるホルモンです。

▶問題12　成熟女性の平均月経周期はどれか。

1．15日　2．16日
3．22日　4．24日
5．28日

解答　5

解説　成熟女性の月経周期はおよそ**28日**です。

▶問題13　胎盤から分泌されるホルモンで、成長ホルモンと働きが似ているのはどれか。

1．ヒト絨毛性ゴナドトロピン〈hCG〉
2．エストロゲン
3．プロゲステロン
4．ヒト絨毛性ソマトマンモトロピン〈hCG(hPL)〉

解答　4

解説　胎盤(たいばん)から分泌される**ヒト絨毛(じゅうもう)性ソマトマンモトロピン(hCS**：human chorionic somatomammotropin)はヒト胎盤性ラクトーゲン(hPL)ともよばれ、胎児の成長を促すホルモンで、成長ホルモンと構造(アミノ酸配列)がきわめて類似しています。胎盤から分泌されるホルモンには、hCS以外にヒト絨毛性ゴナドトロピン(hCG)、プロゲステロン、エストロゲンなどがあります。第9章の**問題31**(p.124)の解説と**表9-5**(p.124)を参照してください。

▶問題14　子宮の分泌期においてのみ主に卵巣で産生されるホルモンはどれか。

1．エストロゲン　2．プロゲステロン
3．アルドステロン　4．コルチゾール
5．活性型ビタミンD_3

解答　2

解説　分泌期とは子宮内膜が、卵巣の黄体から分泌される**プロゲステロン**の影響でコラーゲンや栄養素を含む液を分泌し、内膜が水を含んだように肥厚・膨化している状態です。この状態の子宮内膜に受精卵が着床します。エストロゲンは、子宮内膜の分泌期にも黄体から分泌されています。

▶問題15　成熟女性について正しいのはどれか。

1．排卵は平均28日周期で左右の卵巣から1個ずつ起こる。
2．排卵後に子宮内膜は肥厚を始める。
3．正常な受精は子宮頸部で起こる。
4．卵子は受精後に第二次減数分裂を完了する。

解答　4

解説　卵子(卵母細胞)は、精子の頭部が卵子に侵入してから第二減数分裂中期で停止していた減数分裂を再開します。それゆえ、正解は4です。

排卵は月経開始日を第1日目とすると、平均14日目に起こります。子宮内膜は機能層と基底層からなり、平均28日周期で生じる月経時に肥厚していた機能層が剥がれ、出血します。月経後に複数の卵胞が成長し始め、途中1つの卵胞のみが成熟を続け、成熟卵胞となります。その卵胞は卵子とそれを取り囲む細胞からなりますが、卵子を取り囲む顆粒膜細胞と莢膜細胞(卵胞膜細胞ともいう)が協働してエストロゲンを合成・分泌します。そのエストロゲンによって子宮内膜(の機能層)の細胞は増殖・肥厚します。それゆえ、子宮内膜は一度子宮内膜の機能層が剥がれ落ちた月経後、発達している卵胞のエストロゲンの作用で肥厚し始めます。受精は卵管膨大部で起こります(**図13-2**)。

▶**問題16　産褥期の生理的変化で正しいのはどれか。** (第112回)

1．児(ジ)が乳頭を吸啜(きゅうせつ)することによってオキシトシンが分泌される。
2．子宮が非妊時の大きさに戻るのに分娩後約２週である。
3．分娩後は一時的に尿量が減少する。
4．プロゲステロンが増加する。

解答　1

解説 産褥期とは、分娩後に母体が妊娠前の状態に戻るまでの６～８週間の期間のことです。出産後には乳児の授乳が必要ですが、授乳に関係するホルモンといえば、**オキシトシン**です。オキシトシンは第109回の国家試験でも類似の問題が出題されています。オキシシンの平滑筋収縮作用は分娩と射入作用に関与し、非常に重要です。児が乳頭を吸啜(きゅうせつ)すると、その皮膚感覚刺激の情報が視床下部のオキシトシン産生神経内分泌細胞に伝わります。その結果、その神経内分泌細胞が活動電位を発生して下垂体後葉の軸索終末からオキシトシンが血中に向かって放出されます。続いて血流を介して運ばれたオキシトシンが乳腺の**筋上皮細胞**を収縮させて、乳汁産生細胞に溜まって乳汁を乳管内に分泌させます。児は乳管の出口である乳首を吸啜することで母乳にありつけます。このことが問われています(射乳の仕組み：**図9-8**と**図13-3**)。

オキシトシンの受容体は分娩時の子宮の平滑筋や出産後に乳房の乳腺の乳汁産生細胞を取り巻く筋上皮細胞(乳腺の構造：**図9-7**)に発現しています。

また、もう１つオキシトシンの働きについては、**図13-3**説明のとおりです。プロゲステロンは、妊娠中は胎盤で産生されていますが、出産後は胎盤で産生されなくなる分、減少します。以上より正解は１です。

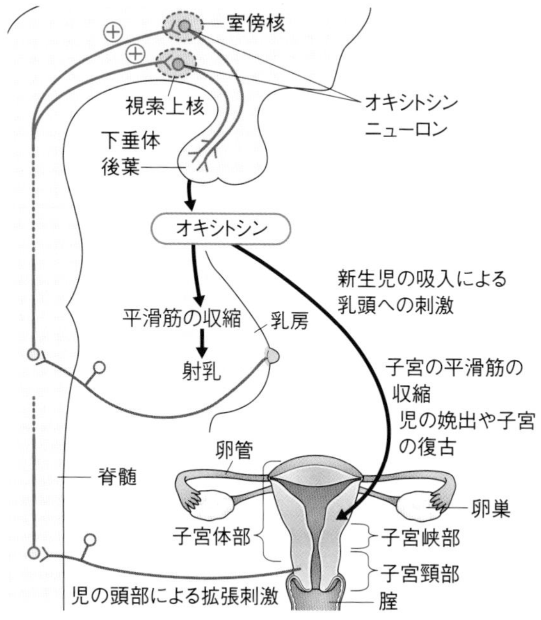

①射乳作用
乳児が母親の乳首を吸引した刺激が感覚神経を介して脊髄・脳と伝わり、視床下部(室傍核と視索上核)に伝達されると、そこのオキシトシン産生神経内分泌細胞が興奮してオキシトシンを下垂体後葉から血中に向かって分泌します。その結果、オキシトシンが乳房の乳腺の筋上皮細胞(平滑筋細胞)を収縮させて乳汁産生細胞に溜まっていた乳汁を乳管に分泌させます。そして、乳児が乳汁を飲むことができます。

②分娩促進作用
出産を控えた妊娠末期になると,胎児は子宮頸部を圧迫します。その子宮頸部伸展刺激が感覚神経を介して、①の場合と同様に下垂体後葉から血中に向かってオキシトシンを分泌させます。その結果、オキシトシンは妊娠末期に子宮の平滑筋に発現しているオキシトシン受容体に結合して子宮を収縮させて胎児の分娩を促します。胎児が体外に出るまで子宮頸部は胎児によって伸展刺激を受けるのでオキシトシンが下垂体後葉から分泌され続きます。分泌のたびに子宮は収縮し、、胎児を体外に押し出します。胎児が体外に出ると、オキシトシンの分泌はなくなります。

図13-3　オキシトシンの働き

(松尾理編：QUICK生理学・解剖学－人体の構造と機能・病態生理、p.369、羊土社、2022より改変)

▶問題17　日本の女性における平均閉経年齢に最も近いのはどれか。（第111回）

1．30歳　　2．40歳
3．50歳　　4．60歳

解答　3

解説　日本の女性における**閉経年齢**は平均約50.5歳といわれています。

▶問題18　正常な性周期である健常女性の10週間の基礎体温を図に示す。直近の排卵日はどれか。（第110回）

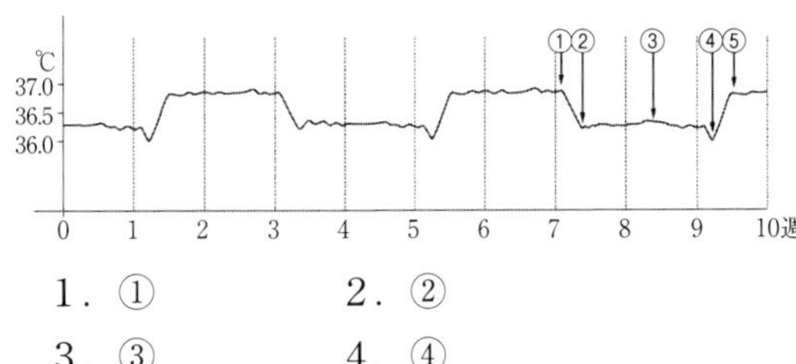

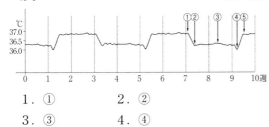

1．①　　2．②
3．③　　4．④
5．⑤

解答　4

解説　排卵のメカニズムを思い出しましょう（**図9-9**、p.125を参照してください）。まず排卵直前の**成熟卵胞**（**グラーフ卵胞**ともいいます）からエストロゲンが多量に分泌され、血中を介して上位ホルモン産生細胞である性腺刺激ホルモン（黄体形成ホルモンと卵胞刺激ホルモン）産生細胞に対して**ポジティブフィードバック効果**を及ぼします。その結果、下垂体前葉から性腺刺激ホルモン、とくに黄体形成ホルモンが分泌され、成熟卵胞に作用して排卵が起こります。黄体形成ホルモンが排卵を起こさせた結果、卵巣の成熟卵胞の残った細胞は黄体形成細胞になり、黄体（組織）を形成します。黄体はプロゲステロンとエストロゲンを分泌しますが、**プロゲステロン**は体温を上昇させる作用があります。その結果体温が上がります。ホルモンですから作用してから体温が上がるまで少し時間（半日から１日ぐらい）がかかります。③は時間がかかりすぎです。以上より正解は４です。

▶問題19　受精と着床についての説明で正しいのはどれか。（第110回）

1．卵子が受精能をもつ期間は排卵後48時間である。
2．卵管采で受精が起こる。
3．受精卵は受精後４、５日で子宮に到達する。
4．受精卵は桑実胚の段階で着床する。

解答　3

解説　腹腔内に排卵された卵子は、卵管采から卵管に吸い込まれるように入り、**卵管膨大部**で精子と出会い、**融合**する（受精卵となる）。受精卵は卵管内を子宮に向かって移動しながら卵割（細胞分裂）を繰り返しながら多数の細胞からなる胚盤胞となり受精後４～６日で子宮内膜に**着床**します。卵子が受精能をもつ期間は排卵後24時間です。受精は卵管膨大部で通常起きます。受精卵は桑実胚の段階からさらに細胞分裂して胚盤胞になり、**子宮内膜**に着床します。以上より正解は３です。

▶問題20　男子の第二次性徴による変化はどれか。（第110回）

1．精通　　2．骨盤の拡大
3．皮下脂肪の増加　　4．第１大臼歯の萌出

解答　1

解説　男子の第二次性徴に関して、筋肉量が増えて男性らしい体型となり、**精通**が生じ、陰毛が生え、髭（ひげ）も生えてくる。精通とは男子のはじめて射精のことである。射精とは男子の陰茎から体外へ精液を放出することです。骨盤の拡大や皮下脂肪の増加は女子の第二次性徴に見られます。第１大臼歯の萌出は思春期の前の6歳ごろに起こります。以上より正解は１です。

▶問題21　配偶子の形成で正しいのはどれか。（第109回）

1．卵子の形成では減数分裂が起こる。
2．精子の形成では極体の放出が起こる。
3．成熟卵子はXまたはY染色体をもつ。
4．精子は23本の常染色体と１本の性染色体

をもつ。

解答　1

解説　卵子の形成では**減数分裂**が起こります。それゆえ、正解は1です。

精子形成ではすべて減数分裂の細胞が精子になるので、極体はありません。極体は卵子形成のときにのみ見られる構造物です。成熟卵子は1本のX染色体のみをもちます。精子は**常染色体が22本**で、**性染色体は1本**です。

▶問題22　性周期が規則的で健常な成人女性において、着床が起こる時期に血中濃度が最も高くなるホルモンはどれか。　（第107回）

1．アルドステロン
2．プロゲステロン
3．エストラジオール
4．黄体形成ホルモン〈LH〉
5．卵胞刺激ホルモン〈FSH〉

解答　2

解説　着床が起こる前ということは、排卵後です。黄体が形成され、黄体からエストロゲンより高濃度に新たに**プロゲステロン**が分泌されます。プロゲステロンは子宮内膜の機能層に作用して、着床がうまく行われるために、子宮内膜を湿潤（湿ったスポンジ状のこと）させ、ラセン動脈を発達させます。それゆえ、正解は2です。

アルドステロンはレニン-アンジオテンシン-アルドステロン系に属するホルモンで、血圧調節に関係します。性周期とは関連しません。

エストラジオール（17β-エストラジオールともいう）は、エストロゲンの1つで最も高い活性があります。卵胞と黄体から分泌されるホルモンで、最も濃度が上がるのは排卵前の成熟した卵胞からです。

黄体形成ホルモン（LH）は成熟卵胞に作用して排卵を起こします。LHは排卵を起こさせるホルモンなので、排卵直前に血中濃度が最も高くなります。卵胞刺激ホルモン（FSH）も血中濃度に関しては、LHと同様な挙動を示します。**図9-9**（p.125）を参照してください。

▶問題23　妊娠の成立の機序で正しいのはどれか。2つ選べ。　（第107回）

1．原始卵胞から卵子が排出される。
2．排卵後の卵子は卵管采によって卵管に取り込まれる。
3．受精は精子と卵子との融合である。
4．受精卵は子宮内で2細胞期になる。
5．着床は排卵後3日目に起こる。

解答　2、3

解説　排卵された卵子は取り巻きの細胞とともに卵管采によって卵管に取り込まれます。そして、受精は**卵管膨大部**で精子と卵子との融合で起こります。それゆえ、正解は2と3です。

各月経周期において、15～20個の原始卵胞が発育を始め、月経周期の6日頃になると、片側の卵巣の1個の卵胞のみが急速に成長し始め、他の卵胞は退化してしまいます。そして月経周期の14日ごろ成熟した卵胞（卵子と取り巻きの細胞）は卵巣から腹腔に排卵されます。

受精後から受精卵は分裂を始め、子宮内膜に着床することは多細胞塊（胚盤胞という）になっています。受精が排卵後1日以内で、受精後、着床は4～5日後なので、着床は排卵後およそ6日前後（約1週間）になります（**図13-2**）。

▶問題24　第二次性徴による身体の変化で正しいのはどれか。　（第106回）

1．精通　　2．体重減少
3．内臓脂肪の増加　　4．第1大臼歯の萌出

解答　1

解説　**問題20**と類似の問題です。第一次性徴とは、生まれてすぐの男女の生殖腺（卵巣、精巣）に見られる特徴をいいます。**第二次性徴**は、**思春期**になって現れる、生殖腺以外の身体の各部分にみられる男女の特徴のことです。**精通**とは、10代前半ごろ起こる初めての男子の射精のことです。それゆえ、正解は1です。

女性では、①乳房が発達する、②陰毛、腋毛が生えてくる、③丸みを帯びた身体つきになってくる、④初経（初めての月経）が起こる、⑤外性器・内性器（子宮・卵巣・膣・外陰部）が発達

する、などが現れます。

男性では、①陰嚢と精巣が大きくなる、②陰茎が長くなる、③精管と前立腺が大きくなる、④陰毛が生えてくる、⑤ひげと腋毛が生える、⑥射精できるようになる(精通)、⑦声変わり、などが現れます。

▶問題25　Aさん(30歳、女性)。月経周期は28日型で規則的である。5日間月経があり、現在、月経終了後14日が経過した。

この時期のAさんの状態で推定されるのはどれか。**2つ選べ。**　(第106回)

1. 排卵後である。
2. 乳房緊満感がある。
3. 子宮内膜は増殖期である。
4. 基礎体温は低温相である。
5. 子宮頸管の粘液量が増加する

解答　1、2

解説　月経周期は平均28日ですので、5日間の月経、また月経終了後14日なので、性周期は月経初日を第1日目とすると、19日目になります。排卵日は月経開始から14日後ですから、排卵後5日目で、子宮内膜は分泌期です。この時期は黄体からプロゲステロンとエストロゲンが盛んに分泌されています。プロゲステロンは乳房の乳腺を肥大させる作用(乳汁分泌の準備)があります。そのため乳房緊満感が起こることがあります。それゆえ、正解は1と2です。

子宮内膜は分泌期です。基礎体温は排卵後なのでプロゲステロンの働きで高温期になっています。子宮頸管はプロゲステロンの働きで粘液量が減少し粘稠度(ねんちゅうど)を増します(**表13-1**)。

▶問題26　受胎のメカニズムで正しいのはどれか。　(第106回)

1. 排卵は黄体形成ホルモン〈LH〉の分泌が減少して起こる。
2. 卵子の受精能力は排卵後72時間持続する。
3. 受精は卵管膨大部で起こることが多い。
4. 受精卵は受精後2日で受精卵は着床を完了する。

解答　3

解説　受精は通常、卵管膨大部で起こります。それゆえ、正解は3です。

排卵は黄体形成ホルモン(LH)の分泌が一過性に増加した結果、起きます。卵子の受精能力は排卵後24時間以内です。受精卵は受精後6日で子宮内膜に着床します。

▶問題27　女性の骨盤腔内器官について腹側から背側への配列で正しいのはどれか。　(第106回)

1. 尿道――――肛門管――――腟
2. 腟――――尿道――――肛門管
3. 肛門管――――腟――――尿道
4. 尿道――――腟――――肛門管
5. 腟――――肛門管――――尿道

解答　4

解説　女性の場合、骨盤腔内器官として腹側から尿道、膣、肛門管が並んでいます。それゆえ、正解は4です。

▶問題28　正期産の定義はどれか。　(第105回)

1. 妊娠36週0日から40週6日
2. 妊娠37週0日から41週6日
3. 妊娠38週0日から42週6日
4. 妊娠39週0日から43週6日

解答　2

表13-1　女性ホルモンの働き

	エストロゲン	プロゲステロン
基礎体温	下げる	上げる
子宮内膜	機能層を増殖(肥厚)させる	機能層の内膜腺からの分泌物を促進する、浮腫化する
子宮頸管の粘膜	粘液分泌を促進させる	粘液の粘稠度を促進する
子宮筋	収縮性を増加させる	収縮性を下げる
腟粘膜	角化・肥厚させる	薄くする
乳腺	乳管を増殖させる	腺房を増殖させる

(坂井建雄・河原克雄総編集：人体の正常構造と機能、改訂第3版、p.36、日本医事新報社、2017より改変)

解説 妊娠期間の定義：「正期産は最終月経開始日から起算して数えて37週以降42週未満（41週６日）の間の出産を意味します。日数・週数を「満」で数えます。正常妊娠持続日数を280日とします。28日を妊娠歴の１か月と定め、妊娠持続を10か月とします。７日を１週と定め、妊娠持続を40週とします」。それゆえ、正解は２です。

▶問題29　男性生殖器について正しいのはどれか。

（第105回）

1．精巣は腹腔内にある。
2．精嚢は精子を貯留する。
3．前立腺は直腸の前面に位置する。
4．右精巣静脈は腎静脈に流入する。

解答 3

解説

精巣は腹腔外の陰嚢内にあります。精嚢は精嚢管を通してアルカリ性で粘性のある液体を分泌しますが、精子は貯留していません。前立腺は直腸の前面に位置します。右精巣静脈は下大静脈に流入します。腎静脈に流入するのは左精巣静脈です。それゆえ、正解は３です。

▶問題30　受精から着床開始までの期間はどれか。

（第104回）

1．１～２日　　2．６～７日
3．13～14日　　4．20～21日

解答 2

解説 精子と卵子は卵管膨大部で融合し、受精卵になります。その後細胞分裂を繰り返しながら、４～６日かけて子宮に降りていき、子宮内膜に着床します（**図13-2**）。それゆえ、正解は２です。

▶問題31　月経周期が順調な場合、最終月経の初日を０日とすると分娩予定日はどれか。

（第104回）

1．240日目　　2．280日目
3．320日目　　4．360日目

解答 2

解説 妊娠期間の定義（**問題28**参照）として、正常妊娠持続日数は280日としています。それゆえ、正解は２です。

▶問題32　正常な月経周期に伴う変化で正しいのはどれか。

（第104回）

1．排卵期には頸管粘液が増量する。
2．月経の直後は浮腫が生じやすい。
3．黄体から黄体形成ホルモン〈LH〉が分泌される。
4．基礎体温は月経終了後から徐々に上昇して高体温になる

解答 1

解説 エストロゲンは頸管から粘液を分泌させる作用があり、排卵期はエストロゲンの血中濃度が高いので、**頸管粘液**が増量します。それゆえ、正解は１です。

卵胞や黄体から分泌されるエストロゲンは塩分と水分の貯留作用をもっているので、エストロゲンの血中濃度が高い排卵期や黄体期では浮腫が生じやすいのです。しかし月経の直後は、エストロゲン濃度はエストロゲンを分泌する卵胞が小さいので低いのです。したがって、月経直後は浮腫が起こりにくいです。黄体形成ホルモン（LH）は、下垂体前葉から分泌されます。基礎体温は排卵後にプロゲステロンの作用により高くなり、黄体期終了が近くなるにつれ下がります。**表13-1**を参考にしてください。

▶問題33　妊娠中期から末期の便秘について適切なのはどれか。

（第103回）

1．妊娠中期は妊娠末期と比較して生じやすい。
2．エストロゲンの作用が影響している。
3．子宮による腸の圧迫が影響している。
4．けいれん性の便秘を生じやすい。

解答 3

解説 妊娠中期から末期にかけて大きくなった胎児の影響で胃・小腸・大腸を含む消化器は圧迫されます。それゆえ、排便にかかわる大腸の運動が妨げられて便秘になる場合があります。

▶**問題34** 看護師はAさんの最近の月経状況について情報収集をした。月経時は普通サイズのパッドで対処しており、凝血塊が混じることはない。9月と10月のカレンダーを示す。ただし、○は月経日を示す。

9月

1	②	③	④	⑤	⑥	7
8	9	10	11	12	13	14
15	16	17	18	19	20	21
22	23	24	25	26	27	28
29	30					

10月

		1	2	3	4	⑤
⑥	⑦	⑧	⑨	10	11	12
13	14	15	16	17	18	19
20	21	22	23	24	25	26
27	28	29	30	31		

今回のAさんの月経周期を求めよ。（第103回）

解答：［①］［②］日

① 0 1 2 3 4 5 6 7 8 9

② 0 1 2 3 4 5 6 7 8 9

解答 ①3、②3

解説 月経周期は、卵胞期、排卵期、黄体期からなります。それゆえ、月経初日から次の月経の前日までの期間です。Aさんは9月2日が月経初日で次の月経が始まる前の日が10月4日になります。その間は33日間なので、月経周期は33日となります。

▶**問題35** ヒトの精子細胞における染色体の数はどれか。（第102回）

1．22本　　2．23本

3．44本　　4．46本

解答 2

解説 卵子や精子は配偶子なので、体細胞の半分の染色体数です。それゆえ、精子の染色体数は23本です。

▶**問題36** 女性の生殖機能について正しいのはどれか。（第101回）

1．子宮内膜は排卵後に増殖期となる。

2．黄体（おうたい）期の基礎体温は低温期となる。

3．エストロゲンは卵巣（らんそう）から分泌される。

4．排卵（はいらん）された卵子の受精能は72時間です。

解答 3

解説 子宮内膜は排卵後、分泌期になります。黄体期の基礎体温は高温期です。エストロゲンは卵巣の卵胞から分泌されます。それゆえ、正解は3です。排卵された卵子の受精能は72時間よりずっと短い24時間であることがわかっています。なぜなら1回だけの性交による妊娠を調べた研究では、排卵日当日の性交により36％で妊娠が成立したのに対し、排卵日を過ぎてからでは妊娠の確率は0であった。それゆえ、卵子の受精能は約24時間です。

▶**問題37** 性周期で正しいのはどれか。（第100回）

1．卵胞はプロスタグランジンの作用で発育する。

2．子宮内膜はエストロゲンによって増殖する。

3．排卵後に黄体化ホルモン（LH）の分泌が急激に増加する。

4．受精が成立しないと、卵胞は白体を経て黄体になる。

解答 2

解説 卵胞はプロスタグランジンではなく、卵胞刺激ホルモン（FSH）の働きで発育します。子宮内膜はエストロゲンの作用で増殖・肥厚（ひこう）します。排卵前に黄体化ホルモン（LH）の分泌が急激に増加することで排卵が起きます。成熟した卵胞はLHの働きで排卵し、排卵された成熟卵胞が抜けた部分の残りの組織は、黄体になり、受精が成立しないと黄体は白体となって退化します。それゆえ、正解は2です。

▶**問題38** ヒトの染色体と性分化で正しいのはどれか。（第100回）

1．常染色体は20対である。

2．女性の性染色体はXYで構成される。

3．性別は受精卵が着床する過程で決定される。

4．精子は減数分裂で半減した染色体を有する。

解答 4

解説 常染色体は22対です。女性の性染色体はXXです。男性の性染色体がXYです。性別は精子と卵子が融合した段階、すなわち受精の段階で、精子のもつ性染色体がXなら受精卵の性別は女性、Yなら受精卵の性別は男性になります。それゆえ、精子が受精卵の性別（男か女か）を決定します。精子は減数分裂で半減した染色体を有します。それゆえ、正解は４です。

▶問題39 成人男性の直腸診で腹側に鶏卵大の臓器を触れた。この臓器はどれか。 (第99回)

1．副腎　　2．膀胱
3．精巣　　4．前立腺

解答 4

解説 腹側に存在する鶏卵大の臓器は前立腺です。副腎は小さく、また、直腸の近くには存在しません。膀胱は直腸の腹側やや上です。精巣は陰嚢にあります。

▶問題40 精子の形成を促すのはどれか。 (第97回)

1．プロラクチン
2．プロゲステロン
3．卵胞刺激ホルモン
4．ヒト絨毛性ゴナドトロピン

解答 3

解説 プロラクチンは女性では乳汁産生を促進させるホルモンですが、男性での働きはまだよくわかっていません。プロゲステロンは排卵後の卵巣（黄体）から分泌されるホルモンで、子宮内膜の分泌期の維持にかかわります。**卵胞刺激ホルモン**（FSH）はセルトリ細胞に作用して、精巣のライディッヒ細胞から分泌されるテストステロンとともに精子形成に働きます。それゆえ、正解は３です。ヒト絨毛性ゴナドトロピン（hCG）は妊娠初期の胎盤の維持にかかわる黄体の機能を維持するように働きます。

▶問題41 男性生殖器で正しいのはどれか。 (第96回)

1．精子は精細管で作られる。
2．精索は血管と神経からなる。
3．陰茎には軟骨組織がある。
4．前立腺はホルモンを分泌する。

解答 1

解説 精子は精巣の精細管でつくられます（**図13-1**）。それゆえ、正解は１です。精索は精管、血管（精巣動脈、精巣静脈）、神経（腸骨鼡径神経や陰部大腿神経）、リンパ管を含んでいます。陰茎には軟骨組織や骨はありません。前立腺は弱酸性の液で精液の約20％を占めます。この液にはホルモンは含まれていません（**表13-1**）。

表13-1 精液を構成する成分

全体の70％	精囊の分泌液
全体の20％	前立腺の分泌液
全体の10％	尿道球腺と精巣上体の分泌液

▶問題42 次の文の（　　）内に共通して入る用語で適切なのはどれか。

発生初期に腹腔で生じた（　　）は、胎生後期に腹膜に沿って陰嚢内に下降する。下降が完了せず、腹腔内や鼡径部に留まることがある。これを停留（　　）という。 (第93回)

1．前立腺　　2．精巣上体
3．精索　　4．精巣

解答 4

解説 精巣は発生初期に腎臓の近くでつくられます。胎児の成長に合わせて下降し、前腹壁に向かいます。続いて胎生後期（７か月）に腹膜に沿って陰嚢内に下降します。片側または両側の精巣が出生するまでに陰嚢に収まっていない状態を**停留精巣**（睾丸）といいます。それゆえ、正解は4です。腹腔内に精巣が留まり、体温よりやや低い温度に精巣が保たれないと精子形成が上手くいかず、不妊になります。

14 老化

▶**問題1　老化によって現れる現象として誤っているのはどれか。**

1．女性では括約筋機能の低下による尿失禁
2．男性では前立腺の肥大による排尿障害
3．細動脈の硬化
4．男性ではテストステロン分泌量の激減
5．閉経

解答　4

解説　女性は尿道が短いため、老化により骨盤底筋群が脆弱化(ぜいじゃくか)するため尿失禁を起こしやすく、男性では前立腺肥大で尿道が圧迫されて排尿障害が起こりやすいです。男女とも老化に伴い細動脈の硬化(動脈硬化)が発生します。男性では精巣の機能は急激には下がることはないため、精巣から分泌されるテストステロンの分泌量が激減することはありません。女性では約50.5歳で閉経します。それゆえ、正解は4です。

▶**問題2　老化による生理的変化として誤っているのはどれか。**

1．造血能の低下
2．肺活量の減少
3．消化管の運動機能の低下
4．腎臓の肥大
5．男性では前立腺肥大

解答　4

解説　老化による造血能、とくに男性の赤血球をつくる能力は低下します(**図14-1**)。肺活量も横隔膜や外肋間筋の筋力低下による胸郭の拡張性の低下のため、残気量が増えて低下します。消化管の運動機能も低下し、便秘が起こります。腎臓は加齢とともに大きさが縮小し、腎血流量も濾過する血液量も減少します。前立腺は男性だけにある組織ですが、老化に伴い肥大します。それゆえ、正解は4です。

▶**問題3　老化について誤っているのはどれか。**

1．嚥下障害による感染の機会が上昇する。
2．白血球の減少はみられないが、赤血球数は減少する。
3．胃の運動の低下がはっきりみられる。
4．糸球体濾過量は低下する。

解答　3

解説　老化に伴い、舌・舌骨・喉頭が下り、嚥下時に喉頭が十分に挙上せずに喉頭蓋の閉鎖が不完全な場合、食べ物が気道へ流れ込む誤嚥が起きやすくなります。老化によって、赤血球数は減少しますが、白血球数は減少しないことが知られています。胃や腸の運動は老化で低下しないことが知られています。老化によって腎臓は萎縮し、糸球体数は減少します。それゆえ、正解は3です。

▶**問題4　老化の原因がテロメアの短縮なのはどれか。**

1．生物時計説　　2．プログラム説
3．エラー破たん説　　4．フリーラジカル説

解答　2

解説　生物時計説とは、生き物は内部時計をもち、それが寿命を決定しているという説です。プログラム説とは、老化は遺伝子によって運命づけられ、染色体末端(テロメア)は、細胞が分裂するたびに、短くなり、テロメアがもう短くなれなくなると、個体は死を迎えるという説で

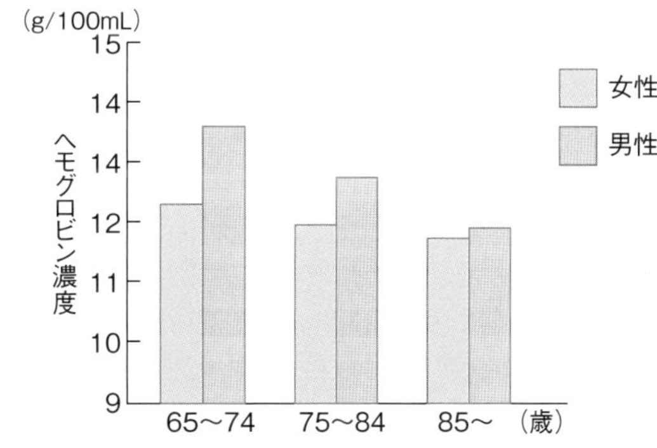

図14-1　高齢者のヘモグロビン濃度

(坂井建雄、岡田隆夫、宇賀貴紀：解剖生理学、第11版、人体の構造と機能[1]、系統看護学講座-専門基礎分野、p.497、医学書院、2022より改変)

す。それゆえ、プログラム説が正解です。エラー破たん説とは、遺伝子DNAから転写それから翻訳の過程を経て機能タンパク質がつくられますが、老化によって、それらのどこかの過程で、エラーが蓄積して細胞が機能できなくなり、結局組織あるいは器官の機能不全が生じて個体の死に至るという説です。フリーラジカル説とは、フリーラジカルは他の物質を酸化する力が強く、身体のいろいろな機能タンパク質が酸化されて機能障害が生じ、それら機能障害が老化とともに蓄積して死に至るという説です。

▶問題5　身体から失われる水でないのはどれか。

1．代謝水　　2．不感蒸散（ふかんじょうさん）
3．尿　　4．汗

解答　1

解説　代謝水とは、身体の細胞内で栄養素が酸化(ミトコンドリアで)、分解されて生じた水のことです。主にブドウ糖($C_6H_{12}O_6$)が細胞質とミトコンドリアで分解されると水と二酸化炭素が発生しますが、この水が代謝水です。不感蒸散(泄)とは意識することなく、呼吸や皮膚(汗ではない)から失われる水分のことです。尿や汗は、身体から失われる水分です。

▶問題6　閉経後の骨粗鬆症と関連があるのはどれか。

1．成長ホルモン　　2．甲状腺ホルモン
3．エストロゲン　　4．テストステロン

解答　3

解説　エストロゲンは骨吸収を抑制する働きがあります。つまり、エストロゲンは骨芽細胞の働きを助けるので、閉経(排卵がなくなること)で卵胞がつくられていないと、卵胞からエストロゲンの分泌がなくなることから、骨吸収の抑制がなくなり、その結果、骨吸収が促進され、骨がもろくなります。それゆえ、正解は3です。

成長ホルモンは成人では、主に肝臓から分泌されるIGF-Ⅰ(インスリン様成長因子-1)と協働して骨と軟組織の量の維持をかかわり、さらに傷の治癒や組織の修復を促進する働きがあります。

甲状腺ホルモンは、基礎代謝量(基礎代謝率)の維持に働いています。また、甲状腺ホルモンはβアドレナリン受容体をアップレギュレーションするため、カテコールアミンの働きを増強させます。甲状腺ホルモンは閉経で変化しません。

テストステロンは男性の精巣から分泌される男性ホルモンです。

▶問題7　老化に伴う血液・造血系の変化で適切なのはどれか。　(第112回)

1．エリスロポエチンが増加する。
2．黄色骨髄が減少する。
3．顆粒球数が増加する。
4．赤血球が減少する。

解答　4

解説　造血能が老化とともに減少するので、赤血球が減少します(**図14-1**)。エリスロポエチンは造血ホルモンですが、老化に伴い減少します。黄色骨髄は造血を終了した骨髄です。顆粒球は白血球の1種で、造血機能が老化に伴い減少しているので、顆粒球が増加することはありませんが、白血球数は減少しないことが知られています。以上より正解は4です。

▶問題8　老化による尿の生成と排尿機能の変化はどれか。　(第112回)

1．排尿回数の減少　　2．膀胱容量の増加
3．夜間尿量の減少　　4．残尿量の増加
5．尿比重の上昇

解答　4

解説　老化に伴い、腎臓は萎縮します。細動脈の硬化や平滑筋の機能低下および腎機能、つまり腎血流量・糸球体濾過量・再吸収能・濃縮能などのほとんどの機能が低下し、また膀胱の蓄尿量が低下し、つまり膀胱容量が減少します。そのため排尿回数は増加し、排尿筋(膀胱平滑筋)の機能が低下しているので、1回の排尿量が減少し、残尿が増加します。また、尿の濃縮

機能が下がっているので尿比重は下がります。以上より正解は4です。

▶**問題9　30歳を100%とした生理機能と比較して、老年期において機能の残存率の平均値が最も低下するのは次のうちどれか**　（第111回）

1．基礎代謝率　2．最大換気量
3．細胞内水分量　4．神経伝導速度

解答　2

解説　ヒトが単位時間当たりに産生する（あるいは放出する）エネルギー量を代謝量あるいは代謝率といいます。それゆえ、基礎代謝量（基礎代謝率ともいう）は外部になす仕事がなく、熱平衡が保たれているときのエネルギー放出量です。完全な精神的・肉体的安静な状態で摂食後12～14時間、20～25度の快適な室温のもとで産生放出されるエネルギー量で、生命維持に必要な最小限の量です。また、基礎代謝量は、体表面積に比例するとされ、動物種にかかわらず、体表面積1 m^2あたり約1,000kcal/日となります（引用：貴邑冨久子、根来英雄：シンプル生理学、改訂第8版、南江堂、2021）。最大換気量とは1分間に肺に出入りするガスの最大量のことです。呼吸器である肺はそれ自体では膨らんだり縮んだりできません。横隔膜や外肋間筋を中心として呼吸筋の収縮・弛緩によって胸郭の拡張・収縮が起きます。老年期では呼吸筋力が低下し、肋軟骨の石灰化や胸郭の支持組織の線維化などよって胸郭が拡がらなくなります。それゆえ、残気量が増え、肺に出入りするガスの最大量（最大換気量）が低下します。細胞内水分量とは細胞内液ともいい、細胞の環境にとって極めて重要な水分濃度で、生涯ほぼ一定です。神経伝導速度も脱髄（軸索を被覆している髄鞘が壊れて剥がれていること）がないかぎり生涯一定です。以上より正解は2です。

▶**問題10　結晶性知能はどれか。**　（第111回）

1．よく利用するスーパーマーケットから自宅までの近道を考える。
2．パソコン教室で操作方法を覚える。
3．携帯電話に電話番号を登録する。
4．外国語の単語を暗記する。

解答　1

解説　知能とは日常の行動を支える知的な能力のことです。ホーンとキャッテルが提唱した分類（1967）によると、知能には、**結晶性知能**と**流動性知能**の2つに分類できます。結晶性知能とは個人が長年にわたる経験、教育や学習などから獲得していく知能であり、言語能力、理解力、洞察力、批評能力、想像力、内省力、自制力、社会適応力、コミュニケーション力などが含まれます。一方、流動性知能とは、新しい環境に適応するために、新しい情報を獲得し、それを処理し、操作していく知能であり、処理のスピード、直感力、法則を発見する能力、図形処理能力等があります（健康長寿ネット：高齢期における知能の加齢変化、https://www.tyojyu.or.jp/net/topics/tokushu/koureisha-shinri/shinri-chinouhenka.htmlより引用・改変）。選択枝2と3と4は、新しい情報を獲得し、それを処理し、操作していく知能なので流動性知能です。よく利用する道の近道を考えるのは、洞察力や想像力などの能力（結晶性知能）です。それゆえ正解は1です。

▶**問題11　加齢に伴う高齢者の循環器系の変化で正しいのはどれか。**　（第111回）

1．運動時の心拍出量が増大する。
2．拡張期血圧が上昇する。
3．心室壁が厚くなる。
4．脈圧が狭小化する。

解答　3

解説　加齢に伴い、運動時の心拍出量は心筋能力の低下により減少します。さらに加齢によって男性では動脈硬化が進み、大動脈の血管の弾力性がなくなるので、拡張期血圧は上昇します。しかし女性では加齢に伴って必ずしも拡張期血圧があがりません（**図14-2**）。心室壁は加齢に伴い血圧が高くなるにつれて強いちからで血液を全身に送り出さなくてはいけないので、心筋壁は肥大し、厚くなります。また、加齢に

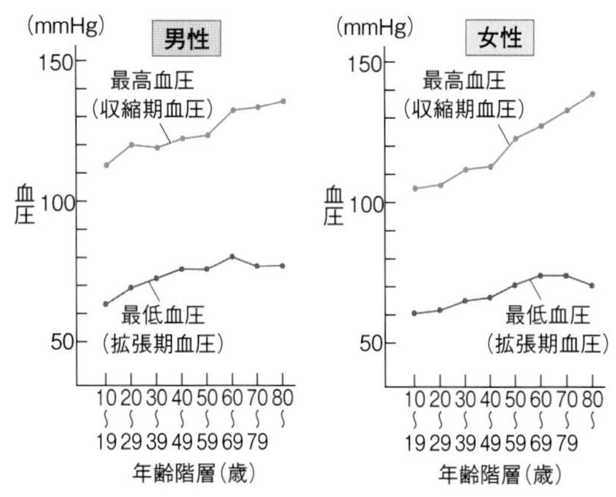

男女の最高血圧(収縮期血圧)、最低血圧(拡張期血圧)の変化はやや異なり、男性では加齢に伴い収縮期血圧と拡張期血圧が上昇します。一方、女性では加齢に伴い、70歳ぐらいまでは収縮期血圧と拡張期血圧は上昇しますが、それ以降はむしろ拡張期血圧は減少します。

図14-2　加齢に伴う血圧変化

(坂井建雄、岡田隆夫、宇賀貴紀：解剖生理学、第11版、人体の構造と機能[1]、系統看護学講座-専門基礎分野、p.497、医学書院、2022より改変)

伴い脈圧は拡大していきます。以上より正解は3です。

▶問題12　加齢の影響を受けにくく、高齢になっても維持されやすい認知機能はどれか。　(第110回)

1．感覚記憶　2．短期記憶
3．結晶性知能　4．流動性知能

解答　3

解説　認知とは理解・判断・論理などの知的機能を指し、精神医学的に知能に類似した意味であり、心理学では知覚を中心とした概念です。心理学的には知覚・判断・想像・推論・決定・記憶・言語理解といったさまざまな要素がふくまれていますが、これらを包括して認知とよばれるようになりました(厚生労働省：生活習慣病予防のための健康情報サイト　e-ヘルスネット、https://www.e-healthnet.mhlw.go.jp/information/dictionary/alcohol/ya-043.htmlより引用)。認知が知能とほぼ同義語の関係であることから、前問に出題されていた結晶性知能が正解です。**結晶性知能**は、個人が長年にわたる経験、教育や学習などから獲得していく知能で、加齢の影響を受けにくく、高齢になっても維持されやすい認知機能と考えられています。以上より正解は3です。

▶問題13　壮年期の身体的特徴で正しいのはどれか。　(第109回)

1．運動耐久力の向上　2．明暗順応の低下
3．持久力の向上　4．臓器の萎縮

解答　2

解説　**壮年期**とは青年期と中年期の間で、厚生労働省のデータでは25〜39歳とされています。加齢によって視覚機能が低下します。つまり、明暗順応の低下が起こります。それゆえ、正解は2です。

運動耐久力の向上や持久力の向上は、壮年期では一般にありません。臓器の萎縮、たとえば精巣では60歳ごろから萎縮が始まります。壮年期ではまだ臓器の萎縮はほとんどありません。

▶問題14　老化による免疫機能の変化はどれか。　(第109回)

1．胸腺の肥大
2．T細胞の増加
3．獲得免疫の反応の低下
4．炎症性サイトカインの産生の減少

解答　3

解説　老化によって免疫機能の低下、とくにT細胞が主役の細胞性免疫の低下が起こります。それゆえ、正解は3です。

胸腺は成人以降、萎縮していきます。T細胞のTは、胸腺(thymus)由来のTです。T細胞は胸腺で成熟するので、胸腺が萎縮するとT細胞がうまく成熟するのに障害が発生します。すなわちT細胞の機能が低下します。それゆえ、T細胞の増加は誤りです。また、炎症性サイトカインの産生は、老化によってもほとんど変わりません。

▶問題15　老年期にみられる身体的な変化はどれか。　(第109回)

1．血管抵抗の増大
2．消化管の運動の亢進

3．水晶体の弾性の増大

4．メラトニン分泌量の増加

解答 1

解説 老化によって動脈は石灰化・肥厚するため血管抵抗は増大し、すなわち**動脈硬化**が起こり、主に収縮期血圧が高くなってきます。それゆえ、正解は1で、老年期にみられる身体的な変化に該当します。

消化管運動は老化しても変化がないことが知られています。水晶体の弾性は20歳前後から低下し、40～50歳ごろから物が見えにくくなります。水晶体を構成するタンパク質であるα-クリスタリンが変性し、黄白色または白色に濁ることが原因で起こる病気が**白内障**です。約24時間の体内リズムの調節にかかわる松果体からメラトニンの分泌は、思春期の始まりごろをピークに徐々に老化とともに減少します。

▶問題16　エストロゲン低下によって更年期の女性に起こるのはどれか。 (第109回)

1．骨量の低下

2．内臓脂肪の減少

3．脳血流量の増加

4．HDLコレステロールの上昇

解答 1

解説 エストロゲンは多様な作用をもち、①子宮内膜の機能層を増殖させます。さらに子宮筋層(機能層)を増殖・肥大を起こさせます。②子宮頸部では頸管腺の増殖を促します。③神経系では低い濃度の場合、視床下部および下垂体に作用して性腺刺激ホルモン放出ホルモンと性腺刺激ホルモンの分泌を抑制しますが、高度のエストロゲン場合のみ、逆に性腺刺激ホルモン放出ホルモンと性腺刺激ホルモンの分泌を促進させます。④骨では骨吸収を抑制し、骨形成を促進させます。⑤思春期は乳腺の発達、陰毛の発育、皮下脂肪の沈着などを起こします。

閉経(約50.5歳)によってエストロゲン量が著しく低下すると、のぼせ、精神症状、膣の乾燥、骨粗鬆症などを発症します。これを更年期障害といいます。更年期とは閉経の前後5年の期間を指します。骨粗鬆症では骨量の低下が認められます。それゆえ、正解は1です。

エストロゲンは、内臓脂肪細胞のALDH1A2の発現を抑制することで、脂肪の取り込みを抑制し、その結果、内臓脂肪が蓄積しにくくなっています。しかし、閉経後はエストロゲンが著しく減少するので、内臓脂肪が増加します。その結果、心筋梗塞や動脈硬化などの病気に罹患しやすくなります。

エストロゲンは肝臓でのLDLコレステロールの取り込みを促進することによって動脈硬化を促進させるLDLコレステロールを抑制します。それゆえ抗動脈作用があります。閉経後、エストロゲンが著しく減少すると、動脈硬化が促進され、その結果、脳血流は減少します。

血清中の総コレステロールはLDLコレステロールとHDLコレステロールの総和です。一方エストロゲンは総コレステロールのLDLコレステロールを減少させる作用があります。閉経してエストロゲンが著しく減少すると、LDLコレステロールの値が高くなり、HDLコレステロールの値が低くなります。

▶問題17　軽度の老人性難聴 *presbyacusis* の特徴はどれか。 (第108回)

1．ゆっくり話すと聞き取りにくい。

2．母音よりも子音が聞き分けにくい。

3．高音よりも低音が聞き取りにくい。

4．イントネーションが理解しにくい。

解答 2

解説 蝸牛有毛細胞、中耳の伝音機能、蝸牛支配の血管および神経系などの加齢変化による難聴を**老人性難聴**(感音性難聴、両耳性難聴)といいます。聴力の低下は一般に高音側から起こりますので、周波数の高い子音が聞きづらくなります。それゆえ、正解は2です。

▶問題18　老年期の身体的な特徴はどれか。 (第107回)

1．総水分量が増加する。

2．胸腺の重量が増加する。

3．嗅覚の閾値が低下する。
4．高音域における聴力が低下する。

解答　4

解説　**問題13**と類似しています。老年期では内耳の有毛細胞の有毛が加齢により減少し、また、刺激を伝える神経線維も変性して聴覚機能の低下が現れます。初期には高音域の聴力低下が現れ、続いて中音域、低音域へと聴力が低下していき、会話に障害が出てくるようになります。それゆえ、正解は4です。

老年期では青年期と比べて水分の保持力が低下し、総水分量が減少します。老年期ではT細胞の減少によって細胞性免疫の機能が低下します。この原因は主にT細胞の分化、成熟の場である胸腺が思春期以降萎縮していくことが原因です。老年期では、とくに50歳以降は嗅覚の閾値が上がります。原因としては嗅細胞の数と感度の減少があげられます。

▶問題19　更年期の女性で増加するのはどれか。
(第107回)

1．卵胞刺激ホルモン〈FSH〉
2．テストステロン
3．プロラクチン
4．エストロゲン

解答　1

解説　更年期は閉経を迎える前後5年の期間です。閉経は約50.5歳です。更年期には卵巣の原始卵胞(一次卵母細胞)、つまり卵胞刺激ホルモンによって刺激される卵胞数が減りまたは欠乏し、成熟してくる卵胞もわずか、あるいはありません。それゆえ、卵胞刺激ホルモンは卵胞から産生される低濃度あるいはエストロゲン欠乏が原因となり、エストロゲンのネガティブフィードバック制御機構により分泌が増加します。それゆえ、正解は1です。テストステロンは精巣のライディッヒ細胞から分泌される男性ホルモンです。プロラクチンは下垂体前葉から分泌され、乳腺の発育と乳汁分泌を促進するホルモンです。それゆえ、正解は1です。

▶問題20　閉経について正しいのはどれか。
(第107回)

1．月経は永久に停止する。
2．子宮機能の低下で生じる。
3．原発性無月経のことである。
4．月経が3か月みられない時点で閉経と判定する。

解答　1

解説　閉経とは永久に月経が消失することです。それゆえ、正解は1です。

▶問題21　老年期の身体的な特徴で正しいのはどれか。
(第106回)

1．尿量の増加
2．味覚の感度の向上
3．体温調節能の低下
4．外来抗原に対する抗体産生の亢進

解答　3

解説　一般に65歳以上を老年期とよびますが、個人差があります。加齢による全身機能変化として、生殖機能の低下、筋肉、骨、内臓の量も徐々に減少し、さらに運動機能や体重や身長も減少します。また脳は加齢により徐々に萎縮します。認知機能も徐々に低下します。血管の弾性も徐々に低下します。心拍出力も徐々に低下します。肺のコンプライアンス(膨らみやすさ)も徐々に低下し、肺活量も低下します。消化器系に関係する歯の喪失や嚥下反射の衰えが起こります。腎機能では糸球体数の減少により糸球体濾過量(GFR)の減少(尿量の減少)が起こります。骨では骨髄の一部が黄色骨髄に置き換わり、造血機能が低下します。女性では閉経のため、エストロゲンの血中濃度は著しく低下し、骨粗鬆症が起こりやすくなります。味覚と嗅覚の機能低下も起こります。聴覚機能は低下し、小さい音と高音を聞き取る能力が下がります。視覚については、焦点を合わせることが難しくなります。皮膚はしわが増えます。免疫系については、自然免疫と獲得免疫のどちらの機能も低下します。また、高齢者では皮膚の温度受容器の閾値が上がり、体温調節機能が低下します。外来抗原に対する抗体産生はあまり変わりません。以上より、正解は3です。

▶問題22　高齢者の活動と休息のリズムの調整について最も適切なのはどれか。（第106回）

1．午前中に日光を浴びる機会をつくる。
2．昼食後に入浴する。
3．昼寝をしない。
4．就寝前に水分を多く摂る。

解答　1

解説　ヒトの活動は24時間の生活リズムのなかで行われています。そのリズムは視交叉上核にある**体内時計**によってつくられます。そしてその体内時計は、朝太陽の光を浴びることでリセットされます。それゆえ、高齢者の活動と休息のリズムの調整について、「午前中に日光を浴びる機会をつくる」ことは重要です。他は適切でない生活スタイルです。それゆえ、正解は1です。

▶問題23　加齢による咀嚼・嚥下障害の特徴で正しいのはどれか。（第106回）

1．咳嗽反射が低下する。
2．口腔内の残渣物が減る。
3．唾液の粘稠度が低下する。
4．食道入口部の開大が円滑になる。

解答　1

解説　加齢による咀嚼（そしゃく）・嚥下障害の原因として嚥下反射の遅れや咳反射（**咳嗽（がいそう）反射**）の低下があります。それゆえ、正解は1です。

口腔内の残渣物は加齢によって減ることはなく、むしろやや増える傾向があります。唾液の粘稠度は老化とともに増加します。そのことで口腔内に食物が残り、うまく食道に運べなくなり、嚥下障害が起こります。加齢により嚥下反射の遅れより食道入口部の開大が遅れます。

▶問題24　Aさん50歳、女性は、急に体が熱くなったり汗をかいたりし、夜は眠れなくなり疲れやすさを感じるようになった。月経はこの1年間で2回あった。

Aさんのホルモンで上昇しているのはどれか。2つ選べ。（第106回）

1．エストロゲン
2．プロラクチン
3．プロゲステロン
4．黄体形成ホルモン LH
5．卵胞刺激ホルモン FSH

解答　4、5

解説　女性は約50.5歳で**閉経**を迎えます。閉経は卵胞が消失することです。卵胞がないので卵胞から分泌されるエストロゲンのネガティブ・フィードバック（機構）により下垂体前葉から性腺刺激ホルモンが卵胞を刺激しようとしてより分泌されますが、卵胞がないので、ますます性腺刺激ホルモンの分泌は上昇します。それゆえ、正解は4と5です。

▶問題25　日本の女性の平均閉経年齢に最も近いのはどれか。（第105回）

1．40歳　　2．45歳
3．50歳　　4．55歳

解答　3

解説　わが国の女性の平均閉経年齢は約50.5歳です。それゆえ、正解は3です。

▶問題26　高齢者の体重に占める水分量の割合に最も近いのはどれか。（第105回）

1．45％　　2．55％
3．65％　　4．75％

解答　2

解説　成人男性は体重に占める水分量は約60％です。乳児の体重に占める水分量は、約70％、新生児のそれは80％です。一方、高齢者では、総筋肉量の減少や脂肪量の増加が細胞内水分量の減少の原因となっています。また、高齢者の間質液（細胞外液）は減少傾向にあります。その結果、高齢者の体重に占める水分量はおよそ55％です。それゆえ、正解は2です。

▶**問題27**　加齢に伴い老年期に上昇するのはどれか。（第105回）

1．腎血流量　2．最大換気量
3．空腹時血糖　4．神経伝導速度

解答　3

解説　加齢に伴い老年期に上昇するのは空腹時血糖です。加齢に伴い腎血流量、最大換気量、神経伝導速度は減少します。それゆえ、正解は3です。

▶**問題28**　壮年期の特徴はどれか。**2つ選べ。**（第105回）

1．骨密度の増加
2．味覚の感度の向上
3．総合的判断力の向上
4．早朝覚醒による睡眠障害
5．水晶体の弾力性の低下による視機能の低下

解答　3、5

解説　壮年期(25〜39歳)、総合体的判断力は向上がみられます。個人差はありますが、水晶体の弾力性の低下による視機能の低下が現れます。骨密度は壮年期では減少します。青年期をピークに老齢化に伴い味蕾の味を感じする味細胞が減少していきます。早朝覚醒による睡眠障害は高齢者にみられます。それゆえ、正解は3と5です。

▶**問題29**　加齢に伴う心血管系の変化で正しいのはどれか。**2つ選べ。**（第105回）

1．心拍数の増加
2．左室壁の肥厚
3．収縮期血圧の上昇
4．圧受容機能の亢進
5．刺激伝導系の細胞数の増加

解答　2、3

解説　加齢に伴う血管系の変化としては動脈が硬化し、その結果、左心室から全身に血液を送り出す血管抵抗が大きくなり、収縮期血圧(最高血圧)が上昇します。さらに拡張期血圧(最低血圧)は動脈壁の硬化により動脈の弾性が失われ、低下します。そのため脈圧(収縮期血圧と拡張期血圧の差)も拡大します。また、全身に血液を送り出すため、左心室はより強く収縮しなくてはいけないので左心壁の肥厚が生じます。安静時は心拍数や心拍出量に変化はないといわれています。しかし、加齢に伴って刺激伝導系を構成する特殊心筋の細胞数や心収縮力を生み出す固有心筋の細胞数は減少し、運動時の心拍出量(心係数)は減少します(**図14-3**)。さらに圧受容機能は加齢とともに低下します。以上より正解は2、3です。

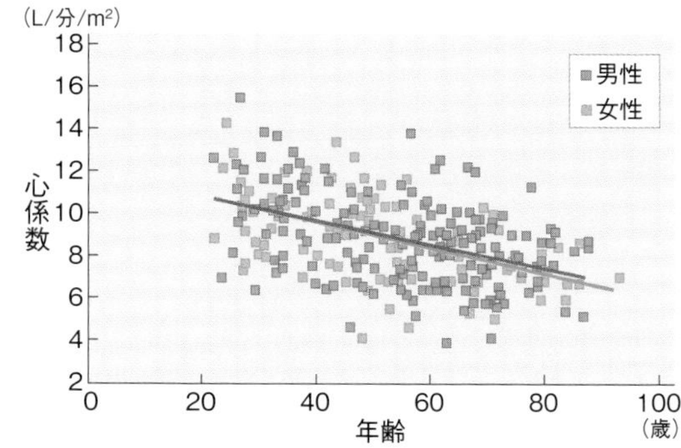

最大運動負荷時の一回拍出量は加齢による変化がないとされるが、心拍するが減少することにより心拍出量(心係数)は減少する。

(Lakatta, E.G., et al.: Arterial and cardiac aging, major shareholders in cardiovascular disease enterprises, partⅡ, the aging heart in health, links to heart disease. Circulation, 107: 346-354, 2003 による)

図14-3　加齢による最大運動負荷時の心拍出量(心係数)の変化

(鳥羽研二ほか：老年看護病態・疾患論、第5版、p.36、医学書院、2018より改変)

▶**問題30**　加齢によって衰えやすい機能はどれか。（第104回）

1．記銘力　2．洞察力
3．判断力　4．統合力

解答　1

解説　ホーン Horn, J.I.とキャッテル Cattel, R.B.によればヒトの知能は流動性知能と結晶性知能に分類されます(**図14-4**)。流動性知能とは短い時間で課題を解決し、新しい状況に適応できる能力で、記銘力はこの流動性知能に含まれます。一方、洞察力や判断力、統合力は知識や経験によって成長する能力で結晶性知能に含まれます。それゆえ、正解は1です。

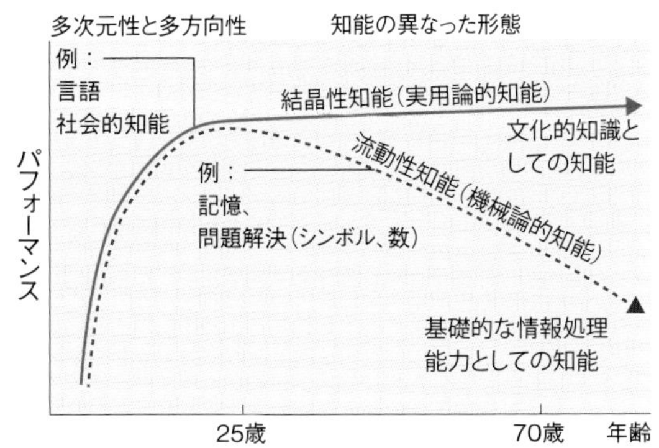

図14-4　流動性知能と結晶性知能の発達モデル

（東洋ほか訳：生涯発達の心理学、1巻、p.181、新曜社、1993より改変）

▶問題31　加齢によるホルモンの基礎分泌量の変化で正しいのはどれか。　（第101回）

1．メラトニンは増加する。
2．コルチゾルは変化しない。
3．成長ホルモンは変化しない。
4．副甲状腺ホルモンは減少する。

解答　2

解説　メラトニンと成長ホルモンは思春期以降分泌が減少します。副腎は加齢とともにアルドステロンの基礎分泌量は、減少します。コルチゾール（コルチゾル）の基礎分泌量や日内変化による分泌量は変化しません。副甲状腺ホルモンは老化に伴い増加し、血中カルシウム（Ca^{2+}）濃度を上げます。それゆえ、老化すると骨からCa^{2+}が血中に移動し、骨粗鬆症（こつそしょう）を起こす危険が上昇します。以上、正解は2です。

1 数字でトレーニング! 解剖生理

以下の空欄に適切な数字を書き入れてください(解答はp.211)。

▶問題1　体液

- 体重の約(①　　　)%が体液。
- 体重の約(②　　　)%が細胞内液、約(③　　　)%が細胞外液。

▶問題2　消化器系

- 食道は、咽頭と胃をつなぐ(①　　　)cmほどの中空性器官。
- 胃液は1日に(②　　　～　　　)Lを分泌される。
- 小腸は、幽門部から大腸まで続く生体では約(③　　　　　)mの管状の器官。
- 十二指腸は、長さ約(④　　　　　)cmくらいで、幽門部に始まる小腸の始まりの部分。
- 大腸は、長さ約(⑤　　　)mの消化管である。
- 胆嚢の容量は、(⑥　　　～　　　)mLであり、肝臓から送られた胆汁を(⑦　　　　　)倍に濃縮。

▶問題3　代謝系

- 基礎代謝は、青年男子では1日(①　　　)kcal、青年女子では(②　　　)kcal。
- 細胞は1分子のグルコースを取り込むと、6分子の酸素を使って最終的に(③　　　　)分子の二酸化炭素(CO_2)と6分子の水(H_2O)を生じさせます。このとき、(④　　　　)分子のATP(アデノシン三リン酸)が生じます。

▶問題4　血液

- 赤血球は直径(①　　　　　)μmの円盤状の細胞。
- 赤血球の数は　血液1μL中に約(②　　　～　　　)万個あり、男性は約(③　　　)万個、女性は約(④　　　)万個。赤血球の寿命は、約(⑤　　　)日。
- 白血球の数は、血液1μL中に約(⑥　　　～　　　)個。
- 白血球の約(⑦　　　～　　　)%が好中球。
- リンパ球は白血球数の約(⑧　　　)%を占め、直径(⑨　　　～　　　)μmの細胞。
- 単球は白血球数の約(⑩　　　～　　　)%を占め、直径(⑪　　　～　　　)μmの細胞。
- 血小板は、直径約(⑫　　　～　　　)μmで、血液1μL中に約(⑬　　　～　　　)万個。
- 血小板の寿命は、約(⑭　　　～　　　)日。

▶問題5　循環器系

- 心拍数は、成人では安静時約(①　　　～　　　)回/分。
- 血圧の基準値は、成人では収縮期血圧(②　　　～　　　)mmHg、拡張期血圧(③　　　～　　　)mmHg
- 大動脈弓から(④　　　)本の動脈の枝が出る。
- 臍動脈は、胎児の内腸骨動脈から出た(⑤　　　)本の血管。

▶問題6　神経系

- 脳神経は(①　　　)対、脊髄神経は(②　　　)対。

●背髄神経は、(③　　　　)対の頸神経、(④　　　　)対の胸神経、(⑤　　　　)対の腰神経、(⑥　　　　)対の仙骨神経、(⑦　　　　)対の尾骨神経からなる。

▶問題7　骨格系

●脊柱は、成人では頸椎(①　　　　)個、胸椎(②　　　　)、腰椎(③　　　　)、仙骨(④　　　　)、尾骨(⑤　　　　)の(⑥　　　　)個からなる。

付録

▶問題8　呼吸器系

●喉頭に続き、左右の気管支に分かれるまでの約(①　　　　〜　　　　)cmの管を気管という。

●気管支は左右差があり、左気管支：長さ約(②　　　　)cm、太さ約(③　　　　)mm、左分岐角度(④　　　　)°、右気管支：長さ約(⑤　　　　)cm、太さ約(⑥　　　　)mm、右分岐角度は(⑦　　　　)°。

●肺の構造：右肺は(⑧　　　　)葉、左肺(⑨　　　　)葉からなる。

●成人の呼吸数は(⑩　　　　〜　　　　)回/分。

●肺活量：成人男性で約(⑪　　　　〜　　　　)L、成人女性で約(⑫　　　　〜　　　　)L。

▶問題9　腎・泌尿器系

●腎臓は、長さ約(①　　　　)cm、幅は約(②　　　　)cm、厚さ(③　　　　〜　　　　)cm、重さ(④　　　　〜　　　　)gの器官。

●腎小体と尿細管を合わせたものをネフロンといい、1側の腎臓に約(⑤　　　　)万個ある。

●左右の腎臓からは、1日に約(⑥　　　　)Lの原尿が産生され、尿として排出されるのは(⑦　　　　〜　　　　)Lである。

●多尿とは(⑧　　　　)L以上の尿量で、乏尿とは(⑨　　　　)L未満の尿量のこと。

●尿の比重は(⑩　　　　〜　　　　)、pH(⑪　　　　〜　　　　)、浸透圧は血漿の(⑫　　　　〜　　　　)倍、水(⑬　　　　)%、固形成分は(⑭　　　　)%。

●尿管は、腎盂から膀胱に尿を運ぶ長さ(⑮　　　　〜　　　　)cm、直径(⑯　　　　)mmの平滑筋性の管。

●膀胱の容量は、約(⑰　　　　)mLの筋性の袋。尿量が(⑱　　　　〜　　　　)mLくらいに達すると尿意を感じる。

●尿道の長さは、男性では約(⑲　　　　〜　　　　)cm、女性では約(⑳　　　　〜　　　　)cm。

▶問題10　生殖と老化

●女性が生涯で排卵する卵子の数は、約(①　　　　)個である。

●卵管は、卵巣から子宮底の外側までの長さで(②　　　　〜　　　　)cmほどの細い管。

●子宮は、長さ(③　　　　)cm、幅(④　　　　)cm、厚さ(⑤　　　　)cmの器官。

●腟は子宮頸部から続く扁平な、長さ(⑥　　　　)cmの管。

●精巣は、1対の楕円形の直径(⑦　　　　〜　　　　)cm、重さ約(⑧　　　　)gの器官。

●精子は女性生殖器内における生存期間は、(⑨　　　　〜　　　　)時間で、卵子の受精可能な期間は(⑩　　　　)時間以内。

●ヒトの染色体は(⑪　　　　)本の常染色体と(⑫　　　　)本の性染色体からなる。

●減数分裂により常染色体(⑬　　　　)本＋性染色体Xと、常染色体(⑭　　　　)本＋性染色体Yの2種類の精子がつくられる。

2 漢字でトレーニング！ 解剖生理

下線部分のひらがなを漢字に、漢字はその読みを書いてください(解答はp.211)。

問題	解答欄	解説
▶問題1 生命現象基礎の用語		
① 滑面小胞体	小胞体	細胞小器官の１つ。脂質やステロイドの合成にかかわる。粗面小胞体はタンパク質を合成する場所
② じゅじょう突起	突起	神経細胞(ニューロン)の核を中心とする神経細胞体のまわりにある突起
③ 髄鞘		軸索のまわりを取り囲み、神経伝導の電気信号の絶縁構造として機能する。シュワン細胞とオリゴデンドロサイトからなる。ミエリン鞘ともよぶ
④ 跳躍伝導	伝導	髄鞘には、ある間隔ごとにランヴィエの絞輪とよばれるくびれがあり、電気信号が跳びと跳びに伝わることをいう
▶問題2 消化器系の用語		
① 口蓋垂		口蓋の奥に垂れ下がっている部分。口の上側を口蓋とよび、口蓋の前半部を硬口蓋、後半部を軟口蓋という
② 唾液腺	腺	唾液を分泌する器官。耳下腺、顎下腺、舌下腺がある
③ 味蕾		舌の粘膜に分布する、味覚の受容器
④ 茸状乳頭	乳頭	舌背部にある乳頭で、１～３個が散在する。味蕾が存在する
⑤ 有郭乳頭	乳頭	舌体の後方部にある乳頭で、分界溝に沿って約10個程度存在する。味蕾がある
⑥ ようじょう乳頭	乳頭	味蕾が多数存在するヒダ状の乳頭で、舌縁部にある
⑦ 大弯		胃体下部の弯曲した部分。胃体上部の弯曲した部分は小弯という
⑧ 噴門		胃の入り口部分
⑨ 幽門		胃の出口部分で、十二指腸に続く部分
⑩ 蠕動運動	運動	食道では、食塊の上下に位置する輪状筋と縦走筋が収縮・弛緩を繰り返し、胃のほうへ食塊を押し出す
⑪ 肛門括約筋	筋	排便をコントロールする筋で肛門部にある
⑫ 肝鎌状間膜	膜	肝臓を内側区と外側区に２分する膜
⑬ 胆嚢		肝臓で産生された胆汁を一時的に貯蔵する袋。十二指腸へ胆汁を分泌する
⑭ 嚥下中枢	中枢	口腔内に取り込まれた食物や水などを咽頭・食道を経て胃内に送り込む反射性の運動のこと
⑮ 咀嚼		歯によって食物を切断したり、すり潰したりして細かくすることをいう。
▶問題3 代謝系の用語		
① 栄養欠乏症	栄養	栄養失調、栄養不足、栄養不良ともよばれ、医学上での問題を栄養欠乏症とよぶ。「日本人の食事摂取基準」の目的の１つである
② 基礎代謝	基礎	呼吸や体温調節など生命を維持するために消費されるエネルギーであり、就寝中も消費される

問題	解答欄	解説
③ 刷子縁		小腸の腸上皮細胞や腎臓の近位尿細管細胞の上部で、微絨毛が密集した部分
④ かとう		単糖の1つ。フルクトースとよばれる
⑤ かいとう系	系	グルコースを分解してエネルギーをつくり出す最初の反応。酸素を使わずにエネルギーを取り出す方法
⑥ けんき的	的	グルコースを分解してエネルギーをつくり出す際、酸素を利用しないため、効率の悪いエネルギーの抽出方法
⑦ こうき的	的	酸素を使ったエネルギーの抽出方法をTCA(クエン酸)回路とよぶ
⑧ かくさん		動植物のすべての細胞に含まれる有機化合物で、DNAとRNAを指す。ヌクレオチドがリン酸エステル結合で連なった生体高分子
⑨ にゅうか作用	作用	脂肪の塊を水に溶ける大きさの塊にする作用

▶**問題4**　血液の用語

問題	解答欄	解説
① 顆粒球	球	白血球は、顆粒球と無顆粒球(リンパ球、単球・マクロファージ)に区別される。
② こうえんき球	球	顆粒球の1つ。ほかには好中球、好酸球がある。最も数が多いのは好中球である
③ けっしょう		血液は、液体成分である血漿と細胞成分である赤血球、白血球、血小板に分かれる。血漿は水、無機塩類、有機物からなる
④ けっせん		血管内の血液の塊。出血すると出血部位に血小板が集まり、血栓を形成し、止血機構として働く
⑤ 黄疸		血液中のビリルビン濃度が約1mg/dLを超えると、全身が黄色から茶色に変化する状態

▶**問題5**　生体防御の用語

問題	解答欄	解説
① ねん膜	膜	消化管、気道、生殖器、尿路など外界に通じる管腔の内表面をおおい、異物の侵入を防ぐ障壁防御の役割をはたす
② じょうざい菌	菌	皮膚の表面には環境に適した種々の細菌が生息し、他の細菌の増殖を抑制する
③ 腸内細菌叢	腸内	大腸内は多くの非病原性細菌が定着しており、病原微生物の定着を妨害している
④ 浮腫		体内の水分によって手や足、顔などの末端が腫れること。間質液と血液のバランスが崩れた状態。むくみともいう
⑤ 脾髄		脾臓の実質のことで、赤血球に満ちた赤脾髄とリンパ球の集団のある部分の白脾髄がある
⑥ きょうせん		多数のリンパ球が成熟・分化し、血液や脾臓、リンパ節に送り出される器官。胸腺で成熟する細胞をT細胞という
⑦ めんえき		「自己(自分であること)」と「非自己(自分でないこと)」を区別することといえる
⑧ 貪食作用(能)	作用(能)	マクロファージが、細菌や寄生虫、死滅した細胞(好中球の死骸)などを取り込んで、分解・消化すること
⑨ ぞうけつかん細胞	細胞	白血球、赤血球、血小板など、すべての種類の血球をつくることができる幹細胞
⑩ 炎症		傷害に体する毛細血管を中心とする生体防御反応の1つ。発赤、腫脹、熱感、疼痛、機能障害などが炎症の徴候となる

▶**問題6**　循環器系の用語

問題	解答欄	解説
① 心嚢		心臓を取り囲む袋のこと

問題	解答欄	解説
② 心尖部	部	心室の先端部（左下端）で、いちばん拍動する部分
③ 三尖弁	弁	右房室口にある。右房室弁ともよばれる
④ 僧帽弁	弁	左房室口にある。二尖弁ともよばれる
⑤ 洞（房）結節	結節	右心房にあり、心筋の興奮が始まる場所（ペースメーカー）
⑥ 心室中隔	心室	右心室と左心室を分ける心筋の壁
⑦ わんとう動脈	動脈	大動脈弓から出る枝で、右の胸鎖関節の後ろで、右総頸動脈と右鎖骨下動脈に分かれる
⑧ 鎖骨下動脈	動脈	腕頭動脈から分岐した右鎖骨下動脈と、大動脈弓から分岐した左鎖骨下動脈がある。鎖骨と第Ⅰ肋間の間を進み、腋窩動脈になる
⑨ 橈骨動脈	動脈	鎖骨下動脈から腋窩動脈、上腕内側にある上腕動脈を経て、肘窩で橈骨動脈と尺骨動脈に分岐される。前腕から手に分布
⑩ 尺骨動脈	動脈	鎖骨下動脈から腋窩動脈、上腕内側にある上腕動脈を経て、肘窩で橈骨動脈と尺骨動脈に分岐される。前腕から手に分布
⑪ ろっかん動脈	動脈	胸大動脈は肋間動脈、食道動脈、気管支動脈を分岐する。肋間動脈は10対あり、胸壁を養っている
⑫ ふくくう動脈	動脈	腹大動脈は、腹腔動脈、上腸間膜動脈、下腸間膜動脈を分岐する。腹腔動脈は消化器官に広く分布する
⑬ だいたい動脈	動脈	下肢の動脈で、大腿部の内側を下行し、膝窩中央を下行する
⑭ 膝窩動脈	動脈	膝関節の後面を通り、前後の脛骨動脈に分岐する。脈拍の触れやすい血管の１つである
⑮ 脛骨動脈	動脈	膝窩動脈から分岐された血管。前脛骨動脈と後脛骨動脈に分かれる
⑯ どちょう		血管が膨れること。肝硬変や門脈圧亢進症など腹壁の静脈が怒張することがある（メデューサの頭）
⑰ 食道静脈瘤	食道	肝硬変やアルコール性肝炎などで、食道の粘膜を流れる静脈が瘤（こぶ）のように膨らみでこぼこの状態
⑱ 粥腫		脂質の塊で、血管内膜に蓄積し、隆起した状態。動脈硬化の原因となる。アテロームやプラークともよばれる
⑲ 臍動脈	動脈	胎児の左右の内腸骨動脈から出た２本の血管。静脈性血液（混合血）が流れる。一方、臍静脈は酸素と栄養に富む動脈血が流れる
⑳ らんえんこう		胎児の左右の心房間にある心房中隔に開いている孔。右心房からの血液が卵円孔を通り、左心房へと流れる。

▶**問題７**　神経系の用語

問題	解答欄	解説
① 脊髄		頸部から仙部に至る脊柱管のなかにある長さ40cmの円柱状の構造物。第１～２腰椎の高さで終わり、その下方は馬尾となる
② のうかん		中脳、橋、延髄（間脳を含めることもある）からなる。呼吸や循環など生命維持の基本をつかさどる中枢が集まる
③ 脈絡叢		側脳室と第３脳室、第４脳室にあり、脳脊髄液を分泌。「叢」とは草むらの意味があり、血管が草むらのように群がり集まること
④ ししょう下部	下部	視床とともに間脳を構成。体温調節や摂食、飲水、睡眠の中枢であり、自律神経の最高中枢。下垂体ホルモンの分泌調整を行う
⑤ 脳梁		左右の大脳半球をつなげる交連線維の束。大脳縦列の底部に位置する
⑥ 大脳辺縁系	大脳	大脳の深部で脳梁を囲む部分で、生命維持に必要な本能的な行動と情動行動の機能をつかさどる

問題	解答欄	解説
⑦ 正中神経	神経	上腕動脈とともに上腕の内側を肘窩に向かって下行。前腕の屈筋群と母指球の筋を支配。手掌に分布
⑧ きんぴ神経	神経	上腕の３つの屈筋（烏口腕筋、上腕二頭筋、上腕筋）を支配。上腕の皮膚知覚にかかわる
⑨ ざこつ神経	神経	全身で最大の末梢神経。大腿屈筋群を支配する、筋枝、総腓骨神経、脛骨神経に分布する
⑩ 滑車神経	神経	眼球を動かす上斜筋を支配する
⑪ 蝸牛神経	神経	聴覚にかかわる神経で、内耳の蝸牛のラセン器につながっている。聴神経ともいう
⑫ 三叉神経	神経	脳神経で最大の神経。橋の外側から出て、眼神経、上顎神経、下顎神経の３枝に分かれ、顔面の皮膚に分布
⑬ めいそう神経	神経	延髄から始まる運動性、知覚性のほかに副交感神経を含んだ混合性神経である
⑭ はんかい神経	神経	喉頭筋を支配、発声にかかわる

▶問題８　感覚器系の用語

問題	解答欄	解説
① 硝子体		水晶体、眼房水とともに眼球内を構成する器官の１つ。水晶体の後方で、硝子体眼房の内腔を埋める透明のゼリー状の組織
② 虹彩		毛様体の前方に続く部分で、瞳孔を取り囲んでいる
③ 杆体		杆体の外節にはロドプシンが含まれ、不足すると夜盲症になる
④ ぜんてい		蝸牛と半器官をつなぐ中央部に位置する。卵形嚢と球形嚢という耳石器がある。平衡覚に関与する
⑤ 蝸牛		内耳にある聴覚に関する感覚器官。外耳道からの空気の振動が耳小骨を通して、蝸牛内のコルチ器を経て、活動電位として脳に伝わる

▶問題９　内分泌系の用語

問題	解答欄	解説
① 内分泌腺	腺	ホルモンを分泌する腺器官
② 下垂体前葉	前葉	成長ホルモン、卵胞刺激ホルモン、黄体形成ホルモン、プロラクチン、副腎皮質刺激ホルモン、甲状腺刺激ホルモンを分泌
③ 下垂体後葉	下垂体	バソプレシン、オキシトシンを分泌
④ 松果体		間脳の背面に位置し、メラトニンを分泌。体内時計に関与。性腺刺激ホルモン分泌を抑制
⑤ 甲状腺		喉頭と気管の移行部で、頸部の前面。サイロキシンを分泌
⑥ 傍濾胞細胞	細胞	甲状腺にある細胞の１つ。カルシトニンを分泌する。濾胞細胞からは甲状腺ホルモン（T3、T4）が分泌されている
⑦ じょうひ小体	小体	副甲状腺ともよぶ。甲状腺の背面み左右上下１個ずつある米粒大の器官。パラソルモンを分泌
⑧ ふくじん		腎臓の上に位置する。髄質からはアドレナリンとノルアドレナリンを、皮質からはコルチコステロイドを分泌
⑨ 膵臓		膵液を分泌する外分泌腺と、ホルモンを分泌する内分泌腺がある。グルカゴン、インスリン、ソマトスタチンを分泌する器官
⑩ せいそう		テストステロンという男性ホルモンを分泌する器官
⑪ らんそう		卵胞ホルモン（エストロゲン）と黄体ホルモン（プロゲステロン）を分泌する器官

問題	解答欄	解説

▶**問題10**　筋骨格系の用語

問題	解答欄	解説
① 咀嚼筋	筋	咀嚼に関与し、側頭筋、咬筋、内側翼突筋、外側翼突筋からなり、下顎神経の支配を受ける
② 前鋸筋	筋	浅胸部筋群の1つで、前胸部の膨らみをつくる大胸筋、小胸筋、鎖骨下筋とともに腕神経叢の枝の支配を受ける
③ 腹直筋鞘		腹直筋は、正中を走る白線を間にはさみ、筋の途中に3～4個の腱画をつくり、腹直筋鞘とよばれる鞘状の腱膜でおおわれる
④ 菱形筋	筋	浅背筋には、僧帽筋、広背筋があり、僧帽筋の深層にあるのが肩甲挙筋と菱形筋である
⑤ 腱鞘		手首には多数の腱が通過するため、互いに滑らかに擦れ合うようにできた管状の滑液包のこと。摩擦の軽減やショックを和らげる
⑥ 虫様筋	筋	中手筋の1つ。その他に掌側骨間筋、背側骨間筋があり、尺骨神経支配。ただし、虫様筋の橈側は正中神経支配である
⑦ 大殿筋	筋	腸腰筋と拮抗し、歩行際には両方の筋が交互に働き、大腿を前後に動かす
⑧ 縫工筋	筋	大腿前面の斜めに下る帯状の筋。縫工筋の収縮によって、股関節と膝関節を屈曲させる
⑨ 扁平骨	骨	2層の緻密質の間に海綿質が存在する板状の骨。頭蓋骨、胸骨、肩甲骨など
⑩ 含気骨	骨	骨の中に空気を含む空洞がある骨。前頭骨、篩骨、上顎骨など
⑪ 緻密質	質	骨の表層で、骨組織が層板状に配列している骨質
⑫ 骨芽細胞	細胞	骨形成を行う細胞。胎生期に軟骨が発生し、その組織が破壊され骨芽細胞が出現し、骨芽細胞が置き換わり骨化する
⑬ 靭帯		関節包を補強し、関節運動の方向や範囲を規制し、過度な運動による関節の損傷を防ぐ
⑭ 鞍関節	関節	母指の手根中手関節。関節頭、関節窩が乗馬での鞍のような形をしていて、互いに直角方向に動く。2軸性の運動ができる
⑮ ちょうけい骨	骨	頭蓋腔を取り囲む骨の1つ。脳頭蓋は、前頭骨(2個)、頭頂骨(2個)、側頭骨、後頭骨、蝶形骨、篩骨の6種8個からなる
⑯ 篩骨	骨	頭蓋腔を取り囲む骨の1つ。脳頭蓋は、前頭骨(2個)、頭頂骨(2個)、側頭骨、後頭骨、蝶形骨、篩骨の6種8個からなる
⑰ きょく突起	突起	椎骨の後端(椎孔と椎弓)が隆起し、突出したもの。椎骨には棘突起のほか、横突起、上関節突起、下関節突起がある
⑱ 胸骨柄		胸骨は細長く平坦な骨で、胸骨柄、胸骨体、剣状突起からなる。
⑲ ちゅう関節	関節	上腕骨と橈骨、尺骨が互いに関節しあう複関節。腕尺関節、腕橈関節、上橈尺関節の3つが1つの関節包に包まれる
⑳ 大菱形骨	骨	遠位列にある手根骨の1つ。舟状骨、月状骨、三角骨、豆状骨、大菱形骨、小菱形骨、有頭骨、有鉤骨の8つで構成される
㉑ 有鉤骨	骨	手根骨の1つ。遠位列にある鉤形(カギがた)をした骨。手根骨の内側に位置する
㉒ 舟状骨	骨	手根骨の1つ。近位列の外側にあり、橈骨と関節。足根骨にも同様の呼称の骨がある
㉓ かん骨	骨	骨盤に左右1対あり、体幹と自由下肢帯を連結する。外面に寛骨臼があり、大腿骨頭がはまり込んで、股関節を形成
㉔ 腸骨稜		寛骨を形成する腸骨の上縁をさす。腰部の皮下に触れることができる。前端部を上前腸骨棘という
㉕ 踵骨	骨	踵を形成する骨

問題	解答欄	解説
㉖ 楔状骨	骨	外側楔状骨、中間楔状骨、内側楔状骨の3つがある。楔形(クサビがた)した骨。
㉗ こ関節	関節	寛骨臼と大腿骨頭によって形成される関節
㉘ しつ関節	関節	大腿骨下端(内側顆、外側顆)と脛骨上端部によって形成される関節。関節腔内には交叉する十字靭帯がある

▶問題11　呼吸器系の用語

問題	解答欄	解説
① 咽頭扁桃	咽頭	咽頭の後上部の粘膜下にあり、炎症により肥大したものをアデノイドといい、小児にみられる
② 喉頭蓋		飲食物を飲み込むとき、喉頭に入らないように喉頭口にふたをする
③ 肺胞嚢		ガス交換の場である肺胞の集まりのことである。呼吸細気管支は、肺胞管によって肺胞嚢がつながっている
④ 縦隔		左右の肺に挟まれた胸腔の中隔をつくる。心臓、気管、食道、大動脈、上大静脈、迷走神経、胸管などさまざまな器官がある
⑤ 横隔膜	膜	胸腔と腹腔の境界にある筋板。大動脈裂孔、食道裂孔、大静脈孔の3つの孔がある。横隔膜の上下運動により腹式呼吸が行われる
⑥ 頸動脈小体	小体	内頸動脈と外頸動脈に分岐する部分にある末梢化学受容器。呼吸機能に関する「見張り役」の1つ

▶問題12　腎・泌尿器系の用語

問題	解答欄	解説
① しきゅうたい		毛細血管の塊のこと。ボウマン嚢と一緒に腎小体を構成する。この部位から滲み出た液体が原尿となる
② 腎盂		腎臓と尿管の接続部。尿は集合管を経て、腎杯に注ぎ、やがてロート状の腎盂に集まり、腎門から尿管に移動する。
③ 膀胱		尿をためる筋性の袋。恥骨の後ろに位置し、男性では直腸の前、女性では子宮や膣の前に位置する。容量は約500mL
④ 濾過		固体が混ざっている液体や気体から固体を分離する操作。蛋白質以外の血漿成分がボウマン嚢で濾過され、原尿をつくる

▶問題13　生殖器系・老化の用語

問題	解答欄	解説
① 卵管采		卵管の末端にあり、卵巣の表面をおおう漏斗状の構造物
② 卵管膨大部	卵管	卵管采に続く卵管の外側2/3の部分。この部分で受精が行われる
③ 絨毛膜	膜	胎盤の胎児側の膜
④ 脱落膜	膜	胎盤の母体側の膜
⑤ 腟円蓋		腟は子宮頸部から続く扁平な管で腟前庭に開口。腟の上端部のことをいう
⑥ ぜんりつ腺	腺	膀胱の下に位置する器官。乳白色の分泌物は精子の運動を促進させる。尿道と射精管が貫く
⑦ 精嚢		膀胱の下部後方にある細長い袋状の構造物で、射精管に開口する。粘性の分泌物を産生し、射精の際に精子の運動を活発にする
⑧ せいさい管	管	精巣内部に詰まっており、テストステロンを分泌する間質細胞(ライディッヒ細胞)と集団を形成する
⑨ げんすう分裂	分裂	染色体数が半減する細胞分裂
⑩ いでんし		DNAのうち、身体に必要な蛋白質をつくるためのアミノ酸の配列情報が記録された部分。ヒトの場合2万ほどある。

問題	解答欄	解説
⑪ じょう染色体	染色体	ヒトの体細胞にある染色体は46本のうち、2つずつ対になっている44本の染色体のこと
⑫ せい染色体	染色体	大きめのX染色体と小さめのY染色体。男性はXY、女性はXXの組み合わせになっている
⑬ はいらん		卵胞刺激ホルモン(FSH)により、卵胞が成熟し、卵母細胞を放出する過程。
⑭ じゅせいらん		精子が卵子を見つけると、精子は酵素を出して卵子の膜を破壊し穴をあける。1個の精子の核のみを取り込み、穴が閉じる
⑮ 骨粗鬆症	症	加齢とともにカルシウムの摂取・吸収能が低下し、骨量の減少から骨の脆弱化をきたし状態。閉経後の女性に生じやすい

▶問題14　解剖学総論の用語

●身体の断面を示す用語

問題	解答欄	解説
① 矢状面	面	身体を左右に2分する面
② ぜんとう面	面	矢状面に対して直角で、身体を前後に2分する面

●体表での方向線

問題	解答欄	解説
③ 正中線	線	身体の中央を2等分する線。身体の前面と後面にある
④ さこつ中線	線	鎖骨の中央を通る線
⑤ 腋窩線	線	腋窩の中央を通る線

●身体の位置を示す用語

問題	解答欄	解説
⑥ 尺側	側	上肢の内側
⑦ 橈側	側	上肢の外側
⑧ 脛側	側	下肢の内側
⑨ ひ側	側	下肢の外側
⑩ 近位		上肢・下肢において体幹に近い側
⑪ 遠位		上肢・下肢において体幹に遠い側

●体位を示す用語

問題	解答欄	解説
⑫ 仰臥位	位	仰向けになる体位
⑬ そくが位	位	横向きになる体位
⑭ 膝胸位	位	ひざまづき、前胸部を台に付けてうつ伏せとなり、腕を組んで頭上に上げる。殿部を上に突き出すようにした体位
⑮ ふくが位	位	腹部を下にしている体位。伏臥位ともいう

1 数字でトレーニング！ 解剖生理〈解答〉

▶問題1　体液
①60、②40、③20

▶問題2　消化器系
①25、②2～3、③6、④25、⑤1.5、⑥30～50、⑦5～10

▶問題3　代謝系
①1,400、②1,200、③6、④38

▶問題4　血液
①7.5、②370～570、③500、④430、⑤120、⑥5,000～10,000、⑦30～70、⑧30、⑨7～10、⑩6～8、⑪12～20、⑫2～3、⑬15～40、⑭7～8

▶問題5　循環器系
①70～80、②110～130、③60～80、④3、⑤2

▶問題6　神経系
①12、②31、③8、④12、⑤5、⑥5、⑦1

▶問題7　骨格系
①7、②12、③5、④1、⑤1、⑥26

▶問題8　呼吸器系
①12、②5、③12、④45、⑤3、⑥15、⑦25、⑧3、⑨2、⑩15～17、⑪3～6、⑫2～4

▶問題9　腎・泌尿器系
①10、②5、③3～4、④120～130、⑤100、⑥150、⑦1～1.5、⑧2、⑨0.5、⑩1.015～1.030、⑪4.5～8.0、⑫2～9、⑬95、⑭5、⑮25～30、⑯5、⑰500、⑱200～400、⑲16～18、⑳3～4

▶問題10　生殖と老化
①400、②7～15、③8、④4、⑤4、⑥8、⑦1～5、⑧10、⑨24～48、⑩24、⑪44、⑫2、⑬22、⑭22

2 漢字でトレーニング！ 解剖生理〈解答〉

▶問題1　生命現象基礎の用語
①かつめん、②樹状、③ずいしょう、④ちょうやく

▶問題2　消化器系の用語
①こうがいすい、②だえき、③みらい、④じじょう、⑤ゆうかく、⑥葉状、⑦だいわん、⑧ふんもん、⑨ゆうもん、⑩ぜんどう、⑪こうもんかつやく、⑫かんかまじょうかん、⑬たんのう、⑭えんげ、⑮そしゃく

▶問題3　代謝系の用語
①けつぼうしょう、②たいしゃ、③さっしえん、④果糖、⑥解糖、⑧嫌気、⑦好気、⑧核酸、⑨乳化

▶問題4　血液の用語
①かりゅう、②好塩基、③血漿、④血栓、⑤おうだん

▶問題5　生体防御の用語
①粘、②常在、③さいきんそう、④ふしゅ、⑤ひずい、⑥胸腺、⑦免疫、⑧どんしょく、⑨造血幹、⑩えんしょう

▶問題6　循環器系の用語
①しんのう、②しんせん、③さんせん、④そうぼう、⑤どう(ぼう)、⑥ちゅうかく、⑦腕頭、⑧さこつか、⑨とうこつ、⑩しゃっこつ、⑪肋間、⑫腹腔、⑬大腿、⑭しっか、⑮けいこつ、⑯怒張、⑰じょうみゃくりゅう、⑱じゅくしゅ、⑲さい、⑳卵円孔

▶問題7　神経系の用語
①せきずい、②脳幹、③みゃくらくそう、④視床、⑤のうりょう、⑥へんえんけい、⑦せいちゅう、⑧筋皮、⑨坐骨、⑩かっしゃ、⑪かぎゅう、⑫さんさ、⑬迷走、⑭反回

▶問題8　感覚器系の用語
①しょうしたい、②こうさい、③かんたい、④前庭、⑤かぎゅう

▶問題9　内分泌系の用語
①ないぶんぴつ、②かすいたい、③こうよう、④しょうかたい、⑤こうじょうせん、⑥ぼうろほう、⑦上皮、⑧副腎、⑨すいぞう、⑩精巣、⑪卵巣

▶問題10　筋骨格系の用語
①そしゃく、②ぜんきょ、③ふくちょくきんしょう、④りょうけい、⑤けんしょう、⑥ちゅうよう、⑦だいでん、⑧ほうこう、⑨へんぺい、⑩がんき、⑪ちみつ、⑫こつが、⑬じんたい、⑭あん、⑮蝶形、⑯し、⑰棘、⑱きょうこつへい、⑲肘、⑳だいりょうけい、㉑ゆうこう、㉒しゅうじょう、㉓寛、㉔ちょうこつりょう、㉕しゅう、㉖けつじょう、㉗股、㉘膝

▶問題11　呼吸器系の用語
①へんとう、②こうとうがい、③はいほうのう、④じゅうかく、⑤おうかく、⑥けいどうみゃく

▶問題12　腎・泌尿器系の用語
①糸球体、②じんう、③ぼうこう、④ろか

▶問題13　生殖器系・老化の用語
①らんかんさい、②ぼうだいぶ、③じゅうもう。④だつらく、⑤ちつえんがい、⑥前立、⑦せいのう、⑧精細、⑨減数、⑩遺伝子、⑪常、⑫性、⑬排卵、⑭受精卵、⑮こつそしょう

▶問題14　解剖学総論の用語
①しじょう、②前頭、③せいちゅう、④鎖骨、⑤えきか、⑥しゃく、⑦とう、⑧けい、⑨腓、⑩きんい、⑪えんい、⑫ぎょうが、⑬側臥、⑭しつきょう、⑮腹臥

知っておきたい主な検査項目の基準値

検査項目	基準値
尿検査	
尿量	500～2000(mL/日)
尿比重	1.015～1.025
尿浸透圧	200～800(mOsm/kg)
尿pH	4.6～7.0(平均6.0)
尿蛋白	定性：(−)、定量：150(mg/日)以下
尿糖	定性：(−)、定量：130(mg/日)以下
尿潜血	定性：(−)
尿沈渣	赤血球：１～２個/HPF、白血球：１～２個/HPF、扁平上皮：１～２個/HPF
ビリルビン	陰性
ウロビリノーゲン	±～１＋
ケトン体	陰性
尿中アルブミン	蓄尿法：２～20(mg/日)または22(mg/日)以下(測定法により差がある)
腎機能検査	
PSP試験 尿中のPSP排泄率	15分後：25～50(%)、30分後：40～60(%)、60分後：50～75(%)、120分後：55～85(%)
濃縮試験(フィッシュバーグ濃縮試験)	850(mOsm/kg)以上
便検査	
便潜血反応	陰性
寄生虫卵検査	虫卵(−)
髄液検査	
髄液検査	髄液圧：60～150(mmH_2O) 性状：無色透明、水様 細胞数/細胞分画：０～５(/μL)(リンパ球) 総タンパク量：10～40(mg/dL) グロブリン反応：陰性 糖：50～90(mg/dL) クロール：118～130(mEq/L)
精液検査	
精液検査	精液検査 性状：淡黄～灰白色 pH：7.2～7.8 精液量：１～６(mL) 精子数：10～60(×106/mL)以上 運動率：20～70(%)以上 奇形率：20～60(%)以下
関節液検査	
関節液検査	透明、淡黄色、強粘稠、ムチン魂(＋)、白血球数＜50/μL
血液検査(血液数算定・血液像)	
白血球数(WBC)	成人：3500～9000(/μL)、小児(６～14歳)：6000～10000(/μL)、幼児(５歳以下)：6000～11000(/μL)
白血球分画	好中球(N)：40～60(%) リンパ球(Ly)：18～50(%) 単球(Mo)：２～10(%) 好酸球(Eo)：１～５(%) 好塩基球(Ba)：０～５(%)

赤血球数(RBC)	男：4.27～5.70(×106/μL)、女：3.76～5.00(×106/μL)
ヘマトクリット値(Ht)	男：39.8～51.8(%)、女：33.4～44.9(%)
血色素(ヘモグロビン)量(Hb)	男：13.5～17.6(g/dL)、女：11.3～15.2(g/dL)
赤血球恒数	MCV：86～98(fL) MCH：27～35(pg) MCHC：31～35(%)
網(状)赤血球数(レチクロ、Ret)	2～27(‰)(0.2～2.7%)
血小板数(PLT)	15～40(×104/μL)
骨髄穿刺(マルク)	有核細胞数(正形成)：100～200(×103/μL)、巨核球数：50～150(/μL)
血液検査(凝固・線溶系)	
出血時間	1～5(分)
プロトロンビン時間(PT)	秒数：10～15(秒)、活性%：80～120(%)、INR：0.80～1.20
活性化部分トロンボプラスチン時間(APTT)	秒数：30～50(秒)
フィブリノーゲン量(Fg)	200～400(mg/dL)
フィブリン分解産物(FDP)	Total-FDP：10(μg/mL)未満 D-ダイマー：1.0(μg/mL)未満
赤血球沈降速度(赤沈、血沈、ESR)	男：2～10(mm/時間)、女：3～15(mm/時間)
ヘパプラスチンテスト	70～130(%)
トロンボテスト	70～130(%)
生化学検査(電解質・金属)	
血清ナトリウム(Na)	138～146(mEq/L)
血清カリウム(K)	3.6～4.9(mEq/L)
血清クロール(Cl)	99～109(mEq/L)
血清カルシウム(Ca)	8.7～10.3(mg/dL)
血清リン(P)	2.5～4.5(mg/dL)
カルシトニン	100(pg/mL)以下　※年齢、性別によって異なる
血清鉄(Fe)	男：60～200(μg/dL)、女：50～160(μg/dL)
血清マグネシウム(Mg)	1.2～2.3(mg/dL)または1.0～1.9(mEq/L)
生化学検査(タンパク関連)	
総タンパク(TP)	6.7～8.3(g/dL)
アルブミン(Alb)	4.0～5.0(g/dL)
生化学検査(含窒素成分)	
血清尿素窒素(BUN)	8.0～22.0(mg/dL)
血清クレアチニン(Cr)	男：0.6～1.1(mg/dL)、女：0.4～0.7(mg/dL)
クレアチニン・クリアランス(Ccr)	70～130(mL/分)
血清尿酸(UA)	男：3.6～7.0(mg/dL)、女：2.3～7.0(mg/dL)
血清ビリルビン(Bil)	総ビリルビン(T-Bil)：0.3～1.2(mg/dL) 直接型ビリルビン(D-Bil)：0.1～0.5(mg/dL)
アンモニア(NH_3)	12～66(μg/dL)(酵素法)
生化学検査(酵素)	
AST(GOT)	8～33(U/L)
ALT(GPT)	4～45(U/L)
LDH	119～229(U/L)
ALP	115～359(U/L)
LAP(ロイシンアミノペプチダーゼ)	30～78(U/L)
CK	男：62～287(U/L)、女：45～163(U/L)
アミラーゼ	37～125(U/L)

リパーゼ	9～55(U/L)
γ-GTP	10～47(U/L)
ChE(コリンエステラーゼ)	214～466(U/L)
ALD(アルドラーゼ)	1.7～5.7(U/L)
生化学検査(脂質)	
総コレステロール	128～219(mg/dL)
HDL-コレステロール	40～96(mg/dL)
LDL-コレステロール	適性域：120(mg/dL)未満、境界域：120～139(mg/dL)
中性脂肪(トリグリセリド)	30～149(mg/dL)
ICG(インドシアニングリーン)試験	15分値：10(%)未満
生化学検査(糖質)	
血糖(BS)	空腹時：70～109(mg/dL)
75gブドウ糖負荷試験(OGTT)	空腹時：110(mg/dL)未満および負荷後2時間：140(mg/dL)未満
糖化ヘモグロビン(HbA1c)	4.6～6.2(%)
生化学検査(硬質反応)	
硫酸亜鉛混濁試験(ZTT)	4～12(U)
チモール混濁試験(TTT)	0～5(U)
免疫血清検査(血漿蛋白)	
免疫グロブリン	IgG：870～1,700(mg/dL) IgA 110～410(mg/dL) IgM：男：31～350(mg/dL)、女：52～270(mg/dL) IgD 13.0(mg/dL)以下 IgE 250(IU/mL)以下
免疫血清検査(補体)	
CH50(血清補体価)	30～40(U/mL)
C3(補体第3成分)	80～140(mg/dL)(免疫比濁法)
C4(補体第4成分)	11～34(mg/dL)(免疫比濁法)
免疫血清検査(自己免疫・アレルギー)	
リウマチ因子検査	RAテスト：陰性 RF定量：15(IU/mL)以下(ラテックス凝集比濁法)RAPA：40倍未満 IgG型リウマチ因子：2.0(IU/mL)未満(EIA法)
抗ガラクトース欠損IgG	抗体6.0(AU/mL)未満(ECLIA法)
MMP-3(マトリックスメタロプロテアーゼ-3)	男：36.9～121.0(ng/mL)(EIA法)、女：17.3～59.7(ng/mL)(EIA法)
抗核抗体(ANA)	陰性(40倍以下)(IFA法)
抗好中球細胞質抗体(ANCA)	C-ANCA：3.5(U/mL)(EIA法) P-ANCA：9.0(U/mL)(EIA法)
抗ミトコンドリア抗体(AMA)	陰性(20倍未満)(蛍光抗体法)
アレルゲン特異IgE抗体	陰性(0.34UA/mL以下)(FEIA法)
免疫血清検査(感染症)	
CRP(C反応性蛋白)	定性：陰性、定量：0.3(mg/dL)以下
A型肝炎ウイルス検査(HA抗体)	HA抗体：陰性
B型肝炎ウイルス検査	HBs抗原、HBs抗体：陰性 HBe抗原、HBe抗体：陰性 HBc抗体：陰性
C型肝炎ウイルス検査	HCV抗体定性・HCV-RNA定性：陰性 HCV-RNA定量・HCVウイルス型：検出せず
HIV検査	PA法・EIA法：陰性

HTLV検査	PA法：16倍未満 EIA法・WB法：陰性 IFA法：５倍未満
インフルエンザ迅速検査	A型・B型：陰性(イムノクロマト法など)
梅毒血清反応	STS：陰性、TPHA：陰性(80倍未満)
寒冷凝集反応	陰性(256倍未満)
ASO(抗ストレプトリジンO)	200(IU/mL)以下
免疫血清検査(腫瘍マーカー)	
CEA(癌胎児性抗原)	5.0(ng/mL)以下(CLIA法)
AFP(α-フェトプロテイン)	10.0(ng/mL)以下(CLIA法)
PIVKA-Ⅱ	40.0(mAU/mL)未満(CLIA法)
CA19-9	37.0(U/mL)以下(CLIA法)
CA125	35.0(U/mL)以下(CLIA法)
SLX(シアリルLex-i抗原)	38.0(U/mL)以下(CLIA法)
SCC抗原(扁平上皮癌関連抗原)	1.5(ng/mL)以下(CLIA法)
CYFRA(シフラ)	3.5(ng/mL)以下(ECLIA法)
ProGRF(ガストリン放出ペプチド前駆体)	46.0(pg/mL)未満(EIA法)
NSE(神経特異エノラーゼ)	12.0(ng/mL)以下(ECLIA法)
PSA(前立腺特異抗原)	4.0(ng/mL)以下(CLIA法)
CA15-3	27.0(U/mL)以下(CLIA法)
sIL-2R(可溶性インターロイキン2レセプター)	190～650(U/mL) (EIA法)
免疫血清検査(ホルモン)	
成長ホルモン(GH)	成人男性：0.64(ng/mL) (CLEIA法)※ 成人女性：0.11～3.90(ng/mL) (CLEIA法)※ ※小児の基準値は成人より高く、年齢によって変動する
ACTH(副腎皮質刺激ホルモン)	早朝空腹時：10～60(pg/mL) (IRMA法)
TSH(甲状腺刺激ホルモン)	0.4～4.0(μIU/mL) (CLIA法)
アドレナリン	15μg/日以下
ノルアドレナリン	120μg/日以下
FT3(遊離トリヨードサイロニン)	2.4～4.3(pg/mL) (CLIA法)
FT4(遊離サイロキシン)	0.9～1.8(ng/mL) (CLIA法)
インスリン	3.0～15.0(μU/mL) (CLIA法)
抗利尿ホルモン(ADH)	0.3～4.0(pg/mL)
アルドステロン	57～150(pg/mL) (RIA法)
コルチゾール	4.5～21.1(μg/dL) (CLIA法)
BNP(脳性ナトリウム利尿ペプチド)	18.4(pg/mL)以下(CLEIA法)
プロラクチン	男：1.0～10(ng/mL)、女：1.0～15(ng/mL)
生検検査(動脈血ガス)	
$PaCO_2$	35～45〔mmHg(Torr)〕
PaO_2	80～100〔mmHg(Torr)〕
pH	7.35～7.45
HCO_3	22～26(mEq/L)
BE	－2～2(mEq/L)

(江口正信編著：検査値早わかりガイド、第3版、サイオ出版、2017より改変)

引用・参考文献

1）増田敦子：新訂版 解剖生理学をおもしろく学ぶ、サイオ出版、2015
2）増田敦子：ステップアップ解剖生理学ノート、第２版、サイオ出版、2019
3）小澤瀞司・福田康一郎監修：標準生理学、第８版、医学書院、2019
4）真島英信：生理学、改訂第18版、文光堂、1986
5）坂井建雄・岡田隆夫：解剖生理学、第10版、系統看護学講座専門基礎分野、人体の構造と機能１、医学書院、2018
6）有田和恵編：超入門解剖生理学、照林社、2007
7）深井喜代子、佐伯由香、福田博之：新・看護生理学テキスト－看護技術の根拠と臨床への応用、南江堂、2008
8）Kim. E. Barrett 他著、岡田泰伸監訳：ギャノング生理学、原書25版、丸善、2017
9）貴邑冨久子・根来英雄：シンプル生理学、改訂第７版、南江堂、2016
10）二宮石雄他編：スタンダード生理学、第３版、文光堂、2013
11）F.H. マティーニ他著、井上貴央監訳：カラー人体解剖学－構造と機能：ミクロからマクロまで、西村書店、2003
12）金子丑之助：日本人体解剖学、上・下巻、第20版、南山堂、2020
13）田中越郎：病態生理学、第２版、系統看護学講座専門基礎分野、疾病のなりたちと回復の促進２、医学書院、2016
14）三輪一智、中恵一：生化学、第13版、系統看護学講座専門基礎分野、人体の構造と機能２、医学書院、2014
15）浅野浩一郎他：呼吸器、第14版、系統看護学講座専門分野Ⅱ、医学書院、2015
16）大橋健一他：病理学、第５版、系統看護学講座専門基礎分野、疾病のなりたちと回復の促進１、医学書院、2015
17）吉田俊子他：循環器、第14版、系統看護学講座専門分野Ⅱ、医学書院、2015
18）井出隆文他：脳・神経、第15版、系統看護学講座専門分野Ⅱ、医学書院、2019
19）小野章史他：栄養学、第12版、系統看護学講座専門基礎分野、人体の構造と機能3、医学書院、2015
20）佐々木英忠他：老年看護、病態・疾病論、第３版、系統看護学講座専門分野Ⅱ、医学書院、2009
21）南嶋洋一他：微生物学、第12版、系統看護学講座、疾病のなりたちと回復の促進４、医学書院、2014
22）小松浩子他：がん看護学、第２版、系統看護学講座別巻、医学書院、2017
23）井上泰：なぜ？がなるほど、病態生理絵解きゼミナール、改訂２版、メディカ出版、2014
24）坂井建雄、河原克雅編：人体の正常構造と機能、第３版、日本医事新報社、2017
25）中村桂子、松原謙一監訳：Essential 細胞生物学、原著第４版、南江堂、2016
26）小幡邦彦他：新生理学、第４版、文光堂、2003
27）杉晴夫編：人体機能生理学、改訂第５版、南江堂、2009
28）渡辺雅彦：みる見るわかる脳・神経科学入門講座前編、改訂版、羊土社、2008
29）井出千束、車田正男、河田光博監訳：臨床神経解剖学、原著第６版、医歯薬出版、2013
30）河村弘庸：瞬目反射の基礎と臨床応用、11（２）：123-139、脳神経外科、1983
31）M.F. ベアー、B.W. コノーズ、M.A パラディーソ著、加藤宏司他監訳：カラー版 神経科学－脳の探求、西村書店、2007
32）武藤学他監修：病気がみえるVol.1、消化器、第６版、メディックメディア、2020
33）永井利幸他監修：病気がみえるVol.2、循環器、第４版、メディックメディア、2017
34）田中千賀子、加藤隆一、成宮周編：New 薬理学、改定第７版、南江堂、2017
35）伊藤正男、井村裕夫、高久史麿総編集：医学書院 医学大辞典、第２版、医学書院、2009
36）巽浩一郎他監修：病気がみえるVol.4、呼吸器、第３版、メディックメディア、2018
37）増田亜希子他監修：病気がみえるVol.5、血液、第２版、メディックメディア、2017
38）森尾友宏他監修：病気がみえるVol.6、免疫・膠原病・感染症、第２版、メディックメディア、2018
39）尾上尚志他監修：病気がみえるVol.7、脳・神経、第２版、メディックメディア、2017
40）井上裕美他監修：病気がみえるVol.10、産科、第４版、メディックメディア、2018
41）Widmaier,E., Raff,H., Strang,K.：Vader's human physiology, 14th ed., McGraw-Hill, 2016
42）Stanfield, C.L.：Principles of Human Physiology, 5th ed., Pearson, 2013
43）Tortora. G.J., Derrickson, B. 著、佐伯由香他編訳：トートラ人体解剖生理学、原著11版、丸善、2020
44）古谷伸之編：診察と手技が見えるVol.1、第２版、メディックメディア、2007
45）宮武邦夫監修：実践生理機能検査テキスト、メディカ出版、2005
46）小山勝弘、安藤大輔編：運動生理学－生理学の基礎から疾病予防まで、三共出版、2013
47）太田富雄他：急性期意識障害の新しいgradingとその表現法（いわゆる3-3-9度方式）、第３回脳卒中の外科研究会講演集、1975
48）Teasdale, G. Jennett, B.：Assessment of coma and impaired conscious., A practical scale, Lancet, 2 : 81-84, 1974
49）服部一郎編：リハビリテーション技術全書、第２版、医学書院、1984
50）菱沼典子編：ケーススタディ看護形態機能学、南江堂、2003
51）Richard L.Drake, et al.著、塩田浩平、秋田恵一監訳：グレイ解剖学アトラス、原著第２版、エルゼビア・ジャパン、2015
52）中込治監修、神谷茂、錫谷達夫編：標準微生物学、第13版、医学書院、2018
53）福井次矢、奈良信雄編：内科診断学、第３版、医学書院、2016
54）Silbernagl. S., Lang. F.著、松尾理監訳：症状の基礎からわかる病態生理、第２版、メディカル・サイエンス・インターナショナル、2011
55）野溝明子：看護師・介護士が知っておきたい高齢者の解剖生理学、秀和システム、2014
56）内野治人編：病態生理よりみた内科学、改定３版、金芳堂、1998
57）L.P. ガートナー他著、石村和敬、井上真央監訳：最新カラー組織学、西村書店、2003
58）Siegel.A, Sapru, H.N. 著、前田正信監訳：エッセンシャル神経科学、丸善、2008
59）輸血検査標準部会：輸血検査の実際、改訂第３版、日本臨床衛生検査技師会、2002
60）藤本悦子・有田広美：カテーテルによる腸穿孔を予防するグリセリン浣腸の安全な方法、藤本悦子編；解剖生理学から見直す看護技術、p.92～98、学研メディカル秀潤社、2012
61）日本静脈経腸栄養学会編：やさしく学ぶ輸液・栄養の第一歩、第２版、大塚製薬工場、2008
62）Tortora, G.J., Derrickson, B、桑木共之ほか編訳：トートラ人体の構造と機能、第５版、原書15版、丸善出版、2019
63）Costanzo, L.、林俊宏、高橋倫子監訳：コスタンゾ明解生理学、原著第６版、エルゼビア・ジャパン、2019
64）深井喜代子、前田ひとみ編：基礎看護学テキスト、改訂第２版、南江堂、2015
65）Thibodeau, G.A, Patton, K.T.、コメディカルサポート研究会訳：カラーで学ぶ解剖生理学、第２版 、メディカル・サイエンス・インターナショナル、2017

66) 松田明子ほか：消化器、第14版、系統看護学講座専門分野、成人看護学５、医学書院、2015
67) 鳥羽研二ほか：老年看護　病態・疾病論、第５版、系統看護学講座専門分野Ⅱ、医学書院、2018
68) 北川公子ほか：老年看護学、第９版、系統看護学講座専門分野Ⅱ、医学書院、2018
69) 松尾理：QUICK生理学・解剖学、人体の構造と機能、羊土社、2022
70) 坂井建雄ほか：解剖生理学　人体の構造と機能１、第11版、系統看護学講座専門基礎分野、医学書院、2023

さくいん

数字・欧文

あ

い

う

え

お

か

き

く

け

こ

さ

し

す

せ

そ

た

ね・の

は

ひ

ふ

へ

ほ

ま

み

む

ワークアウト解剖生理グブック
669問で徹底的な基礎固め
第2版

著　者　小川由香里(おがわゆかり)、田丸文信(たまるふみのぶ)、吉村和法(よしむらかずのり)
発行人　中村雅彦
発行所　株式会社サイオ出版
〒101-0054
東京都千代田区神田錦町 3-6　錦町スクウェアビル７階
TEL 03-3518-9434　FAX 03-3518-9435

カバーデザイン　Anjelico
DTP　マウスワークス
本文イラスト　日本グラフィックス
印刷・製本　株式会社朝陽会

2021年２月15日　第１版第１刷発行
2024年３月15日　第２版第１刷発行

ISBN 978-4-86749-18-1　©Kazunori Yoshimura
●ショメイ：ワークアウトカイボウセイリブックダイニハン
乱丁本、落丁本はお取り替えします。